新编中医临床学科丛书

总主编　秦国政

中医养生学

主编　秦　竹　何渝煦

科学出版社
北　京

内 容 简 介

本书是“新编中医临床学科丛书”之一，旨在突出中医养生特色，提高中医养生学的教学、科研和应用水平。全书分为理论篇、方法篇和应用篇三部分。理论篇从中医养生学的概述、发展简史、基本观念等养生基本理论方面展开介绍；方法篇从情志养生、饮食养生、起居养生、体质养生、运动养生、针推养生、娱乐养生、环境养生、房事养生、浴身养生、方药养生等十一类养生方法方面介绍中医养生基础知识；应用篇内容为养生实践指导，主要包括不同时令的养生、不同人群的养生、不同部位的养生等。

本书通俗易懂，实用性强，适合基层医生、中医药专业本科生、研究生以及广大中医养生爱好者阅读。

图书在版编目（CIP）数据

中医养生学 / 秦竹，何渝煦主编．—北京：科学出版社，2018.3

（新编中医临床学科丛书 / 秦国政主编）

ISBN 978-7-03-056564-8

Ⅰ．①中…　Ⅱ．①秦…②何…　Ⅲ．①养生（中医）　Ⅳ．① R212

中国版本图书馆CIP数据核字(2018)第027476号

责任编辑：刘思渺　鲍　燕　曹丽英 / 责任校对：张凤琴

责任印制：赵　博 / 封面设计：北京图阅盛世文化传媒有限公司

科学出版社 出版

北京东黄城根北街 16 号

邮政编码：100717

http://www.sciencep.com

北京凌奇印刷有限责任公司印刷

科学出版社发行　各地新华书店经销

*

2018年 3 月第　一　版　开本：720 × 1000　1/16

2025年 1 月第六次印刷　印张：21 1/4

字数：429 000

定价：69.80元

（如有印装质量问题，我社负责调换）

新编中医临床学科丛书

总 编 委 会

中医养生学

编 委 会

主　　编　秦　竹　何渝煦

副主编　王　臻　籍　莉　郑世晗

编　　委（按姓氏笔画排序）

王　伟　王　臻　王海洋　尹　波

艾元飘　冯　苳　兰一天　刘　舒

关嫒嫒　李丽红　杨　隽　吴　强

吴礼龙　何渝煦　张　琨　张凌凤

郑世晗　柳　尧　段　荔　秦　竹

秦　越　凌　娴　郭拯妮　覃　丝

舒义雄　籍　莉

总前言

随着疾病谱的不断变化和医学知识及实践经验的不断积累与增加，医学分科越来越细，专科研究越来越精深。当人类对各类疾病发病学的认知和诊断治疗掌握了一定的规律时，便逐步地将其分门别类来加以研究。人类对疾病的知识掌握得越多，分科也就越细。这不仅是医疗实践和临床医学专科建设的需要，也是医学分科发展之必然。就中医学的发展而言，早期对疾病的治疗是不分科的。从我国周代将中医学分为食医、疾医、疡医等科后，中医学的分科代有发展，目前已经形成科别较全的中医临床体系，如内、外、妇、儿、眼、耳、口、鼻、正骨、皮肤等科，为不同疾病的患者提供了专科诊治方案，诸多学者也对各科疾病进行专门研究，传世之著甚丰。

为顺应中医学分科发展形势的需要和民众对中医诊疗的不同需求，国家中医药管理局于 2009 年组织专家委员会认真研究后公布了中医药学科建设规划指导目录，该目录将中医药学分为中医基础医学、中医临床医学、针灸推拿学、中药学、民族医学、中西医结合共 6 个一级学科，其中的中医临床医学共设有中医内科学、中医外科学、中医骨伤科学、中医妇科学、中医男科学、中医儿科学、中医眼科学、中医耳鼻咽喉科学、中医急诊学、中医养生学、中医康复学、中医老年医学、中医护理学、中医全科医学共 14 个二级学科，同时在以上学科外还设有中医络病学、中医药信息学、中医药工程学、中医心理学、中医传染病学、中医预防医学、中医文化学等 7 个二级培育学科。在以上二级学科中，又将中医内科学分为中医心病学、中医肝胆病学、中医脾胃病学、中医肺病学、中医肾病学、中医脑病学、中医痹病学、中医内分泌病学、中医肿瘤病学、中医血液病学 10 个三级学科，在中医外科学下又设有中医皮肤病学、中医肛肠病学、中医疮疡病学 3 个三级学科。一级学科针灸推拿学分为针灸学、推拿学 2 个二级学科。自该学科目录公布后，国家组织在全国范围内开展了重点学科建设工作并取得了良好成效，但至今尚未见有以该目录为基础编著的系列丛书。

为系统总结各类疾病的研究成果和诊疗经验，加强中医专科建设，提高中医专科学术水平和临床诊疗能力，以云南省中医医院暨云南中医学院第一附属医院专家为主，并邀请北京中医药大学东直门医院和北京中医药大学第三附属医院、北京市中医医院、江苏省中医医院等医院的专家参与，共同编写了这套《新编中医临床学科丛书》。丛书以国家中医药管理局公布的“中医药学科建设规划指导目录”为基础，以中医临床医学二级、三级学科名称为体系，稍做调整后确定编写分册的目录。虽然针灸学、推拿学和中医传染病学在学科目录中分别分属于针灸推拿学一级学科和二级培育学科，但这三个专科均是目前中医医疗机构常设的临床专科，因此也列入本丛书编写目录一并编写。本丛书计有中医心病学、中医肝胆病学、中医脾胃病学、中医肺病学、中医肾病学、中医脑病学、中医风湿病学、中医内分泌代谢病学、中医肿瘤病学、中医血液病学、中医皮肤病学、中医肛肠病学、中医疮疡病学、中医骨伤科学、中医妇科学、中医男科学、中医儿科学、中医眼科学、中医耳鼻咽喉科学、中医急诊学、中医养生学、中医康复学、中医老年病学、中医临床护理学、中医全科医学、中医传染病学、针灸学、推拿学共28个分册。

丛书各分册分总论和各论进行编写。原则上总论部分包括学科概念与研究范畴、学科学术发展源流、现代研究进展、对脏腑生理的认识、病因病机、诊法与检查、辨病与辨证、治则与治法、药物与方剂、保健与护理等内容；各论部分包括各科常见证候和疾病论治的内容，常见疾病论治从概念、病因病机、辨病、类病辨别、中医论治、西医治疗、预防调护、疗效判定标准等方面加以介绍。中医养生学、中医康复学、中医全科医学、中医传染病学、针灸学、推拿学等分册，则按专科特点与规律进行编写。丛书的编写，强调学术性和临床适用性并举、突出中医特色的同时兼顾西医内容，以期更好地适用于初、中级中医临床、教学工作者和在校中医类各专业本科生、研究生。

由于本丛书的编写与出版是首次尝试，为保证质量，编委会成员作了很大努力，有的书稿从编写初稿到分册主编、学术秘书、总主编审稿等环节，反复修改达15次。尽管如此，不足之处在所难免，诚望读者提出宝贵修改建议，以便再版时予以修正和提高。

本丛书从策划选题到编写、出版，得到了科学出版社中医药分社社长曹丽英博士和分社各位责任编辑的指导，得到各位编委的大力支持，在此一并表示衷心的感谢！

秦国政

2017年3月于昆明

前言

中医养生学历史悠久、源远流长，是我国传统医学和中华民族优秀文化的重要组成部分。中国人民从数千年的生活实践中积累了丰富的经验，创立了具有独特理论体系及多样技术方法的养生方法，为中国人民的保健事业和中华民族的繁衍昌盛做出了杰出的贡献。当今社会健康问题日益引起世界关注，国务院办公厅印发的《中医药健康服务发展规划（2015~2020 年）》明确指出促进中医药健康服务发展的重要任务之一是要“大力发展中医养生保健服务”。国家中医药管理局也明确提出“治未病”的医疗指导原则。为落实全国卫生与健康大会精神，适应《“健康中国2030”规划纲要》及《中华人民共和国中医药法》新政策指导下的中医药人才培养需求，我们组织编写了新编中医临床学科丛书之《中医养生学》一书。

中医养生学是在中医理论指导下，探索和研究中国传统的颐养身心、增强体质、预防疾病、延年益寿的理论和方法，并用这种理论和方法指导人们养生保健的实用科学。本书内容包括理论篇、方法篇和应用篇。理论篇内容为中医养生学的概述、特点、地位、发展简史和基本观念；方法篇内容为中医养生学基础，主要包括情志养生、饮食养生、起居养生、体质养生、运动养生、针推养生、娱乐养生、环境养生、房事养生、浴身养生、方药养生等十一类养生方法；应用篇内容为养生实践指导，主要包括不同时令的养生、不同人群的养生、不同部位的养生方法。

编写本书时，本着完整实用、简便廉效、利于推广的原则，在保持中医养生学理论系统性和完整性的基础上，结合新时代人民群众的生活特点，加入了一些最新的研究成果，以规范和满足现代人民对养生的认识及需求。本书适合基层医生，中医药专业本科生、研究生，以及广大中医养生爱好者阅读。为进一步提高本教材的编写质量，有利于教学和阅读，我们殷切希望广大师生及读者为本书提出宝贵意见，以便不断修正与完善。

本书编委会

2017 年 9 月

目录

下篇·应用

上篇·理论

第一章

中医养生学概述

第一节　中医养生学的概念

“养生”一词最早见于《庄子》内篇。养，有保养、调养之意；生，即人的生命。所以，养生就是根据生命发展的客观规律，通过养精神、调饮食等适当的防护措施来保养身体，从而预防疾病发生，增进人体健康，最终达到延年益寿，提升生命质量的目的。养生也称之为摄生、道生、卫生、保生等。

中医养生学是中医学的重要组成部分，是指导人们保健活动的一门实用科学，历史悠久，源远流长，博大精深。它以中医基础理论为指导，在遵循人体生命活动变化客观规律的前提下，探索“养生之道”，以达到颐养身心、增强体质、预防疾病、延年益寿的目的。

中医养生学集结了我国历代人民养生的智慧和经验，是众多医家和各学派的结晶，它的形成和发展与数千年光辉灿烂的传统文化密切相关。从各个学派来看，医家、儒家、道家、佛家等均对中医养生学说在神、形、食、药、住等方面进行了阐述，形成医家养生、儒家养生、道家养生、释家养生和武术家养生等多种养生学术流派，多角度地发扬养生学术理论，极大地丰富了中医养生学的内容，为中医养生学的发展做出了不可磨灭的贡献。各家养生学说各有千秋又各有弊端，所存在的价值与影响也不尽相同，将各家养生学说融合起来，能够比较全面地反映出中国传统养生学的价值。《黄帝内经》（以下简称《内经》）奠定了中医理论的基础，是中国历史上第一部中医理论经典，也是一部养生宝典。它提出了整体观念、天人相应、阴阳五行、形神合一等基本理论，随着历代养生专著专篇的不断积累和长期理论升华和实践验证，中医养生学吸取各学派之精华，最终形成了养形调神、平衡阴阳、养正却邪、“三因”制宜、动静适度、和调脏腑、起居有常等养生基本法则，具体包括神养、药养、食养、气养、房事养生等方面。通过调摄日常的饮食起居，调养精神与情志，配合调补方药、补益饮食，同时结合针灸、按摩、气功、导引等方法达到养生目的，从而逐渐形成了一门独具特色的中医分支学科。中国养生学是中华民族优秀文化的重要组成部分，也是中华医药文化宝库中的一颗璀璨的明珠，它在促进人类健康事业的发展中，必将越来越显示出它的独特魅力。

第二节　中医养生学的特点

中医养生学作为一门多领域学科的综合，其中涉及现代科学中的预防医学、心理医学、行为医学、地理医学、医学保健、天文气象学、社会医学等多学科知识。中医养生学以其博大精深的理论和丰富多样的养生之道而闻名。它的形成和发展与中华民族数千年璀璨的传统文化密切相关。它经历了实践的考验，从实践中得出经验，进行分析、归纳、总结，得出理论，归纳出方法，再次回到实践中去验证，如此循环往复，使中医养生理论不断地丰富、发展，进而形成一门具有独特的东方色彩和民族风格独立的学科。中医养生学的发展与中华民族的传统文化的发展息息相关，现略述其概要。

一、整体动态

中医养生理论从整体观念出发，重视人体本身的统一和完整性，强调人体生命活动及其与自然界、社会环境的协调性，讲究人体心理与生理的一致性，运用脏腑经络理论、阴阳五行学说来揭示和阐述人体生老病死的规律。“精”、“气”、“神”作为人体三宝、养生保健的核心，以“天人相应”、“形神合一”为基础，所以中医养生提出养生之道应该“法于阴阳，和于术数”、“起居有常，不妄作劳”。也就是说人们应该顺应自然变化的规律，随着四时气候的改变，时间、空间的移易来调整其日常生命活动，最终能够“形与神俱，终其天年，度百岁乃去”。

二、和谐适度

“和谐适度”是中医养生学的另一个显著的特征，即体内保持阴阳平衡，保其冲和，守其中正，则可健康长寿。所以中医养生重视中和节度，既无太过亦无不及。例如，在情绪保健上，要求不卑不亢，不偏不倚，中和适度。又如，动静结合，饮食有节，起居有常，不妄劳作，如此即可达到“阴平阳秘，精神乃治”，有益于健康长寿。如晋代陶弘景所言：“能中和者必久寿。”养生的关键即在于在遵循自然及生命过程的客观规律的前提下，和谐适度，且注意调节。

三、综合实用

“三因”制宜是中医治病的一大重要法则，所谓“三因”则包括因人、因时、因地，即在考虑疾病的发生发展及治疗的过程中，需要结合患者的自身情况、当时的地理、气候环境等方面综合考虑。养生保健也是如此。中医养生强调综合、辩证的调摄。例如，按年龄阶段、体质情况进行适宜的运动养生；按四时节气，进行四时养生；重视环境与健康长寿的关系，注意环境养生等。又如在运用传统健身术（如太极拳、太极剑等）时，可配合导引、按摩、药膳等养生法，从而取得扶正祛邪、补偏救弊、增强体质、益寿延年等功效。要想达到健康长寿的目的，需要将多种调养方式予以结合，从人体的各个方面进行综合性调摄，这非一朝一夕、一功一法便可以完成，必须循序渐进，持之以恒，长期调养。

四、广泛适用

养生保健是人体生命活动中一个极为重要的组成部分，它贯穿于人的生、长、壮、老、病的各个过程中。人们未病之时、患病之际及病愈之后均包含在养生的范围内。不仅如此，由于人们在体质、性别、地域等方面均存在较大差异，故而他们的养生措施也不尽相同。因此，中医养生学的适应范围是非常广泛的。人们应提高对养生的重视，加强学习，不断提高自身养生保健意识，把养生保健活动贯穿于一生当中的任何阶段。

第三节 中医养生学的地位

中医养生学着重研究和指导常人的日常保健问题，其思维方式与现代科学技术发展的思维方式是不谋而合的。中医认为“正气存内邪不可干”，即如果人体内正气充足，则病邪就不能对人体造成伤害。强身以防病、“治未病”是中医养生的基本思想。同时，中医养生学还十分重视心理因素对健康的影响，它把人类、社会和环境紧密联系在一起，从多方面、多角度地理解和对待人体的健康和疾病。随着社会不断地发展进步，医学模式已由简单的“生物－医学模式”扩大为综合的“生物－心理－社会－医学模式”，其内涵也从治疗扩大到预防，从生理扩大到心理，从个体扩大到群体，从医院扩大到社会。医护人员目前最主要的任务就是控制和降低慢性病发病率。由此可知，中医养生学将在我国、乃至全世界的人类防病保健事业中占有越来越重要的地位。

中医养生学的基本任务概括起来主要有以下三个方面：①减少疾病，提高生存质量；②减缓衰老，延长寿命，颐享天年；③发掘整理，普遍提高。

由于客观的历史环境，导致中医养生学理论并没有完整化和系统化，呈现出博大精深而又各家争鸣的局面。因此，要想使其得到进一步发展，需要运用现代科学技术成果，使其内容更加理论、系统、完整和科学化。此外，还需深入民间收集散在的宝贵养生经验与方法，进行归纳、整理并不断升华提高。在今后的养生实践中，我们不仅要继承这些宝贵的经验和方法，还需要运用科学与方法，不断完善、充实和发展中医养生学，使其在今后人类防病保健事业中做出更大的贡献。

（柳　尧　刘　舒　艾元飘）

第二章

中医养生学发展简史

第一节　起源期

中国作为历史悠久的四大文明古国之一，从群居的猿人开始，已经经过了接近两百万年的漫长历程。纵观历史，人类社会发展的第一阶段是原始社会，到中国历史上第一个奴隶制的王朝——夏朝正式建立之前，大致可分为原始人群、母系氏族公社、父系氏族公社等几个社会阶段。“物竞天择，适者生存”是这一历史时期的真实写照，我们的祖先为了在恶劣的自然环境中谋求生存，坚持不懈地与大自然进行艰苦卓绝的斗争。在这一过程中，逐渐地对自然界有了认识和了解，并通过自己的劳动与智慧去创造各式各样的条件来适应自然环境，比如说：学会通过制造简单的工具去捕猎动物、采集果实；选择有利的居住地形、构建巢穴以躲避风寒、逃避野兽；能够将火种保存下来用以照明、制作熟食和防寒取暖等，从而维系了个体的生存并带动全体氏族成员的发展。

《礼含文嘉》中说：“燧人氏钻木取火，炮生为熟，令人无腹疾，有异于禽兽”，说明火的发现与应用是人类进化的一大标志。考古学家根据周口店遗址发现的一系列证据推断，约在五十万年以前，猿人开始利用火种生活，人们逐渐告别茹毛饮血的饮食方式、养成食用熟食的生活习惯。加热可以消灭食物中大部分的致病菌，而且熟食更加容易消化，所以机体能够从食物中获取更多的营养物质，同时也减少了许多疾病尤其是胃肠道疾病的发生。冬季天气寒冷，火的使用能够有效地驱散寒冷、温暖身体，故有“古者民不知衣服，夏多积薪，冬则炀之”（《庄子·盗跖》）之说。不仅如此，在对火使用的漫长探索过程中，我们的祖先还发现能够用火进行灸、熨、焫等来缓解和消除身体的不适感，以达到防治疾病、养生保健等目的。因此在人类的生存与不断进化中，火种的应用具有深远的意义。

在原始社会时期，为了满足基本的生存需求，部落、族群在选择居住地带时必须“观其流泉”、“度其隰原”（《诗经·大雅·公刘》）。由于河谷地区有肥沃的土壤，充足的水源，丰富的食物，所以人们通常会选择聚居于河谷地带。由此说明在这一时期，我们的祖先已经意识到了选择居住环境的重要性。与此同时，人类在适应自然界复杂的气候变化过程中，发现并学会了应用火种。通过运用火来和合泥土，烧制器物，建造门窗，使房屋建筑有了更多的选择性。通过选择门窗的位置及开阖、改变采光和通风，来适应气候的变化。又如《礼记·礼运》提出："冬则居营窟，夏则居橧巢"。这些都充分地表明当时人们已经懂得根据自然界气候的变化来变换不同的居住环境达到改善生活质量的目的。由此可见，在漫长的社会生活实践过程中，我们的祖先逐渐认识和明白了居住环境的选择对于人类社会的生存和发展具有十分重要的意义。

从哲学角度来讲，劳动是发生在人与自然界之间的活动。马克思说过："劳动首先是人和自然之间的过程，是人以自身的活动来中介、调整和控制人和自然之间的物质变换的过程。人自身作为一种自然力与自然物质相对立。为了在对自身生活有用的形式上占有自然物质，人就使他身上的自然力——臂和腿、头和手运动起来。当他通过这种运动作用于他身外的自然并改变自然时，也就同时改变了他自身的自然。他使自身的自然中蕴藏着的潜力发挥出来，并且使这种力的活动受他自己控制。"在原始社会，劳动是人类维持生存的重要手段，也是人类维持自我生存与自我发展的唯一手段。人类通过劳动来获取食物、创制工具、构建房屋等以维持生存与发展。同时，劳动在保护人类生命、强壮自身、增长知识等方面也起到了积极的促进作用。所以，劳动是人类社会得以生存和发展最关键的因素之一，如《周易·系辞下》中有如下一段传说："古者包牺氏之王天下也。……作结绳而为网，以佃以渔"、"包牺氏没，神农氏作，斲木为耜，揉木为耒，耒耨之利，以教天下"，形象地说明了上古时期的劳动对于人类社会的进步起到了无可替代的作用。由此可见，在漫长的历史长河中，人类以集体的力量、简陋的工具来与大自然作斗争，通过劳动，人们开始认识到人与自然之间的关系及社会生命的一般规律，并学会如何运用自然规律去适应自然、改造自然，进而极大地改善了生存环境，身体也得到极大的锻炼，延长了寿命，改善了生活质量。在长期的学习、实践和创造过程中，不断地增长了对自然的认识，丰富了人类的智慧，促进了人类的发展。虽然这一历史时期人类社会的主要目是生存，但也萌发了一定的疾病预防、养生的思想。

第二节　奠基期

从我国历史上第一个奴隶制王朝——夏朝开始，加上之后的商、周，这段时期被史学家们称之为先秦时期。在这一时期，由于人们生产力的不断提高，科学文化事业也得到了相应的发展，极大地提高了当时的知识水平，从而出现了"诸子蜂起，百家争鸣"的盛况。随着青铜器的运用及生产技术的提高，人们对生产、生活的需求也在极大的提高。而在治疗疾患及养生保健方面，则提出了主动改善个人和环境的卫生，合理调配饮食、起居等措施，从而加强防病与保健，这些思想为中医养生学的发展奠定了基础。

一、先秦养生思想

先秦诸子在探讨自然规律及生命演变奥秘的过程中，提出了诸多有关养生思想观点。由于诸子百家中有关养生的论述甚多，难以求全，故现仅就周易、道家、管子、儒家、杂家这些具有代表性、影响较大的养生学术思想，作简要介绍。

1. 周易养生思想

《周易》在中国历史上有着十分重要的地位，是我国文化的核心。它饱含着深邃的哲学思想，以阴、阳来阐述宇宙间事物变化的客观规律，总结了自然界发生、发展和变化的规律，即所谓："一阴一阳之谓道"。《周易》将这种变化称之为"变易"，"变易"具有一定的规律，这种规律是客观存在的，不以人的意志为转移和改变。因而，《周易》将这种规律称之为"不易"。变易与不易的关系反映了事物发展变化过程中所存在的渐变及突变的动向，这是事物发展变化的基本规律，可以被人们所发现和遵循，甚至掌握和运用它。《周易》称此为"简易"。《周易 · 系济上》云："易与天地准，故能弥纶天地之道，仰以现于天文，俯以察于地理，是故知幽明之故。原始反终，故知死生之说"。

《周易》阐明人生知变、应变、适变的大法则。这种思想也直接影响着祖国医学理论。比如，阴阳学说和天人相应学说等皆来源于易理。在养生学中，调和阴阳、顺应自然及未病先防等原则，亦来源于易理。故自古以来，即有医易则通之说。正如《周易 · 系辞下》所说："君子安而不忘危，存而不忘亡；治而不忘乱，是以身安而国家可保也"，"惧以终始，其要无咎，此之循易之道也"。《周易》主张掌握自然变化规律，顺应自然，力求主客观协调统一，强调审时度势，预测即将发生的危险与灾难，防患于未然。根据这种居安思危、未变先防的思想，中医将其演变为"未病先防"、"既病防变"的养生原则，这也成为中医养生思想重要的理论渊源。

2. 道家养生思想

春秋战国时期，以老子、庄子为代表的道家学说得到极大的发展，他们的学术思想对中医养生学说的形成与发展起到了极为重要的作用。

道家学说认为"道"是天地万物的根本，是自然、社会规律。世间万物处于运动之中，道即是其基本法则。《道德经》中说："人法地，地法天，天法道，道法自然"，即为关于"道"的具体阐述。道家认为，人的生命活动必须遵循自然的客观规律，顺应自然规律的变化，"是谓深根，固抵，长生久视之道"，才可得到长久的发展。这是道家养生思想的根本观点。同时，道家所主张的"清静无为"、"贵柔、归真返朴"，这一思想极大地影响和促进了后世我国中医养生保健学说的发展和进步。

（1）清静无为：是指天道自然无为，心灵虚寂，坚守清净，复返自然，是道家学说的核心观念。《道德经》提倡“少私寡欲”，因为“祸莫大于不知足，咎莫大于欲得”，故应该“致虚极，守笃静，万物并作，吾以观其复。夫物芸芸，各复其根，归根曰静”。道家认为最大的祸事在于所求过多，即“不知足”。《庄子·天道》云：“水静犹明，而况精神，动则无为……无为则俞俞，俞俞者忧患不能处，年寿长矣”。道家这种清静无为以保健长寿的思想，被历代养生学家所重视，并把这种养生思想浸透到预防保健中。

（2）贵柔、归真返朴：贵柔是道家的重要思想之一，主张以柔弱为尊贵，认为新生的东西虽然很柔弱，但却极富生命力；当事物变得强大之后，就会走向衰落。《道德经》有云：“柔弱者，生之徒”。道家思想主张如果事物处在柔弱的地位，就会一直具有生命力，可以避免过早地衰老。所以，老子主张无欲无求、无知无为，回归到最原始的生活状态，即所谓“归真返朴”。

3. 管子养生思想

《管子》约成书于春秋战国至秦汉时期，其中包含了儒家、法家、阴阳家等各家的学术观点，其中以黄老道家的著作最多。《管子》的精气生命观把治国与理身统一起来，从而形成了一套具备自身特色的养生理论。所以，《管子·内业》认为“精也者，气之精者也”，“精存自生，其外安荣，内脏以为泉源”，据此可见，生命的物质基础是“精”，故强调存精以养生。此外，他又提出“爱欲静之，遇乱正之，勿引勿摧，福将自归”，主张减少人的欲望从而达到保存“精气”的目的。

《管子》的养生思想还包括起居有时、适应四时、节制饮食等重要的观点。如《管子·形势》云：“起居时，饮食节，寒暑适，则身利而寿命益；起居不时，饮食不节，寒暑不适，则形累而寿命损”，这些养生原则就是在生活中不断形成的，并且对人类社会的具体养生实践行为和方法具有指导性的作用。

同时，其不仅在生活中对养生有着具体指导作用，《管子》也十分重视精神情志方面的调养，《管子·内业》中指出“凡人之生也，必以平正，所以失之必以喜怒忧患。是故止怒莫若诗，去忧莫若乐，节乐莫若礼”，“凡人之生也，必以其欢”，认为保持乐观的情绪，注重精神的调养，也是养生的重要内涵之一。

4. 儒家养生思想

主张以“仁”为核心的儒家思想，在养生学方面，也有其自身独特的学术思想和观点，主要包括以下几点：

（1）强调精神调摄：中医认为“心主神明”，精神具有统帅和支配形体的作用，所以养生重在养神，即注重精神的调摄，减少欲望，正如《孟子·尽心下》所说：“养心莫善于寡欲”。人类必然存在着各种欲望，这是正常生理现象，但是满足欲望必须遵循“礼”的原则。如《论语·颜渊》：“非礼勿视，非礼勿听，非礼勿言，非礼勿动”。儒家关于精神调摄的思想，被后世历代养生家所重视，并得到了广泛的应用。

（2）重视形体护养：精神统帅支配形体，而形体的健康与否又会影响其精神状况，心与形二者相互影响，故养心与养形是养生过程中不可或缺的重要组成部分。合理的饮食习惯、正常的起居、规律的劳作与修养是护养身体的基本原则。若“寝处不适，饮食不节，逸劳过度”，违背养生的原则，则“疾共杀之”。

由于儒家思想在后世之中的极大推广，儒家的养生思想也得到了极大的重视与发展，儒家的养生经验，为历代养生学家所遵循。即使在科技发达的今天，儒家养生思想仍有其实用价值。

5. 先秦杂家养生思想

《吕氏春秋》是先秦时期杂家的代表作。它在承袭了道、儒两家内容基础上，旁采了墨、法、阴阳等各家学说，吸收了其中有价值的成分，并进行发展创新，其思想与先秦诸子著作相比，内容更加丰富、体系更为完善。全书总计一百六十篇，约五十篇涉及养生学的内容，其内容的丰富程度可见一斑。《吕氏春秋》的养生思想大致包括以下几个方面：

（1）适当满足自身欲望：《吕氏春秋》反对老子主张的无为无欲，返璞归真，提出“圣人必适所欲”，承认人是有需求和欲望的。同时，《吕氏春秋》看到了人具有无穷的欲望，为了防止人类为了无限膨胀的欲望成为物的傀儡，提出“耳目鼻口，不得擅行，必有所制”，也就是说，人们可以适当地满足自身的欲望，而不可以为了放纵自身的欲望而损害身体健康。所以，《吕氏春秋》认为：“欲有情，情有度，修节止欲；使六欲皆得其宜。”

（2）适当运动：《吕氏春秋》首次系统地提出运动养生观，在《吕氏春秋 · 尽数》中指出“流水不腐，户枢不蠹，动也”，对于人体自身而言，构成人体的重要物质是精气，精气贵在流通，若精气不能流通，就会导致“气郁”，而“气郁”是万病之源，是人体各种疾病发生的直接原因。运动能使形动，形动则精流，精流则可使血气通畅。只有形体像川流不息的流水、不停转动的门上的转轴，才可使精气贯通全身的五脏六腑。

先秦诸子提出的养生的思想、原则和方法，为中医养生学理论的形成和发展奠定了坚实的基础，不断地充实和丰富了中医养生学，为中医养生学的发展贡献了力量。

二、先秦时期的养生实践

先秦时期，由于生产力水平的发展，当时人们的物质生活水平得到了极大的改善，从而精神文化生活的层次也得到了相应的提高。在漫长的社会生活实践中，人们逐渐地懂得了采取相应的措施来保养身体，以达到保持健康、防止疾病的目的。

1. 注意饮食调养

根据《周礼》记载，在战国时期，就已设有专门负责管理日常饮食卫生的食医，并创制了“食治学”。《吕氏春秋 · 本味》云：“调和之事，必以甘、酸、苦、辛、咸，先多后少，其齐甚微，皆由自起”，表明当时社会，在对于饮膳烹饪方面，已经注意到五味调和。通过在先秦时期酿酒场地遗址的发现，表明了先秦时期的酿酒业已经初具规模，而酒不仅可以通行经络，流通气血，而且能够助长药势。酒的酿造，催生了醋、酱、腌制食品的发展，醋可以健脾胃、助消化，酒曲对肠胃疾病等具有一定的防治作用，醋、酱、腌制食品的出现丰富了日常饮食菜品，帮助人们合理饮食，不仅能够增加营养，同时也防止了疾病的发生与传播。

2. 优生优育与胎教

先秦时期，在婚姻制度上，已有“男女同姓，其生不蕃”（《左传》），“男三十而取，女二十而嫁”（《周礼地官司徒》），提出了同姓不结亲、成年婚配等一系列较为科学的主张，这些主张对于中华民族的健康繁衍具有深远的意义。同时，先秦时期也非常重视妊娠期妇女的养生保健，如刘向《列女传》载：“太任（周文王之母）有身，目不视恶色，耳不听淫声，口不出傲言”，在对于胎教的认识方面，也有了萌芽和初步的发展。

3. 个人环境卫生

先秦时期非常注重环境的卫生。商代的甲骨文中，已有扫帚的“帚”字；《礼记内则》提出：“凡内外，鸡初鸣，咸盥漱衣服，敛枕簟，扫室堂及庭”，这说明在当时，清洁卫生已经成为日常习惯。此外，在公元前四五世纪时，人们已经建造出“陶窦”，类似今日“下水道”的形式，表明当时已经开始注重污水的处理。《周礼》说：“宫人为其井匽，除其不蠲，去其恶臭”，匽，即路厕，说明对于粪便管理也有了合理的方式。这都说明当时人们已经意识到环境卫生的重要性及其对人类健康的影响，并发明了针对环境卫生的各种有效方法。

4. 药物养生

根据现存的先秦文献发现，当时对于药物的各项记载已经非常丰富。比如在《山海经》中收集的百余种药物中，有一类为具有强身健体、益寿延年功效的补药，如狌狌、枥木等。这些药物的记载为养生家们探讨养生保健理论提供了思路，为后世医家进行医疗实践活动提供了宝贵的经验。

三、《内经》——养生学理论基础

《内经》是中国传统医学四大经典之首，是中国最早的典籍之一，它总结了先秦时期有关医药学说的丰富的理论实践经验，吸收了先秦道家、儒家、杂家等各家学说的养生思想，为中医养生学的形成奠定了理论基础。主要有以下几方面观点：

1. 生命起源及规律的客观认识

《内经》认为生命起源及规律与自然界密切相关，自然界的阴阳精气才是生命的起源。《素问·宝命全形论》指出：“天地合气，命之曰人。”《内经》还对生命的本质及其存在的客观规律有着精确的观察和科学的概括，对年龄、性别的生理性差异也有着客观的总结。如《素问·上古天真论》提到："女子七岁，肾气盛，齿更发长……男子八岁，肾气实，发长齿更……"这些均是古代先贤们经过长期观察、实践、总结出的结果。

2. 天人相应，顺应自然

《内经》把人体自身、人与人、人与自然、人与社会皆看成一个整体，此乃《内经》中极为重要的观点之一——"整体观念"，也是中医学的核心观念；另外《内经》还认为自然环境的变化影响着人体的各项生命活动，即所谓的"天人相应"。书中关于这一思想的论述颇多，如"顺四时而适寒暑"（《灵枢·本神》），"春夏养阳，秋冬养阴"（《素问·四气调神大论》），《素问·上古天真论》中则提出"虚邪贼风，避之有时"，顺应自然的养生理念开辟了中医养生保健的先河，也极大地推动了后世关于养生学说的发展。

3. 有关衰老的认识

《素问·上古天真论》有"女子七岁，肾气盛，齿更发长……七七，任脉虚，太冲脉衰少，天癸竭，地道不通，故形坏而无子也"，准确地描述了人体生、长、壮、老的变化过程及客观表现，并指出早衰的主要因素为情志不遂、饮食不洁、起居无常、纵欲过劳等多个方面；同时提出若想"形与神俱，而尽终其天年，度百岁乃去"，则需"法于阴阳，和于术数，饮食有节，起居有常，不妄作劳"（《素问·上古天真论》）。在"顺应自然"的养生原则上，进一步坚实了老年性疾病的预防与中医抗老防衰的理论基础。

4. 养生原则与方法

"圣人不治已病治未病，不治已乱治未乱"（《素问·四气调神大论》），在祸乱还未发生之际将其平复，在疾病尚未发生之前将其识别、治愈。"治未病"是《内经》体系中重要的防病养生原则。不仅如此，《内经》还提出了诸如调和阴阳、疏通气血、形神兼养、顺应自然、濡养脏腑等重要的养生原则。在这些养生原则的基础上，使用调情志、慎起居、适寒温、节房事、和五味、针灸按摩、导引等多种有效实用的养生方法。《内经》将养生、防病、治病密切地结合在一起，为后世中医养生学的发展奠定了理论基础。

总之，先秦是我国从原始社会进入文明社会的重要转折时期。在这一时期里，由于生产力的发展、社会的进步，人类得以更好地认识生命、认识自然。长期的医疗实践，为医学及养生学的发展积累了大量丰富而宝贵的经验。先秦诸子"百家争鸣"关于自然规律及生命奥秘提出的许多观点为中医理论体系的建立打下了初步基础，而《内经》则是这一时期内医学发展的系统总结和结晶，它为中医养生学理论体系的建立奠定了基础。

（尹　波　刘　舒　艾元飘）

第三节 形成期

汉朝结束了秦残酷的暴政，建立了我国历史上第一个由农民起义，推翻封建王朝统治的朝代。后来张骞出使西域，开辟了丝绸之路，促进了中外文化的交流，出现了经济的繁荣发展，这对中医学及养生学的发展均产生了非常积极的影响。在这一时期，出现了不少著名的医学家、养生家及众多的医学专著，对养生学的发展做出了不可磨灭的贡献。汉代的养生学思想融合了医、儒、道诸家的养生思想于一体，在理论上有了较为系统的阐述，既承袭了先秦的学术思想，又有所创新。当时的养生学家往往也是著名的医学家，他们具有丰富的医学理论知识及临床实践经验，提出的养生理念和观点也对后世的养生产生了巨大的影响。现将汉代有关养生理论和实践发展的主要内容概括为以下几点。

一、张仲景的养生思想

东汉著名医家张仲景，继承了汉代以前的医学理论，勤求古训，博采众长，著成了《伤寒杂病论》一书，奠定了我国中医辨证论治的理论基础。书中记载了大量方剂，时至今日仍被广泛用于临床，疗效显著，故人们将书中的方称为“经方”，仲景则被后世尊为“医圣”，他从病因学的角度提出了自己的养生观点。

1. 养慎

《金匮要略·脏腑经络先后病脉证并治》云：“若人能养慎，不令邪风干忤经络，适中经络，未流传脏腑，即医治之……病则无由入其腠理”。养慎即及时发现身体的细微变化并随时调养，不让虚邪贼风干扰机体，若刚入经络就及时医治，不让病邪深入侵扰机体。明确指出，外避虚邪贼风，注意机体的变化，是养生预防保健的一个重要方面。

2. 饮食有节

仲景十分注重饮食与养生的关系，他在《金匮要略·禽兽鱼虫禁忌并治》中指出：“凡饮食滋味以养于身，食之有妨，反能为害……若得宜则益体，害则成疾，以此致危”，明确提出，适宜的饮食可以滋养身体，但若饮食不节，反而会危害人体。若想对人体有益，则需“服食节其冷、热、苦、酸、辛、甘”（《金匮要略·脏腑经络先后病脉证并治》）。无论是饮食之冷热还是五味之调和，皆需以适宜为度，方可起到养生保健的作用，反之则于身体有害，进而引发各类疾病。

二、华佗的养生思想

华佗是我国历史上一位非常著名的医学家，养生学家。他继承了先秦《吕氏春秋》中的“流水不腐，户枢不蠹，动也”的动形养生学说和观点，并对其理论进行了更为深层的阐述。如《三国志·华佗传》中载其论云：“人体欲得劳动，但不当使极耳。动摇则谷气得消，血脉流通，病不得生，譬如户枢，终不朽也。是以古之仙者为导引之事，熊经鸱顾，引挽腰体，动诸关节，以求不老”，明确指出通过形体上的运动有助于消化食物，通气血，从而增强体质、祛病以延年益寿。华佗非常重视导引健身对人体的影响，在继承前人的基础上，创造了五禽戏，为模仿虎、熊、狼、鹰、鸟五种动物的动作为导引法。其方法简便，行之有效，极大地促进了人们身体的健康。

三、王充的先天禀赋说

东汉时期的王充，是我国历史上著名的唯物主义哲学家，他认为先天禀赋的厚薄决定了人们寿命的长短，所以他在《论衡》中指出：“若夫强弱夭寿，以百为数，不至百者，气自不足也。夫禀气渥则其体强，体强则其寿命长；气薄则其体弱，体弱则命短，命短则多病寿短”。人体的精气分为先天之精与后天之精，而先天之精来源于父母，所以王充认为“妇人疏字者子活，数乳者死。……字乳亟数，气薄不能成也”，也就是说，妇女生育较少（“疏字者”），则禀受了父母较强的精气，子女则身体健壮；而生育过多（“数乳者”），则子女禀受父母的精气较弱，故体衰且寿命短。王充的这一思想理论，极大地丰富了养生学说有关先天禀赋的内容。

四、《神农本草经》重药补

《神农本草经》是现存最早、最为系统的药物学专著，该书总结了战国秦汉时期的药物学理论，其思想体系受到了当时神仙方术及黄老思想的影响，蕴涵了较为丰富的道家方士养生的思想，且对后世本草方剂学的发展产生了一定的影响。该书成书于东汉时期，共载中药365种，分为上、中、下三品。其中，该书将具有补益强身、防衰抗老等作用的药物归为上品，如人参、枸杞、地黄、杜仲、黄芪、茯苓等，提倡通过服用药物以增强机体的健康，而后世医家也据此创制了不少具有强身健体、抗老防衰功效的方药。

五、《淮南子》养性养德

《淮南子》原名“鸿烈”，是西汉时淮南王刘安招引宾客集体编撰而成。全书共二十一篇，系统详尽地总结了西汉前期的道家思想，书中还涉及了丰富的医学内容，值得我们深入探讨和研究。该书十分注重养生之道，主要以养性、养德为重。《淮南子·俶真训》中指出：“静漠恬澹，所以养性也；和愉虚无，所以养德也，若然者，血脉无郁滞，五藏无蔚气”，也就是说，如果能够做到在生活上淡泊质朴，心境上平和宁静，不受物质欲望所诱惑，不被情虑所激扰，则血脉就能通畅，人就可以无病，这强调了养性、养德在养生中的重要性。《淮南子·泰族训》一篇中指出：“今夫道者，藏精于内，栖神于心，静漠恬淡，讼缪胸中，邪气无所留滞，四枝节族，毛蒸理泄，则机枢调利，百脉九窍莫不顺比”，即得道之人，藏精于身内，安神于心中，恬淡虚静，无欲无求，邪气便无地停留，四肢骨节、筋络毛发都有所蒸发和排泄，则五脏可合，百脉调畅，诸窍通利而健康长寿。这种精神调养，与《内经》中“恬淡虚无，真气从之，精神内守，病安从来”的养生之道相符合。《淮南子》所倡导的养生之道中，“禁嗜欲”为另一个重要方面。《淮南子·时则训》曰：“孟冬，君子斋戒处必掩，身欲静，去声色，禁嗜欲，宁身体，安形性。”中医认为冬季为闭藏的时节，应藏而不泄，故要禁欲以保精、养性。《淮南子·原道训》云：“圣人不以身役物，不以欲滑和”，“将养其神，和弱其气，平夷其形，而与道沉浮俯仰”，即只有养其精神，调其气机，方能形体健康，与世间万物共存于自然界的客观规律之中。

六、《春秋繁露》

东汉时期的哲学家董仲舒所著的《春秋繁露》，是公羊学范畴的一部重要代表著作，也被称作《公羊外传》。该书综合研究了战国末期以来各家的阴阳五行思想，奠定了中医基础理论的哲学思想基础。在养生方面，董仲舒继承了前人的精华，并对其进行发扬，建立了一套较为完善的养生哲学体系，主要包括“天人合一”和“阴阳五行”这两个养生哲学体系。

董仲舒的生命养生论是以阴阳中和为基础的，他认为阴阳的平和是万物繁衍生息的根源，正如书中所说：“能以中和理天下者，其德大盛，能以中和养其身者，其寿极命”，所以人们的一切生活起居应该以阴阳中和为根本。如果阴阳失衡则会发生灾乱，“里藏泰实则气不通，泰虚则气不足，热胜则气寒，寒胜则气热，泰劳则气不入，泰佚则气宛至，怒则气高，喜则气散，忧则气狂，惧则气慑，凡此十者，气之害也，而皆生于不中和”，也就是说，体内所藏之物若太实则会导致气机壅滞不通，但太过虚弱又会导致气不足，热到极致就会反生现假寒之象，寒到极点亦会呈现假热之象，大怒则气往上行，大喜则会导致元气耗散。以上这十种由气导致的情况，都是因为偏离了“中和”的原则，于人身体健康有害无益。唯有“返中”，使机体各项的阴阳恢复到平衡的状态，即“中和”的状态，才能保持身体的健康。

在男女房事方面，董仲舒也着重强调“中和”的原则，他认为“天地之气，不致盛满，不交阴阳，是故君子甚爱气而谨游于房，以体天也。气不伤于以盛通，而伤于不时天并；不与阴阳俱往来，谓之‘不时’；恣其欲而不顾天数，谓之‘天并’”（《循天之道》）。天地之阴阳盛满才相交溢，所以若要保养精气，就应谨慎对待房事，不可纵欲过度，应适应天地阴阳的往来规律，要懂得节欲以养精气。所以人们只有在精神情志、日常起居、饮食房事等各个方面遵守自然变化的规律，遵循节制欲望以致中和的养生原则和方法，才能实现董仲舒在《春秋繁露》中提倡的阴阳中和的养生哲学思想和方法，从而达到养生强身的目的。

第四节　充实期

魏晋至隋唐时期是中国历史上的一个特别的时期，表现为政治、经济与文化艺术的发展出现了严重失衡。这一时期最显著的特征就是当时经济凋零、战火纷纷、人民颠沛流离，特别是魏晋南北朝时期最为突出。虽然当时社会环境特殊，但是却孕育出了璀璨的文化艺术，因朝代更迭较快，各民族文化交流加强，文人的创作不再为统治者服务，而带有更多的个人色彩，从而造就了这一时期富有生机的文化的变化与飞腾。

在意识形态方面，中外交流频繁，许多西方文化传入中国，尤其佛教和佛典的传入对中国当时的哲学、文化和艺术影响很大。虽然当时道教盛行和佛教传入、兴起，儒学经过和道、佛二教的斗争，摒弃了糟粕，儒学发展非但没有中断，相反，还有了较大的发展。这一时期虽然出现了道、儒、佛三教之争，但由于儒学的正统地位始终没有动摇，因此道教、佛教不得不认同儒家的宗法伦理，逐渐形成三教合流的态势，这不仅丰富了我国的宗教文化，而且还影响着祖国医学的发展。儒家重生不重死，注重礼乐制度的构建和伦理道德的修养，对中医医德的形成有积极的影响，但封建纲常礼教对医学发展又有消极作用。道教追求长生不老，推崇炼丹，提倡无欲无为，“无为”的思想积极地推动了传统预防保健医学的发展。方士们在炼丹过程中的发现，为我国古代化学、药物学的发展积累了许多有价值的科学资料，但期望通过丹药得到长生的目的是不科学的，亦不可能实现。佛教的传入带来了许多外来文化和医药知识，极大地促进了中外文化的交流，推动了我国医学的发展，但其宣扬的“灵魂不灭三世轮回”、“因果报应”等糟粕思想却对医学的发展有着消极的影响。

魏晋南北朝时期的医家，大都是儒、道、佛家的名流，有门阀世家，也有将相帝王。在当时那个战火纷飞的年代，唯有他们才有条件进行医学著述。这些著作反映了众多医家对《内经》《难经》《神农本草经》和《伤寒杂病论》等经典中的精华的传承与发挥，记载了当时社会发生的多种疾病及其诊疗经验。这一时期，对医学理论进行了比较系统化的整理，涌现出大量的方药著作，临床各科内外治法均得到了较大的发展，随着医学分科的日益细致及当时学术的逐渐发展，体现出儒家、道家、佛家思想在医学方面的渗透和影响，当时的著名医学家陶弘景、葛洪等都受到了儒、佛、道三教养生思想的影响，是当时养生思想的代表人物。

魏晋南北朝时期医学理论呈现出不断发展的趋势，代表医家有四十余位，留下医学著作九十余本，其中陶弘景所著的《养性延命录》是我国现存最早的养生学专著，在养生的理论和方法方面取前代著作的精华并有所发展；葛洪所著的《抱朴子》集中地体现了他的养生思想，他继承了《内经》“天人一体”的整体观念，指出养生必须在整体观念指导下进行，提出养生法则应该遵循节欲保命，强调精气对养生防衰有非常重要的作用；提倡养生应该以虚清为本，再辅之以吐纳、导引和丹药。同时葛洪还认为形神和调是生命的基本要素，故养生必须兼顾调神、养形。该书保存了从秦汉以来直至魏晋时期的不少宝贵养生资料，对后世养生学的发展意义极为重大。

嵇康的《养生论》、佚名的《黄帝养身经》《金匮录》、张湛的《养生要集》、曹歙的《解寒食散方》《寒食散方》、魏孝澄的《新录单要方》均为魏晋南北朝时期养生学的代表著作，较为全面地反映了这一时期取得的养生学成就，是我国中医养生学发展的成熟时期。这一时期形成的养生思想、养生方法，对后世养生学的发展产生了极大的影响。其中嵇康的《养生论》，是古来养生之名篇。嵇康是我国历史上著名的文学家，为“竹林七贤”之一，性好老庄，善音乐。精于养性之术。嵇康认为：“善养生者则不然矣，清虚静泰，少私寡欲。知名位之伤德，故忽而不营，非欲而僵禁也；识厚味之害性，故弃而弗顾，非贪而后抑也。外物以累心不存，神气以醇白独著。旷然无忧患，寂然无思虑。又守之以一，养之以和，和理日济，同乎大顺。”嵇康曰：“养生有五难：名利不去，为一难；喜怒不除，为二难；声色不去，为三难；滋味不绝，为四难；神虑精散，为五难。五者必存，虽心希难老，口诵至言，咀嚼英华，呼吸太阳，不能不回其操、不夭其年也。五者无于胸中。则信顺日跻，道德日全，不祈善而有福，不求寿而自延。”

在唐朝时期，中国社会经济、文化迈入了封建社会制度的鼎盛时期，是公认的中国最强盛的时代之一。这一时期，经济发展、文化先进，中外经济文化交流空前繁荣，在交流的过程中从外族文明中汲取诸多。由于少有战乱，人民安居乐业，国家安定，社会繁荣，在此背景下，人们更加注重养生，出现了许多长寿养生学家。其中孙思邈是这一时期出现的最为著名的医药学家和养生学家。

孙思邈在《备急千金要方》和《千金翼方》中，有“养性”、“食治”数篇，都强调了养生的思想和理念。内容涉及了心身医学、预防医学和老年医学等多方面，在现代，孙思邈的养生思想依然在中医领域享有盛名。首先他提出的“养性”思想比之前各个时期的养生论均更胜一筹，他认为人们应该从小养成一个良好的生活习惯，规律的生活和起居，顺应四时的变化来安排作息和起居时间。其次，他认为居住地及居住环境的好坏直接影响人们的健康。再次，他认为人们应该要搞好个人卫生，注意饮食卫生，注意性卫生、性保健。同时重视妇科疾病的预防和保健，重视儿童保健和老年人养生。孙思邈是防病养生，延年益寿的践行者，也倡导人们应该尊重生命，注意预防疾病，保持身体健康，他提出的养生思想贯穿于人们日常饮食、起居、运动、劳逸等各个方面，他的养生方法简单明了，便于人们操作，实用性强，他所著的《备急千金要方》与《千金翼方》对后世中医学及养生学的发展产生了极为深远的影响。

食疗医学在我国历史上有着独特魅力，其中食疗医学的著作多以“食经”命名，除了《神农食经》一书成书于汉代之前以外，其他的大部分著作多在晋唐时期，而六朝时期的著作最多。崔禹锡的《崔禹锡食经》、朱思简的《朱思简食经》、马琬的《马琬食经》、佚名的《食经》《七卷食经》等，都是记录养生保健和医疗方法的著作，其内容专述食物的性味、禁忌、疗效等，大多为医家为了配合医方治病而著，堪称地地道道的“食疗本草”类著作，充分反映了该时期食疗的发展水平。纵观魏晋南北朝时期医家医著、医论、医方及医学发展轨迹，不难发现魏晋隋唐时期中医理论与临证治疗并驾齐驱的发展模式。这一时期的中医学和养生学有着辉煌的历史，对现代中医临床研究有着积极的指导意义。

（关媛媛　刘　舒　艾元飘）

第五节　发展期

养生主题从未因人类追求并改造世界时所遇的顺境或逆境而停止过。随着历史的步伐，时代的进步，生产力的提高，人们对生命品质的要求也在不断增加。中医养生学历史源远流长，被视为中医药学组成的重要部分。无论是养生先于中医药，或是中医药先于养生，在抗病及防病的各个环节上，均遵顺应自然四时的变化，调和形体与精神的关系，沟通人体各部的联系，使人体处于天人相应、内外一致的最佳状态。由此而言，两者始终相辅相成，相互促进，也均是客观实践性学科，也都为人们所追求的根本。因此，中医学与中医养生学的发展具有切合性与一致性，中医学的不断完善必定推动中医养生学发展。宋金元时期中医养生学在中医学整体水平的推动下不断丰富和完善，继续沿着理论与实践并重的方向不断向前发展。

一、养生文化发展背景与机遇

赵匡胤建立了宋朝，史称北宋，结束了中国历史上五代十国的分裂局面。宋朝的农业发展、手工业发达、商业迅速崛起，经济呈现一派繁荣的景象。人口、垦田面积、农作物产量已远超唐朝，政府赋税收入更是唐朝的 10 倍有余。宋代经济的繁荣为传统文化、儒学思想的再次复活、宗教、科技，以及医药学、养生学的发展提供了有利的物质条件和良好的社会基础。

首相王安石是当时改革派的代表人物，他致力推行“新法”改革，促使医疗体系及有关机构改进，例如，设立御药院及其他保健或慈善机构等，为政府医疗建设开创先河。后来，北宋政府还采取了多方面措施，颁布许多诏令。如宋太祖、真宗、太宗、徽宗等多位皇帝均十分关注中医药，政府分立医药行政与医学教育，设立“翰林医官院”专管医药方面的政令与事务，设立“太医局”专门作为医学教育机构，还建立了尚药局、御药院、剂药局和惠民局等医学管理及多种医疗保健机构，并制定了更加系统和更为完善的医事制度与医疗法规。王安石变法以后，进一步改进了医学院校的体制和教学内容，提高了医学校的社会地位，之后各州镇府均仿照“太医局”开办地方的医学类学堂，不少儒生受到吸引而学医，儒医的迅速增多极大地促进了中医学的发展。陈无择所著的《三因极一病证方论》被作为当时医学生的理论教材，他继承了汉代张仲景关于病因的认识，并对其进行了发展，更加具体地概括各类病因，使其范围更加全面，更为符合临床应用。他将复杂的病因分为三类：内因、外因及不内外因。后世医家一直遵循此种分类原则。两宋时期中医药得到了人们普遍重视，激发了医疗与养生的齐头并进。文人开始接触医学、编写医书，人们对于养生的热情空前高涨，由个体养生向群体养生转变。宋代著名的画家张择端所作的《清明上河图》生动地反映当时宋朝首都汴京的百姓清明节时的繁荣生活景象。其中有不少的景象是对当时宋代医药事业的真实描绘，反映出宋代当时的医事卫生事业活动已十分发达。此时期的养生文化在此机遇下蓬勃发展，不断自我推陈生新，逐渐形成了特点鲜明的养生流派，成为中医养生学发展的坚实力量。

金元时期战乱频繁，社会动荡不安，人民生活极不安定，饥饿劳役频发，外伤类疾病大量增加，疫病大肆流行，内伤杂病增多，战乱饿殍增加了社会疾病的发生率。由于当时有限的医学理论难以指导实践临床，内科杂病诊治较为僵化，而外感热病始终墨守仲景《伤寒论》成规，造成辨证与用药之间缺乏实际联系和鉴别。当时盛行的经方、时方及“局方”等方剂，一些流行疾病无法切实控制，治疗理论在某些程度上，形成了“古方不能治今病”的尴尬局面。金元时期许多医家学者认为古今生存环境存在差异，古方并不能尽治今病，针对当时人们出现的具体病症提出了更为行之有效的诊疗方法，归纳总结出了一套更为完善的理论。他们在继承总结前人经验的基础上，结合当时的实际情况，作出正确的临床方案，突破常规，标新立异，为了适应当时战争及社会的需要，提出了许多新见解、新认识、新观点和新主张。逐渐形成了研究外感火热为主的河间学派，以刘完素为代表人物；研究脏腑病机的易水学派，以张元素为代表人物；研究脾胃内伤学说的补土派，以李东垣为代表人物；研究攻邪理论的攻邪派，以张从正为代表人物；研究内伤火热的滋阴派，以朱丹溪为代表人物等，刘完素、张从正、李东垣、朱丹溪四人被誉为“金元四大家”。中医学在此出现了学术流派争鸣，不断补充、完善中医理论与临床各科，促进了金元医学的繁荣，推动了中医养生学的发展。此时期对于人体及疾病的认识拓宽掘深，对于养生学更是严峻而又别开生面的机遇。

二、政治及经济对于中医学及养生学的影响

1. 经济及政治基础

宋代强盛的生产力，直接或间接刺激政府设立各种民生医疗。宋代皇帝因此更为重视并发展医药卫生，设立了国子监医学、校正医书局、翰林医官院、国营制药厂和剂局、药政管理机构御药院和尚药局、医学教育机构太医局、药店、惠民局和熟药所，同时还重视文献的整理和方书的编撰与修订，并且颁布了药典，著名的《太平惠民和剂局方》正是南宋时期全国的规范药典。校正医书局专门负责对历史上重要的医药典籍进行搜集、考证、整理、校勘、研究工作。《神农本草经》《脉经》《针灸甲乙经》等书都因经过了此次校订、刊行得以完好地保存并流传下来。校正医书局还出版了诸如《内经》《伤寒论》等重要著作的注释，这对当时中医理论发展具有十分重要的意义。政府创办的教育机构及实施的教育活动为中医药学知识的传承、发展和创新奠定了基础。宋政府和医家编著了大批书籍，设立了公众福利事业，如药房、医院及孤儿院，积极地面对公共卫生问题，逐步颁布防疫政策。宋代养生学正是在医疗得到重视和全面大力推广的形势下，发展成熟起来的。

2. 印刷术及医籍刊行

宋政府设立了“尚药局”，广泛地收集宋代以前的方剂及民间验方，以编成统一的医籍发行全国，造福于世人。宋代多位名医均编撰了各自的验方传世。同时他们还整理了前人留下的本草文献，并对其进行补充，总结出了药物学的新经验。所以当时出版了大量的本草药典，这使得中医药的发展在同期世界药物学领域中处于领先的地位。同时，由于活字印刷术的发明、造纸术的发展，医籍刊行更为便利。据史料记载，宋代大约刊行了 700 多种医籍，这极大地保存了当时的医药典籍，为后世的传播和发展提供了十分有利的条件。医疗刊物是养生学的理论基础，医疗书籍的广泛普及应用，为拓展养生学提供更多的方向和更深的层次。

3. 贸易交流

宋代经济强盛，海上贸易扩展迅速，这极大地增加了海内外医药事业的交流。在众多进贡珍品之中，很多都是稀有的药材原料及保健养生珍品，包括矿物质、植物及动物类，如犀牛角、珍珠、玫瑰水、象牙、珊瑚及甜瓜等。据史料记载，阿拉伯商人曾经通过海上船只将中国的药材运往世界各地，约有 60 余种，其中包括人参、附子、朱砂、牛黄、茯苓等。当时牛黄专供防疫之用，被视为珍贵物品。许多中医学及养生学的文献亦通过海上贸易传播至世界各地，在一定程度上推动了各地的医学发展。故有些失传的医学古籍，也可在其他国家发现。宋金元时期，我国的茶文化已经较为成熟，当时的名医张洁古曾著有一书名为《本草发挥》，里面记载了茶有清头目的功效，而王好古的《汤液本草》则指出腊茶可“清头目……令人少睡，中风昏愦多睡不醒宜用此”。海上贸易将中国的茶养生及茶文化广泛传播至世界各

地，有关茶叶及茶艺的养生也家喻户晓。

三、养生受到哲学及文化的推崇

道家文化是中国传统文化的重要组成部分，道家养生理论是在总结前人经验和自身实践经验的基础上形成和发展起来的。道家提倡的天人合一、中和的思想指导着中医学乃至中医养生学理论的形成与发展，其养生方法也被汲取纳入中医养生体系之中，成为其中不可或缺的一部分。养生和医疗具有共同的哲学理论基础，养生相对于医疗关注的防病治病而言更注重整体干预，它希望人们能够顺应自然变化，沟通体内外的联系，使人体处于天人相应、阴阳协调的最佳状态。换言之，中医养生理论体系强调人与自然界的统一性，即道家所说的天人一体观，由此中医养生学建立了顺应自然的养生原则，也是我国医疗文化和传统养生的核心思想。我国历史上的各位医家及养生家在充分汲取传统哲学思想的基础上，对零散的养生文化进行了统一和提升，使其具有理性思维的品质，并在此基础上不断丰茂羽翼，从而建构出独特具特色的中医养生理论。

宋代儒家养生流派的强盛是历代文人无法相比的。他们继承并发扬了传统的养生学理论，为后人留下了丰富的养生类诗文及各方面宝贵的养生经验，逐步形成了独具特色的养生观。由于文人具有渴望自由、珍重生命的天性，他们热爱生活，在质上，他们更向往高品质的生活；在量上则渴望延年益寿。由于这一时期经济较为发达，故而涌现出了一大批对养生充满着高涨热情的文人，如苏轼、苏辙、苏洵、欧阳修、朱熹、王安石、程颐、程颢、陆游、辛弃疾、沈括、范成大、杨万里、蒲虔贯、谢良佐等，出现了群体养生的盛况，提出了各具特色的养生观念，形成了宋儒养生流派，对中医养生学的发展产生了空前的影响。

苏轼不仅是我国历史上著名的文学家，也是一名医学家和养生家。《苏沈良方·问养生》一篇中记载了苏轼“安”与“和”的养生观，他认为“安则物之感我者轻，和则我之应物者顺”。苏洵在《心术》中提到：“一忍可以支百勇，一静可以制百动”，强调节制自身情感。南宋时期国家动荡不安，战乱频繁，然而在这种不安定的社会环境下，大诗人陆游却享有85岁的高龄，是我国诗坛上非常少见的寿星，他提出“养生孰为本，元气不可亏”（《剑南诗稿》），认为元气是养生最为重要的根本因素。王安石也认为养生最重要的在于保养元气，如《临川集·礼乐记》记载：“养生在于保形，充形在于育气。”欧阳修在所著《删正黄庭经序》里提出“以自然之道，养自然之身”的理论，认为“劳其形者长寿，安其乐者短命”。蒲虔贯亦认为适量的运动将有益身体健康，《保生要录》云“养生者，形要小劳，无至大疲。故水流则清，滞则污”，提出了小劳养生观。朱熹是理学文化的代表人物，他的思想中含有非常丰富的养生思想理念，他十分强调养心和养气在养生中的作用，认为人“气聚则生，气散则亡”。程颐、程颢兄弟在他们所著的《二程集》一书中提出“动静皆宜，所以养生也”的观点，认为养生应该“动静结合”。辛弃疾是豪放词派的代表人物，主张淡泊名利，知足常乐，他在《最高楼》中写道“吾衰矣，须富贵何时？富贵是危机……更作个亭儿名亦好。闲饮酒，醉吟诗”，文风豪放，可见其为人之豪迈，性情之洒脱。周敦颐主张“中正仁义而主静”的养生理念；谢良佐推崇道家天人合一的思想，认为“心与天地同流，体与神明为一”；杨万里则十分强调“气”的作用，认为“气始而息息者，生之徒；气终而消消者，死之徒”。再如宋代理学家张载为四大学派之一“关学”的代表人物，他认为寡欲、静心、崇德、修身是存养之道。《经学理窟》“人人失其所好，盖人人有利欲之心，与学者正相背驰。故学者要寡欲”，“心之要只是欲平旷，熟后无心如天，简易不已。今有心以求其虚，则是已起一心，无由得虚。切不得令心烦，求之太切则反昏惑，孟子所谓助长也”。此类诗句及观念例子不胜枚举。宋代儒家养生流派为养生学奠定坚实的文化基础并起到积极的推广普及作用。

四、防病养生的成果

由于当时经济、政治、文化、哲学等各方面因素的影响，中医与中医养生学均得到了极大的充实，中医学在病因、诊断、解剖、针灸、内外妇儿科及法医学方面都取得较大的发展。宋代一位名叫王惟一的翰林医官尚药，经过不断地研究学习，终于研制出两具和成年男子体形相似的“铜人”，并在铜人体表刻穴位共 657 个，当针灸医学生进行考试时，先将铜人的外表涂上蜡，并往铜人体内注水，再穿上衣服。若针刺中穴位则水会流出，否则针就刺不进去，以此判断取穴能力及掌握程度，并且奉御总结针灸名著，撰成《新铸铜人腧穴针灸图经》，同时期还有唐慎微《经史证类备急本草》、韩祗和《伤寒微旨论》、杨子建《十产论》、朱肱《类证活人书》、钱乙《小儿药证直诀》、王执中《针灸资生经》、闻人耆年《备急灸法》、陈自明《妇人大全良方》等 60 多名医家近百部著作。养生防病理论多体现在学术上：钱乙提出辨证应以五脏虚实为纲领；南宋医家陈无择在他所著的《三因极一病证方论》一书中阐释了中医病因学说，认为各种致病因素之间会相互联系和影响，提出了著名的“三因论”，即内因、外因和不内外因。同时他还非常重视情志因素对疾病的影响，这些理论认识对于养生学来说在疾病的预防、保健等方面具有十分重要的意义；《小儿卫生总微方论》是一本儿科学专著，又名《保幼大全》，该书创立了通过“烙脐饼子”烙断脐带以防脐风的办法，为小儿防病养生拓展了新的思路和方法；寇宗奭所编撰的《本草衍义》中指出只有明了药性，有的放矢，方可收到治病保健的目的。此外，宋代整理了道家书籍《正统道藏》及其编辑要本《云笈七签》，书中记述了很多关于导引、按摩和气功的具体方法，对于后世的养生防病保健的方式方法的进步意义重大。

五、养生的著名大家及学术观点

陈直的《养老奉亲书》是一本关于老年养生的专著，元代的邹铉在此书的基础上增加了三卷，改名为《寿亲养老新书》，内容较之前更加详尽。他结合了老年人的生理病理特点，指导民众如何从饮食、起居、情志及疾病的防治等各个方面侍奉双亲的老年生活，他的许多观念均对老年养生理论的发展起到了重要作用。如书中写道“脾胃者，五脏之宗也。四脏之气，皆禀于脾，故四时皆以胃气为本”“高年之人，真气耗竭，五脏衰弱，全仰饮食，以资气血；若生冷不节，饥饱失宜，调停无度，动则疾患”，指出老年人的养老强身必须注重补益脾胃，因其脏腑衰退、气血亏虚，脏腑功能的正常运转全依赖于脾胃运化饮食以滋补气血、充养五脏。他还进一步指出老年人的饮食禁忌：“老人之食，大抵宜温热、熟软、忌其粗硬生冷”，主张食治法：“善治病者，不如善慎疾；善治药者，不如善治食”。同时，陈直、邹铉还十分强调精神摄养、主张饮食调养，他们认为老年人若想维持心理健康就必须保持情绪的稳定，即“凡丧藏凶祸不可令吊，疾病危困不可令惊，悲哀忧愁不可令人预报……暗昧之室不可令孤。凶祸远报不可令知，轻薄婢使不可令亲”。《寿亲养老新书》中载有一首诗：“自身有病自身知，身病还将心自医，心境静时身亦静，心生还是病生时。”此外，陈直对先秦时期“春多酸，夏多苦，秋多辛，冬多咸”的四时饮食原则进行了一定的修改和指正，在具体的运用上明确提出“当春之时，其饮食之味宜减酸增甘，以养脾气”；“当夏之时，宜减苦增辛以养肺气”；“当秋之时，其饮食之味宜减辛增酸，以养肝气”；“当冬之时，其饮食之味宜减咸而增苦，以养心气”。

金元时期虽然战乱频繁，但依然十分崇尚养生，当时出现了许多著名的医家创新理论，学术争鸣，其中以“金元四大家”为代表。虽然他们研究的方向各有侧重，所得成果也不尽相同，但始终汇集使得中医养生学的理论日趋完善，养生方法更加繁杂多样，极大地促进了养生理论和方法体系的完整化。

刘完素是“火热论”的代表医家，他十分重视人体五运六气的兴衰变化，认为“养生之道，正则和平，变则失常”，以和平论养生为主张。他强调气是生命的最基本物质，同时还强调精、神的重要性及与肾、心的关系，提出“补泻六腑，陶炼五脏，可以固形，可以全生”。提出以臊焦香腥腐五气助所克之气。他说：“是以圣人春木旺以膏香助脾；夏火旺以膏腥助肺。”

朱丹溪是“滋阴派”的代表医家，他主要以养阴论养生，阐明了阴虚与衰老和老年病的关系，认为导致早衰最根本的是阴精亏损，主张在人的生、长、壮、老的各个过程中均遵循养阴抑阳的养生原则。朱丹溪在老年保健方面十分强调阴虚火旺的害处，故在治疗和养生上注重滋阴。同时他还强调避免摄入燥热厚腻之物而损伤人体阴精，认为应节制饮食以保养人体的精气。另外他认为“善摄养者……各自珍摄，以保天和”、“依四时摄养之方，顺五行休王之气”，养老防衰必须顺四时变化及五行之气的盛衰，如此方能老当益壮。朱丹溪推崇理学中“中正仁义而主静”、“使道心常为一个身之主”的观点，提倡以茹淡之法收心降火，“安于冲和之味者，心之收，火之降也；以偏厚之味为安者，欲之纵，火之胜也”，认为人们应该静心节欲，通过保阴精以制约妄动的相火，反对道教所提出的房中补益之术。张介宾、赵献可也赞同朱丹溪寡欲保精的养生理念。

攻邪派宗师张子和不但善于攻亦善于补，强调攻邪以复胃气，食补以养胃气，在运用攻法之后多采用粥食等调养胃气。他还提出“养生当论食补，治病当论药攻”，以补法进行调摄，注重饮食，借谷物果菜及肉类以养正，通过食养以补内虚，通过食疗以纠治疾病，并且重视人与社会、身体与情志之间的协调。

李东垣为“补土派”的代表人物，他以补脾胃论养生，防病治病都以脾胃为本，认为脾胃为生命的根本，脾胃健旺则五脏皆安，脾胃受病则诸证蜂起。李东垣在多年诊疗和学习过程中领悟到脾胃乃五脏之要，认为元气滋生于脾胃，应以调理脾胃作为养生的根本。根据《脾胃论》中的医学思想可知，李东垣十分重视保养元气，主张调节饮食、防病治病、顾护脾胃，以保元气不衰。

金元四大家从不同角度重新诠释疾病的治疗方法，如汗吐下攻邪法、寒凉清热法、调补脾胃法、滋阴降火法等治疗方法。这些治疗方法的提出也被养生家加以采用，推动了养生理论的不断完善。而李东垣的补土论，被后世养生各家汲取并加以发挥，形成更为完善的养生理论。

元代饮膳太医忽思慧撰写的《饮膳正要》，是一部古代首部论述饮食营养学专著，该书主张养生治病应先通过饮食来调养，食养无效后再进行药物治疗。他根据身体健康的人实际的饮食需求出发，以平常人的饮食标准作为立论依据，制订出了一套饮食卫生的法则。后世洪楩、龚居中等名家亦遵食补为先的养生原则，开创了食疗防病养生的新局面。南宋时期周守中重视顺时养生，认为四季阴阳不断消长变化，人们应顺从季节月令变化调养身体，从而达到益寿延年的目的。他所著的《养生月览》标志着顺时养生理论已经发展成熟，他将人们的生活按月令顺序安排，详细阐述了每月日常生活的宜忌，内容包括服食、饮酒、制粥、房事、汤浴、疗疾等方面。此外，宋元时期还有不少养生专著，如钱称《摄生月令》、刘词《混俗颐生录》、愚谷老人《延寿第一伸言》、姜悦《养生月录》、韦行规《保生月录》、李鹏飞《三元参赞延寿书》、王珪《泰定养生主论》、瞿祐《居家宜忌》和《四时宜忌》等，均为养生学的发展做出了不同程度的贡献。

道家文化中一项古老的传统是追求长生，全真教是中国道教一个重要的分支，在元代发展到鼎盛时期。全真教的“全真而仙”、气功养生思想中蕴含着我国古代医学养生思想，对中医的发展有着深远的影响。从养生健体、延寿修仙的角度出发，全真教继承和促进了中华民族的多种传统炼养方法，同时吸收外来佛教、印度教有关炼养学的精华，从而逐渐形成了多层次、多形式、多方位的气功养生体系。但佛教以精神的解脱为根本宗旨，儒家则以道德的修养为根本立场，与之相比，全真教则独具特色。邱处机是全真教一位非常重要的人物，与精神超越的理论相比，他更重视肉体的长生不衰，提出了“全真而仙”的理念。他所著的《摄生消息论》通过讨论春夏秋冬四时的易发病症与对治方法、养生之道，认为人应随四时而采用不同的养生方法。对人体五脏的四时应变加以调摄保养，并总结人体生理病理与天之间的特性规律，如春肝、夏心、秋肺、冬肾，以及如何处理，其养生思想主要包括清心寡欲，顺应自然，炼养合一，德养结合等，均属实践经验谈，其系统性、实用性与科学性融为一体，至今仍立于保健指导之列。另有，全真教还提出了全面气功的观点。王重阳曾经称赞马丹阳为得道者，所以马丹阳的气功思想在一定程度上代表了“全真七子”的整体思想，马丹阳将其练功一生的养生经验总结为“养气与养神”，在气功养生领域具有极大的实用价值。

宋金元时期中医养生学在医学整体水平的推动下不断丰富和完善，继续沿着理论与实践并重的方向向前发展，是中医养生文化发展史上具有里程碑意义的重要时期。此时期学术思想一脉相承的养生家逐渐形成了特点鲜明的养生流派，成为中医养生学发展的坚实力量。其发展呈现出三个特点：一是理学思想被宋以后医家普遍接受，对中医养生学渗透和影响较大；二是医学整体水平的提高直接促进中医养生学迅速发展；三是养生的各个流派成为了中医养生学发展的中坚力量。

第六节 鼎盛期

明清两朝是中国封建王朝的鼎盛时期，综合国力及人口的数量都呈迅猛上升趋势，尤其体现在经济、商贸、海运、文化等诸多方面。中医药及中医养生在这个经济、社会、文化大发展背景下得以充分地绽放其光芒。大量的中医药及养生古籍得到整理、补充、归纳、修正，大批中医药和养生型人才加入并推动整个学科发展，出版了浩如烟海的中医养生著作，充实了中医养生思想的史料。同时，在西方的现代临床医学的刺激作用下，众多的医家和学者对于中医药及养生思想的经验、认知、实践等方面更贴合实际，客观真实，唯心成分趋于减少，并广泛累积实践经验，不断扩充、延伸“天人合一”的中医养生本质追求和内涵。这一历史时期，使得中医养生学逐渐发展成为理论和实践兼备，且较为系统和完善的一门学科。

明清时期的中医养生学随着社会的发展和时代的进步，不断的演化而推陈出新，逐步系统、完善和升华、精炼，已经形成了具有独特的理论、完整的系统、多样的方式、广泛涉及面的中医养生完整理论体系。众多医家及养生学专家逐渐认识到迷信鬼神之说不过是无稽之谈，及诸如灵丹妙药论等对于健康的危害，推崇切合实际的养生，反对盲目、不切实际的养生，其非但不能益寿延年，反而容易造成疾病甚至丢失性命。同时西方医学的客观性及实验性等因素流入中国文化，加速并进化了养生的实质意义，更为科学地审视并促进养生。如清朝的一代名医王清任依据解剖学的相关知识，指导医病，并著有《医林改错》，对古籍中有关脏腑的记载提出了新的见解和质疑。他通过研究解剖而来的尸体内脏，绘制出《亲见改正脏腑图》二十五种，针对前人所出现的错误加以指正并修改，在一定程度上有力地警示了当时社会人们在医学及养生方面存在的唯心论观点。这一时期养生学涉及的范畴，不单是药疗、食疗、针灸、炼丹等，而是更广泛更系统地遍及到人与自然中各个环节，并进行呼应，这其中还包含调畅情志、茶叶摄养、吐纳等身心共鸣的调养方式，将养生扩展至“养神”、“养心”、“养性”的更深层次的理解。养生学家吕坤曾言“仁可长寿，德可延年，养德尤养生之第一要也”，这与当今社会的医学模式正由传统的“生物－医学模式”转变而为的“生物－心理－社会医学模式”在一定程度上不谋而合。

一、养生的认识及理念

历代众多医家从修身养性、居住环境、顺应四时、气功、导引等多方面着手，养生的方法不单独侧重于某一方面，而是提倡多元化并行。其中，食疗养生在众多养生方式中也日渐兴盛。明清时期，我国的养生学家在养生理论的认识和领悟方面都得到了进一步的深化和提高。尽管在精、气、神的保养上各有所侧重，但普遍认为全面综合调理是重中之重，依然遵循古代的朴素唯物主义思想与儒家学说的思想，“人天合一”的本质，逐渐在预防疾病及摄养、延年益寿方面达成共识。明清的雄厚经济基础也在一定程度上拓展了人们对于健康的追求，使得社会中贫贱贵富、老少妇孺均对养生有一定的认识。

1. 顺应四时

《内经》中提到“恬淡虚无，真气从之，精神内守，病安从来”，《灵枢 · 本神》指出“故智者之养生也，必顺四时而适寒暑，和喜怒而安居处，节阴阳而调刚柔。如是则僻邪不至，长生久视”。可见，顺应自然的生命规律，根据自然界四时阴阳消长的变化来调摄人体的气血阴阳，以此来重视养生可以起到一定的预防疾病作用。而对于顺应自然规律以延年益寿的观点，明代的高濂即提出“四时顺摄，晨昏护持，可以延年；三光知敬，雷雨知畏，可以延年；诗书悦心，山林逸兴，可以延年；寒温适体，勿侈华艳，可以延年”。龚廷贤在《寿世保元》中阐述了四时与饮食之间的重要关系，他认为“人知饮食所以养生，不知饮食失调亦以害生……凡以饮食，无论四时，常令温暖，夏月伏阴在内，煖食尤宜，不欲苦饱，饱则筋脉横解”。这均为现代养生学理论中有关四时养生基础思想的体现，清代曹庭栋在其所作的《老老恒言》一书中也提到“冬月将起时，拥被披衣坐少倾；先进热饮，如乳酪、莲子圆枣汤之属以益脾，或饮醇酒以鼓舞胃气”，在长夏的季节，他认为“长夏晨兴，勿辄进食以实胃……”，长夏时期，暑热较盛，易灼伤津液，因此宜多进米汤饮，同时按照五行理论，培土生金，健脾兼有助于润肺，“饮食”篇记载有：“食物之冷热，当顺乎时之自然。”曹庭栋认为四时阴阳可视为人体生命活动的根本，宜顺从天地间四时阴阳的变化规律，反对任何违逆四时阴阳的不当行为，其在“燕居”篇中更明确指出“阴阳俱不可违时”的思想，因此，可以看出，顺从四时阴阳对于人体养生的重要作用。曹庭栋认为夏至以后、秋分以前的这一阶段是脾胃的最佳调理时期，不宜食用肥甘厚味之品，告诫人们四时的身体调养，理应根据脾胃在不同时节的功能差异变化而具体调节。

2. 养护精气神

精气神为人体生命活动的根本，精有先天之精和后天之精之分。先天之精禀受于父母，用于维系人体的各项生理活动。古人有云“精脱者死，气脱者死，失神者死”，阐述了精与人体的身体健康和疾病的重要关系。明代蒋学成在其所著《尊生要旨》中提到“气散则神夺，故养气正所以养神，神损则气亦损，故存神正所以养气”，“长生之要，以养气为先”。他认为，精气可以相互化生，精气凝聚、充盈则神旺，精气耗散、衰败则神消；神凝则可气和，三者之间关系极为密切，若精气神能够得到自然升降，则百脉可自然流通。而精气的流通，则可以协调人体的气血阴阳，达到维持机体的各项生命活动的目的。明代李时珍在《本草纲目》中提出“土者万物之母，母得其养，则水火既济，木金交合，而诸邪自去，百病不生”，认为脾为人体元气之母，并阐述了健脾有助于养元气的理论思想。胡文焕在其著作《摄生集览》中将养生概括为三法“养神、惜气、堤疾”，也是关于精气神养生理论的进一步认识。

3. 养生求本

至明代，各大学派的众多医家大多强调脾肾共养。诸家的理论思想各有千秋，从多角度、多层次、多方面剖析中医养生文化，其中细至理法方药及相关操作。命门学说的代表人物张景岳和赵献可，将其对命门的认识和理解投射到养生思想和实践应用当中。“命门主乎两肾，而两肾皆属于命门。故命门者为水火之府，为阴阳之宅，为精气之海，为死生之窦，若命门亏损，则五脏六腑皆失所恃，而阴阳病变无所不至”。在其所著《类经附翼》中强调：“故命门者，为水火之府，为阴阳之宅，为精气之海，为死生之窦。”同时也提出“阳强则寿，阳衰则夭”的观点，指出：“欲知所以生死者，须察乎阳，亲阳者，察其衰与不衰；欲知所以存亡者，须察乎阴，察阴者，察其坏与不坏，此保生之本法也”。张景岳在其所作《景岳全书》一书中指出：“善养生者，可不先养此形以为神明之宅，善治病者，可不先治此形以兴复之基乎？”“善养生者，必宝其精”，他的养生理念——重视“命门”对人体的重要作用及以“治形保精”为核心观念，着重强调通过甘温固本法来预防疾病。而其他医家，诸如李中梓、万全等，强调五脏的调养当以脾肾为中心。李中梓在对前人经验的概括总结基础上结合自己的诊治经验编著而成《寿世青编》，书中在调神、饮食、保精等方面提出了养肝说、养心说、养脾说、养肺说、养肾说，为调养五脏的养生理论的充实与完善做出了不可磨灭的贡献。王文禄在所著《医先》中强调养生需重视心脾的作用，同时主张养护心脾，提出“养生贵养气，养气贵养心，养心贵寡欲，寡欲以保元气”；“脾之系于生人大矣，思则伤脾，多食则胃塞而脾不能运，亦受伤。是以养脾者，养气也。养气者，养生之要也”。诸多养生观点集中在调养元气，使得“形强而神不罢”，为养生之根基。明代胡文焕指出“善服药不若善保养，不善保养不若善服药”。明代医家吴正伦认为“人知饮食所以养生，不知饮食失调亦能害生”，此言即是在告诫世人要正确认识和运用食疗养生，使饮食为健康所用。明末医家汪绮石所著《理虚元鉴》，对虚劳的辨证、组方和选药均有独特见解，阐释了虚劳病机及相关的治则治法，主张以肺脾肾三脏并重来治疗虚劳类疾病。其基本观点为“治虚有三本，肺、脾、肾是也。肺为五脏之天，脾为百骸之母，肾为性命之根，治肺治脾治肾，治虚之道毕矣”。在预防虚劳病方面，提出了四护、三候、三禁、二守、六节、七防的原则，对中医养生保健和现今的“治未病”均有重要意义。明清时期的养生保健著作繁多，类别广泛，涉及各类人体的生命活动，但绝大多数的养生多强调综合调理，且要简单易行，为保持和适应更好的生存状态。

4. 养护延年

明、清初期，中医养生专著的大量发行和出版，促进了中医养生学的深入和普及，在养生的理论上，内容逐渐得到丰富和完善，提出了温补肾阳、治形宝精、调养五脏、动静结合等养生法则。同时，全面地发展了养生方法并加以具体实用。提倡导引保健、武术健身等皆使老年养生保健又得到深入发展。在这一时期，中医养生学逐渐发展成为理论和实践兼备的较为系统的、科学的、完整的专门学科。

唐代孙思邈提出“养老大例”，继宋代老年养生学初步确立之后，明清时期，研究养生保健的医家已十分重视颐养老年人，且相比唐宋时期更为普及。明清的养生专著大都涉及老年人的养生及延年益寿的相关理念。这一时期著名养老专著包括曹庭栋著《老老恒言》、刘宇著《安老怀幼书》等。清代养生学家曹庭栋通过总结自身长寿经验，并参阅了众多养生的专著，根据老年人身体机能、心理状况的特点，进行了具体而又实用的系统性论述，秉承和发扬了中医养生学的思想。明代医学家徐春甫所著《老老余编》将养老与“忠孝”有机地联系起来，把尊老养老的理念上升至社会的道德伦理层面来理解和认识，对养老理念进行全方位的阐述。明代御医龚廷贤著有《衰老论》，对衰老的主要成因进行了专题性的研究；在其所著《寿世保元》一书中，“老人篇”中载有宫廷医籍中涉及养生的内容，在“摄养”中主要归纳为：“薄滋味，省思虑，节嗜欲，戒喜怒，惜元气，简言语，轻得失，破忧沮，除妄想，远好恶，收视听。”同时作七言诗，借此阐明中医养生的具体做法：“惜气存精更养神，少思寡欲勿劳心。食唯半饱无兼味，酒至三分莫过频……炎热变诈都休问，任我逍遥过百春。”

龚廷贤所著的《寿世保元》一书中提到“一论年高之人，阴虚筋骨柔弱无力，面光无泽或暗淡，食少痰多……阳痿，足膝无力者，并治形体瘦弱无力。多因肾气久虚”；“元气者，肾间动气也，右肾为命门，精神之所合，爱惜保重，则荣卫周流，神气充足”。他认为人体养生的重要理念即为养护命门。故尤其对于老年人，固护元阴元阳为重中之重，这种观念与其书名“保元”不谋而合。并附有琼玉膏、八仙长寿丸等，以摄精固肾。同时还指出“当以养元气，健脾胃为主”，认为若正气亏虚或不足，则易使整个机体致虚。尤须注意保养元气和起居饮食。明代医家龚居中所著《万寿丹书》分延龄、安养、饮食三篇，在元气与养生的关系方面亦有发挥。著名清代养生家曹廷栋，年少时曾患童子痨，但其多年坚持恬淡养生，最终达到90余岁的寿命，在当时的社会历史时期可谓难得。他参阅众多医家的养生论述，结合自身的长寿经验，在日常诸事、衣食住行等方面，总结了系统且简便廉效的方法，著成《老老恒言》这一养生著作。清代温病大家叶天士所著的《临证指南医案》载有数百例老年病的诊疗经验，概括性地指出中年人的患病病机主要以“阳明脉衰”为主，而60岁以上的老年人多以“肾虚”特点为主。故这一时期，老年人的养生健康保健及预防疾病应注重阳明与肾的调养。

二、养生学术理论及实践成果

明清时期，脏腑学说与养生理论和实践的密切结合、综合调养法均得到了进一步的总结与完善，而与此同时，老年养生保健再度兴盛起来。中医养生学的调养方式呈现出多方位、多层次和多元化的特点，且更加注重将理论与实践进行有机结合，不断贴合实际，惠及大众。在此期间，产生了众多著名的医学养生家，养生学著作出现了迅猛的增加，养生学家的著作和思想得到了广泛的传播，这种影响规模在历史上是空前的。其中主要有袁黄的《摄生三要》、河滨丈人《摄生要义》、冯曦《颐养诠要》、胡文焕的《寿养从书》、汪潘磨《内功图说》、息斋居士《摄生要语》、陈继儒《食色绅言》及《男女绅言》、黄克楣《寿身小补》、尤乘《寿世青编》等，这些医学家、养生学家均对祖国的养生保健做出了重要的贡献，也丰富了我国有关养生学的典籍史料。

明代官方著作《普济方》载方六万余首，包含诸多延年益寿的药方。《修真秘要》则载有更为具体的描述“食欲少而不欲顿，常如饥中饱，饱中饥”；《太平御览》曰“谷气胜元气，其人肥而不寿；元气胜谷气，其人瘦而寿。养生之求，常使谷气少，则病不生矣”，这均与现代的养生学观点如出一辙。在万全所著的《养生四要》中，他认为饮食五味“稍薄，则能养人”，若以药养则应以脾胃为重，重视药饵保健，选药应当平和、中和、温和，补虚当扶培、调补、缓补。认为“古人制参苓白术散，谓补助脾胃，此药最妙”。明代医家龚廷贤认为“四时宜制、健脾理气补养之药”，认为健脾养胃能培本，且以补益的观点为基础，创制了诸多延年益寿的验效方，如八仙长寿丸、白术膏、山药粥、延寿丹和阳春白雪糕等，所选用药物多为山药、白茯苓、白术等。尤其多用阳春白雪糕，“凡年老之人当以养元气，健脾胃为主……王道之品”。通过药食相结合，使得人体的元气可固，脾胃可和，五脏可安，虚损可补，百病可消。

明代陈继儒在其所著《养生肤语》一书中提出“人生食用最宜加谨……多饮酒则气升，多饮茶则气降，多肉食谷食则气滞，多辛食则气散，多咸食则气坠，多甘食则气积，多酸食则气结，多苦食则气抑”。明代胡文焕在所著《类修要诀》中论述了养生的诸多口诀，如“饮酒一斛，不如饱餐一粥”；“莫吃空心茶，少食中夜饭”；“晚餐岂若晨餐，节饮自然健脾，少餐必定神安”等，广为传颂。明代高濂所著《遵生八笺》一书中从多方位论述养生之精要，其中“饮撰服食笺”专论食疗养生，广受青睐。“饮撰服食笺”将各类食物及常用药物进行分门别类，共归纳为十二类，即果实粉面类（如藕粉）、汤品类（如青脆梅汤）、甜食类（如松子饼方）、法制药品类（如法制半夏）、鲜类（如千里脯、肉鲜）、酿造类（如桃源酒）、脯粥糜类（如芡实粥）、熟水类（如稻叶熟水）、蔬类（如配盐瓜款）、茶泉类、野蔬类（如黄香首）、服食方类（如服松脂法）。明代吴正伦则在《养生类要》中将药物制成粥类、酒剂等日常饮品制剂。粥类主要有莲肉粥、薏苡仁粥等。酒剂主要有菊花酒、菖蒲酒、紫苏子酒等。粥具黏稠、细腻的特性，滋养脾胃之功较强。酒为百药之长，具有温经散寒、活血通络的功效，中药材入酒，更可增强药性，使药效可以得到迅速发挥。

清代黄云鹄在其所著书中大力赞赏并推崇喝粥，他认为对于老年人来说，喝粥大有裨益，对此他提到“一省费，二味全，三滋润，四利膈，五易消化”，对食粥来养生极力推崇。与明代相比，清代的药食类论著略少，其中咸丰年间王士雄编撰的《随息居饮食谱》为食疗养生的代表性著作，知名度较高。清代著名医家张锡纯在所著的《医学衷中参西录》一书中提倡重视脾具有喜燥恶湿的生理特点。认为调养脾胃，应多选用性平味淡之品且无偏寒或偏热之品，同时根据脾喜燥恶湿的生理特点及脾主运化的生理功能，脾主运化水湿，故需淡渗水湿，并结合清热养阴、酸甘化阴、益气滋阴等治法益脾胃之阴，使老人可以更好地通过脾胃养生以颐养生命。

清代养生学家曹庭栋在所著《老老恒言》一书中阐释脾胃为人体的后天之本，老年人更需要将养生的首要放在调养脾胃上。“胃阳弱而百病生，脾阴足而万邪息”，他极力称赞并推崇《抱朴子》一书中所提出的“食欲数而少，不欲顿而多”的养生观点，他提倡“次第分顿食之”，即少食多餐，这与现代食疗养生的观点不谋而合，同时，避免酸、苦、甘、辛、咸五味互扰而损伤人的脾胃，从而保证营养能够得到更好的消化和吸收。“古人养老调脾之法，服食即当药饵”。老年人的典型生理特点为脏腑功能的日益衰退，因此曹庭栋认为老年人的养生，应特别注意饮食的调摄，切忌出现饮食偏嗜、饥饱失常，所食用的食物勿过热或过凉等。他也认为粥可养人，极力推崇饮粥，书中收录有百首粥方。

清代石成金在所著的《长生秘诀》一书中着重强调：“饮食缓嚼有益于人者三，盖细嚼则食之精华能滋养五脏，一也；脾胃易于消化，二也；不致吞食噎咳，三也。”该观点促进了有关食疗养生方式的相关理论，也为现代的咀嚼养生理论奠定了基础；清代的沈子复在其所著《养病庸言》中也提到“不论粥饭点心，皆宜嚼得极细咽下"，这皆说明细嚼慢咽对于饮食养生的重要性。

1. 动静结合

明清时期，动静相结合的养生方法，在理论与实践上均得到了进一步拓展和延伸。根据《医学入门·保养说》"精神极欲静，气血极欲动"的观点——静养精神、动养形体二者的辩证关系，将养生之功分为动功与静功两大类。在动以养形、静以养神理论的指导下，很多医学家和养生学家都对按摩、导引、气功等养生方法进行了整理、归纳、实践和推广。修练导引术可养生和防病治病，简便易操作，行之有效，且不断秉承和发扬我国传统的太极拳、易筋经、五禽戏、八段锦、推拿等导引术，在民间广为流传，成为中华养生保健之瑰宝。

2. 引导

动态养生较为重视导引法。所谓"导引"，又称为练形养生，即"导气令和，引体令柔"，是一种躯体运动与主动呼吸运动相结合，融合医疗与体育的一种养生保健方法。导引与气功、按摩并称为我国动态养生法的三大支柱。导引推崇"形劳而不倦"，且须持之以恒，循序渐进，而可体悟动形以养生的功法。明代时期的气功、导引、武术之类蓬勃发展并得到推崇。其典型特点：一为通过气功与中医的有机结合，可在一定程度上弥补针药的不足；二是导引术被广泛采纳和流传。如冷谦便重视日常养生的细节与养生时机，擅长运用导引养生术，研习众多养生学家之观点，并结合自身常年引导的经验，对呼吸吐纳、导引之术进行翔实的描述，著成了《修龄要旨》，该书为一本内容丰富的气功养生论著，其中"导引歌诀"、"四时调摄"、"长生一十六字块"、"却病八则"、"延年六字总决"等多以歌诀的形式呈现，易学而又易吟。他同时也认为人体处于"气清腹虚"时，加强锻炼有益强身健体，归纳和总结各种养生保健的方法，最终定其名为"十六段锦"。并特别强调半夜或天亮前为练习的最佳时间。方开在所著《摩腹运气图考》中指出"动静合宜，气血和畅，百病不生，乃得尽其天年"，"过动则伤阴，阳必偏盛；过静则伤阳，阴必偏胜"，阴阳失衡，人则患病或不适，故不宜过静过动。曹元白通过对前人思想的研究及个人经验的总结，在所著《保生秘要》一书中列出针对46种病症的导引方法，系统地分析和整理了引导之术对于疾病论治的理论指导。李中梓在脏腑辨证养生方面特别重视脾和肾的作用，认为治病应求本，而先天之本在于肾，他在所著的《医宗必读》一书中指出"肾为脏腑之本，十二脉之根，呼吸之本……肾精充盛，则脏腑之精充足。而元气又是诸气之本。无论脏腑之气，经脉之气，均以元气为根"，故要保全生命，人必须先保护作为先天之本的肾脏中所藏精气。

3. 气功

明代以来，气功养生广为流传，且不断发展和完善。这一时期，不仅有《修真秘要》《锦身机要》《修龄要旨》等较为经典的气功养生专著，且附有配图，简便易学，各类相关的论著也层出不穷。冷谦所著的《修龄要旨》一书内容简捷易学，深受后人的喜爱，如"一吸便提，气气归脐，一提便咽，水火相见"的养生观点，此即为通过提肛导引的方法，补肾脏的命门之火，通过吞咽津液的方法，达到滋肾水之功，进而达到调补肾之阴阳的目的。徐春甫在前人练功经验的基础上，编著有《古今医统大全》，书中将以气功为主的养生科设为十三科之一。陈继儒《养生肤语》将行功之法设为“却病之本”。龚廷贤在所著《呼吸静功妙诀》中指出“不欲食后便卧及终日稳坐；食后以手摩腹数百遍，缓行数百步……食不过饱，不欲极渴而饮，饮不过多”，提出了餐后注意事宜，以养脾胃延寿。王蔡所著《修真秘要》在修炼气功方面形象化地比喻练功时的姿势，且将其分为49式，如“暖丹田”、“饿虎扑食”、“专治久疖”、“治腰腿疼”等。每种式都简单明了地介绍了其对应的动作要领及所防治的疾病。如“童子拜观音：治前后心疼。八字立定，低头于胸前，两手抄腹下，用功行气一十七口”，“乌龙探爪：治腰腿疼痛。坐舒两脚，两手向前与足齐，来往行功运气”。混沌子所著《锦身机要》专述锦身秘诀。其中相比较其他专业养生书，《修真秘要》更具有亲和力和实际操作性，使更多的百姓可以因此而受益。

明清时期全面迅猛地发展养生方法，使其具体化、实用化。这一时期张景岳提出的“中年修理”观点，得到广大专家学者的认同。中年作为人体盛衰转折之时，强调中年调养，对于预防老年疾病，防老防早衰，促进老年人的养生保健有着深远的指导性意义。一时举国上下，无不推崇养生保健。与此同时，养生思想潜移默化地提高和影响了人民的健康素质及人口的基数，也在一定程度上确保了社会劳动力的充足，间接地促进了社会经济的发展，逐渐形成封建社会一派历史独特的养生景象。

4. 养生特色

养生先养神，养神先养心，诸多医家认为“心乱则百病生，静则万病息”，因此保持心态平和、恬淡虚无的精神状态，是益寿延年的重要前提。明代饮茶之人借助饮茶的文化生活以静心养神，从而达到了与佛家、道家修炼相类似的养生延年益寿之效。“消烦去闷，丹境抬愉”、“心有所寄，庶不外驰”，这是休闲养生的精髓所在。茶文化具有宁静、闲适的意蕴特点，对于文人墨客们，饮茶可在慢慢品味与欣赏中，沉静心智、安抚烦扰。明清时期，多认为茶叶为苦寒之性，归心经，有清利头目、降脂消食、泻火清热、解毒醒酒、明目醒神和护齿等多重功效。同时饮茶的文化更多侧重于休闲文娱方面的精神层面的享受，人们借助饮茶文化可达到排解情绪、怡情定志、修心养德、恬淡寡欲等调养之功，这体现了茶文化在精神层面的内涵。通过在茶馆饮茶得到了休闲娱乐和消遣，文人墨客则在品茶中逐渐建立属于自身的灵性生活方式，此外，各种文化艺术的形式如茶道精神、茶书、茶画、茶诗词、茶德，以及茶对人们社会生活的影响等诸多方面也不断显现出来。通过众多医家理性看待饮茶、不断发掘茶于人身心之有益特质，不断积累认识，增加见解，同时尽量避免茶的负面影响，如强调饮茶需有节制，以及指出饮茶禁忌，如不宜加盐、空腹不可饮、威灵仙恶茶等注意事项。茶养生文化随着经济及海运、贸易的不断发展，在国外的关注度和影响力也不断提高，受到国外的热爱和推崇，逐渐形成具有中国特色的茶养生文化。

三、养生大家的学术贡献

明清时期，在临床各科和本草、方剂等学科方面取得了较大的进展，尤其是温病学说的形成、藏象学说的成就、虚劳专著的出现，以及本草、方剂学科的系统性总结等一系列突出成果，为我国养生学的发展提供了更加丰富、更全面、更广大、更系统的理论基础和发挥空间。这一时期，也涌现一批贡献卓著的代表医家和养生学家。

明代伟大的临床医学家和药物学家李时珍，字东璧，号濒湖，他的巨著《本草纲目》在中国医药史乃至世界科技史上，都占有举足轻重的地位。另有《濒湖脉学》、《奇经八脉考》等中医学专著。李时珍的家族世代行医，严谨治学，博采众长，并勇于实践，通过参考前人的多类文献典籍，并在民间广泛地收集和研究药材、亲自调查，历经数年乃成《本草纲目》，其中具有“耐老”、“增年”、“延年”之功的药物如玉竹、麻仁、苍术、何首乌、牛黄等数种，功效涉及益气、理气、补血、理血、安神、滋阴、润燥、阴阳双补等。明代著名医学家张景岳在论及养生的观点时指出“后天之养，其为在人”，强调后天注重以行动和观念来养生的重要性，在民众普遍顺天命的封建社会大环境下，他向世人展示了后天发挥主观能动性的重要意义，对后天慎于摄养以扭转先天不足的养生观予以肯定。

明朝弘治至万历年间的名医万全（1499—1582），堪称与李时珍齐名的医学家，他对中医养生学的发展也起到了一定的推动作用，他出身中医世家，在继承家学的基础上，苦心钻研岐黄之术。他认为法于四时阴阳极为重要，强调起居有节、顺应四气便不会被时令之邪气所伤，即为“和于阴阳则不犯其邪矣”；强调无病时亦应保养以预防疾病，有病时更需尽早求医，以免延误病情，他同时也认为诸如迷信巫术等都是不利于人们养生的行为，即所言“慎于医药则不遇其毒矣”。

明万历年间的龚廷贤（1522—1619），是明代著名的医学家。常年隐居于山野丛林潜心钻研医术，既博采群书又善总结，在临床诊治中尊古却不拘泥于古人，他平生所作论著颇丰，为后人留下了宝贵的财富，著有《寿世保元》十卷、《万病回春》八卷、《鲁府禁方》四卷、《济世全书》八卷、《小儿推拿秘旨》三卷等，其中以《寿世保元》与《万病回春》的影响力最大、流传最为广泛。其中《寿世保元》为现今在中医层面，研究抗衰老学说与老年人养生方面的重要参考典籍。龚廷贤对常见老年病的发生、发展、治疗、预防等都进行了深入透彻的研究，并强调肾之阴阳、脾胃功能、精神心理等同衰老关系较为密切的因素，主张调摄饮食、药食养生、调养情志、补肾固本、晚婚节欲等，他的诸多食疗验方都被广为流传，如山药粥、茯苓煎等。此外，明代著名戏曲作家和养生家高濂也为中医养生思想的发展提供了一定的理论支撑，所著的《遵生八笺》论述了四时调摄、安乐起居、防病延年、清修妙论、饮撰服食、灵丹秘药、尘外遐举等各类养生之道，从起居、导引、按摩、饮食、休闲、方药等多个不同角度收集并论述了延年益寿的方法，内容全面且涵盖面甚广，为古代养生学史上一部重要的集大成之作。其养生和哲学思想如主动摄养、重视生命的自我意识，强调“我命在我，不在于天，昧用者夭，善用者延”。他强调饮食不仅为人类生存最基本的需求，更为延年益寿、防病养生的根本。如“四脏之气皆禀于脾，四时以胃气为本”；“由饮食以资气，生气以益精，生精以养气，气足以生神，神足以全身”。提倡食用熟食优于生食，饮食宜少不宜多，切勿不饥强食、不渴强饮，应先饥而后食，食不可过饱；先渴而后饮，饮不可过多。对此，书中阐述“凡食，先欲得食热食，次食温暖食，次冷食。凡食欲得恒温暖，宜入易消，胜于习冷”。此外，他也指出“人若不以理治其心，其失无涯”的观点，告诫人们，在注重养生的同时，须知调养情志心神，方可达延年益寿之目的。

清朝，作为我国封建社会的最后朝代，经济、社会、文化、社会、贸易等方面都得到了较大的发展，与之对应的是人们的养生意识也逐渐增强，诸多养生学家也应运而生，著名的养生学家如曹庭栋、石成金、尤乘、李青云、袁开昌、李渔等，六人均著有摄生颐养的书籍，包括曹庭栋所著的《老老恒言》，认为调理脾胃的功能有助于饮食和水谷精微的正常运化及转输以保证人体各脏腑的营养充足而可致健康长寿；石成金所著有的《长寿谱》《长生秘诀》《养生镜》《延寿丹方》；尤乘所著有的《寿世青编》《食治秘方》；李青云的《长生不老秘诀》；袁树珊所著的《养生三要》；李渔著有《闲情偶寄 · 颐养部》，他在书中着重强调饮食养生，认为饮食应食之有道。他的饮食养生观念主要可概括为24字口诀，即重蔬食，崇俭约，尚真味，主清淡，忌油腻，讲洁美，慎杀生，求食益。这正是传统的社会文化在追求健康饮食方面的确切体现；沈嘉澍著有《养病庸言》，书中认为“凡人享艳福者，身体必不健，享年或不永，以其得好太笃，精气受戕太盛，抑亦造物者靳其福也”，他同时又指出，患病之时更应禁绝房事的发生，妻妾虽为正色，然亦需格外节制。

除上述养生专著外，不乏其他涉及养生学观念及论述的学者和医学家，其中以叶天士与徐灵胎对中医养生方面的贡献尤为突出。叶天士为清代著名的温病学家，在他所著的《临证指南医案》一书中指出老年人的中风是为“高年水亏，肝阳升逆无制”；“有年下亏，木少水涵，相火内风旋转”，并由此而提出“内风乃身中阳气之动变”的著名观念。同时，在对老年病的治疗中，他提出“久病入络”的新思想，为在以活血化瘀治法治疗老年病方面开拓了先河。养生方面，他特别强调戒烟与酒。徐灵胎虽为著名的崇古尊经的学者，但在人类寿命的问题上，他却有着独特的理解和认识，他认为寿命在人的生命落地之时便已有“定分”，而元气便是这里所指的定分，即指人体寿命的长与短取决于元气的盛与衰，因此他强调“谨护元气”为养生与治病之先决和前提。

通过明清时期的养生学家的观点与养生论著的研究可以发现，这一时期作为中国封建社会的顶峰和终结，养生学取得了极大的发展，著名养生学家丰富的学术思想内涵和深厚的养生理论基础都值得后人不断去探索挖掘，同时，在长期的社会生活实践中，人们不断认识和探索生命健康的变换机理，这也成为中华民族传统医药文化和中医养生学的重要构成部分。

（兰一天　刘　舒　艾元飘）

第七节　弘扬期

随着1840年鸦片战争爆发后，西方国家以武力打开中国国门后，中国的传统文化发生了巨大的变化，中国渐渐沦陷成为一个半殖民、半封建的社会。从此，在古老的封建文化占统治地位的封建社会，随着西方文化新思潮的涌入，并在西学的冲击下，我国的传统文化发生了根本的动摇。在国难当头的社会背景下，加之时代社会发展的局限性，全盘西化主义和民族虚无主义两种极端主义思想大肆泛滥，中国传统文化的糟粕被无限制地放大，而它屹立上下五千年的精髓却逐渐被人遗忘。尤其是祖国传统医学也惨遭摧残，中国的养生文化自然也就不可避免地卷入到社会衰落的境况之中。此时中国的社会，养生著作寥寥无几，养生学家也少之又少，养生的理论和方法上亦进展甚微。但从哲学的观念来说，事物的发展具有两面性，因此，另一方面，由于西方武力大肆入侵中华大地，护家卫国和练功保身思想的迅速兴起，由此促进了我国武术养生文化的发展。因此，顺应社会时代环境的变化，这一时期，在静坐养生与武术气功的养生方面皆取得了一定程度的发展。主要的代表性著作有丁福保的《静坐法精义》、蒋维侨的《因是子静坐法》和席裕康的《内外功图说辑要》。丁福保着力提倡佛家的坐禅，坐禅融合了儒家和道家的养生观念，这对中医养生学静坐养生的发展起了一定的积极作用。蒋维侨则运用当时西方医学生理学心理学的基本理论和科学方法，对静坐养生的机理、人体的重心及“静”字的真义等主要问题作了初步的探讨，书中用通俗的语言对静坐养生法进行了较为系统的阐释，对静坐养生法的普及与推广起到了显著的推动作用。在当时刊行的许多武术类专著中，均不同程度地涉及养生。如清代末年，在尊我斋主人所著的《少林拳术秘诀》一书中，即提出了习武时“要节戒色欲与狂饮”的养生观念。这一时期相关的中医养生书籍还有胡宣明的《摄生论》、任廷芳的《延寿新书》、沈宗元的《中国养生说集览》等。总的来说，这一时期的中国社会由于时局不稳、战乱纷作，加之限制、排斥和消灭中医学的思想和政策的存在，使中医传统养生学的发展滞而不前，呈现缓慢发展的态势。

1949年中华人民共和国成立以后，在中医药事业的发展方面，党和人民政府给予了高度的关怀和重视。毛泽东主席提出了“中国医药学是一个伟大的宝库，应当努力挖掘，加以提高”的指示，我国的传统医学从此开始踏上了新的征程。国家社会稳定，国泰民安，人们便开始重视身体的健康与寿命，由此也推动了中医养生学的发展。近年来，随着医学模式的转变，医学科研的重心已逐渐从临床医学转向预防医学与康复医学，传统的中医养生保健思想得到更加深入的研究和快速的发展，具体主要体现在以下几个方面：

一、加强预防保健初显成效

中华人民共和国成立以后，在以毛泽东主席为首的中国共产党和人民政府提出了“面向工农兵，预防为主，团结中医药，卫生工作与群众运动相结合”的卫生工作方针。在这一方针的指导下，全国开展了以除害灭病为主的广泛的、大范围的传染病防治工作。并在药物预防、隔离、除害消毒、免疫等方面提出了诸多行之有效的方法。在多种有效的预防方法中，我国的医药行业领域专家把传统的中医预防方式与现代医学的有效预防措施相结合，最终防病保健效果切实可靠。短时间内，消灭了鼠疫、霍乱、黑热病、天花等急性传染病，疟疾、麻疹、白喉、猩红热、痢疾、流脑、血丝虫病、脊髓灰质炎、血吸虫病等其他多种严重危害人民健康的传染病，也得到了较好的控制与防治，发病率明显下降，极大地提高了人民的健康水平和生活质量。

二、建立养生保健机构，开展科学研究

我国在 20 世纪的 50 年代末至 60 年代初期，有针对性地开展了较为系统的现代老年病学的研究。近年来，为了适应社会形势发展的需求，我国各地又相继成立了老年病防治研究所及老年保健委员会等组织机构和中医养生研究室，全面研究抗衰老、延年益寿和中医养生保健的理论与方法，并将其应用于实践，有效地指导人们进行健康养生保健的活动。疗养业机构与各种类型的康复治疗机构也应运而生，相继在全国各地蓬勃建立，并迅速发展起来。我国幅员辽阔，国土资源丰富。在国内利用环境气候的优势，建立了上百个风景优美、环境宜人、风格迥异的疗养地和疗养区。利用丰富的天然疗养因子结合传统的中医养生保健方法康复疗疾，为人们的健康保驾护航。中国传统养生保健的理论和方法在疗养机构的调养中得到了广泛的实践和应用，且发现收效良好。

三、深入理论研究，不断取得进步

中华人民共和国成立以来，党和国家非常关注中国传统养生保健理论方面的研究。尤其是对衰老与长寿的奥秘，在全国各地进行了卓有成效的流行病学调查及老年病学基础研究和临床研究。在对于抗衰老及延年益寿的理论研究上，从中医延年学说与现代科技相结合的角度等进行多方面的探索，提出了多种有关衰老的学说及

诸多行之有效的延年益寿方法。运用现代科学的方法对气功、太极拳的作用机制进行了多方面的研究，得出以下结论：经常进行气功、太极拳锻炼者，可预防老年性心血管系统疾病的发生；改善肺的通气功能；增加胃肠的蠕动，有助于食物的消化、吸收及排泄，既可调理胃肠的机能，又可促进与保持内脏腹腔的血液供应，保障胃肠道的健康环境；对现代社会人的心理调节也有着特殊的作用。而对抗衰老药物和饮食养生等方面的研究更是近年来的热门研究课题，并取得了可喜的成果。例如，在对中药人参抗衰老作用研究中发现，人参中的人参皂苷、人参多肽、腺苷等都有突出的调节内分泌功能的作用。此外，人参皂苷还对神经系统、机体的代谢、免疫功能等方面均有良好的调节作用，可提高机体的免疫功能，延缓细胞的新陈代谢，提高人的脑力劳动与体力劳动的效率等。虽然这些研究尚未能完全阐释衰老的本质与中国传统养生保健方法所起到抗衰老作用的本质，但其对科学地指导中医传统养生保健具有十分重要的意义。因此，对中医养生理论与方法的研究，大大推动了中医养生学的发展与进步。

四、开展健康宣教，提高健康素养

随着社会的进步，科技的发展，经济的腾飞与人民生活水平的提高，传统的“生物－医学模式”正在发生着巨大的改变，正向着“生物－心理－社会医学模式”改变。医学模式转变过程中，越来越重视我国传统的中医养生学。近几十年来，在我国政府的倡导下，一方面积极挖掘整理古籍，进行整理、校勘、注释，出版了包括儒、道、佛、武家等的历朝历代养生著作，并结合现代医学的研究与进展，通过不断总结临床经验，对中医养生学理论和方法进行了较为系统的整理，先后编著出版了多部中医养生专著，发表多篇期刊杂志。另一方面，利用报纸、电台、电视台、网络等媒体，广泛宣传中医健康保健知识。通过医学知识、科普养生等方面的宣教，使人们从多种渠道获得自我养生保健知识和正确的养生保健方法，逐步提高了全民健康素养和健康水平。

五、培养专门型人才，助推事业发展

传统养生专门型人才的缺乏是制约中医养生学发展的一大难题。为此，全国各地高等中医院校相继成立针灸推拿专业，并开设有关传统养生保健的课程进行系统性的学习。从1987年开始，国家教委也决定逐步在中医院校开设中医养生康复专业，并在中医院校的课程设置中，将中医养生康复学概论与中医传统的体育活动如太极拳、导引保健功等一并列入，同时对此进行广泛的宣传教育与普及。此外，国家各级卫生教育部门和社会团体组织开办多种中医养生、保健、康复培训班，传授传统养生保健的理论与方法。并通过专业机构进行考核并授予专业资格证书，使中

医传统养生保健工作更加合理规范。同时，国家中医药管理总局在 1988 年与世界银行合作，对中医养生康复专业的项目予以贷款扶持。可见，国家采取多层次、多渠道、多方面的措施与方法培养中医养生康复的专业型人才，对建立较为完备的中医养生康复体系给予了高度的重视和支持。

六、搭建学术交流平台，广泛开展活动

近年来由国家政府及全国各级卫生、教育部门和专业社会团体组织的形式多样的养生预防保健、养生学术交流会及相关的研讨会，对养生保健的发展起到了积极的推动作用。当前，随着人们对健康长寿的诉求越来越高，越来越多的人正努力研究寻求更好的养生保健方法，故此，在世界范围内相继兴起了身心医学、社会医学及天然医学等。中国传统的养生保健以悠久的历史、简便独特的方法、宝贵的临床经验，逐渐在世界范围内产生了广泛的影响和认知度。随着中医药学宝库的不断挖掘和探索，它将为我国乃至全人类的养生、预防、保健做出更大的贡献。

七、改革开放，大展宏图

近年以来，党和国家越来越重视人民的健康和疾病的防治，把中医养生保健预防疾病提到了前所未有的高度。2006 年 2 月在《国家中长期科学和技术发展规划纲要（2006—2020 年）》中将“人口与健康”作为重点领域之一，明确提出“疾病防治重心前移，坚持预防为主、促进健康和防治疾病结合。研究预防和早期诊断关键技术，显著提高重大疾病诊断和防治能力”。2007 年 1 月在全国卫生工作会议上吴仪副总理指出“医疗卫生的工作重点前移”，“随着疾病谱的改变，医学模式由生物模式向生物 - 心理 - 社会和环境相结合模式的转变，以及现代医学的理念由治愈疾病向预防疾病和提高健康水平方向做出调整”。不难看出，医学的重心已从“治已病”向“治未病”转移。中医预防保健服务的发展成为了大势所趋。2008 年国家中医药管理局启动了“治未病”健康工程，在全国的省、市、州、县、社区设立了“治未病”服务建设试点单位。通过多年对治未病服务的模式、标准、疗效及效益的摸索实践，证实了中医“治未病”服务对预防疾病、提高全民健康素养和健康水平、推动大健康产业的发展效果显著。2009 年在《中共中央、国务院关于深化医药卫生体制改革的意见（2009—2011 年）》中指出“不断提高人民群众健康素质，是贯彻落实科学发展观、促进经济社会全面协调可持续发展的必然要求，是维护社会公平正义、提高人民生活质量的重要举措，是全面建设小康社会和构建社会主义和谐社会的一项重大任务”。同年在《国务院关于扶持和促进中医药事业发展的若干意见》中指出“中医药临床疗效确切、预防保健作用独特、治疗方式灵活、费用比较低廉，特别是随着健康观念变化和医学模式转变，中医药越来越显示出独特优势”，

要“发展中医医疗和预防保健服务……充分发挥中医预防保健特色优势，将中医药服务纳入公共卫生服务项目，在疾病预防与控制中积极运用中医药方法和技术。推动中医医院和基层医疗卫生机构开展中医预防保健服务。鼓励社会力量投资兴办中医预防保健服务机构。制定中医预防保健服务机构、人员准入条件和服务规范，加强引导和管理”。从 2012 年起国家中医药管理局在全国范围的各级中医医院内推行治未病服务。2013 年 9 月在《国务院关于促进健康服务业发展的若干意见》中明确了今后一个时期发展健康服务业的 8 项主要任务，其中“加快发展健康养老服务；全面发展中医药医疗保健服务；支持发展健康体检咨询、全民体育健身、健康文化和旅游等多样化健康服务；培育健康服务业相关支撑产业；健全人力资源保障机制；夯实健康服务业发展基础”均与中医养生密切相关。2015 年 5 月 7 日国务院办公厅印发《中医药健康服务发展规划（2015—2020 年）》（简称《规划》)，这是我国第一个关于中医药健康服务发展的国家级规划。《规划》明确了七项重点任务：一是大力发展中医养生保健服务，支持中医养生保健机构发展，规范中医养生保健服务，开展中医特色健康管理；二是加快发展中医医疗服务，鼓励社会力量提供中医医疗服务，创新中医医疗机构服务模式；三是支持发展中医特色康复服务，促进中医特色康复服务机构发展，拓展中医特色康复服务能力；四是积极发展中医药健康养老服务，发展中医药特色养老机构，促进中医药与养老服务结合；五是培育发展中医药文化和健康旅游产业；六是积极促进中医药健康服务相关支撑产业发展，支持相关健康产品研发、制造和应用，促进中药资源可持续发展，大力发展第三方服务；七是大力推进中医药服务贸易，吸引境外来华消费，推动中医药健康服务走出去。《规划》的出台将把中医养生保健服务引向更加规范化的建设道路，必将为全民健康做出重大的贡献。

综上所述，纵观中华文明上下五千年，历朝历代的养生理论思想都主要集中在阴阳平衡、天人相应、形神合一等基本的特点上，使之为增强人类体质、提高生命质量、延年益寿发挥出更大、更切实的作用，使中医养生文化——充满东方神秘色彩的智慧之树焕发出强盛的生命力。

（何渝煦　刘　舒　艾元飘）

第三章

中医养生的基本观念

养生，指通过各种行为与方式以预防疾病、延续生命，从而达到延年益寿目的的一类医事活动。养，即调养、保养、补养之意；生，即生命、生存、生长之意。现代所倡导的养生主要指的是根据人类生命活动过程中所存在的客观规律，采取主观能动性进行的身心养护活动。

当今社会，随着经济、社会、文化的发展，人民的生活水平不断提高，百姓的养生保健意识也逐渐增强，注重养生、保健、防病且对此行之不辍者较多。养生的方式很多，个人所采取的养生方式亦不尽相同。如何掌握正确的养生观念，学习适合自身的养生保健知识，找寻适合自己的养生保健方法显得尤为重要。

第一节　天人相应的养生观

我国古代哲学认为，气是构成世界万物的基础，通过气的作用，以遵循阴阳五行法则和规律下不断运动，即《庄子》所说的“通天下一气耳”。

一、人与自然同源

《素问·阴阳应象大论》认为“清阳为天，浊阴为地”，《素问·天元纪大论》则言“太虚寥廓，肇基化元，万物资始……生生化化，品物咸章”，说明元气存于天地之间，是天地的本源，具有“生生化化”的能力，一切有形之体皆依赖于元气化生而成。清气与浊气构成天与地，在天地运行的变化过程中，“天地合气”而为人，《素问·宝命全形论》认为人“以天地之气生，四时之法成”，这表明天地自然与人同源于气。

人类依赖于自然界而生存。食物入口，通过脾胃运化以营养脏腑，使脏腑气血旺盛、功能协调，从而维持人体的正常生命活动。《素问·六节藏象论》认为：“天食人以五气，地食人以五味。五气入鼻，藏于心肺，上使五色修明，音声能彰。五味入口，藏于肠胃，味有所藏，以养五气，气和而生，津液相成，神乃自生。”

所以，正如《庄子·田子方》所言“夫天下也者，万物之所一也”，天地由一元之气所构成，二者同宗同源，为生命的存在与延续提供必要条件，是生命生化之源。

二、人与自然同构

“人之生，气之聚也；聚则为生，散则为死”（《庄子·知北游》），气在不断聚合的过程中化生万物，气聚而有形，化为脏腑、经络、皮肉、筋骨、精、气、神等，并组成一个有机整体——人。《灵枢·脉度》云：“气之不得无行也，如水之流，如日月之行不休，故阴脉荣其藏，阳脉荣其府，如环之无端，莫知其纪，终而复始。”古人将人体内气的运行与水液流动、日月天体的运动相类比，指出其周而复始，不断运动的规律。

人体中的各个组织结构和生理病理现象都能够在自然界中找到相似或对应的结构和现象。《灵枢·邪客》将自然界比拟人体各种形态，运用朴素的思维方式向人们表达了“天人相应”的观念：“天圆地方，人头圆足方以应之。天有日月，人有两目。地有九州，人有九窍。天有风雨，人有喜怒。天有雷电，人有声音。天有四时，人有四肢。天有五音，人有五藏。天有六律，人有六府……”

三、人与自然同道

1. 四季变化对人体的影响

人与自然均源于气，它们具有相同的结构特征，也同样具有阴阳、五行生克制化的规律。自然界的许多变化都在直接或间接地影响着人体，而机体则会产生相应的反应。若变化在人体可承受的生理范围内，会产生生理性的适应；若超越了这个范围，则产生病理性的反应。

“天为阳，地为阴，日为阳，月为阴。行有分纪，周有道理”（《素问·六节藏象论》）。一年四季之中，春温、夏热、秋凉、冬寒，人体以不同的生理功能来适应气候的规律性变化。春夏之季阳气升发，人体气血多浮于体表，故此时皮肤松弛，腠理开泄，人体通过出汗来调节散热；秋冬季节阳气收敛内藏，气血闭藏于体内，故人体皮肤致密，汗出减少，从而尿量增加。《素问·脉要精微论》云“四变之动，脉与之上下”，说明脉可随四季变化而变化，呈现出春季弦、夏季洪、秋季浮、冬季沉的现象。

《内经》十分强调人“与天地相应，与四时相副，人参天地”（《灵枢·刺节真邪》），提出人体在不同的季节具有不同的发病规律“春气者，病在头；夏气者，病在脏；秋气者，病在肩背；冬气者，病在四肢。故春善病鼽衄，仲夏善病胸胁，长夏善病洞泄寒中，秋善病风疟，冬善病痹厥”（《素问·金匮真言论》）。这表明春季多风，风性轻扬，易攻头目，多发生鼻子出血的病证；夏季气候炎热，邪气容易攻脏腑，易发生胸闷气短的病证；长夏季节炎热潮湿，人们嗜食生冷，容易发生泄泻痢疾的病证；冬季天气寒冷，容易发生四肢关节冷痛的病证。

《灵枢·经水》认为“人之所以参天地而应阴阳也”，“与天地如一”（《素问·脉要精微论》），故养生应该顺应自然规律，在春夏养阳气，秋冬养阴气。正如《伤寒论·伤寒例》所言：“春夏养阳，秋冬养阴，顺天地之刚柔也。”

2. 昼夜晨昏对人体的影响

《素问》指出天地阴阳具有规律性的盛衰消长，人体阳气也具有节律性、周期性的消长变化：在白天，人们需要阳气的支撑来从事各种活动，故白天阳气行于外；夜晚人们需要休息，阳气就会潜藏体内，即“一日而主外，平旦人气生，日中而阳气隆，日西而阳气已虚，气门乃闭”（《素问·生气通天论》），“平旦至日中，天之阳，阳中之阳也；日中至黄昏，天之阳，阳中之阴也，合夜至鸡鸣，天之阴，阴中之阴也；鸡鸣至平旦，天之阴，阴中之阳也。故人亦应之”（《素问·金匮真言论》）。这反映了人体阳气的生理活动为了适应昼夜阴阳的自然消长而产生的适应性变化。这种昼夜的气的消长变化，在病理上也有所反应：清晨人体阳气开始旺盛，故病情比较轻微，从下午起阳气渐衰，故病情逐渐加重，至夜晚，人体阳气内藏，无力对抗邪气，故疾病更甚，即《灵枢·顺气一日分为四时》所说的“朝则人气始生，病气衰，故旦慧；日中人气长，长则胜邪，故安；夕则人气始衰，邪气始生，故加；夜半人气入藏，邪气独居于身，故甚也”。

3. 地理环境对人体的影响

《内经》认为，人们分布于不同的地理环境，由于自然气候、居住条件、饮食习惯的不同，会导致他们不仅生理上会存在差异，在疾病种类、发病情况及治疗方法上也不尽相同。

由于地理环境的差异，人们的生活习惯不同，导致其生理结构也存在差异：江南地区多湿热，故当地人体腠理多疏松；北方气候多寒冷，故当地人体腠理多致密。《素问·异法方宜论》则进行了更为细致的描述：东方之域“鱼盐之地，海滨傍水，其民食鱼而嗜咸……故其民皆黑色梳理”；西方之域“民陵居而多风，水土刚强。其民不衣而褐荐，华食而脂肥，故邪不能伤其形体”；南方之域“地下，水土弱，雾露之所聚也。其民嗜酸而食胕，其民皆致理而赤色”；北方之域“地高陵居，风寒冰冽，其民乐野处而乳食”；中央者“民食杂而不劳”。

《内经》认为人的健康和寿命受地理环境的影响，《素问·五常政大论》提出：“高者其气寿，下者其气夭，地之大小异也，小者小异，大者大异……”《素问·异法方宜论》记载：东方之域“其病皆为痈疡”；西方“其病生于内”；北方“脏寒生满病”；南方“其病挛痹”；中央“其病多痿厥寒热”。这说明受到不同的地理环境条件影响，人们在病理上也会具有不同的变化，尤其是某些地方性疾病更是与当地的地理气候环境有密不可分的关系。

“圣人之治病也，必知天地阴阳，四时经纪”（《素问·疏五过论》），“必明天道地理，阴阳更胜，气之先后，人之寿夭，生化之期，乃可以知人之形气矣”（《素问·五常政大论》），说明治病必须考虑患者患病时的自然气候、地理环境。不同的地区，由于常见病、多发病不同，就会具有不同的治疗方法，例如，东方之域“治宜砭石”；西方者“治宜毒药”；北方者“治宜灸焫”；南方者“治宜微针”；中央者“治宜导引按跷”（《素问·异法方宜论》）。

总而言之，人是自然界的产物，人类的生存与发展与自然界息息相关。无论是春夏秋冬、白天黑夜，还是太阳的东升西落，自然界的各种变化都在直接或间接地影响着人体，机体也会产生相应的反应。这就是天人相应的整体观，即“人与天地相参也，与日月相应也”（《灵枢·岁露》），“夫大人者，与天地和其德，与日月合其明，与四时合其序，与鬼神合其吉凶”（《周易·乾卦》）。

第二节 形神合一的养生观

《内经》认为天地万物皆源于气，“阳化气，阴成形”（《素问·天元纪大论》）。形者，形体也，包括血脉、筋骨、皮肉、脏腑等组织器官；神者，精神情志也，包括情志、思维、意识等心理活动，以及生命活动的外在表现。形与神，二者相互依存、互根互用，是密不可分的一个统一的整体，即形神合一。

范缜所著的《神灭论》提出“形者神之质，神者形之用”，表明形神之间，形为第一性，神为第二性。形体是精神的产生、存在和变化的基础，神依附于形而存在。形为神之基，神为形之主。

一、形神互根，形具神生

人的形体与精神均由气所构成，“气合而有形”，“气和而生，津液相成，神乃自成”（《素问·六节藏象论》）。形体是人体完成各项生命活动的基础，只有具备了形体，才会有生命，只有这样，人体才能产生精神活动并具有生理功能。《神灭论》曰“形存则神存，形谢则神灭”，唯有“形”成才可生“神”，若形谢则神无依存之地而破灭，即《荀子·天论》所说的“天职既立，天功既成，形具而神生”，“形伤则神气为之消”。

《素问·金匮真言论》认为“夫精者，身之本也”，精是构成人之形体的根本。“血脉和利，精神乃居”（《灵枢·平人绝谷》），和缓通利的血脉是“神”活动的物质基础。《灵枢·本神》曰“肝藏血，血舍魂”，“脾藏营，营舍意”，“心藏脉，脉舍神”，“肺藏气，气舍魄”，“肾藏精，精舍志”。五脏乃人体生命活动的中心，五脏藏精化气生神，是为“五神”。五神受外界刺激而生怒喜思悲恐五情，情志太过则伤五脏："喜伤心"、"怒伤肝"、"思伤脾"、"悲伤肺"、"恐伤肾"。由此可见，五脏与精神、情志之间存在着十分密切关系。

陶弘景所著《养性延命录》一书提出"神者精也，保精则神明，神明则长生"，《素问·上古天真论》则曰"形体不敝，精神不散"。"精"是人体生命活动的物质基础，精气充盈则精神旺盛，精气亏虚则精神衰微，这说明精气的盈亏与精神的盛衰密切相关。

二、形神依存，神为主宰

《内经》云"神凝则气聚，气聚则神全"，金元名医刘河间言"神明则形安"，"神能御其形"。就形神而言，形乃神之本，神乃形之主，各脏腑组织的功能活动只有在心神的调节下才能保持正常运行，各组织之间的关系才能相互协调，这也就是《景岳全书》所说的"神虽由精气化生，但统权精气而为运用之者，又在吾心之神"。

中医将人类的精神活动概括为"五神"（神、魂、魄、意、志）、"五志"（怒、喜、思、悲、恐）等，这些精神活动均由"心神"所主宰，正如张景岳在《类经》中所说："人身之神，唯心所主……此即吾身之元神也。外如魂魄志意五种五志之类，孰匪元神所化而统乎一心"。

《素问·至真要大论》云："天地之大纪，人神之通应也。"人的形体与精神协调统一，并与外界环境（包括自然环境、社会环境）密切相关。"神"可以维持机体内外环境的相对平衡协调，并影响气的运动，如《灵枢·本藏》所说"志意者，所以御精神，收魂魄，适寒温，和喜怒者也。……志意和则精神专直，魂魄不散，悔怒不起，五脏不受邪矣。寒温和则六腑化谷，风痹不作，经脉通利，肢节得安矣"，神动则气行，神往则气往，"神"在机体卫外抗邪的过程中起着重要的主导作用，即"以意领气"，驱邪防病。

三、形神合一，乃为全体

形乃神之宅，神乃形之主。无神则形无以生，无形则神无以附。神生于形，神主宰形。形与神二者对立统一，相互联系，共同构成了人体生命有机整体。《类经》云："人禀天地阴阳之气以生，借血肉以成其形，一气周流于其中以成其神，形神俱备，乃为全体。"五脏六腑化生的气血乃是"神"产生及发挥作用的物质基础，只有脏腑功能协调、气血充足，才能精神饱满、情志畅达。《灵枢·天年》曰："血气已和，营卫已通，五脏已成，神气舍心，魂魄毕具，乃成为人。"只有气血、脏腑、精神、情志兼备，才可成人。而唯有"形体不蔽"，才可"精神不散"（《内经》）；若"五脏皆虚，神气皆去"，则致"形骸独居而终矣"（《灵枢·天年》）。

总之，形体与精神二者互根互用。形具神生，神为主宰，唯有"形与神俱"、

"形神合一"，乃为全体，才可"尽终其天年"。

第三节　动静互涵的运动观

动与静，是物质运动的两种不同的表现形式。人体的生命运动是建立在动与静相对立统一的整体性中，进而保持动静和谐的状态，达到维持正常生理活动的目的。

一、阴阳互根，动静互涵

气构成了天地万物，气分阴阳，阴阳乃气的两种不同的状态，概括了自然界中相互联系的事物或现象的对立属性。《素问·天元纪大论》提出"阴阳之气，各有多少"，阴阳可根据气之多寡区分：气有余则为阳，气不足而为阴。阴阳相互对立，却又互根互用，阴与阳均以对方的存在作为自身存在的前提与条件，既可一分为二，又能合二为一，二者动态平衡，对立又统一。《景岳全书·传忠录·阴阳》云"阴根于阳，阳根于阴"，阳中有阴，阴中有阳，无阳则阴无以为生，无阴则阳无以为化，二者中任何一方都不能脱离另一方而独立存在，即"孤阳不生，独阴不长"。

"阳化气，阴成形"是气化的基本形式。阴代表物质结构，成形而主静，是生命活动的基础；阳代表生理功能，化气而主动，是人体完成各种生命活动的原动力。"形"与"气"交感化合，从而使形成天地间万物，并使其发展和变化，这就是"形气相感，变生万物"。

"阴阳，动静也"（《增演易筋洗髓·内功图说》），动与静，是阴阳的一种具体表现形式。《太极图说》云"太极动而生阳，动极而静；静而生阴，静极复动。一动一静，互为其根"。气处于不断地运动与变化之中，没有"气"的运动，就没有变化，也就不会有生命，也就是《素问·天元纪大论》所说的"气化流行，生生不息"。动是绝对的，静却是相对的，世上没有绝对静止的事物，相对的静止包含于绝对的运动之中，而又蕴藏着绝对的运动，动静结合，阴阳协调从而变生万物。"动静相召，上下相临，阴阳相错，而变生也"（《素问·天元纪大论》），"静即含动，动不舍静"（《周易外传》），维持动静互涵的动态平衡状态。

二、养生保健，动静结合

形体的动静状态与精气神的生理功能密切相关。

1. 动以养形

《内经》云"人之生，气之聚也"，人们通过运动锻炼，即"动"，就能使"血脉欲其通也，筋骨欲其固也，心志欲其和也，精气欲其行也"，使气血运行流畅，心志平和，进一步加强各组织器官的生理功能，从而增强体质。

《素问·举痛论》指出“经脉流行不止，环周不休”，筋脉遍布全身，通行气血，使气血通达周身，从而营养脏腑组织。若“形不动则精不流，精不流则气郁”（《纪春季·尽数》），这说明形体的运动有助于体内精气的流通，缺乏运动容易引起精气郁滞、气血凝结。

《寿世保元》认为：“养生之道，不欲食后便卧及终日稳坐，皆能凝结气血，久则损寿。”运动有助于促进精气的流通，使气血畅达，从而增强抗病御邪的能力，进而延年益寿。张子和也提出“惟以血气流通为贵”的观点。通过活动形体，使气血调和、九窍通利、气行不竭，强身防病，以致长生。

2. 静以养神

“神”性属阳，乃形之主。形体的各项活动均受到“神”主宰，故神常处于多动而少静的状态。由于“主明”才能“下安”，所以养神就成为了养生中一个十分重要的方面。

在养神方面，《内经》强调“恬淡虚无”的思想。“静者神藏，躁者消亡”（《素问·痹论》），老子主张“致虚极，宁静笃”，要尽量排除杂念，以期达到心境宁静状态。“游心于淡，合气于漠”，老子认为气在体内的活动非常重要，气变而成形，形变而成生命。“太上养神，其次养形。神清意平，百节皆宁，养生之本也”（《文子》），所以说只有神气清静，才能健康长寿。

3. 动静适宜

人体正常的生命活动依赖于形与神、动与静四者的和谐统一。动静变化以形体作为其物质基础，而神则主宰物质的动静变化，动静适宜则能颐养形体，保养精神。《类经附翼·医易》提出“天下之万理，出于一动一静”的观点，强调动与静需要相互结合、刚柔相济，并注重动静适宜。动以养形，使动者健；静以养神，使静者康，二者相辅相成。

我国著名理学家朱熹认为：“静者，养动之根，动者所以行其静。”世间万物，阴阳互根，动静互涵。王夫之著《周易外传》一书提出“动静互涵，以为万变之宗”。人体的生命活动始终保持动与静二者相互对立，却又和谐统一的状态，从而使人体的各项生理功能保持正常，即周述官在《增演易筋洗髓·内功图说》中所说的“动静合一，气血和畅，百病不生，乃得尽其天年”。

总而言之，心神欲静，形体欲动。要想达到强身防病、“尽其天年”的目的，只有将形与神、动与静四者有机结合起来，使形神合一、动静和谐。

第四节　协调平衡的调养观

“协调平衡”主要指：一是机体内各脏腑生理功能的动态平衡；二是机体与外环

境之间，在物质功能交换的过程中存在的相对平衡。

一、阴阳和合，平衡协调

人的生命活动即为气的运动，源于阴阳所存在的对立统一运动，正所谓“生之本，本于阴阳”，阴阳为对自然界事物或现象对立双方属性的概括。《素问·阴阳应象大论》云“水火者，阴阳之征兆也”，即“水”、“火”等自然的属性可以通过“阴”、“阳”进行抽象的划分其对立面和统一面。阴阳双方，对立亦统一：阴阳对立，相互排斥，相互制约；同时，又相互消长，互相转化。而阴阳之间的统一也是一种和谐的状态，如《老子·四十二章》提到“万物负阴而抱阳，冲气以为和”，达到“阴阳和合”的状态。气运动所形成的稳定状态即为阴阳之间所存在的和谐协调状态。《白虎通德论·封禅》认为“阴阳和，万物序”，表明阴阳调和则万物协调有序。自然界的万事万物之所以能生生不息且保持有条不紊、井然有序的状态，事物内部阴阳的和合便为其根本原因。

二、各部协调，阴平阳秘

由于阴阳存在对立统一，相互依存、相互消长的关系，使人体脏腑、经络和气血津液等也都保持相对的稳定，维持阴阳平衡所存在的正常生理状态，机体内部及机体与外界环境之间处于一种动态平衡状态，所谓“阴平阳秘”状态。

人体新陈代谢的过程即为人体生命的过程，都是在对立统一的运动中保持相对协调平衡，且贯穿生命运动过程的始终。人体的生命活动是在气的不断运动过程中产生的，气化的结果主要表现在人体所存在的各种生理功能与所出现的各种病理变化。《素问·五常政大论》中提到“气始而生化，气聚则有形，气散而无形，气布而蕃育，气终而象变，其致一也”，人体生命的起始、形成、繁华、凋零等不同的状态均主要取决于气的盛衰变化，而每一个生命的状态均需要通过协调阴阳来完成。

《素问·调经论》认为“夫阴与阳，皆有俞会，阳注于阴，阴满之外，阴阳匀平，以充其形，久候若一，命曰平人”。人体就是一个通过阴阳运动来达到协调平衡的统一整体，只有人体达到协调平衡的“阴阳和合”状态，方能阴平阳秘，健康长寿。

三、脏腑情志，以平为贵

人体的“五神”是以精、气、营、血、脉等具体的组织为其物质基础，与脏腑的生理功能活动密切相关。《灵枢·本神》曰“肝藏血，血舍魂”“脾藏营，营舍意”“心藏脉，脉舍神”“肺藏气，气舍魄”“肾藏精，精舍志”，阐述了人体脏腑与精神的密切关系。《素问 · 阴阳应象大论》云“肝在志为怒”“心在志为喜”“肺在志为悲”“脾在志为思”“肾在志为恐”，即说明五脏与情志的密切关系。可见，五脏可藏精化气而为神，神的外在表现即为在志为情，这说明五脏与神、情亦存在着密切的关联。《素问 · 举痛论》提到“怒则气上，喜则气缓，悲则气消，恐则气下……惊则气乱……思则气结”，气之上、下、缓、乱、消、结等，都是因情志过激导致气机出现失常如气机郁滞等，进而损伤人体的脏腑、经络，正如《内经》中所言的五情对五脏的影响“怒伤肝、喜伤心、忧伤肺、思伤脾、恐伤肾”。

因此，脏腑功能若协调平衡，则神志亦能平稳、平和；反之，若情志舒畅，又可促进脏腑的生理功能。

四、机体与外界协调平衡

《素问 · 六节藏象论》认为“天食人以五气，地食人以五味”，李东垣在其所著的《脾胃论 · 饮食劳倦所伤始为热中论》一书中认为“人受五谷之气以生”，由人体之气所形成的物质，通过脾胃受纳、腐熟的功能运化为水谷精微，布散至全身各脏腑和经络，维持正常的生命运动。人体即是通过阴阳消长的运动与自然界进行物质和能量的不断交换，摄取周围环境中的水、食物、空气等以供机体所需；再把机体所产生的废物排出体外，维持人与自然界的生态稳态与相对平衡。

因此，人体的生命活动是以五脏为主体，整个脏腑功能的综合反映，阴阳平衡为人体健康的必要和先决条件。我们的养生保健工作即主要表现为视人体为有机的整体，运用阴阳平衡的客观规律，协调人体内部五脏六腑的生理功能，同时，不断调整机体与外界环境之间的相互关系，维护其协调与平衡。

第五节　正气为本的预防观

正气，是人体组织器官维持正常生理功能的动力与抵抗病邪的能力，主要包括人体的卫外功能与免疫功能、各项调节功能，以及其他各种代偿功能等维护人体健康的能力。若正气旺盛，则表示人体适应自然界变化的能力亦正常。

一、正气为本，生命之根

天地之气交感和合而产生人类，《难经 · 八难》认为“气者，人之根本也”。气为生命的本原，是构成人体和维持人体的生命运动所需的最基本物质，正如《类经 · 摄生篇》所言“人之有生，全赖此气”。

首先，气是构成人体的最基本物质。《素问 · 宝命全形论》提到“人以天地之气生，四时之法成"，《灵枢·天年》认为"以母为基，以父为楯"，人因气而生，《素问·生气通天论》认为"九窍、五脏、十二节，皆通乎天气"，《庄子·知北游》认为"人之生，气之聚也"，说明人体的构成主要源于气的聚合。《素问·五常政大论》认为"气始而生化，气散而有形，气布而蕃育，气终而象变"，气的"始""散""布""终"运动变化推动着人的生命运动，即人的生老病死等一切生命现象，取决于气的聚与散的变化，正如《庄子·知北游》所言："聚则为生，散则为死。"

其次，气是维持生命活动的最基本物质。《医理真传》中认为"夫人身立命，本乾元一气"，李东垣在《脾胃论·饮食劳倦所伤始为热中论》中提出"人受五谷之气以生"，人体之气所形成的物质，通过脾胃受纳、腐熟、运化为水谷精微，布散至各脏腑及各组织器官，维持正常的生命活动，在《素问·六节藏象论》中提到"天食人以五气，地食人以五味，设或人体一刻无气、七日绝谷，则生命危殆"。

再次，气又是抵御外邪、防病保健的最根本要素。气指人体之正气也，又称作阳气，郑钦安在《医学真理》中认为"阳气者，若天与日，失其所，则折寿而不彰"。正气旺盛，形与神俱，是人体阴阳协调、脏腑经络功能正常、气血津液充盈的象征。《素问·遗篇刺法论》认为"正气存内，邪不可干"，《灵枢·百病始生》认为，即使"卒然逢疾风暴雨而不病者，盖无虚，故邪不能独伤人"。疾病的实质即为"正气"和"邪气"互相斗争的过程。正气不足便是机体脏腑功能失调而患病的根源，《素问·评热病论》认为"邪之所凑，其气必虚"，《灵枢·百病始生》认为"此必因虚邪之风，与其身形，两虚相得，乃客其形"。可见，若人体的正气充足，则虽有外邪侵犯，也能使机体免受邪气的入侵。

人体正气乃是生命之根。正气旺盛，人的精力充沛，则可健康长寿；正气虚弱，则精神不振，多病早衰。

二、重脾肾心，扶助正气

《管子·枢言》云"有气则生，无气则死"，而顾护正气，重在护养脾肾心。

1. 脾胃健旺，化源充足

脾胃为后天之本和"气血生化之源"。维持人体机能活动的物质基础如气血、津液等均由脾胃所化生，脾胃健旺，化生水谷精微充足，则脏腑生理功能强盛，生命活动便可有条不紊。

脾胃居中，主宰着人体气机的升降运动，为人体气机运动的枢纽。李东垣在《脾胃论·天地阴阳生杀之理在升降沉浮之间论》一书中提到"盖胃为水谷之海，饮食入胃，而精气先输脾归肺，上行春夏之令，以滋养周身，乃清气为天者也；升已而下输膀胱，行秋冬之令，为传化糟粕，转味而出，乃浊阴为地者也"，脾主升清，胃主降浊，脾升上输心肺，胃降下归肝肾，从而李东垣在《脾胃论》中有言“清阳出上窍，浊阴出下窍；清阳发腠理，浊阴走五脏；清阳实四肢，浊阴归六腑”。

人的元气是人体健康之根本，李东垣在《脾胃论》中认为其“非胃气不能滋”，“内伤脾胃，百病丛生”。说明脾胃中的元气为人体之根本，若元气不充，则正气亦难旺。

《景岳全书》认为“土气为万物之源，胃气为养生之主。胃强则强，胃弱则弱，有胃则生，无胃则死，是以养生家必当以脾胃为先”。“养脾者，养气也，养气者，养生之要也”(《图书编·脏气脏德》)。张仲景在《伤寒杂病论》中提到“土为万物之母”，“四季脾旺不受邪”，强调人体的脾胃功能对于防病保健和养生的重要意义。

2. 保护肾精，扶正固本

《图书编·肾脏说》认为“肾为先天之本”，“人之有肾，如树木有根”，李东垣《脾胃论》认为“真气又名元气，乃先身生之精气”，说明肾脏之精气是人体生命根本的源泉，扶正固本，必先固肾气，肾之精气充沛，元气亦充足。所以，历朝历代养生家均把护肾保精作为抗衰老，防病的基本措施。

3. 形神统一，心生正气

首先，《素问·灵兰秘典论》认为“心者，君主之官，神明出焉”，《素问·六节藏象论》认为“心者，生之本，神之变也”，在人体的生命活动中，皆以心为主宰。心主神明，为主管人精神意志的调控中枢；其次，《灵枢·邪客》认为“心者，五脏六腑之大主”，《素问·灵兰秘典论》认为“主明则下安……主不明则十二官危”，心在人体的整体生命系统中居于统领五脏六腑的地位。只有法于阴阳，合于数术，遵循天地阴阳的法则以调节生命，有节制、有规律地安排饮食起居，才能保持心平气和，恬淡虚无的生活状态，《素问·上古天真论》认为“志闲而少欲，心安而不惧，形劳而不倦，气从以顺，各从其欲，皆得所欲”，“度百岁乃去”。

因此，在《医宗必读·脾为后天之本论》中有言“故善为医者，必责其本”。脾胃居中焦属土，为后天之本，气血生化之源，先天和后天之本相互资生，肾精充盈亦有赖于脾所化生的水谷精微的补养；肾居下位属水，肾精充盈，心肾相交，则心火自旺；心居上焦属火，心火得旺，温煦脾脏，则脾气得运。由火—气—水构成了一个稳定的脏腑循环，保持脾、肾、心三个脏腑的功能正常，对于维护人体生理功能的协调至关重要。

（吴　强　刘　舒　艾元飘）

第六节　三因制宜的辨证观

在我国博大精深的传统文化中，道家养生核心思想“清净、自然、无为”对中华养生学的影响最深，即要求我们保持平和良好的心理状态。顺应客观世界包括顺应自然环境和社会环境的双重变化。

因时施养、因人施养、因地施养的三因施养是对时间、性别、年龄、地域、职业、体质等因素对于人体健康影响的全面概括，是从天象、地象、人象的角度对人体的机能状态进行全面的参考。人类与自然界天地阴阳之气的运动变化是息息相关的，因此人体的生理、病理变化必然受到时间、环境、地域等多重因素的综合影响，同时，个体之间存在的性别、年龄、体质、职业等的差异也影响着人体养生的行为与方法。因此，在制订养生计划时，必须根据时间、地域环境、个体差异等具体因素作出准确的分析，从而制订出适宜的养生方法。

一、因时施养

因时施养即根据一年四季，一天 24 小时等自然界及人体自身气血、津液、脏腑变化的规律，来调控自身的精神活动、作息起居、饮食五味、运动锻炼、药物保健等，寻找出最合适自身的时间与方法来调养身体，增强机体的抗病能力，延缓衰老的进程。根据时间与养生的对应关系，在一定程度上，适时地避免疾病的发生，保持生命的健康。《素问·四气调神大论》曰："春三月……此春气之应，养生之道也；夏三月……此夏气之应，养长之道也；秋三月……此秋气之应，养收之道也；冬三月……此冬气之应，养藏之道也。"其说明人的作息起居和情志活动应与四时天地万物的生、长、化、收、藏的规律相一致。

1. 饮食顺时调摄

饮食养生自古以来与我国历史文化的发展密不可分。"顺应四时，因季而食"的饮食养生原则不仅体现了我国劳动人民高超的生存智慧，也是中医学"天人合一"思想在养生保健方面的具体体现。饮食顺时调摄即通过四季物产的特点与自然界五味、人体五脏的对应关系来选取适宜的食材进行饮食的调补，最终达到防病养生保健的目的。同时，饮食讲究季节时令的变化，因季而食、适时而食，成为了中华饮食养生文化的一个优良传统，且不断传承，这对于我国人民日常饮食生活也具有重要的指导性意义。

早在《内经》中针对顺时饮食调摄已有了初步的论述。如《素问·藏气法时论》就有"毒药攻邪，五谷为养，五果为助，五畜为益，五菜为充，气味合而服之，以补精益气……四时五脏，病随五味所宜也"的记载。唐代"药王"孙思邈则第一次系统、全面提出四季饮食养生理论。他根据《内经》中所载的四时季节特点，在《备急千金要方》中增添卷二十六"食治"，提出了"春七十二日省酸增甘以养脾气；夏七十二日省苦增辛以养肺气；秋七十二日省辛增酸以养肝气；冬七十二日省咸增苦以养心气；季月各十八日省甘增咸以养肾气"等四季饮食养生的重要原则。

2. 精神活动顺时调摄

所谓“养神”，就是调摄心神，凝神气聚，以适当的休养与调摄的方法，获得健康充实、稳定的心理状态。若养神得当，则可使人的心境平和、气血调畅，从而达到养生保健和延年益寿的目的。

中医养生历来都重视“养神”的作用，认为“形神合一”是机体存在的重要保证。形与神俱，而尽终天年。中医学“天人合一”的自然观与养生观，亦是顺时养生的理论基础和思想根基。

顺时养生的重要性不可置否，《内经》把“四气调神大论”作为阐述顺时养身的专篇，便可见其深远意蕴。《素问·四气调神大论》具体、生动地描述了顺应四时生长和收藏规律是如何调摄人体精神的。如：“春三月……以使志生，生而勿杀，予而勿夺，赏而勿罚……夏三月……使志无怒，使华英成秀，使气得泄，若所爱在外……秋三月……使志安宁，以缓秋刑，收敛神气，使秋气平，无外其志，使肺气清……冬三月……使志若伏若匿，若有私意，若已有得……。”其指出人与自然界相适应，除了通过生理本能去适应，更应注意需顺从自然界的变化规律，注意适当的调摄，增强体质，以防止疾病的发生。

3. 起居顺时调摄

善养生者，能顺应四时变化规律，调整自己的起居，且不违反自然规律。起居养生的范围广泛，主要涉及睡眠、居住及饮食等方面。不论哪一方面都离不开“天人合一”的理论，即人体生活起居应顺应时间的变化，有适当的规律，即“起居有常”。在《素问·四气调神大论》中指出：春三月“夜卧早起，广步于庭”，夏三月“夜卧早起，无厌于日”，秋三月“早卧早起，与鸡俱兴”，冬三月“早卧晚起，必待日光”。因此，起居的顺时调摄应顺应自然节律来安排起居作息，以达到防病养生、延年益寿的目的。

二、因人施养

祖国医药历来重视对人体生命过程的不同阶段、不同体质及不同性别的认识与研究，针对不同年龄、性别和体质采取不同的养生方法，具体问题具体分析，是中医养生的重要特色之一。

1. 划分性别施养

男女由于生理结构、性格因素及社会角色分工不同，在保健调养的方式上也存在着巨大不同。女性由于生理结构特殊，存在月经期的保健、孕期的保健、产褥期的保健、哺乳期的保健和更年期的保健等异于男性的养生保健方法，且论阴阳，女性属阴，以血为主，性多柔弱，较男性更易患情志疾病。而男性由于属阳，以气为主，性多剽悍，对外界的刺激主要分为两类：一类人通常情况下不易引起强烈的情绪变化，而另一类人则可能表现为大喜或大怒的相对亢奋状态。因此有效地区分性别养生是进行因人施养的重要构成。

2. 划分年龄施养

划分年龄施养，即根据个体在每个不同年龄段的生理、心理特点采取具有针对性的养生保健措施。不同的年龄阶段，人体的气血盛衰的程度不同，发病特点亦不同，养生调养上应有所差别。具体而言，在《内经》对人生命阶段的划分中，主要基本生理特征为“生、长、壮、老”，因此养生的方法应分为少年、青年、中年、老年几个阶段进行。如《素问・上古天真论》以八岁、七岁为一期来划分，分别对男性和女性生命各个阶段的生理功能特点和机体的变化过程进行了总结性的论述。

3. 划分体质施养

自古以来，中医各家学派就注重对不同体质人群的区分对待，各医家对“体质”使用的概念虽不尽相同，但均注意到人体的不同体质特征所具有的内涵与价值。

国医大师、北京中医药大学王琦教授，基于古代文献调研、大量的流行病学调查、分子生物学的研究、临床科学研究实践的反馈发现，在人体的生命过程中，在先天和后天因素影响下，人体生理功能和心理状态方面形成了综合且相对稳定的固有特质，因此他制订了中医体质分类与判定标准。王琦教授根据不同体质所具有的临床表现，创新性地提出了：平和质、阳虚质、阴虚质、湿热质、气郁质、痰湿质、气虚质、血瘀质、特禀质等九种体质类型。体质的可分性，一定程度上决定了我们在认识机体本身的基础上，实现因人施养的可行性。

三、因地施养

现代医学研究发现，地域环境对人类健康发展有着深远影响。历来认为，许多疾病的发生与发展皆与所处地域的环境、人文、社会文化等综合因素有着密切的关系。诸如某些地方性疾病往往与当地土壤或水中某些微量元素较为缺乏或含量过高有关，沿海地区甲状腺疾病较多便与海水中含碘量过高有着密切的关系。这些都是地域环境对人体所造成的不良影响。根据这些地域性的因素对自身的机体进行保护，即为因地养生的主要内容与核心概念。

1. 顺应地理环境养生

我国地域辽阔，地势有高下之别，气候有温暖与潮湿之异。例如，西北地区的高原山地地势较高，气候干燥寒冷，宜食用滋润与温热之品。部分地方容易形成地方病，如地方性甲状腺肿、大骨节病、克山病等。选择食物及食物的搭配更宜因地制宜进行食疗养生以预防疾病。顺应地理环境养生即为根据不同的地域环境特点制订出适宜的养生保健方法和治疗原则，这是通过利用所处地理环境对人体生理和病理的影响，来对人体进行有针对性的干预与指导。例如，中国传统文化认为最有利于养生的地域环境即为依山傍水，林木茂盛之地。唐代著名的养生家孙思邈在《千金翼方》一书中指出：“山林深远，固是佳境……背山临水，气候高爽，土地良沃，泉水清美……若得左右映带岗阜形胜最为上地，地势好，亦居者安。”合理和良好的生活居住环境，可以让人心旷神怡，避免自然灾害的产生和病虫毒兽的侵袭，从而颐养身心，延年益寿。相反，如若不能自主选择生活居住环境，则需要人们趋利避害，充分出发挥人的主观能动性，战胜不利的环境因素对人体的影响，从而顺应当地的地理环境。比如生活在潮湿环境中，应适当选择食用较为辛温的食物，使腠理得到开泄，排除身体的湿气，床铺的位置应选择尽量远离地面的地方，尽量避免沾染湿邪等。

2. 改善居住环境养生

“天人合一”的理念作为贯穿中医养生学的指导思想，在人类选择和改善居住环境的养生中也同样发挥着重要作用。自然界四时气候的变化，地域的差异，居住环境的不同，均会对人体生理、病理造成不同程度的影响。如何通过改造和利用舒适的居住环境，以达到愉悦情志、延年益寿的目的，选址为第一要务。古人认为选择住处应“择吉处而营之也”。选择住宅位置一般要尽量选择坐南朝北、背阴向阳、避风、靠山近水、幽静宽敞之地。《素问 · 五常政大论》中同样载有“一州之气，生化寿夭不同，其故何也？岐伯曰：高下之理，地势使然也……高者其气寿，下者其气夭”，指出较那些定居于气候炎热、空气污浊的低洼地带的居民，居住于气候寒冷、空气清新、地势较高的居民更易长寿。

其次，居室的结构及居室的朝向也是居住环境的重要影响因素。在我国，人们普遍认为坐北朝南为最佳的居室朝向，这也是最有利于居室通风和采光，以及调节室内湿度和温度的朝向。此外，适宜的居室面积，居室内的清洁度，装饰的风格，装修材料的选择，也会对养生产生非常重要的影响。

此外，居室内外均应远离强电场和强磁场地区。室内可适当选择摆放一些能够净化空气的常绿植物如吊兰、芦荟、常春藤等，以保持室内空气的清新，兼以愉悦身心。

适宜的居住环境，幽静整洁的室内环境可营造祥和、融洽的养生保健氛围，可以使人的身心愉悦，延年益寿，从而达到养生的根本目的。

3. 现代地域养生

人体体质的形成秉承于先天，得养于后天。人生活在特定的地理、自然气候环境中，自然因素的长期影响，以及气候、地理条件的差异性必然使不同地域条件下的居民在形态结构、生理功能、心理意识、身体机能等方面逐渐地产生适应性的变化。现代的地域养生即根据自然环境对人体体质的影响，提供具有地域性特色的养生疗法，从而增强体质，防止疾病的发生或发展，或促进疾病的康复与治疗，最终达到延年益寿的养生目的。当代社会的地域养生疗法种类繁多，方式多样，主要包括矿泉疗法、高山疗法、森林疗法和洞穴疗法等，具有诸如安神定志、行气疏肝、除烦解郁、升清降浊、益气和中等功效，而其中矿泉疗法的应用最为广泛。

（杨　隽　刘　舒　艾元飘）

中篇·方法

第四章

情志养生

第一节　情志养生涵义

情志养生，又名精神情志养生，是在中医养生学基本理论和原则的指导下，通过主动的修德怡神、顺时养神、协调情志、积精益气等途径，保护和调节人体精神心理的平衡，以达到形神一体、脏腑协调、气血通顺、阴阳调和的“调神”“养心”“养性”目的的一种养生方法。

精神情志与人体的身心健康密切相关，是中医养生的重要内容。精神情志，是指人的思维、意志、情感及其他的内心情感活动，中医学将其归属于神的范畴，且认为神与形有着不可分割的关系，即形是神的物质基础，神是形的生命表现，且神往往处于主导地位，认为“神明则形安”，可见中医学对于人体之“神”的重要性早有认识，中医古籍《灵枢·天年》中记载有“失神者死，得神者生”，《素问·上古天真论》中有“恬淡虚无，真气从之。精神内守，病安从来”的论述及明代医家张介宾曾云“形者神之体，神者形之用”。

第二节　情志养生原则

一、顺应四时而养

顺应四时气候变化规律养生，是中医养生学基本原则和重要的内容。《灵枢·本神》里说：“故智者之养生也，必顺四时而适寒暑……如是，则僻邪不至，长生久视。”《素问·四气调神大论》记载“春三月”“夏三月”“秋三月”“冬三月”四时的养神方法，即春三月“以使志生”，夏三月“使志无怒”，秋三月“使志安宁，无外其志”，冬三月“使志若伏若匿，若有私意，若已有得”；并提出“阴阳四时者，万物之终始，死生之本也。逆之则灾害生，从之则苛疾不起，是谓得道”。《素问·四时刺逆从论》记载“春气在经脉，夏气在孙络，长夏气在肌肉，秋气在皮肤，冬气在骨髓”。可见，中医学历来重视自然界四时变化与人体生命健康的关系，将外界环境春温、夏热、秋燥、冬寒及其产生的春生、夏长、秋收、冬藏之物候现象与人体内在脏腑机能活动相结合，重视其对人体情志变化、气血运行、脏腑经络的影响，而精神情志作为人体内在脏腑活动的主宰，同样应顺应自然界的生、长、收、藏的变化规律，从而达到养生防病的目的。纵观古今，历代养生大家都将四时调神作为养生延年之根本，例如，宋代陈直的《养老奉亲书·四时调摄》、明代高濂的《遵生八笺·四时调摄笺》、明代冷谦《修龄要旨·四时调摄》等，皆记载有四时调神的内容。可见，养生、养长、养收、养藏四时调神之“道”皆以调意志为第一要义。

二、调和节制而养

1. 情志和合

中医学历来重视阴阳调和，把调节人体达到阴阳和谐作为一切养生、防病、治病的基础。这其中就包括人体生理、病理的阴阳调和，以及精神情志活动的适度调和而有节制。只有保持人体精神情志活动适度调和而有节制，才能保持人体精神情志的健康，若不能及时、主动控制过激或不良的情志活动，则会危害人体的身心健康。现代研究表明，良好的情绪变化有助于人体的新陈代谢，可提高人体的免疫功能。中医将人体对客观事物的正常情绪反应称为七情，即喜、怒、忧、思、悲、恐、惊七种情绪反应。《内经》有云“人有五脏化五气，以生喜怒悲忧恐”。人体的生理活动以五脏为中心，中医学将五志归属于五脏系统，即心在志为喜，肝在志为怒，脾在志为思，肺在志为悲，肾在志为恐。可见，中医学认为人体生理功能与情志活动密切相关，可直接影响脏腑阴阳气血的功能活动，且积极的情志活动，可使人精神愉悦，气血调畅，阴阳和合，内脏协调。《医醇剩义》曰：“夫喜、怒、忧、思、悲、恐、惊，人人皆有之境，若当喜为喜，当怒为怒，当忧为忧，是即喜怒哀乐，发而中节也。此天下之至和，尚何伤之也。”

2. 适度有节

现代研究表明，适度的精神情志活动有益于人体的健康。适度的喜悦是一种积极的情绪状态，使人气血调和，有益于身心健康。适度的愤怒是一种正常的心理宣泄，如果心中有了怒火而得不到宣泄，或者敢怒而不敢言，则不利于健康。适度的思虑属于正常思维认知过程，孔子有云“学而不思则罔”。通过自身的思考找出解决问题的方法和途径，从中体会战胜挫折的喜悦，有益于身心健康。适度的悲伤是一种正常的心理调试，是平衡心理健康的重要环节。有学者认为，适度的悲伤能使人变得坚强，更有能力面对挑战，可以产生某种心理促进作用，有益于心理的正常调适。适度的恐惧只是人们的一种正常的情绪，完全不恐惧是不健康心理的一种体现，适度的恐惧会激活人体的自我防御机制，从而在危险来临之际，更好地保护自己。

因此，适度的喜、怒、思、悲、恐的情志变化会不同程度调节人体的心理活动，情志调和，则脏腑发挥正常生理功能，使人身体健康。可见适度而有节制的情绪反应有益于人体的健康，通过调志摄神，以避免不良情绪对人体脏腑组织结构的影响，是调神养生的重要原则之一。

三、保精益气而养

1. 保精全神

精和气是人体重要的物质基础，明代袁黄提出“聚精”、“养气”、“存精”为“摄生三要”。《灵枢 · 经脉》云 :“人始生，先成精。”《素问 · 金匮真言论》云 :“夫精者，身之本也。”元代李鹏飞所著《三元延寿参赞书》记载“精者神之本，气者神之主，形者气之宅，神大用则歇，精大用则竭，气大劳则绝”，即详细论述了精气神三者的关系，认为精是神的物质基础，气是神转为精的中间产物，固后世有“炼精、化气以成神”之说。明代张景岳《类经》云 :“善养生者，必保其精，精盈则气盛，气盛则神全，神全则身健，身健则病少，神气坚强，老而益壮，皆本乎精也。”它们都在一定程度上反映了精不仅是人体生命之本源，亦是维持人体生命活动的重要物质基础，且精气充盈与神志健全息息相关，只有精气充盈，才能神气健旺，从而维持正常的精神活动，达到延年益寿而养生的目的。

2. 益气养神

气也是人体生命活动的重要物质基础，气是人体内不断运动着的且有很强活力的极精微物质，气的运动，又称气机，主要是指气在人体内的升降出入运动，它是人体生命活动的根本，养生大家孙思邈在《备急千金要方》中曾列“调气法”专篇，专门论述如何通过调气来调养精神，舒畅情志，即“气息得理，则百病不生”。《素问 · 六微旨大论》曰“非出入，则无以生长壮老已 ; 非升降，则无以生长化收藏”。可见气机的运行与人体的生理功能和精神情志活动密切相关。

综上所述，保精益气可以调神安志，调养精神情志活动，也为调养精神情志活动的重要原则之一。

第三节　情志养生作用

一、形神一体，阴阳和合

形，指肌肉、筋骨、脏腑、血脉等人体组织器官 ; 神，指精神、意识、思维、情感等人体心理过程。中医认为，形神一体是指在人的生命过程中神和形是统一的不可分割的整体，二者是相互影响、相互作用不可分割的整体。正如张景岳所云："神虽由精气化生，但统权精气而为运用之者，又在吾心之神。"心神不但影响着人体内部的组织协调功能，亦与外界环境有密切关系，如《灵枢·本藏》云："志意者，所以御精神，收魂魄，适寒温，和喜怒者也……志意和则精神专直，魂魄不散，悔怒不起，五脏不受邪矣，寒温和则六腑化谷，风痹不作，经脉通利，肢节得安矣。"可见无论是影响人体健康的内因还是外因，都与人体的精神情志有关。老子亦将人体称为"神器"，即形象地认为人的生命是由"神"和"器"二者构成，《素问·上古天真论》云："故能形与神俱，而尽终其天年，度百岁乃去。"《类经·针刺类》云："无神则形不可活。"《神灭论》中记载："神即形也，形即神也。"表明传统医学认为人的形体和精神思维活动是一个统一的整体，二者不可分割。现代医学亦认为"健康，不仅为没有身体疾病和病症，还要有完善的生理、心理状态和社会适应能力"，可见要达到健康的状态，除了保持身体健康外，还必须注意心理健康，培养开朗、乐观的性格，保持愉快的心境和健康的情感。

综上所述，无论是传统医学还是现代医学，都认为人体的健康是身与心、形与神的健康。由此可见，在人体内部脏腑组织健康的前提下，进行精神情志养生，达到心身一体、形神一体，有助于气血调和，脏腑坚固，阴阳和合。

二、内调脏腑，治病防病

传统医学认为不良的精神情志活动，皆会影响人体内气血的运行，进而影响脏腑的正常生理功能，影响身体健康。如养生学家胡兰德在《人生长寿法》中论述到："一切不利的影响因素中，最能使人短命夭亡的，莫过于不良的情绪和恶劣的心境，如忧虑、颓丧、惧怕、贪求、怯懦、嫉妒和憎恨等。"不良的情志活动，即为情绪反应强度太过，或持续时间太久。此外，若人体正气虚弱，脏腑精气虚衰，气血阴阳失和，对情志刺激的适应调节能力下降，亦会产生一些异常的情志变化，如《灵枢·本神》说："肝气虚则恐，实则怒，心气虚则悲，实则笑不休。"情绪异常也可作为诱因，干扰正常生理功能而促进某些疾病的发生、发展。过度的思虑使神经系统功能失调，消化液分泌减少，出现食欲不振、纳呆食少、形容憔悴、气短、神疲力乏、郁闷不舒等。过度的愤怒会出现头昏目眩、耳鸣耳聋等症状，亦是诱发高血压、冠心病、胃溃疡的重要原因。过度的忧伤会出现干咳、气短、咯血、音哑及呼吸频率改变、呼吸功能异常等改变。再者对于一些急危重症的日常护理，如中风、呕血、昏迷等疾病，医生常常告诫患者要时常保持心情的舒畅，切勿使情绪大起大落，进而影响疾病的转归和康复。可见精神情志因素对人体内在脏腑的生理功能及病理演变均有不同程度的影响，通过调节精神情志变化，可以内调脏腑，治病防病。

1. 情志对生理影响

中医学认为精神情志的异常对人体脏腑机能的影响，主要有以下几点：

（1）气机紊乱：中医基础理论认为："喜则气缓，怒则气上，忧则气聚，思则气结，悲则气消，恐则气下，惊则气乱。"

喜则气缓，过度欢喜易使心气涣散，精神不集中，神思恍惚，甚则喜笑不休，行为异常。怒则气上，过于愤怒，易使肝气上逆，肝失条达，血随气上，而致面红目赤，头痛，脑胀等症状。忧则气聚，过度忧伤，损伤肺调理气机的功能，气聚而不行，则易出现闷闷不乐，少气倦怠等症状。思则气结，思虑过度，则心有所存，神有所归，正气留而不行，故气结。易出现食少纳差，消瘦乏力等症状。悲则气消，过度悲伤，意志消沉、沮丧，易于损伤肺气，表现为垂头丧气、时常叹气、悲伤欲哭等症状。恐则气下，过度惊恐，易于使气机下陷，表现出二便失禁，善惊易恐等症状。惊则气乱，突然受惊，以致心无所依，神无所附，惊慌失措，而致心神不宁，惊惕不安，少寐易惊等症状。

（2）损伤脏腑：中医基础理论认为："过思伤脾，过怒伤肝，过喜伤心，过悲伤肺，过恐伤肾。"

过思伤脾，主要表现在两方面。一为脾胃功能的下降。脾胃为气血生化之源，为后天之本，过度思虑，思则气结，影响脾胃正常的运化功能，而导致脾胃功能的下降。二为脾胃功能的亢进。过度的思虑，思则气结，气机阻滞，郁而化火，出现消谷善饥，口中异味，大便秘结等症状，这样的例子生活中比比皆是，例如，有些人一到考试周，胃口就好，每餐都吃到脾胃胀满不适为止，体型也越来越胖。中医认为，脾胃有思考的功能，很多人喜欢边思考边吃东西就是这个道理。过怒伤肝，主要出现两个病理表现：一为升发太过；二为肝气郁滞过久化瘀，例如，《三国演义》中的周瑜，周瑜为人心胸狭窄，常自感叹"既生瑜，何生亮"，久而久之则积劳成疾。过喜伤心，心藏神，心主神明，心的主要生理功能是主管人体的思维意识，精神活动，过度的欢喜，易于耗散心气，耗伤心血，出现心神不安，神不守舍之症。过悲伤肺，古代医家通过研究发现，肺脏是表达人体的忧愁、悲伤的主要部位，当人因忧愁而痛哭流涕时主要是因为肺开窍于鼻，为声音之总司，故会出现鼻流涕不止，声音嘶哑的症状。中医认为，过度悲忧，可使肺气郁滞，耗散气阴，宣降失常等病理变化的产生。过恐伤肾，中医认为肾是人体表达惊恐的主要脏器，过度恐惧，易耗伤肾气，使气降于下，肾气不固，精气下陷，如人们常说的俗语"吓得屁滚尿流"就是这一道理。

（3）耗损精血：喜、怒、忧、思、悲、恐、惊引起的"气上、气聚、气结、气下、气缓、气乱、气消"导致人体气血津液运行紊乱，出现气虚血瘀、气机郁滞、耗气伤阴、气血逆乱、耗血伤津等耗损气血津液的病理改变。

（4）神志异常：中医认为"心藏神"，心为主管精神意识、思维活动的主要脏器，各种情志的异常变化，均可影响心神的活动，此外，心为五脏六腑之大主，各种情志的异常变化影响心的正常生理功能的发挥，进而影响五脏六腑的气机变化，产生复杂的病理变化，如癫狂、痴呆、昏迷等神志改变。

2. 情志对病理的影响

现代研究表明，临床上约70%以上的疾病都与情志不良有关，心理因素影响脏腑的功能活动，主要是通过情绪活动作为中间环节实现的，涉及内、外、妇、儿、五官等几乎所有的临床科室，主要对人体神经系统、循环系统、消化系统、呼吸系统、生殖系统造成影响。

（1）情志对神经系统疾病的影响：强烈或持续的消极情绪对人体的神经系统造成影响，导致神经系统功能失调，出现偏头痛、疲劳综合征、心因性头痛、面肌痉挛等疾病。

（2）情志对循环系统疾病的影响：不良的情绪易使心率加快，血压升高，呼吸急促，交感神经兴奋，肾上腺素分泌增加。现代研究认为，心脏和血管对情绪反应最为敏感。反复而持续出现的不良情绪，是导致心血管疾病的主要因素。许多研究发现，高度焦虑者的心绞痛发病率为低焦虑者的2倍。许多冠心病患者就是在不良情绪刺激下，导致心绞痛和心肌梗死发作，甚至死亡。常见的循环系统疾病有冠心病、高血压、脑梗死、脑出血、心脏神经官能症等。

（3）情志对消化系统疾病的影响：研究表明，人在恐惧或悲痛时，胃肠黏膜会变白，胃酸分泌减少，引起消化不良；而在焦虑、愤怒、怨恨时，胃黏膜会充血，胃酸分泌增多，而致胃溃疡。现代医学研究指出，心理因素与胃肠道生理功能可通过脑肠轴相互影响，影响胃肠感觉、动力和分泌。常见的消化系统疾病有肠易激综合征、消化性溃疡、胃肠神经官能症、心因性消化不良等。

（4）情志对呼吸系统疾病的影响：过度的情志变化会使人体免疫功能下降，容易感受外邪而致病，易出现血管收缩、支气管痉挛致咳嗽、气喘等症状。常见的呼吸系统疾病有支气管哮喘、心因性咳嗽、心因性呼吸困难等。

（5）情志对生殖系统疾病的影响：过度的情志变化会使女性月经紊乱，输卵管和子宫收缩，甚至停止排卵，亦会使男性促性腺激素水平及精子数目明显降低，从而对生殖能力造成影响。常见的生殖系统疾病有心因性阳痿、早泄、心因性尿频、心因性不孕症、功能性子宫出血、妊娠剧吐等。

（6）情志对内分泌系统疾病的影响：内分泌系统由内分泌腺和分布于其他器官的内分泌细胞组成。各种腺体不但维持和调节人体最基本的生命活动，而且还维持和调节人的神经活动，因此不良情绪活动会影响内分泌的生理功能。常见的内分泌系统疾病有甲状腺功能亢进、单纯性肥胖、糖尿病等。

通过以上研究可知，精神情志因素对人体的生理、病理皆会造成影响，根据五脏之间的生克制化关系，通过相互制约、相互克制来进行精神情志养生有助于减轻或消除不良的情绪，调节内部脏腑功能，以未病先防、既病防变，使机体处于阴阳调和的健康状态。

第四节 情志养生具体方法

精神情志养生法，是指通过自身对外界客观事物或环境产生的情绪进行自我调节或通过转换思维等方式，将心情调节到平和状态，以使之健康长寿的方法。具体有调养精神法、调节情志法、四时养神法、保精益气法。

一、调养精神法

1. 少私寡欲，恬淡虚无

少私，即尽量减少私心杂念；寡欲，即清心寡欲，减少对名利和金钱等的欲望；恬淡虚无，即是指排除杂念，保持心态的安静平和，使人的精神情志活动始终保持淡泊宁静致远的状态。中医典籍《内经》首先从医学养生角度提出“恬淡虚无”的养生思想。春秋战国时期，道家学派创始人老子也提倡清静无为的养生思想，主张人们摈弃私心杂念，保持精神内守以养生。此外，儒家、佛家都认为安神静心有助于调养心神，即“儒曰正心，佛曰明心，道曰炼心，要皆参修心学一事”，“万法唯心，万道唯心。心为人之主宰，亦为精气神之主宰。炼精炼气炼神，均须先自炼心始”。静则神明，心定则神清。天玄子曰“养心之大法有六，曰心广、心正、心平、心安、心静、心定，心广所以容万类也，心正所以诚意念也，心平所以得中和也，心安所以寡怨尤也，心静所以绝攀缘也，心定所以除外累、同大化也”(《道家养生学概要》)。

（1）节制欲望：俗语有云：“酒色财气四道墙，人人都在里边藏，若能跳出墙外去，不是神仙也寿长。”所以要做到寡欲，即要节制各种各样的名利物质欲望，主要包括酒、色、财、气。只有节制私欲，才能使人心神清静、豁达开朗，使人体气机条达而养生长寿。若是时时处于各种私心杂念之中，扰乱心神之清静，则易导致人体气机紊乱而诱发各种疾病。

（2）思想清静：保持思想清静的方法有①保持目清耳静，眼和耳是人体接受外界刺激的主要器官，只有目清耳静，才能神气内守，心和神安，若目驰耳躁，则神气烦扰，心神难安。《千金翼方 · 养老大例》记载：“养老之要，耳无妄听，口无妄言，身无妄动，心无妄念，此皆有益老人也。”②坚持凝神静思。《医钞类编》记载：“养心则神凝，神凝则气聚，气聚则形全，若日逐攘扰烦，神不守舍，则易于衰老。”日常可通过多练静功，如通过打坐、瑜伽冥想等方法达到凝神静思的效果。

2. 修身养德，陶冶性情

（1）养生养德并重：明代王文禄《医先》中说道：“养德，养生无二术。”可见，古代养生家把道德的修养视作养生之根，认为养生与养德密不可分。首先，道德高尚的人多半理想远大，积极向上，其强大的生命活力和对生命过程的自调功能较强，常使内心处于平和、宁静、豁达之中，内无积滞，外而调畅，有利于机体免疫力的提高。古人认为，良好的道德修养可维持人体脏腑的阴阳平衡，即"修身为德，阴阳气和"。现代研究亦证实：道德高尚，乐于助人，与人相处融洽的人预期寿命显著延长，相反，心怀抱怨，自私自利，与人相处不融洽者死亡率较正常人高出 1~2 倍。可见，道德修养与一个人的心理状态及寿命有着密切的关系。

（2）坚持学习经典：心神要静，心静则神安，神安则气和长寿。人处在复杂的社会生活中，每天都会面临这样或那样的烦恼，要想心静神安，就需要学会有意识的不断纠正自身固有的错误思维方式，修身养德，陶冶情操，来增强自身对外界不良刺激的抵抗能力。中国博大精深的传统文化最重视对道德修养的培养，例如，儒家文化修身以道，修道以仁；道家文化淡泊名利，超凡脱俗。所以，不断的学习是修身养德的重要方法，尤其是不断地从古今中外的经典著作中学习修身养德之道，培养并提高自身的道德修养。修身养德的具体方法：①仁爱存心中。古代的圣贤都重视仁爱的作用，孔子认为"仁者寿"，孟子有云"爱人者，人恒爱之；敬人者，人恒敬之"可见长存仁爱之心，与人保持良好的人际关系，可以使人修身养德，健康长寿。所以在日常生活中应重视对仁爱之心的培养，以自身的行为感染他人，营造爱心的环境，并树立坚定的信念，始终坚持仁爱之行，以仁爱之心改造和影响他人。②省身以修德。曾子云"吾日三省吾身，为人谋而不忠乎？与朋友交而不信乎？传不习乎"就强调了省身修德的重要性，即在日常生活中，通过经常对自身的行为和思想进行反省，从而提高自身的道德修养。修德之人可通过每天固定的时间如早晨起床之前或者晚上睡觉之前，回想自己今天一天或者昨天一天的所做所为，所思所想，是否符合社会道德规范的要求，通过自身不断的反省与修正，有利于塑造健康良好的人格和品格，就能遏制住对私心、杂念的欲望，使身心协调一致，气血运行通畅，而有助于人体的身心健康。

（3）培养兴趣爱好：每个人成长过程中所形成的认知、情感、性格中都会或多或少的有不利于身心健康的因素，重视陶冶性情，能够改善人的心身机能，调和气血阴阳，以使正气旺盛，健康长寿。龚廷贤《寿世保元》中提到："诗书悦心，山村逸兴，可以延年。"可见，陶冶性情，培养高尚的道德情操，可以正确认识人生和社会，提高适应社会的能力，培养顽强的意志和乐观的精神，有益于防范疾病的侵袭。

在古代，颐养性情的养生方法多种多样，例如，静坐宁心、吟诗作赋、练字作画、登山望远、临渊观鱼、交游览胜、披林听鸟、浇花种竹、听琴玩鹤、焚香品茶等，这些方法迄今值得我们借鉴和学习。既可以陶冶性情，还可以培养适合的兴趣爱好，改变单调枯燥的生活方式，也可摆脱纷繁的烦恼，给精神上良好的寄托，也可当成宣泄紧张情绪的一种方式，以逐步形成健康稳定的心理状态，有利于心身健康。

3. 精神乐观，豁达开朗

《内经》云："喜则气和志达，营卫通利。"《素问·上古天真论》云："以恬愉为务，以自得为功，形体不敝，精神不散，亦可以百数。”可见精神乐观、豁达开朗可以使人身体健康，长命百岁。有研究表明，人长期保持精神乐观、性格开朗可以减少患病，尤其是肿瘤类疾病的患病率，有助于提高人的生存质量。且近年来我国针对 90 岁以上长寿老人的调查表明，长寿的原因主要不在物质而在精神情志因素。

（1）遇事做到“三开”：时常保持积极乐观的心态，遇事常可寻求自我解脱。古人云：“凡遇不如意事，试取其更甚者譬之，心地自然清凉，此降火最速之剂。”遇事若能时常保持看得开、想得开、抛得开，则能精神情志和合，保持身体健康。看得开，即表现为内心要对现代社会的阴暗面、丑陋面及有失公平的现象有正确的认识，做到不过分执着和纠结于某事的对与错，善良还是邪恶，能以成熟而稳重的心态面对一切事物。想得开，典型的表现为“知足长乐”，老子有云“祸莫大于不知足，咎莫大于欲得。故知足之足，常足矣”，即要求我们生活和工作上要知道满足，不可贪得无厌，人的欲望减少了，也就不会为私利所累，故能时常保持精神乐观，从而有益于身心健康。抛得开，即对过往所发生的种种，刻骨铭心也好，不堪回首也罢，能学会主动放弃，而继续保持积极乐观心态迎向明天，这样就能减少自我烦恼，减少私心怨念，以乐观的心态度过一生。

（2）培养乐观性格：在日常生活中，我们要不断地锻炼和培养自身乐观开朗的性格，多以微笑面对别人。研究表明，微笑可促进人体血液的运行，缓解压力，增强人体的免疫力，有利于人体的健康。培养自身幽默细胞，从容应对生活中的不快、烦恼和悲伤的事情，并学会调节和调动大家的情绪，尝试以乐观积极的心态去迎接生活中的挑战。多进行自我暗示，不断提醒自己生活终归是美好的，尽量远离负面情绪及带有负面情绪的人，多做善事，多接触美好的事物，宽以待人，建立和谐的人际关系。学会适时地释放不良情绪和压力，如与朋友倾诉、尝试转换角度思考问题等方法。总之，努力培养自身积极乐观的性格，能以积极的心态去面对生活，解决问题，有利于调养精神的调养，有助于人体的健康。

二、调节情志法

1. 情志制约法

（1）喜胜悲（忧）法：即通过使人感到快乐欢喜来制约原来以悲忧为主的情志障碍，以及由此产生的相关躯体症状。例如，可用轻松幽默的语言使患者开心快乐起来，以消除悲伤忧愁的情绪及其所致的躯体症状；若患者因为心愿未能达成而忧心忡忡，则通过顺其意，使患者情志舒畅而得愈，但前提应在愿望合乎常规，只是因为一些客观原因或是条件不具备的情况下而没有达成心愿的，应该创造条件，经过精心策划以帮助患者达成心愿，从而排除忧虑悲观的情绪。但若是愿望完全脱离实际或者娇淫放纵，则应明确指出其利害，教其辨明是非，不可姑息。

（2）悲胜怒法：即通过使患者悲伤，制约原来愤怒为主的情志障碍，以及由此产生的相关躯体症状。例如，可用“悲怆苦楚之言”感化患者，使患者唤起心中的悲痛之情，以平息内心的愤怒；或采用威震的语言，使其恐惧，继而心中升起悲伤之情，悲则气消，使心中愤怒之情得以排解。

（3）怒胜思法：即通过使人感觉到愤怒的心情来制约原来的以思为主的情志障碍，以及由此产生的相关躯体症状。例如，采用不恭敬的话语或行为激怒患者，用愤怒的情绪化解忧思之情，此时利用发怒时升发的肝气消除因思虑导致的气机郁结，但此法有一个需要注意的禁忌，即肝阳上亢、肝经有实火者禁用。

（4）思胜恐法：即通过各种方法引导患者进行思考，以制约原来的以恐惧为主的情志障碍，以及由此产生的相关躯体症状。主要可以通过说理引导，促使其思考，使其在理智的引导下领悟事情的真相，在自主认知的调配下主动解除恐惧等不良情绪反应，同时利用“思则气结”的原理，又可对因惊恐出现的神志涣散起到收敛的功效。

（5）恐胜喜法：即通过各种方法使患者感到恐惧，以制约原来的以欢喜为主的情志障碍，及由此产生的相关躯体症状。例如，通过营造恐怖的气氛或环境使患者产生恐惧的心理，以抑制过喜所产生的亢奋狂躁等症状，不过应该注意这一方法只可暂用，不可长期使用。

2. 疏导移情法

情志既不可压抑，也不可太过，贵在有节适度。要学会合理控制自己的情绪，适度宣泄不良情绪，以免郁而为患。

（1）合理疏导法：是指当人们产生不良的情绪时一方面要适度的宣泄，勿令情绪太过伤人伤己。当我们在工作和生活中面临巨大的压力时，要学会适度的发泄情绪，当怒则怒，当喜则喜，如果不良情绪不能得到合理的宣泄，反而过分压制不良情绪，其就会内化而影响脏腑功能，日久则会使人体阴阳气血失和。适度地发泄情绪，一方面可以选择直接宣泄法，即遇到巨大的压力或遭遇巨大的不幸时，通过痛哭、倾述、大喊等方式宣泄。另一方面，对于平时喜欢将心事藏于心中，内心胆小羞怯之人，也可以通过医生或旁人的劝告、诱导，受到感动使感情有感而发，自然地向外宣泄，以化解内心的郁闷之情。合理的疏导宣泄，还包括言语开导，以排忧解烦。对于那些胡思乱想、放纵无稽的想法，应予以劝说和引导，通过浅显易懂的语言，说服教导，从内心深处开导其排除心中的苦闷，引导其主动解除消极的心理状态。

（2）移情变气法：即通过创造良好的环境或条件，转移或分散其不良的情志指向，移易、变更其精神意识思维，以达到调摄情志的目的。移情的方法主要有以下几种：

1）升华：是指将人们压抑于潜意识的本能冲动，转向社会认可的活动中去，以寻求“象征性”的满足。我国历史上因压抑受挫而升华的例子很多，例如，孔子在厄运连连的情况下著成了《春秋》，孙膑被人截去髌骨后痛定思痛著成了有名的《孙子兵法》等。

2）移情易性：古人认为可通过琴棋书画影响人的情感，排除内心的杂念和抑郁，转移情志，陶冶情操，例如，《理瀹骈文》中提到“七情之病者，看书解闷，听曲消愁，有胜于服药者矣”，认为音乐可发挥等同于药物的作用。古语有云“天有五音，人有五脏；天有六律，人有六腑”。通过对其进行升降浮沉、归经等的划分，发挥类似于药物反佐、正治、反治的功效，从而改变不良情绪，防止不良情绪进一步对人体健康造成影响。

3）运动移情：科学实验表明，运动可有效地把不良情绪产生的负能量散发出去，调整机体的平衡，使体内的去甲肾上腺素升高，从而消除悲观、消极的心态。可选择传统的运动方法，如太极拳、八段锦、五禽戏、气功等，也可选用现代的运动方法，如羽毛球、足球、篮球、乒乓球等，将不良的情绪转为适当的运动，促进血液循环，使人精神振奋，心情愉悦，使阴阳达到协调平衡的状态。

4）暗示移情：不仅可影响人体的心理活动还能影响人体的生理机能改变。中医古籍对暗示移情早有记载，例如，《素问 · 调经论》云：“按摩勿释，出针视之，曰我将深之，适人必革，精气自伏，邪气散乱。”此即采用暗示的方法配合一定的治疗手段引导精气深注于内，邪气散乱于外，而无所留，邪气从腠理外泄，则真气通达，恢复正常的一则例子。明代张景岳曾用暗示移情疗法治疗一些“诈病”病例获得奇效。一般常用的暗示移情有言语暗示、药物暗示、手势暗示、情境暗示等，暗示疗法受个体年龄、智商、学历及家庭成长的影响。暗示疗法可单独进行，也可以与其他治疗结合进行，比如各种药物、理疗、气功等，配以暗示疗法往往会有想不到的效果。施行者需要取得患者充分的信任与合作，使患者对该疗法充满信心，才能达到理想的效果，一般可分为他人暗示和自我暗示。他人暗示，主要是利用医生在求治者心目中的威望，把某种观念或认知暗示给求治者，从而增进和改善求治者的心理状态，进而调节求治者的行为和生理机能，达到治疗疾病的目的。自我暗示，即由求治者通过自己的认知、言语、思维等心理活动过程，以调节和改变身心状态的一种心理治疗方法。暗示移情对于某些精神神志不安的患者，如癔症、神经症患者疗效显著，且发挥主要的治疗作用。某些神经症如恐怖性神经症、焦虑性神经症等，存在精神神经因素的影响，皆需要医生对患者予以权威性的具体说明和解释，让患者对该病有一个全面的了解，认识其发展与预后转归，加上医生的鼓励和心理调节指导，使患者树立战胜疾病的信心，从而解除恐惧或焦虑的心理状态，这些都离不开暗示移情治疗。可见暗示移情疗法可调节人体精神心理活动，一定程度上有益于人体的精神心理健康。

三、四时养神法

1. 春季养神

《素问 · 四气调神大论》记载：“春三月，此为发陈，天地俱生，万物以容，夜卧早起，广步于庭，被发缓刑，以使志生，生而勿杀，予而勿夺，赏而勿罚，此春气之应，养生之道也。”译为春天的三个月，是大自然树木发芽、花枝舒展的季节。在这一季节里，人们应当坚持晚睡早起，多进行散步类运动；同时在散步时披散头发，伸展躯干及四肢关节，用以宣发舒畅情志活动。此时天地使万物焕发生机不能去扼杀，不能去剥夺赋予万物和人焕发生机的权利，勉励万物和人体焕发生机的行为一定不要去破坏。这样就可以顺应春气，以顺应春季的变化达到养生长寿的目的。若违背这一法则，就会损伤人体肝气，甚至到了夏天还会出现一系列病变。之所以如此，正是由于春天升发的生机不足，以致供给身体在夏天繁茂生长时所需的阳气不足的缘故。《内经》的论述，向我们道明了春季养生调神的基本原则，就是要顺应大自然万物生长的规律，使精神情志保持舒畅愉悦、生机盎然的状态。以下为调养肝气的方法有：

（1）舒调肝气：春季，是指从立春之日起到立夏之日为止的这段时间，是大自然万物生长复苏繁衍的时期，人体的阳气在此时也顺应春季升发的特点，开始生长。此外，中医认为，肝属木，与春气相应，在志为怒，恶抑郁而喜调达，故在春季调神养生时应保持肝气的正常疏泄，避免肝气的郁积不疏而影响精神情志的正常宣泄升发，进而影响人体阳气的生长。

（2）绿色养肝：多食绿色的蔬菜、瓜果。中医认为绿色入肝，多食绿色食物可养肝护肝，同时春季万物复苏生长，绿意盎然，为养肝疏肝提供了良好的物质基础，例如，中医认为白菜可解热除烦；芹菜可清热平肝；菠菜可平肝理气等。现代研究也发现，绿色有利于缓解人体的不良情绪，在办公桌上摆放一盆绿色植物，装修时选择淡绿的墙面颜色，甚至多穿淡绿色的衣服，都有助于养肝。

（3）进行运动：多进行运动，保持心情愉悦，使人体气机调畅，以满足春季养生“以使志生”的要求，例如，大自然绿色的树荫草坪、风平浪静的湖水及幽雅的绿色环境，都能促进肝气的条达。

（4）学会戒怒：怒是春季养生的大忌，它是情志致病的主要凶手，所以一定要学会戒怒。《老老恒言·戒怒》中这样说：“人借气以充身，故平日在乎善养。所忌最是怒，怒气一发，则气逆而不顺，窒而不舒，伤我气，即足以伤我身。”这些论述指出了气怒伤身的严重危害性，说明了一定要把戒怒放在首位。戒怒的方法有①学会有意识地控制怒气，即当将要和人发生争执的时候，提醒自己，吵架不能解决任何问题，只会给双方带来更多的烦恼和痛苦。②即使无法自我控制怒气，也要学会运用合理的疏解方法，把积聚、抑郁在心中的不良情绪通过适当的方式表达、发泄出去，尽快恢复心理平衡，以使志生。③还可采用转移法，即通过一定的方法和措施改变目前的思想关注点，或通过改变周围环境，使其尽快从精神烦恼中解脱出来，以保持肝气调达，避免急躁易怒，情志偏激，肝气上逆，气血逆乱，进而影响人体的健康。

2. 夏季养神

《素问·四气调神论》记载：“夏三月，此为蕃秀。天地气交，万物华实，夜卧早起，无厌于日，使志勿怒，使华英成秀，使气得泄，若所爱在外，此夏气之应，养长之道也。”译为夏天的三个月，是万物繁殖茂盛的季节。在这一季节里，天地之气已经完全交会，万物开始开花结果。人应当坚持晚睡早起，保持情绪平和，面对炎热的气候不躁不急，避免使人产生愤怒的情绪，使气色容光焕发，使体内的阳气自然得到宣散。这样就可以顺应夏气，就可以顺应夏季的变化达到养生长寿的目的。如若违背了这一养生原则，就会损伤人体心气，到了秋天就会产生相应的疾病。分析其原因，则应是由于人体在夏天未能得到充分调养、以致供给秋天的收敛之力不足的缘故。《内经》的论述，向我们道明了夏季养生调神的基本原则，即此时万物属于旺盛生长之期，应顺应夏季繁茂之势而养生。此外，原文提出“使志勿怒”，夏季炎热，阳气旺盛，往往容易使人心烦易怒的不良情绪，故夏季调养精神的重点之一为保持心神的宁静。

夏季为一年中阳气最旺盛的时节，是从立夏时节开始到立秋时节为止的这段时间。此时人体新陈代谢最为旺盛，阳气在外，阴气在内，再加上夏季天气炎热，汗液外泄，易损伤人体津液，因为汗液为心之液，故易于损伤人体心气。此外，心主火，与夏季相应，因而夏季人体心火旺盛，易于损耗人体心气，出现心烦、神昏等精神情志改变，故夏季养生调神的重点在养心气。心主神明，心气得养，血脉通利，神志清明，思维敏捷，则精神旺盛。与此相反，心气失养，心血不足，则心神不安，往往会出现神志不安的症状，以下为调养心气的方法。

（1）戒骄戒躁，安定心神，防止心火上炎，耗伤心气。丘处机曾言“夏三月欲安其神者，则含忠履孝，辅义安仁，安息火炽，澄和心神，外绝声色，内薄滋味，可以居高朗，远眺望，早卧早起，无厌于日，顺于正阳，以消暑气”，此外，还强调说“惟宜虚堂、净室、水亭、木阴、洁净空敞之处，自然清凉。更宜调息静心，常如冰雪在心，炎热亦于吾心少减，不可以热为热，更生热也。”此处言论即为古语“心静自然凉”之意。

（2）食物调养，清心养心。如中医认为西瓜可清热解暑，为防夏季心火旺盛之佳品；番茄清热消暑，养心安神，现代研究表明，番茄可保护心脑血管；草莓可清热解暑，现代研究表明对于预防冠心病、动脉粥样硬化等心血管系统疾病有良效。

（3）寄托精神，使志无怒。夏季在精神养生方面还应做到“使志无怒”和“使华英成秀”。首先，要适时寻找好的精神寄托。只有树立良好的精神寄托，才能使人克服人生道路上的坎坷，产生美好的信念，进而产生积极的意志行动和精神情感。生活中有许多活动，如绘画、书法、雕刻、音乐、下棋、种花、旅游等，均能使人有所寄托，同时可陶冶人的精神情感生活，从而起到移情养性、调神养生的作用，从而适应夏季养生的“使华英成秀”的养生特点。其次，要注意调节自身的情绪，如存在焦躁、焦虑、抑郁、愤怒等情绪时，应设法对其进行调节。《管子·内业》里曾说：“止怒莫若诗，去忧莫若乐，节乐莫若礼，守礼莫若敬，守敬莫若静，内静外敬，能反其性，性将大定。”在《内经》里介绍的圣人养生之道，一是“无恚嗔之心”，二是“无思想之患”，三是“以恬愉为务”。因此，有计划地修身养性，调节性格，有助于在炎炎夏日清心安神，做到“使志无怒”及“使华英成秀”。

3. 秋季养神

《素问·四气调神大论》云：“秋三月，此谓容平，天气以急，地气以明，早卧早起，与鸡俱兴，使志安宁，以缓秋刑，收敛神气，使秋气平，无外其志，使肺气清，此秋气之应，养收之道也。逆之则伤肺，冬为飧泄，奉藏者少。”译为秋天的三个月，是万物果实饱满，收获的季节。在这一季节里，天气清肃，花草凋零，大地清净。人应当早睡早起，与鸡的作息时间一致。使情志安定平和，用以缓冲深秋的肃杀之气对人体的影响；收敛此前向外宣散的神气，以使人体能适应秋气并达到相互平衡；此时不要再让情志向外宣泄，用以使肺气保持清肃。这样就可以顺应秋气，以顺应秋季的变化达到养生长寿的目的。若违背了这一法则，就会损伤人体肺气，到了冬天还会产生飧泄的疾患。究其原因，是由于人体收敛机能在秋天未得到充分的发挥，以致供给冬天的闭藏的能力不足的缘故。《内经》的论述，向我们道明了秋季养生调神的基本原则，此时万物经过夏季的旺盛生长后开始收获，为冬季的闭藏作准备，所以秋季养神的基本原则为“养收”，即要保持神气的收敛，不使神气过度耗散，保持精神的宁静，这样才能防止秋季肃杀之气对人体的影响。以下为调养肺气方法。

（1）乐观开朗，远离悲愁。秋季，是指从立秋之日起到立冬之日为止的这一段时间，是大自然众多植物的成熟收获的季节，但同时由于秋季呈现出秋风扫落叶的衰败之感，亦对人体的精神情志活动造成影响，难免容易使人产生悲伤忧愁的负面情绪，尤其是年老之人，更易产生伤春悲秋、凄凉萧条之感。所以秋季更应安定心神，减少因触景伤情而对人体精神情志造成的影响。此外，肺属金，与秋气相应，在志为忧，在秋季调养肺气有助于调养精神情志，防止因肺气亏虚而产生悲忧之情，不利于人体的健康。立秋之后精神调养应保持内心平和，神志安宁，心情开朗，切忌抑郁伤感，以适应秋天容平之气。因秋季燥邪主之，人们容易产生烦躁不安等不良情绪，易导致抑郁悲忧等心理方面的疾病。此时一定要保持开朗的性格，让自己快乐起来，多和别人交流谈心，以平心静气之心对待每一件事情，只有这样才能平稳度过秋季萧肃冷清的时节。尤其是平素沉默寡言之人及老年人，此时应减少抑郁情绪的产生，尽量保持乐观开朗，培养淡泊宁静的性格，以助于神气的收敛。

（2）使用食药，调养肺气，减少悲忧情绪的产生，如白色的豆制品、白萝卜、百合等滋补肺脏之品。中医认为百合养阴润肺、清心安神，可治疗心情抑郁、悲伤欲哭等不良情绪；豆腐可清肺润燥。

4. 冬季养神

《素问·四气调神大论》云：“冬三月，此谓闭藏，水冰地坼，无扰乎阳，早卧晚起，必待日光，使志若伏若匿，若有私意，若已有得，去寒就温，无泄皮肤，使气亟夺，此冬气之应，养藏之道也。逆之则伤肾，春为痿厥，奉生者少。”译为冬天的三个月，是万物开始闭藏的季节。在这一季节里，水面结冰，大地冻裂，所以人们不应该扰动体内阳气，要早睡晚起，一定等到日光出现再起床；使情志就像鱼鸟深藏，就像人有隐私，就像心有所获一样；还应该尽量远离寒冷的地方，靠近温暖的地方，不要让肌肤腠理出汗而使阳气大量外泄。这样就可以顺应冬气，以顺应冬季的变化达到养生长寿的目的。若违背这一法则，就会损伤人体肾气，到了春天还会出现四肢逆冷的病症。究其原因，是由于身体在冬季闭藏功能未能充分的发挥，以致供给春季焕发生机的能量不足的缘故。道明了冬季养生调神的基本原则，即适应冬季养生“闭藏”特点，以使志藏。

冬季，是指从立冬之日起到立春之日为止的这段时间。是大自然万物闭藏的时节，使“神藏”符合这一时节的养生特色。神藏于内，是指注重和保持内心的平和，及时调节不良情绪，保持心情的宁静。当然应当注意的是，神藏于内并不等于慵懒散漫、昏昏沉沉这样一种消极的情绪状态。此外，肾属水，与冬气相应，冬季为人体中阴盛阳衰的时节，体内阳气不足，尤其影响肾中阳气，故在冬季注意保养肾气有助于在冬季调养精神。以下为冬季调养肾气的方法。

（1）多晒太阳：由于冬季日照时间较短，人体内松果体“光照不足”，可使人产生情绪低落、身体乏力等忧郁症状，而有研究表明，光线可影响人体内的松果体进而影响到人体的情绪。故在冬季适当地多晒太阳，有助于预防由于冬日里日光不足而出现的情绪低落的一系列症状，达到冬日里调养精神的目的。

（2）食物养肾：补肾强肾，肾气旺盛，有助于精力充沛、耳聪目明，而使神志安宁，可在日常生活中多吃补肾的食物，例如，中医认为黑豆可补肾解毒；黑芝麻可补益肝肾，桑葚可补益肝肾乌、发明目。

（3）适当锻炼：现代研究表明适当的体育锻炼能调整机体的自主神经功能，减轻因自主神经功能失调而引起的紧张、激怒、焦虑、抑郁等状态，但同时应注意冬季不可运动过度，其不利于人体闭藏功能的发挥，会导致人体阳气的耗散，不利于冬季养生闭藏的特性。

四、保精益气法

（一）积精全神法

1. 保精节欲

（1）收养心神：是节欲保精的第一步。只有心绪安宁、心无杂念，才能达到制欲念的目的。心藏神而寓君火，神宁心安则阴精固秘。若心神为外物所扰，欲火内动，君火引动相火，相火妄动，每易致阴精耗散。如朱丹溪说：“主封藏者肾也，司疏泄者肝也，二脏皆有相火，而其系上属于心。心，君火也，为物所感则易动，心动则相火亦动，动则精自走，相火翕然而起，虽不交会，亦暗流而疏泄矣。所以圣贤只是教人收心养心，其旨深矣。”张介宾亦强调收养心神对节欲保精的作用，指出：“今之人，但知禁欲即为养生，殊不知必有妄动，气随心散，气散不聚，精逐气亡，释氏有戒欲者曰：断阴不如断心，心为功曹，若止功曹，从者都息，邪心不止，断阴何益？此言深得制欲之要，亦足为入门之一助也！”可见，心中欲望太过可致相火妄动，而相火妄动可损伤人体阴精。而只有保持人体阴精的充足，才有可能与妄动的相火相抗衡，不使心中欲望太过而保持内心的平和安详而调养精神。

收养心神还应加强道德修养和意志锻炼。在正确掌握两性知识的基础上，避免黄色书刊、淫秽音像对心神的不良刺激，尽量把过多旺盛的精力投放到日常的学习、工作中，还可积极参加丰富的社会活动，充实自身的业余生活。这样才能排除杂念，达到神志安定的目的。

（2）适龄婚配：古代医家一贯主张婚配适龄，反对早婚，以达到养生保健、节欲保精的目的。认为过早生育，会损伤人体的精气血脉，致精少不能化生神气，则影响人体的心神活动。万全《养生四要·卷一》指出：“少之时，气方盛而易溢，当此血气盛，加以少艾之慕，欲动情胜，交接无度，譬如园中之花，早发必先萎也，况禀受怯弱者乎！”再者，孔子曰：“人之少也，血气未定，戒之在色，古法以男三十而婚，女二十而嫁。又当观其血气强弱而抑扬之，察其禀性淳漓而权变之。”皆主张忌早婚，方能节性欲、保阴精。如过早结婚，如《寿世保元》云“男子破阳太早，则伤其精气，女子破阴太早，则伤其血脉”，都道明了早婚早育对人体保精养生的危害。

现代医学研究认为，女子 20 岁时身体并未完全发育成熟。虽然女子的身高长到 19 岁左右停止生长，但此时骨盆和臀部开始增宽、增大，为以后顺利孕育和分娩创造条件。而骨骼的钙化一般要到 23 岁才能正式完成。因此，我国《婚姻法》规定，结婚年龄“男不得早于 22 岁。女不得早于 20 岁”。目前调查显示，世界上许多国家青年人的实际结婚年龄平均在 25 岁以上：日本为 25.5 岁，美国为 25 岁。而我国有关医学专家亦认为，年轻人最佳结婚年龄，男方应为 25~27 岁，女方为 23~25 岁，这恰与古代医家的认识相吻合。可见，无论是古代还是现代都提倡适龄婚育，既不提倡早婚早育，也不提倡晚婚晚育。只有适龄婚育，才能保养人体内的精气，达到保精养神的目的。

除了有最佳婚育年龄外，还有最佳生育年龄。现代医学研究认为，女性 24~28 岁生育最为合适。女性生育太早不利于自身的恢复及婴儿的健康，例如，易出现子宫收缩无力、胎位不正、胎儿发育不良，临产及分娩时容易发生难产、子痛、产程延长、出血量多、胎盘早期剥离等现象。有调查资料显示，生育过早的女性，其先天性畸形儿出生率也较高，出生婴儿的死亡率也较高。此外，年龄较小的女子，由于难以承担孕育重担，易出现怀孕后合并症（如高血压、抽风、风湿热等）。由此可见，选择合适恰当的生育年龄，有利于母亲和孩子健康。

（3）顺应自然：《老老恒言》中指出：“老年断欲，亦盛衰自然之道。损之爻辞曰：'窒欲是也，若犹未也。'自然反成勉强，则损之又损，必至损年。"可见后世医家多主张人随着年龄的增长后逐渐减少房事，至年老应断欲，以防损伤人体的阴精，以达存精养神之功效。更不可因为年龄增长，机体性功能的生理性减退而妄用壮阳药物。中医认为壮阳之品多峻烈温燥，服之过多会妄动其体内之阳，使欲火煽动，煎熬真阴，使机体精亏更甚，长久使用极易形成恶性循环。而在使用壮阳药物的过程中，人们往往难以把握用量的标准，甚至有的干脆就是为纵欲而服"药"，这无疑影响人体长久的健康。养生大家孙思邈的《千金方》认为，那些不顾身体而靠药石"倍力行房"者，轻者未老先衰，甚者"精髓枯竭，惟向死进"，告诫"极须慎之"。《养生却病笺》也说："服丹药以快欲，肾水枯燥，心火如焚，五脏干烈，大祸立至。"可见，人体应当顺应自然界的规律，节欲保精，年老断欲，切勿利用药物过度放纵，或妄图使用药物壮阳回春，以免过度妄动体内阳气，损耗人体的阴精，影响人体的健康长寿。

2. 食药养神法

《素问·六节藏象论》记载："五味入口，藏于肠胃，胃有所藏，以养五气，气和而生，津液相成，神乃自生。"可见食物可以养神。《灵枢》亦云："故神者，水谷之精气也。"此处水谷即饮食物，水谷之精即饮食物所化生的精华物质，而《灵枢》认为这些饮食物所化生的精华即为神。可见古代医家认为饮食物可以积精养神。

（1）食养：在日常生活中可以保精安神的食物有小米、大枣、莲子、小麦、核桃肉等。小米：性平，味甘咸，具有健脾养胃、补血益气、补肾养心安神之功。现代研究发现其内含有丰富的色氨酸可促进机体褪黑素的分泌转化，而它能调节人的睡眠、情绪、免疫等功能。大枣：味甘，性温，具有补中益气、健脾养胃、养血安神的功效，可用于因脾胃虚弱而导致的心神不安、心悸失眠等症状。现代研究表明，大枣中含有黄酮类化合物，具有镇静、催眠的功效。小麦：味甘，性凉，具有益气、除烦、止渴、安神的功效，可用于心神不宁、烦躁失眠的病证，现代多用于神经衰弱等疾病。莲子：味甘涩，性平，具有固精补脾、益肾养心之功。现代研究表明，莲子具有很高的营养价值，含有丰富的蛋白质、脂肪和碳水化合物，可镇静神经。

（2）药养：日常除了通过食物养精安神外，还可以通过药物来补养精气，《类经·摄生》云："精不可竭，竭则真散。"通常在精亏初期可用食物进行调补，到了精亏严重时期，则不得不通过药物来调理，防止精竭神散出现。方药养精的方法具有辨证论治的特性，有滋阴益精、温阳养精、补气化精、养血生精等具体的方法。此外还可通过按摩肾俞、关元、命门等补肾养精的穴位来保精安神。从固肾养精药物的功效也可以看出精与神之间相互依存、相互作用的关系，如滋养安神药物柏子仁同时具有补益肾精的作用。可见，积精可以全神。

益气安神的药物如人参：入心经，可补益心气、安神益智，治疗因心气不足导致的惊悸失眠、心神不安等症；大枣：可入心经，补中益气、安神养心，治疗脾胃气虚，心血不足所致的妇人脏躁、精神不安等症；刺五加：入心、脾经，可补益心脾之气、安神定志，常用于治疗心脾两虚所致的失眠多梦、心神不安等症。

温阳安神的药物如紫石英：入心肾经，既可温肾暖宫，又可镇心安神，治疗心悸怔忡、虚烦失眠等症。

养血安神的药物如龙眼肉：入心、脾经，可补益心脾、养血安神，治疗因血亏精少所致的心悸怔忡、健忘失眠等症；大枣：入心脾经，可养血安神，治疗因阴血不足所致的心神惊悸不安等症。

养阴安神的药物如百合：入心经，可养阴清心安神，治疗虚火上扰所致的失眠、心悸、神志恍惚等症；麦冬：入心经，可养心阴、清心热、除烦安神，治疗心阴虚有热之神烦少寐之症；龟甲：入心肾经，可养血补心、安神定志，治疗因阴血不足、心肾失养所致的惊悸、失眠、健忘等症。

（二）调息安神法

调息，即调整呼吸，是古人吐故纳新的一种方法，通过吸入天地之精气，吐出周身之浊气，以使气聚精充神旺。《素问·上古天真论》中就记载有“呼吸精气”，即为调息养神之法。通过调息，可以使体内气机运行通畅，经络气血调和，则可化生精气，进而充养神气。在古代传统养生运动中就含有“调息”的概念，并已有炼形、炼气、炼神的概念，即通过运动肢体以炼形，通过调整呼吸以炼气，最后通过炼形、炼气以炼神。而炼气往往是一切运动开始的基础，只有炼气调息，才能经络通畅，形神一体，达到调息安神、神旺体健的目的。

1. 传统调息法

古代调息安神的常见方法有①自然呼吸法，即不论是胸式呼吸、腹式呼吸还是胸腹混合式呼吸，只要求在平时习惯的自然呼吸的基础上，将呼吸调整的缓慢、匀称和自然，从而使身体放松，精神得到安宁。②鼻口呼吸法，即采用口吸鼻呼的方法或采用鼻吸鼻呼的方法，多数功法采用鼻吸鼻呼法，如气功、太极等传统功法，但对于少数有鼻部疾患者，也可采用口吸鼻呼法来调息入静安神。③腹式呼吸，它是功法调息中最常用的调息方法，分为顺式呼吸与逆式呼吸。在吸气时腹前壁向外高高的隆起，而呼气时腹壁向脊柱方向回缩的为顺式呼吸；而在吸气时腹肌向内回缩，呼气时腹肌向外隆起的称为逆式呼吸。无论是逆式腹式呼吸还是顺式腹式呼吸都较其他调息方法获得更多的氧气来濡养机体的四肢百骸，调节气机、血液的运行，有助于怡神养生。

2. 现代调息法

现代的体育运动中，以瑜伽最注重调息练习，将调整呼吸，平静自身作为一切练习的开始。瑜伽调息法都是建立在腹式呼吸的基础上，可分为①完全呼吸法：是最常用的瑜伽调息方法，开始时缓慢地呼气，用收缩腹部的方法将体内的气体排出，然后开始缓慢收缩肋骨，直至将体内的气体全部呼出，此时在屏息的状态下保持2~3 秒的时间，此时开始缓慢的吸气，先从肋骨开始，使气体首先充满胸腔，进而缓慢充盈腹腔。此种方法可缓解疲乏，调节自主神经的紊乱，输送更多的氧气以养生调神。②冷却调息法：主要是通过嘴巴缓慢的吸气，再通过鼻孔缓慢的呼气，呼吸时嘴巴微微张开，且注意吸气时不可用力过猛。此法对整个人体及神经系统具有镇静和放松的功效，可调节紧张和忧郁的情绪反应，调节人体的精神活动。③纳地净化功：将右手的食指和中指并拢，分别放在前额和右边鼻孔旁边，将无名指放在左鼻孔旁边，分别用大拇指和无名指控制两侧鼻孔的气流出入。首先用大拇指轻轻地关闭右侧鼻孔，用左侧鼻孔缓慢而深长地进行5次呼吸。然后移开大拇指，用无名指轻轻地关闭左侧鼻孔，用右侧鼻孔进行5次深长的呼吸。如此反复的交替练习，逐渐将意识集中在自己的呼吸上，进而使全身心得到放松和安宁。④心灵呼吸功：首先采取舒适的姿势体位，然后将舌头后卷，用舌腹部抵住上腭，同时收缩喉头的声门，即用鼻孔深沉而柔和地呼吸，每次吸气，似乎从喉头传来一个“萨”的声音，而呼气时则是“哈”的声音，如同轻微的打鼾声或者像婴儿睡眠时的声音，此时会感觉气息似乎不是由鼻孔出入，而是由喉咙出入的。此调息方法有助于安定神经系统，使内心变得平和，进而有助于调养精神。

（籍　莉　张　琨）

第五章

饮食养生

第一节　饮食养生涵义

饮食养生，又称为食疗养生，是指在中医理论指导下，按照食物“四气五味”的特性，利用食物来影响机体各方面的功能，科学合理摄取膳食，调整机体气血阴阳，达到防病治病，强身健体，延年益寿目的的一种养生方法。食疗是中医药学的重要组成部分。以食疗为基础的药膳、药粥、药酒、药茶、药饭等，都是食疗的组成部分。食疗不仅在防治疾病和病后康复方面起到重要作用，并且对儿童的生长发育、妇女的美容养颜、老人的抗衰延年有着很好的促进作用。

古往今来，饮食与健康息息相关，药食同源源远流长，早在两千多年前的《内经》就认为“五谷为养，五果为助，五畜为益，五菜为充，气味合而服之，以补精益气”，寿超百岁的中医大家孙思邈，在《备急千金要方》中明确指出：“安身之本，必资于食……不知食宜者，不足以存生也。”“夫为医者，当须先洞察病源，知其所犯，以食治之，食疗不愈，然后命药。”

第二节　饮食养生原则

一、辨证施食，兼顾个体

汉代医家张仲景指出“凡饮食滋味，以养于身，饮食之妨，反能为害，所食之味，有与病相宜，有与身为害，若得宜则益体，害则成疾。以此致危，例皆难疗”。人的体质各有不同，寒热虚实各有偏差，生活环境、四时气候也不尽相同，只有根据具体情况辨证施食，方可起到养生强体之功效，反之则会有害于身体，甚至产生疾病，危及生命。

1. 因人施食

因人施食指根据个人的年龄、体质、职业、性别等方面的特点进行饮食养生。

（1）年龄：儿童具有脏腑娇嫩，发育迅速等生理特点，饮食应清淡易消化，营养全面，特别是要保障碳水化合物、蛋白质、维生素和矿物质的供给。青少年具有新陈代谢旺盛，消耗量大，用脑过度的特点，需要摄入足够的热量和丰富的维生素等，尤其应注重鱼、蛋、奶等优质蛋白的摄取。中老年时期，机体代谢逐渐退化，饮食宜荤素搭配，以“温、熟、热、软、淡”为主，忌“肥、甘、生、冷、硬”。

（2）体质：人有禀赋和体质不同，饮食也各不相同。湿热体质宜食清热利湿之品，如荠菜、薏仁、黄瓜等；血虚体质宜食补血养血之品，如黑豆、红糖、大枣、黑芝麻等；气虚体质宜食补气健脾之品，如山药、扁豆、栗子、鸡肉等；阴虚体质宜食滋阴生津之品，如鸡蛋、白菜、豆腐、茭白等；痰湿体质宜食祛湿化痰之品，如冬瓜、萝卜、荷叶、赤小豆、白萝卜等；阳虚体质宜食温阳祛寒之品，如牛肉、河虾、桂圆、干姜等；瘀血体质宜食活血化瘀之品，如木耳、茄子、玫瑰花等。

2. 因时施食

因时施食指根据四时季节和昼夜晨昏的时序规律进行饮食养生。古代医家在顺应自然方面积累了丰富的经验。《饮膳正要》指出“春气温，宜食麦以凉之；夏气热，宜食菽以寒之；秋气燥，宜食麻以润其燥；冬气寒，宜食黍以热性治其寒”，充分说明人要根据时令气候特点来选择食物。春季，阳升阴降，万物升发，宜多食香菜、香椿苗、荠菜、菠菜、韭菜、芹菜、春笋等食物；夏季，阳气最旺，万物茂盛，应选用西瓜、番茄、芦根、绿豆、冬瓜、苦瓜、黄瓜、生菜、豆芽等食品；秋季，阴长阳消，燥气当令，万物收敛，宜多食冬瓜、枇杷、柚子、梨子等食物；冬季，阳气潜藏，阴气盛极，万物闭藏，宜多食胡椒、羊肉、牛肉、狗肉、鳝鱼等食物。

3. 因地施食

我国地域辽阔，地势有高下之别，气候有寒热湿燥之分，水土性质各异，因此，饮食养生必须坚持因地制宜的原则。应根据不同地方的气候特点、地域环境进行饮食养生。例如，东南地势较低，气候温暖潮湿，宜食清淡通利或甘凉之品；西北地势较高，气候寒冷干燥，宜食温热滋润之品。由于各地水土性质不同，有些地方容易形成地方病，诸如甲状腺肿、克山病、大骨节病等，应结合地理环境特点审因施药膳。

二、四气五味，审体而择

按照中医学理论，根据不同的病证，脏腑功能的盛衰，对食物四气五味进行选择。

1. 四气

四气即寒、热、温、凉。温热食物大多具有温中、助阳、散寒、活血、通脉之功，可以减轻或消除寒性病证或瘀血，扶助人体阳气，适于体质虚寒者或冬令季节食用。寒凉食物大多具有清热、解毒、泻火、滋阴、生津之功，可以减轻或消除热性病证，养护人体的阴液，适于体质偏热者或暑天食用。平性食物的作用缓和，无明显不良反应，应用范围较广。

2. 五味

五味即酸、苦、甘、辛、咸。酸味食物具有收敛固涩、生津止渴、涩精止遗之功，甘味食物具有补虚和中、健脾养胃、滋阴润燥、缓急止痛之效，多用于防治脾胃虚弱、气血不足、阴液亏耗等病证。苦味食物具有清热燥湿、泻下降逆之力，多用于热性体质者或热性病证、肿瘤患者等。辛味食物具有散寒、行气、活血之功，多用于感冒、气滞、血瘀、湿滞、痰阻等患者。咸味食物具有软坚、散结、润下之效，多用于肿瘤、便秘等患者。

三、合理膳食，平衡机体

食物的种类多种多样，营养成分各不相同。只有做到合理的饮食搭配，才能保证气血阴阳的平衡，满足生命活动的需要。《内经》中认为：“五谷为养，五果为助，五畜为益，五菜为充。气味合而服之，以补精益气”并认为“谷肉果菜，食养尽之，无使过之，伤气正也。”古代医家很早以前就认识到，平衡饮食的整体对机体的重要性，除了用药物来防治疾病外，还可以充分利用谷、果、肉、菜等食物以营养身体、补益精气，从而抵抗疾病、保障健康。

“五谷为养”，养是营养、补养的意思。五谷指黍、秫、菽、麦、稻等谷物与豆类。它们作为养育人体的主食，提供人体每天所需的能量。谷类中含淀粉最多，蛋白质次之，人体所需 80% 左右的热能和 50% 左右的蛋白质为谷类食物所提供。同时谷类食物还是 B 族维生素的主要来源。而豆类中蛋白质含量高，谷类和豆类同食，能够获得更丰富的营养。

“五果为助”，助是辅助、帮助的意思。五果指枣、李、杏、桃、栗等水果和干果食物。果品类富含维生素、纤维素、糖类和有机酸、无机盐等，是平衡饮食中不可缺少的营养成分。

“五畜为益”，益是有益、增益的意思。五畜指牛、犬、羊、猪、鸡等肉类食品，多为高蛋白、高脂肪、高热量的食物，而且含有人体必需的氨基酸，是人体正常生理代谢及增强机体免疫力的重要营养物质。因此，古人将禽肉类食品称之为“血肉有情之品”，其补养作用比草木类食品为优，能增补五谷主食营养之不足，是平衡饮食的主要辅食。

“五菜为充”，充是充养、补充的意思。五菜指葵、韭、薤、藿、葱等蔬菜。蔬菜类食品含有多种微量元素、维生素、纤维素等营养物质，有增食欲、助消化、补营养、防便秘、降血脂、降血糖等作用，故对人体的健康十分有益。

四、饮食有节，知晓禁忌

（一）饮食有节

饮食有节，就是饮食要有节制。即进食要定量、定时、卫生。《内经》指出“饮食自倍，肠胃乃伤”。《管子》云“饮食不节，则形累而寿命损”。由此可见，暴饮暴食会损伤脾胃，对健康不利。中医认为，过饱过饥，过热过凉，过辛过咸等都不利于气血阴阳的平衡。《吕氏春秋·季春纪》说：“食能以时，身必无灾，凡食之道，无饥无饱，是之谓五脏之葆。”华佗云：“饱食则卧，乃生百病。”元代医家罗天益在《卫生宝鉴》中提到：“食物无贪于多，贵在有节。”《饮膳正要·养生避忌》曰：“故善养性者，先饥而食，食勿令饱；先渴而饮，饮勿令过。食欲数而少，不欲顿而多。”东汉张仲景《伤寒杂病论》也认为“秽饭、馁肉、臭鱼食之皆伤人”。

1. 定量

定量，是指进食宜饥饱适中，每顿进食量基本恒定。进食定量，饥饱适中，恰到好处，脾胃运化吸收功能正常，身体能及时得到气血等营养物质的供应，以保证各种生理功能活动需要。《备急千金要方》指出：“不欲极饥而食，食不可过饱；不欲极渴而饮，饮不可过多。饱食过多，则结积聚，渴饮过多，则成痰澼……”《养生避忌》一书说：“食欲数而少，不欲顿而多。”梁代陶弘景在《养性延命录》也指出：“不渴强饮则胃胀，不饥强食则脾劳。”

（1）饮食过量：在短时间内突然进食大量食物，势必加重胃肠负担，食物停滞于肠胃，不能及时消化，影响营养的吸收和输布；脾胃功能因承受过重，亦会受到损伤。孙思邈在《备急千金要方》里指出“食欲数而少，不欲顿而多，则难消也。常欲令如饱中饥，饥中饱耳”，这即进食适度的意思。

（2）饮食不足：气血营养化生无源，难以供给人体生命所需要的足够营养。消耗大于补充，会导致机体逐渐衰弱，势必影响健康，甚至发生疾病，无益于健康。

2. 定质

一日之内，人体的阴阳气血随昼夜变化而盛衰各有不同。白天阳气盛，新陈代谢旺盛，需要的营养供给也必然多，饮食量可略大；夜晚阳衰而阴盛，多为静息入寝，需要的营养供给也相对少些。饮食量可略少，这也有利于胃肠的消化功能。自古以来，就有“早饭宜好，午饭宜饱，晚饭宜少”之说。

（1）早饭宜好：经过一夜睡眠，肠胃经充分休息，若能及时进食，体内营养可得到补充，精力方可充沛。早饭宜好，是指早餐的质量，营养价值宜高一些、精一些，便于机体吸收，提供充足的能量。尤以稀、干搭配进食为佳，不仅摄取了营养，也感觉舒适。

（2）午饭宜饱：午饭具有承上启下的作用。上午的活动告一段落，下午仍需继续进行，白天能量消耗较大，应当及时得到补充，所以，午饭要吃饱。所谓“饱”是指要保证一定的饮食量。当然，不宜过饱，过饱则胃肠负担过重，也影响机体的正常活动和健康。

（3）晚饭宜少：晚上接近睡眠，活动量小，故不宜多食。如进食过饱，易使饮食停滞，增加胃肠负担，会引起消化不良，影响睡眠，所以，晚饭要进食少一些。也不可食后即睡，宜小有活动之后入寝。《备急千金要方·道林养性》说：“须知一日之忌，暮无饱食……饱食即卧乃生百病。”

3. 定时

定时是指在较为固定的时间进食。我国传统的进食节律是一日二至三餐。养成按时进餐的良好的习惯，对身体大有裨益。

早在《尚书》中就有“食哉惟时”之论。有规律的进食，脾胃有张有弛，协调配合，保证消化、吸收机能有节奏地进行活动，食物在机体内有条不紊地被消化、吸收，输布全身。食无定时、随便进食、或零食不断、忍饥不食，都会打乱胃肠工作的正常时间，导致脾胃失和。

（二）进食保健

1. 进食宜缓

进食宜缓是指吃饭时应该从容缓和，细嚼慢咽。《养病庸言》说：“不论粥饭点心，皆宜嚼得极细咽下。”这样进食，既有利于各种消化液的分泌，食物易被消化吸收；又能稳定情绪，避免急食暴食，保护肠胃。急食则食不易化，暴食则会骤然加重肠胃负担，还容易发生噎、呛、咳等意外，应当予以重视。

2. 食宜专致

《论语·乡党》中说：“食不语。”进食时，应该将头脑中的各种琐事尽量抛开，把注意力集中到饮食上来。进食专心致志，既可品尝食物的味道，又有助于消化吸收，更可以有意识地将主食、蔬菜、肉、蛋等食品杂合进食，做到“合理调配”。同时，也可增进食欲。古人所说的“食不语”及“食勿大言”（见《千金翼方》），就是要人们在吃饭时专心致志，说明自古以来，早已认识到专心进食有利于消化的道理。倘若进食时，头脑中仍思绪万千，或边看书报边吃饭，没有把注意力集中在饮食上，心不在“食”，那么也不会激起食欲，纳食不香，自然影响消化吸收，这是不符合饮食养生要求的。

3. 进食宜乐

安静愉快的情绪有利于胃的消化，乐观的情绪和高兴的心情都可使食欲大增，这就是中医学中所说的肝疏泄畅达则脾胃健旺。反之，情绪不好，恼怒嗔恚，则肝失调达，抑郁不舒，致使脾胃受其制约，影响食欲，妨碍消化功能，古有“食后不可便怒，怒后不可便食”之说。故于进食前后，均应注意保持乐观情绪，力戒忧愁恼怒，不使其危害健康。

（三）食后养生

1. 食后摩腹

《千金翼方》说："平日点心饭讫，即自以热手摩腹。"又说："中食后，还以热手摩腹。"食后摩腹的具体方法是吃食以后，自左而右，可连续作二三十次不等。这种方法有利于腹腔血液循环，可促进胃肠消化功能。经常进行食后摩腹，不仅于消化有益，对全身健康也有好处，是一种简便易行、行之有效的养生法。

2. 食后散步

进食后，不宜立即卧床休息，饭后宜做一些从容缓和的运动，才有益于健康。俗话说"饭后百步走，能活九十九"，《摄养枕中方》中说："食止，行数百步，大益人。"进食后，活动身体，有利于胃肠蠕动，促进消化吸收，而以散步为最好的活动方式。

如果在饭后，边散步边摩腹，则效果更佳。《千金翼方》将其归纳为："食后，还以热手摩腹，行一二百步，缓缓行，勿令气急，行讫，还床偃卧，四展手足，勿睡，顷之气定。"

3. 食后漱口

食后还要注意口腔卫生。进食后，口腔内容易残留一些食物残渣，若不及时清除，往往引起口臭，或发生龋齿、牙周病。早在汉代，《金匮要略》中即有"食毕当漱口数过，令牙齿不败口香"之说。经常漱口可使口腔保持清洁，牙齿坚固，并能防治口臭、龋齿等疾病。

第三节　饮食养生作用

《寿亲养老新书》说"主身者神，养气者精，益精者气，资气者食。食者，生民之天，活人之本也"，明确指出了饮食是"精、气、神"的营养基础。此外，由于食物的味道各有不同，对脏腑营养作用也有所侧重。《素问 · 至真要大论》中说："五味入胃，各归所喜，故酸先入肝，苦先入心，甘先入脾，辛先入肺，咸先入肾，久而增气，物化之常也。"此外，食物对人体的营养作用，还表现在其对人体脏腑、经络、部位的选择性上，即通常所说的"归经"问题。例如，茶入肝经，梨入肺经，粳米入脾、胃经，黑豆入肾经等，有针对性地选择适宜的饮食，对人的营养作用更为明显。

一、防病强身

食物对人体的滋养作用是人体健康的重要保证。合理地安排饮食，保证机体有充足的营养供给可以使气血充足，五脏六腑功能旺盛。因而，新陈代谢功能活跃，生命力强，适应自然界变化的应变能力大，抵御致病因素的力量就强。

饮食又可以调整人体的阴阳平衡，即《素问·阴阳应象大论》所说："形不足者，温之以气，精不足者，补之以味。"根据食物的气、味特点，以及人体阴阳盛衰的情况，予以适宜的饮食营养或以养精，或以补形，既是补充营养，又可调整阴阳平衡。不但保证机体健康，也是防止发生疾病的重要措施。例如，食用动物内脏，既可养肝，又能预防夜盲症；食用海带，既可补充碘及维生素，又可预防甲状腺肿；食用水果和新鲜蔬菜，既可补充营养，又可预防坏血病（维生素C缺乏症）等，均属此类。

此外，发挥某些食物的特异作用，可直接用于某些疾病的预防。例如，用大蒜预防外感和腹泻；用绿豆汤预防中暑；用葱白、生姜预防伤风感冒等，都是利用饮食来达到预防疾病的目的。

二、防衰益寿

饮食调摄是长寿之道的重要环节，利用饮食营养达到抗衰防老、益寿延年的目的，是历代医家十分重视的问题。中医认为：精生于先天，而养于后天，精藏于肾而养于五脏，精气充足则肾气盛，肾气充则体健神旺，此乃益寿、抗衰的关键。因此，在进食时选用具有补精益气、滋肾强身作用的食品。同时，注意饮食的调配及保养，对防老抗衰是十分有意义的。特别是对于老年人，充分发挥饮食的防老抗衰作用尤其重要。《养老奉亲书》说："高年之人真气耗竭，五脏衰弱，全仰饮食以资气血。"清代养生家曹延栋认为，以粥调治颐养老人，可使其长寿。他指出："老年有竟日食粥，不计顿，饥即食，亦能体强健，享大寿。"因之编制粥谱百余种，以示人食饮。

很多食物都具有防老抗衰作用，例如，芝麻、桑葚、枸杞子、龙眼肉、胡桃、蜂王浆、山药、人乳、牛奶、甲鱼等，都含有抗衰防老物质成分，都有一定的抗衰延年作用。经常选择适当食品服用，有利于健康、长寿。

在传统的中医饮食养生法中，有丰富的调养经验和方法，在食品选择上，有谷类、肉类、蔬菜、果品等几大类；在饮食调配上，则又有软食、硬食、饮料、菜肴、点心等，只要调配有方，用之得当，不仅有养生健身功效，而且可以收到治疗效果。

第四节　饮食养生具体方法

一、蔬菜类

大白菜　性微寒，味甘。具有生津益胃，除烦解渴，利尿通便，化痰止咳，清肺泻热的功效。适用于肺胃有热，肺燥咳嗽，口渴心烦，小便不利，大便干结，丹毒漆疮，牙龈肿痛等症。《食疗本草》认为“白菜，发诸风冷，有热人食之，亦不发病，即明其性冷”。

韭菜 性温，味辛、微甘。具有温阳补肾，暖胃补脾，温中通便，解毒化瘀的功效。适用于腰膝酸痛，阳痿遗精，早泄尿频，痛经闭经，白带量多，大便秘结，跌打损伤，毒虫螫伤等症。现代用于痛经、闭经、性功能障碍、不孕不育症、慢性前列腺炎、习惯性便秘、软组织损伤等。《本草纲目》认为“韭，叶热根温，功用相同，生则辛而散血，熟则甘而补中。入足厥阴肝经，乃肝之菜也”。

芹菜 性凉，味甘、辛。具有泻热平肝，降气化痰，利水止带，安神定志，消肿解毒，美白护肤的功效。适用于素体热盛，目赤头痛，烦热燥渴，痄腮疮毒，痰多呕逆，水肿尿赤，带下量多，月经不调，失眠多梦等症。现代用于高脂血症、高血压、肥胖症、动脉粥样硬化症、神经衰弱、习惯性便秘、宫颈炎、皮肤粗糙、黄褐斑、痛风等症。《陕西草药》认为“芹，祛风，除热，散疮肿。治肝风内动，头晕目眩，寒热头痛，无名肿毒”。

菠菜 性凉，味甘。具有泻热通便，补血养阴，疏肝理气，止咳润肠的功效。适用于风火赤眼，头痛目眩，跌打损伤，消渴便秘，阴血亏虚等症。现代用于贫血、坏血病、夜盲症、痔疮、慢性胰腺炎、便秘、肛裂、糖尿病、肺结核、高血压等。《本草纲目》认为“菠菜，通血脉，开胸膈，下气调中，止渴润燥。根尤良”。

卷心菜 性平，味甘。具有健胃止痛，补肾强骨，填髓健脑的功效。适用于胃痛牙痛，咽喉疼痛，蚊虫叮咬，外伤肿痛，耳聋健忘，发育迟缓等症。现代用于急性咽炎、消化性溃疡、糖尿病、贫血、小儿发育迟缓、记忆力减退、虫咬皮炎等，还能预防感冒等。《本草拾遗》认为“甘蓝，补骨髓，利五脏六腑，利关节，通经络中结气，明耳目，健人，少睡，益心力，壮筋骨”。

荠菜 性凉，味甘。具有清热明目，凉血止血，健脾利湿，宽肠通便的功效。适用于目赤肿痛，妇女崩漏，吐血咳血，热淋尿血，胃脘疼痛，湿热痢疾，肢体浮肿，大便秘结等症。现代用于产后出血、功能失调性子宫出血、尿路感染、乳糜尿、肠炎、胃溃疡、高血压、肺结核、眼干燥症、夜盲症、便秘等；可预防麻疹。《本草纲目》认为“荠有大小数种，小荠叶花茎扁，味美，其最细小者，名沙荠也。大荠科叶甚大，而味不及；其茎硬有毛者，名菥蓂，味不甚佳。又云认为明目，益胃”。

芫荽 性温，味甘。具有发汗透疹，祛风解毒，消食健胃，利尿通便的功效。适用于麻疹不透，食欲不振，胸膈满闷，恶心呕吐，外感风邪等症。现代用于感冒、麻疹、急慢性胃炎等。《医林纂要》认为“芫荽，补肝，泻肺，升散，无所不达，发表如葱，但专行气分”。

大蒜 性温，味辛、甘。具有健胃消食，温中理气，解毒杀虫的功效。适用于饮食积滞，脘腹冷痛，白秃癣疮，痢疾泄泻，蛔虫蛲虫，水肿胀满；外用可治疗痈疽癣虫诸疾等症。现代用于消化不良、阿米巴痢疾、细菌性痢疾、慢性肠炎；可防治肿瘤、糖尿病、心血管疾病、高胆固醇血症等。《本草衍义补遗》认为“大蒜，性热善散，善化肉，故人喜食，多用于暑月。其伤脾伤气之祸，积久自见，化肉之功，不足言也”。

大葱　性微温，味辛。具有发汗解表，宣通鼻窍，定痛疗伤，催乳通乳的功效，适用于恶寒发热，鼻塞头痛，阴寒腹痛，肢体痹痛，乳汁不下等症。现代用于感冒、鼻炎、肠炎、关节炎、缺乳、少乳等。《本草纲目》认为“葱白，除风湿、身痛麻痹，虫积心痛，止大人阳脱，阴毒腹痛，小儿盘肠内钓，妇人妊娠溺血，通奶汁，散乳痈，利耳鸣，涂猘犬毒”。

洋葱　性微温，味甘、辛。具有祛风散寒，理气和中，健脾消食，温中通阳，解毒散瘀的功效。适用于外感风寒，鼻塞无汗，纳呆食积，大便秘结，虫积腹痛，创伤溃疡等症。现代用于高血压、高脂血症、动脉粥样硬化等心血管疾病、糖尿病、急慢性肠炎、消化不良、恶性肿瘤等。

豆腐　性凉，味甘。具有清肺润燥，补中益气，生津止渴，清热泻火，美白养颜的功效。适用于气短乏力，目赤肿痛，口干咽燥，咳嗽痰黄，口舌生疮，食少腹胀，小便不利，大便秘结，面部色斑等症。现代用于支气管哮喘、高血压、高脂血症、动脉粥样硬化、酒精性肝炎、产后乳汁不足、冠心病（冠状动脉粥样硬化性心脏病）、糖尿病、肥胖症、骨质疏松、儿童发育不良、恶性肿瘤、围绝经期综合征、痤疮、黄褐斑、多囊卵巢综合征、前列腺增生、营养不良、老年性痴呆等。《随息居饮食谱》认为“清热，润燥，生津，解毒，补中，宽肠，降浊”。

竹笋　性寒，味甘。具有祛痰下气，除烦泻热，通导大便的功效。适用于痰涎壅滞，脘痞胸闷，食欲不振，形体肥胖，大便秘结，酒醉恶心等症。现代用于支气管炎、消化不良、肥胖症、酒精中毒、习惯性便秘等。《本草纲目》认为“笋，从竹、旬，谐声也。治消渴，利膈下气，化热消痰爽胃”。

莲藕　性凉，味甘、涩。具有生津止渴，活血化瘀，收敛止血的功效。适用于热病烦渴，咳血吐血，鼻衄尿血等症。现代用于各种出血症、糖尿病、便秘等。《神农本草经疏》认为“藕，生者甘寒，能凉血止血，除热消胃，故主消散瘀血，吐血，口鼻出血，产后血闷，署金疮伤折及止热渴，霍乱，烦闷，解酒等。熟者甘温，能健脾开胃，益血补心，故主补五脏，实下焦，消食，止泄，生肌，及久服令人心欢止怒也”。

萝卜　性凉，味甘、辛。具有清热生津，消食祛痰，凉血止血，利水消肿的功效。适用于痰热咳嗽，咽喉肿痛，食积腹胀，恶心呕吐，泛吐酸水，口舌生疮，头痒屑多，鼻衄咯血，消渴口干，大便秘结，热淋石淋，小便不利等症。现代用于急慢性支气管炎、消化不良、口腔溃疡、便秘、泌尿系结石、脚气病（维生素 B_1 缺乏病）、胆囊结石症等。《本草纲目》认为“莱菔，根、叶同功，生食升气，熟食降气”。

胡萝卜　性平，味甘。具有健脾和中，养肝明目，泻热解毒，美容护肤，祛风止痒的功效。适用于脾胃虚弱，食欲不振，皮肤干燥、瘙痒，黑头粉刺，毛发苔藓，头晕目眩，视物昏花，两目干涩，迎风流泪等症。现代用于夜盲症、营养不良、湿疹、贫血、感冒、高血压等。《本草求真》认为"胡萝卜，因味辛则散，味甘则和，质重则降，故能宽中下气。而使肠胃之邪，与之俱去也"。

土豆 味甘，性平。具有健脾和胃，益气调中，缓急止痛，通导大便的功效。适用于脾胃虚弱，脘腹疼痛，肠胃不和，大便不畅等症。现代用于消化不良、胃炎、湿疹、烫伤，胃溃疡等。《湖南药物志》认为"洋芋，补中益气，健脾胃，消炎"。

芋头 性平，味甘、辛。具有健脾和中，祛痰散结，润肠通便的功效。适用于瘰疬肿毒，水火烫伤，虫咬蜂蜇等症。现代用于慢性胃肠炎、甲状腺肿大、虫咬性皮炎等。《本草拾遗》认为"芋头，吞之开胃，通肠闭，产后煮食之破血，饮其汁，止血、渴"。

山药 性平，味甘。具有健脾和中，生津益肺，美容养颜，补肾涩精，涩肠固脱的功效。适用于食少便溏，虚劳喘咳，尿频遗尿，腰膝酸软，遗精早泄，带下清稀，消渴等症。现代用于慢性肠胃炎、慢性支气管炎、支气管哮喘、糖尿病、慢性肾小球肾炎、腹泻、性功能障碍等。《本草正》认为山药"能健脾补虚，滋精固肾，治诸虚百损，疗五劳七伤。第其气轻性缓，非堪专任，故补脾肺必主参、术，补肾水必君茱、地，涩带浊须破故同研，固遗泄仗菟丝相济。诸凡固本丸药，亦宜捣末为糊。总之性味柔弱，但可用为佐使"。

青椒 性热，味辛。具有温中散寒，健胃消食，降脂减肥，预防恶性肿瘤的功效。适用于寒凝腹痛，脾胃虚寒，伤风感冒等症。现代用于便秘、肥胖症、牙龈出血、冻疮、坏血病等。

番茄 性寒，味甘。具有清热祛暑，生津凉血，健胃消食，利湿消肿，平肝潜阳，养心安神，防晒祛斑，降脂减肥的功效。适用于燥热咳嗽，口舌生疮，牙龈出血，发热多汗，心烦口渴，急躁易怒，少寐多梦，食欲不振，面部色斑，痈疽疔毒，小便不利等症。现代用于夏季热、口腔溃疡、痤疮、牙龈炎、急性肾小球肾炎、尿路感染、睡眠障碍、高血压、高脂血症、高尿酸血症、黄褐斑、月经不调、真菌感染、视疲劳综合征等。《陆川本草》认为"番茄，生津止渴，健胃消食。治口渴，食欲不振"。

茄子 性凉，味甘。具有清热祛暑，凉血止血，化瘀消肿，通导大便的功效。适用于口舌生疮，热毒痈肿，痔疮便血，大便秘结等症。现代用于口腔溃疡、各种出血症、高脂血症、高血压、痱子、蜂蜇、蜈蚣咬伤等。《滇南本草》认为"茄子，散血，止乳疼，消肿宽肠，烧灰米汤饮，治肠风下血不止及血痔"。

苦瓜 性寒，味苦。具有清热泻火，解毒利尿，解暑消痈的功效。适用于痈肿疮毒，目赤肿痛，暑热烦渴，湿热痢疾，小便不利等症。现代用于中暑、消化不良、高脂血症、高血压、糖尿病、痢疾、结膜炎、烧烫伤、癌症等。《本草纲目》认为苦瓜"可除邪热，解劳乏，清心明目，并能泻六经之火"。

冬瓜 性凉，味甘、淡。具有清热除烦，利水消肿，解暑止渴，化痰生津的功效。适用于暑热烦渴，小便不利，口舌干燥，肺痈咳喘，水肿胀满，痰黄量多等症。现代用于慢性肾炎、肺炎、肝硬化腹水、冠心病、动脉粥样硬化、高脂血症、高血压、糖尿病、肥胖症等。《滇南本草》认为冬瓜“治痰吼，气喘，姜汤下。又解远方瘴气，又治小儿惊风。润肺消热痰，止咳嗽，利小便”。

香菇 性平，味甘。具有健脾和胃，益智安神，补益气血的功效。适用于食少纳差，久病体虚，神疲乏力，大便干结，面容虚衰等症。现代用于功能性消化不良、习惯性便秘、早衰、糖尿病、肺结核、高血压、传染性肝炎、高脂血症、免疫功能低下、动脉粥样硬化、冠心病、肝硬化等。《本草纲目》认为香菇“性平味甘、能益气不饥，治风破血，化痰理气，益胃助食，理小便不禁”。

黑木耳 性平，味甘。具有凉血活血，益气止血，补肾乌发的功效。适用于吐血、衄血、咯血、崩漏、尿血，痔疮出血，便秘带血，面色无华，爪甲色淡，气短乏力，腰膝酸软，华发早白，月经不调，大便秘结等症。现代用于各种出血症、缺铁性贫血、胆结石、肾结石、消化性溃疡、脑卒中、冠心病、高血压、高脂血症、动脉粥样硬化、绝经综合征、糖尿病、斑秃、脱发、黑斑等。《随息居饮食谱》认为黑木耳“补气耐饥，活血，治跌仆伤。凡崩淋血痢，痔患肠风，常食可疗”。

二、瓜果类

西瓜 性寒，味甘。具有清解暑热，生津止渴，解酒利尿的功效。适用于暑热津伤，心烦口渴，口舌生疮，小便不利，饮酒过多等症。现代用于口腔溃疡、夏季暑热、急性膀胱炎、慢性肾炎等。《得配本草》认为西瓜“甘、淡、寒。除烦止渴。解暑热酒毒，疗喉痹口疮，利小便，治血痢”。

苹果 性平，味甘、微酸。具有健脾补中，和胃降逆，生津止渴的功效。适用于脾虚泄泻，大便溏薄，胃虚呃逆，食少纳差，咽干口渴等症。现代用于肥胖、慢性胃炎、慢性结肠炎、高血压、高脂血症等。《滇南本草》认为苹果“食之生津，久服轻身延年，黑发。通五脏六腑，走十二经络。调营卫而通神明，解瘟疫而止寒热”。

梨子 性凉，味甘、微酸。具有清热止渴，化痰止咳，生津润肺的功效。适用于阴虚燥咳，肺热喘咳，痰少而黏，咯痰不爽，咽痛口干等症。现代用于肺结核、百日咳、感冒、咳嗽、支气管炎、高血压等。《饮食须知》认为梨子“多食令人寒中损脾，萎困金疮。乳妇产后血虚者，勿食”。

桃子 性温，味甘、微酸。具有养阴润肺，生津止渴，活血利尿的功效。适用于虚劳喘咳，津伤口渴，便秘溲赤，疝气疼痛，经期腹痛，小便不利等症。现代用于慢性肺炎、慢性支气管炎、支气管扩张、肺纤维化、肺结核、低血糖、低血钾、缺铁性贫血、慢性肝炎、水肿等。《饮食须知》认为桃子“味甘酸，性温，微毒。多食损脾助热，令膨胀，发疮疖。同鳖肉食，患心痛。食桃浴水，令泄泻成淋，及寒热病。能发丹石毒。生桃尤损人，食之有损无益。五果列桃为下，服术人忌之”。

柚子 性凉，味甘、酸。具有理气和胃，清热生津，化痰止咳，健脾消食，解酒除烦的功效。适用于胃阴不足，恶心呕逆，口渴心烦，痰多咳嗽，饮食减少，消化不良，饮酒过度等症。现代用于糖尿病、慢性支气管炎、支气管哮喘、高血压、脑血管疾病、肥胖症等。《本草纲目》认为柚子“酸，寒，无毒。消食，解酒毒，去肠胃中恶气”。

柠檬 性微寒，味酸、微甘。具有行气止痛，和胃降逆，清热生津，化痰止咳的功效。适用于脾胃气滞，脘腹胀痛，胃热津伤，食欲不振，呕哕少食，痰热咳嗽等症。现代用于中暑、高血压、心肌梗死、泌尿系结石、支气管炎、百日咳、坏血病等。《陆川本草》认为柠檬“酸辛，微温。疏滞，健胃，止痛。治郁滞腹痛、不思饮食”。

橙子 性凉，味甘、微酸。具有清热润肺，消食和胃，化痰散结，醒酒除烦的功效。适用于肺热咳嗽，咽喉肿痛，食欲不振，胸膈满闷，恶心欲吐，瘰疬瘿瘤，饮酒过多，宿醉未醒等症。现代用于慢性支气管炎、急慢性咽喉炎、高血压、高脂血症、动脉粥样硬化等。《饮食须知》认为橙子“味甘，性寒。多食伤肝气，发虚热。同猵肉食，发头旋恶心。橙皮，味苦辛，性温。宿酒未解，食之速醒，食多反动气。勿同槟榔食”。

橘子 性温，味甘、微酸。具有理气和胃，化痰止咳，通络止痛的功效。适用于呕逆少食，胸膈满闷；肺热咳嗽，痰湿咳嗽，色白易咯；乳房胀痛、睾丸胀痛，疝气疼痛等症。现代用于慢性胃炎、急慢性支气管炎、支气管哮喘、高血压、高脂血症、动脉粥样硬化等。《饮食须知》认为橘子“味甘酸，性温。多食恋膈生痰，滞肺气。同螃蟹食，令患软痈。同獭肉食，令恶心。勿与槟榔同食。橘皮干者，名陈皮。味苦辛，性温。若多用久服，能损元气”。

枇杷 性平，味甘、微酸。具有养阴生津，润肺止咳，降气化痰，和胃止呕的功效。适用于咽干口渴，阴虚肺燥，咳嗽气喘，咯痰不爽；胃阴不足，干呕食少，恶心呕吐等症。现代用于上呼吸道感染、支气管哮喘、急慢性支气管炎、慢性胃炎、坏血病等。《滇南本草》认为枇杷“治肺痿痨伤吐血，咳嗽吐痰，哮吼。又治小儿惊风发热”。

桑葚 性微寒，味甘、酸。具有滋补肝肾，补血益精，乌发明目，生津润肠的功效。适用于肝肾亏虚，头晕目眩，腰酸耳鸣，心悸怔忡，失眠多梦，须发早白，津伤口渴，内热消渴，肠燥便秘等症。现代用于高血压、高脂血症、冠心病、神经衰弱、贫血、脑出血、习惯性便秘等。《食疗本草》认为桑葚“性微寒。食之补五脏，耳目聪明，利关节，和经脉，通血气，益精神”。

橄榄 性平，味酸涩、微甘。具有清肺生津，利咽止渴，醒酒除烦，解鱼蟹毒的功效。适用于热毒壅盛，咳嗽烦渴，咽喉肿痛，失音声哑，鱼蟹中毒，呕吐腹泻，饮酒过度等症。现代用于上呼吸道感染、慢性咽喉炎、急慢性扁桃体炎、百日咳、酒精中毒等。《玉楸药解》认为橄榄“味酸，涩，气平，入手太阴肺经。生津止渴，下气除烦”。

葡萄 性温，味甘、酸。具有益气补血，强壮筋骨，安神定志，除烦止渴，利水消肿的功效。适用于肝肾亏虚，气血虚弱，肺虚咳嗽，心悸盗汗，口渴心烦，肢体浮肿，小便不利等症。现代用于冠心病、脂肪肝、胆囊炎、高血压、贫血、神经衰弱、肾炎水肿、癌症等。《千金翼方》认为葡萄“味甘，平，无毒。主筋骨湿痹，益气，倍力，强志。令人肥健，耐饥，忍风寒。久食轻身，不老延年。可作酒，逐水，利小便”。

草莓 性凉，味酸、甘。具有清热解暑，生津止渴，润肺止咳，健脾和胃，活血消瘀的功效。适用于暑热烦渴，肺热咳嗽，咽喉肿痛，声音嘶哑，小便短赤，瘀血肿痛等症。现代用于中暑、上呼吸道感染、糖尿病、冠心病、再生障碍性贫血、痔疮等。

山楂 性微温，味酸、甘。具有消食化积，活血化瘀，行气消痰，收敛止痢的功效。适用于饮食积滞，腹胀痞满，大便泄泻，癥瘕积聚，瘀阻腹痛，肠风下血等症。现代用于急慢性胃肠炎、乳腺增生、卵巢囊肿、子宫肌瘤、脂肪肝、冠心病、高血压、高脂血症、动脉粥样硬化、坏血病等。《玉楸药解》认为山楂“味酸、甘，气平，入足太阴脾、足厥阴肝经。消积破结，行血开瘀”，“山楂消克磨化，一切宿肉停食、血癥气块皆除”。

荔枝 性温，味甘。具有健脾补心，养血安神，温中止痛，和胃止呃，固肠止泻的功效。适用于脾胃气虚，心悸怔忡，失眠多梦，胃寒疼痛，呕吐呃逆，大便溏薄，五更泄泻等症。现代用于慢性胃肠炎、贫血、神经衰弱、记忆力减退等。《食疗本草》认为荔枝“食之通神益智，健气及颜色，多食则发热”。

杨梅 性微温，味酸、甘。具有健脾和胃，生津止渴，消食止泻的功效。适用于胃阴不足，饮食不消，呕逆少食，咽干口渴，腹泻痢疾等症。现代用于急慢性胃肠炎、痢疾、慢性咽喉炎及癌症患者放疗、化疗后等。《饮食须知》认为杨梅“味酸甘，性温。多食发疮助热生痰，损齿伤筋。有火病者勿食，忌与生葱同食”。

石榴 性温，味甘、酸涩。具有消食和胃，生津止渴，收敛止血，涩肠止痢，祛积杀虫的功效。适用于伤津耗气，烦渴欲饮，口燥咽干，便血崩漏，带下量多，久泻久痢，虫积腹痛等症。现代用于消化性溃疡、慢性胃肠炎、慢性痢疾、高血压、冠心病、动脉粥样硬化等。《饮食须知》认为石榴“味甘酸涩，性温。多食令人损肺，伤齿令黑，恋膈生痰。凡服食药物人忌之”。

樱桃 性温，味甘、微酸。具有益气补中，生津止渴，滋补肝肾，养血活血的功效。适用于脾胃虚弱，气血不足，头晕心悸，面色无华，四肢乏力，食少纳差，腹泻便溏；肝肾不足，腰膝酸软，遗精滑泻等症。现代用于高血压、高脂血症、痛风、冠心病、缺铁性贫血及癌症的防治等。《千金翼方》认为樱桃“味甘，主调中，益脾气，令人好颜色，美志”。

香蕉 性寒，味甘。具有清热生津，养阴润燥，填精益髓，润肠通便的功效。适用于气津两伤，烦渴欲饮，大便干结，痔疮肛裂等症。现代用于习惯性便秘、消化性溃疡、肺结核、高血压、冠心病等。《本草求原》认为香蕉"止渴润肺解酒，清脾滑肠，脾火盛者食之，反能止泻止痢"。

山竹 性凉，味甘、微酸。具有健脾止泻，除烦止渴，清热生津的功效。适用于脾胃虚弱，食少纳呆，便溏泄泻，口干口渴，烧伤烫伤，风疹湿疹等症。现代用于慢性胃肠炎、烧烫伤、荨麻疹、湿疹、口腔炎等。

三、肉蛋类

猪肉 性微寒，味甘、咸。具有补气养血，养阴润燥，润泽肌肤的功效。适用于产后血虚，头晕目眩，燥咳无痰，体虚羸瘦，热病伤津，大便干结等症。现代用于营养不良、贫血、支气管炎、便秘等。《本草备要》认为猪肉"其味隽永，食之润肠胃，生精液，丰肌体，泽皮肤，固其所也，惟多食则助热生痰，动风作湿，伤风寒及病初愈人为大忌耳"。

猪骨 性凉，味甘、咸。具有滋阴生精，丰泽肌肤，补肾健骨的功效。适用于肌肤干燥，肾虚脚弱，腰膝酸软，五心烦热等症。现代用于肌肤干燥、缺钙、骨骼生长发育不良、骨折等。《本草纲目》认为"颊骨煎汁服，解丹药毒"。

火腿 性温，味甘、咸。具有健脾和胃，养血填精，补肾壮阳的功效。适用于纳呆食少，脾虚久泻，腰膝酸软，虚劳怔忡等症。现代用于消化不良、慢性肠炎等。《藏药秘诀》认为火腿"生津，益血脉，固骨髓，壮阳，止泄泻，虚痢，蓐劳，怔忡，开胃安神"。

牛肉 性温，味甘。具有补血益气，滋养脾胃，强筋健骨的功效。适用于面色萎黄，体虚自汗，神疲乏力，畏寒肢冷，腰膝酸软，久泻脱肛等症。现代用于发育不良、贫血、术后创口不愈、久病体虚等。《医林纂要》认为"牛肉味甘，专补脾土，脾胃者，后天气血之本，补此则无不补矣"。

牛乳 性平，味甘。具有补肺益胃，生津润肠的功效。适用于气血不足，体质羸弱，反胃噎膈，消渴便秘等症。现代用于营养不良、贫血、高脂血症、糖尿病、便秘、重金属盐中毒等。《神农本草经疏》认为"牛乳乃牛之血液所化，其味甘，其气微寒无毒。甘寒能养血脉，滋润五脏，故主补虚羸，止渴"。

羊肉 性温，味甘。具有补养气血，温中补虚，补肾壮阳的功效。适用于气血两亏，体虚怕冷，虚寒哮喘，风寒咳嗽，脾胃虚寒，腹部冷痛，面黄肌瘦，产后缺乳，尿频阳痿，腰膝酸软等症。现代用于贫血、慢性胃肠炎、慢性支气管炎、哮喘、产后缺乳、性功能障碍。《名医别录》认为羊肉"主缓中，字乳余疾，及头脑大风汗出，虚劳寒冷，补中益气，安心止惊"。

狗肉 性温，味咸、酸。具有补气养血，温肾壮阳，强筋健骨的功效。适用于脘腹胀满，腹部冷痛，耳鸣耳聋，腰膝冷痛，浮肿肢厥，小便频数，阳痿早泄，精神不振等症。现代用于贫血、营养不良、慢性胃肠炎、性功能障碍、慢性肾炎等。《本草纲目》认为“脾胃属土，喜暖恶寒。犬性温暖，能治脾胃虚寒之疾，脾胃温和，而腰肾受阴矣。若素常气壮多火之人，则宜忌之”。

兔肉　性凉，味甘。具有生津止渴，补益中气，滋阴养颜，凉血解毒的功效。适用于消渴羸瘦，脾胃虚弱，胃热呕吐，大便下血等症。现代用于营养不良、消化道出血、糖尿病等。《本草纲目》认为“今俗以兔肉饲小儿，云令出痘稀，盖亦因其性寒而解热耳。故又能治消渴。若痘已出及虚寒者宜戒之。刘纯《治例》云，反胃结肠，甚者难治，常食兔肉，则便自行，又可证其性之寒利矣”。

鸡肉　性温，味甘。具温中补气，丰润肌肤，养血乌发，活血通脉，补肾益精，强筋健骨的功效。适用于面色无华，神疲乏力，虚劳羸瘦，畏寒肢冷，产后缺乳，月经不调等症。现代用于营养不良、产后缺乳、贫血等。《神农本草经》认为“丹雄鸡认为主女人崩中漏下，赤白沃，补虚温中，止血，杀毒。黑雌鸡认为主风寒湿痹，安胎”。

鸡蛋　性平，味甘。具有健脾养血，安神益智，滋阴安胎的功效。适用于阴血不足，心悸怔忡，头目眩晕，夜盲昏花，健忘失眠，病后体虚，胎动不安，产后乳少等症。现代用于神经衰弱、营养不良、夜盲症等。蛋黄油外敷可用于婴儿湿疹。《本草纲目》认为“卵白，其气清，其性微寒；卵黄，其气浑，其性温；卵则兼黄白则用之，其性平。精不足者，补之以气，故卵白能清气，治伏热、目赤、咽痛诸疾。形不足者，补之以味，故卵黄能补血，治下痢，胎产诸疾。卵则兼理气血，故治上列诸疾也”。

鸭肉　性寒，味甘。具有化痰止咳，养阴益胃，利水消肿的功效。适用于咽干口渴，病后体虚，肺胃阴虚，干咳少痰，骨蒸潮热，盗汗遗精，月经量少等症。现代用于肺结核、肝硬化腹水、慢性肾炎水肿、营养不良、癌症患者及放疗化疗后、糖尿病等。《本草纲目》认为“凫，名野鸭，其肉甘、凉、无毒。补中益气，平胃消食。身上有小热疮年久不愈者，多食野鸭可以治好”。

鸭蛋　性凉，味甘。具有滋阴生津，清肺益胃的功效，适用于恶心欲呕，肺阴亏虚，咽干口渴，干咳少痰，大便干燥等症。现代用于支气管炎、肺结核、胃炎、便秘等。《医林纂要》认为“鸭卵，补心清肺，止热咳，治喉痛齿痛；百沸汤冲食，清肺火，解阳明结热”。

鹅肉　性平，味甘。具有补虚益气，止渴健胃，化痰止咳，解铅毒的功效。适用于气短乏力，身体虚弱，口渴咽干，食欲不振等症。现代用于营养不良、肺气肿、急慢性支气管炎、哮喘、慢性肾炎。《随息居饮食谱》认为鹅肉“甘温，暖胃升津，性与葛根相似。能解铅毒，故造银粉者，月必一食也。鲜美，补虚益气，味较鸡、鹜为浓”。

鹅蛋　性凉，味甘。具有补益中气，益智清脑，敛疮止痛的功效。适用于神疲健忘，热毒疮疡，水火烫伤等症。现代用于记忆力减退；蛋清治水火烫伤，疮疡肿毒等。《随息居饮食谱》认为“（鹅）其卵补中，滞气更甚于鸡”。

鸽肉 性温，味甘、咸。具有补益气血，滋肾养肝，祛风解毒的功效。适用于气血亏虚，头发花白，毛发脱落，腰膝酸软，健忘失眠等症。现代用于营养不良、贫血、早衰、高血压、神经衰弱、性功能障碍等。《本草经疏》认为“鸽，《本经》虽云调精益气，其用止长于去风解毒。然而未必益人，故孟诜云，食多减药力。今世劳怯人多畜养及煮食之，殊未当也”。

鹌鹑蛋 性平，味甘。具有补益气血，强壮筋骨，美肤养颜的功效。适用于失眠多梦，神疲乏力，心悸怔忡，月经不调等症。现代用于贫血、营养不良、神经衰弱、肋膜炎、心脏病等。

四、水产类

鲫鱼 性温，味甘。具有益气通乳，健脾和胃，利水消肿的功效。适用于气血虚弱，乳汁减少，食少纳呆，呕吐泄泻；脾虚水肿，小便不利等症。现代用于慢性胃肠炎、慢性肾炎、肝硬化腹水、产后缺乳等。《饮食须知》认为鲫鱼“味甘，性温。同蒜食，助热。同沙糖食，生疳虫。同芥菜食，发浮肿。同鸡雉鹿猴肉及猪肝食，生痈疽。服麦门冬者，食之害人。鲫鱼子忌同猪肝食”。

草鱼 性温，味甘。具有温胃健脾，平肝明目，祛风除湿的功效。适用于脾胃虚寒，脘腹疼痛，畏寒喜暖，肝肾亏虚，肝阳上亢，头晕目眩，风湿痹痛，关节肿痛，麻木不仁等症。现代用于高血压、脑血管疾病、中风、骨关节炎、类风湿关节炎等。《饮食须知》认为草鱼“味甘，性温。多食发诸疮及湿毒流气、痰核病”。

白鲢 性温，味甘。具有温中健脾，益气和胃，渗湿止泻，利水消肿的功效。适用于脾胃虚寒，脘腹疼痛，畏寒喜暖，腹泻便溏，食欲不振；久病体虚，年老体弱，小便不利，肢体水肿等症。现代用于慢性胃肠炎、慢性肝炎、肝硬化腹水、慢性肾炎等。《饮食须知》认为白鲢“味甘，性温。多食令人热中发渴，或发疮疥”。

鳙鱼 性温，味甘。具有健脾暖胃，填精益髓，温中利水的功效。适用于脾胃虚寒，脘腹疼痛，畏寒喜暖，食少纳呆，呕吐泄泻，脑髓空虚，头晕目眩，腰膝酸软，小便不利，下肢水肿等症。现代用于慢性胃肠炎、慢性肝炎、慢性肾炎、水肿、脊髓空洞症等。《饮食须知》认为“鳙鱼，味甘，性温。状似鲢而色黑，其头最大，俗呼花鲢。鲢之美在腹，鳙之美在头。其目旁有乙骨，食鱼去乙是矣。多食动风热，发疮疥”。

带鱼 性平，味甘、咸。具有滋阴疏肝，益气补血，解毒消痈的功效。适用于产后乳少，病后体虚，头晕目眩，气短乏力，食少羸瘦；外伤出血等症。现代用于慢性肠炎、慢性肝炎、动脉粥样硬化、冠心病、高血压等。《本草纲目拾遗》认为带鱼“味咸性毒，宽中开胃。发痼疾，患疮疡人最忌”。

鲳鱼　性平，味甘。具有健脾和中，益气补血，舒筋活络的功效。适用于气血不足，脾胃虚弱，食少纳呆，呕吐泄泻，四肢麻木，筋骨酸痛等症。现代用于慢性胃肠炎、冠心病、高脂血症、血栓闭塞性脉管炎等。《饮食须知》认为鲳鱼“味甘，性平。和生姜粳米煮，骨皆软，其子有毒，食之令人下痢”。

鲈鱼　性平，味甘、淡。具有益气健脾，滋补肝肾，和胃安胎的功效。适用于脾胃气虚，食少纳呆，脘腹胀满；肝肾亏虚，头目眩晕，耳鸣耳聋、腰膝酸软，气血不足，胎动不安等症。现代用于慢性胃炎、慢性肾炎、贫血、妊娠期水肿、习惯性流产、先兆流产、产后乳汁缺乏、手术后伤口难愈合等。《本草衍义》认为鲈鱼“益肝肾，补五脏，和肠胃。食之宜人，不甚发病”。

鲤鱼　性平，味甘。具有和胃健脾，行气消肿，利尿通乳的功效。适用于脾胃气虚，大便泄泻，小便不利，腹胀如鼓，下肢水肿，乳汁不下等症。现代用于慢性肾炎、黄疸型肝炎、肝硬化腹水、营养不良性水肿、妊娠水肿、先兆流产、产后乳汁缺少等。《得配本草》认为鲤鱼“甘，平。消水肿，治黄疸，止肠澼，散血滞。配阿胶、糯米，治胎动下血，（鱼宜煨炭）。入矾腹内，纸包泥固煨食，治水肿”。

鳜鱼　性平，味甘。具有补脾益胃，养血益气的功效。适用于脾胃气虚，食少纳呆，倦怠乏力，虚劳羸瘦，肠风便血等症。现代用于慢性胃炎、贫血、肠道蛔虫病、痔疮出血等。《本草纲目》认为鳜鱼“（肉）甘、平、无毒。补虚劳，益脾胃。尾治小儿软疖，胆治骨鲠在喉”。

银鱼　性平，味甘。具有健脾和中，补气养血，止咳润肺的功效。适用于小儿疳积，营养不良；脾胃气虚，食少纳呆，倦怠乏力；虚劳咳嗽，干咳无痰等症。现代用于慢性胃肠炎、贫血、肺结核、慢性支气管炎等。《随息居饮食谱》认为银鱼“甘平。养胃阴，和经脉”。

黄花鱼　性平，味甘。具有健脾益胃，补血安神，益气明目的功效。适用于脾胃虚弱，食欲不振，便溏腹泻，头晕目眩，心悸失眠，产后体虚，气血不足等症。现代用于慢性胃肠炎、神经衰弱、失眠症、贫血等。《饮食须知》认为黄花鱼“味甘，性平。俗名黄鱼。曝干为白鲞，食之能消瓜成水。又一种黄花鱼，形状相似，但色黑耳”。

黄鳝　性温，味甘。具有补益气血，滋肾补肝，祛风通络的功效。适用于脾胃气虚，身倦乏力，肝肾亏虚，腰膝酸软，耳聋耳鸣；肠风痔漏，风湿麻痹，口眼㖞斜等症。现代用于糖尿病、面神经麻痹、痔疮、荨麻疹等。《得配本草》认为黄鳝“甘，温。补中益血。通经脉，除风湿。凡耳聋鼻衄，痘后目翳，均以血滴之自愈。血和葱汁，涂赤游风。血和麝香，涂口眼㖞斜。病后禁用。黑者有毒，不可食”。

泥鳅　性平，味甘。具有益气补中，滋肾填精，利水消肿的功效。适用于脾胃气虚，食少纳呆，大便泄泻，精血不足，腰膝酸软，小便不利，水肿消渴等症。现代用于急慢性肝炎、糖尿病、性功能障碍、痔疮、中耳炎等。《本草纲目》认为泥鳅“甘、平、无毒。主治消渴饮水。用泥鳅十条，阴干，去头尾，烧灰，加干荷叶等分，共研为末。每服二钱，水调下。一天服三次，此方名‘沃焦散’”。

虾 性微温，味甘。具有益肾助阳，补气养血，通经下乳，祛痰化瘀的功效。适用于肾虚阳痿，脾胃虚弱，气血不足，咳嗽气喘，产后乳少等症。现代用于性功能障碍、骨质疏松症、骨关节炎、手足抽搐、动脉粥样硬化、产后缺乳营养不良、神经衰弱等。《本草备要》认为虾“托痘疮，下乳汁，吐风痰，壮阳道”。

河蟹 性寒，味咸。具有续筋接骨，凉血化瘀，清热利湿的功效。适用于筋伤骨折，瘀血肿痛，疮疡痈肿，湿热黄疸，产后乳少等症。现代用于下肢溃疡、结核性瘘孔、慢性化脓性皮肤病、产后子宫收缩不全、漆中毒等。《本草备要》认为河蟹“咸寒，除热解结，散血通经，续筋骨，涂漆疮，然寒胃动风”。

田螺 性寒，味甘、咸。具有泻热解毒，利水祛湿的功效。适用于目赤肿痛，湿热黄疸，小便不利，水肿脚气；外用认为疗疮肿毒，痔疮便血等症。现代用于黄疸型肝炎、慢性肝炎、早期肝硬化、分泌性中耳炎、菌痢、尿路感染、前列腺炎等。《名医别录》认为田螺“主目热赤痛，止渴”。

墨鱼 性平，味咸。具有补肾健脾，补血养阴，调经止带，通经下乳的功效。适用于脾肾不足，气血亏虚，血虚经闭，痛经带下，乳汁不通等症。现代用于继发性闭经、免疫功能低下、产后乳少，胃食管反流病、癌症、肌肤松弛等。《随息居饮食谱》认为墨鱼“疗口咸，滋肝肾，补血脉，理奇经，愈崩淋，利胎产，调经带，疗疝瘕，最益妇人”。

鱿鱼 性平，味酸。具有养阴益胃，补虚润肤的功效。适用于神疲纳差，月经不调，产后乳少，皮肤干燥等症。现代用于贫血、发育不良、老年性痴呆、视疲劳等。

海参 性温，味甘、咸。具有补肾壮阳，益精养血，润燥止血的功效。适用于精血亏损，阳痿早泄，虚弱劳怯，尿频尿急，津亏便秘，肺虚咯血，肠风便血等症。现代用于早衰、癌症、免疫力低下、性功能减退、失眠症、产后缺乳、骨质疏松症、妊娠纹等。《药性考》认为海参“降火滋肾，通肠润燥，除劳怯症”。

海带 性寒，味咸。具有清热利水，化痰散结的功效。适用于瘿瘤瘰疬，肢体浮肿，脚气疝气等症。现代用于地方性甲状腺肿、冠心病、肿瘤、肥胖症、高血压、淋巴结结核等。《玉楸药解》认为海带“行痰泻火，消瘿化瘤”。

紫菜 性凉，味甘、咸。具有消痰软坚，除热利湿的功效。适用于瘿瘤瘰疬，水肿脚气，小便不利，痰热咳嗽，失眠多梦等症。现代用于甲状腺肿大、肺脓肿、支气管扩张、慢性气管炎、尿路感染、饮酒过度、辐射、癌症和高血压等。《本草纲目》认为“烦热、病瘿瘤脚气者，宜食本品”。

五、谷豆类

粳米 性平，味甘、淡。具有健脾和胃，补中益气，滋阴生津，涩肠止泻，除烦止渴的功效。适用于脾胃虚弱，气短乏力，泄泻痢疾，热病烦渴等症。现代用于营养不良、慢性胃炎、肠炎、老年斑等。《滇南本草》认为粳米“治一切诸虚百损，强筋壮骨，生津，明目，长智”。

糯米 性温，味甘。具有健脾益气，益肺固表，温中止泻，收涩止汗的功效。适用于脾胃虚寒，体虚自汗，寒湿泄泻，霍乱吐逆，消渴多尿，小儿遗尿等症，现代用于慢性胃炎、肺结核、神经衰弱、多汗症等。《本草纲目》认为糯米“暖脾胃，止虚寒泄痢，缩小便，收自汗，发痘疮”。

小米 性寒，味甘、咸。具有健脾和中，补肾安神的功效。适用于脾胃虚弱，反胃吐食，肠鸣泄泻，失眠健忘等症。现代用于功能性消化不良、早衰、性功能低下、神经衰弱、皮肤瘙痒症等。《名医别录》认为小米“味咸，微寒，无毒。主养肾气，去胃脾中热，益气。陈者，味苦，主治胃热、消渴，利小便”。

小麦 性凉，味甘。具有养心安神，益气除烦，健脾止泻的功效。适用于心神不宁，烦躁失眠，自汗盗汗，骨蒸潮热，消渴泄泻，乳痈肿痛等症。现代用于神经衰弱、心脏神经症、围绝经期综合征、自主神经功能紊乱、乳腺癌、脚气病等。《食疗本草》认为小麦“养肝气，煮饮服之良。服之止渴。又宜作粉食之，补中益气，和五脏，调经络，续气脉”。

燕麦 性平，味甘。具有健脾益胃，养心益肝，润肠通便的功效。适用于久病体虚，食少纳差，腹胀便秘，自汗盗汗，血虚脱发等症。现代用于冠心病、高血压、脂肪肝、糖尿病、免疫力低下、便秘、结肠癌、色斑、皮肤瘙痒症等。《新修本草》认为燕麦“味甘，平，无毒。主女人产不出，煮汁饮之”。

玉米 性平，味甘。具有健脾养胃，利水消肿的功效。适用于脾胃虚弱，腹胀便秘，小便不利，水肿泄泻，石淋砂淋等症。现代用于高血压、冠心病、高脂血症、动脉粥样硬化、早衰、便秘、结肠癌、慢性胃肠炎、尿路结石等。《本草纲目》认为玉米“甘平，无毒。主调中开味”。

绿豆 性寒，味甘。具有清热解毒，解暑利尿的功效。适用于暑热烦渴，丹毒湿疹，湿热下痢，头痛目赤，口舌生疮，水肿尿少，疮疡痈肿，风疹丹毒，药食中毒等症。现代用于糖尿病、高血压、动脉粥样硬化、疖病、皮肤瘙痒症、湿疹、痤疮、肾炎等。《本草汇言》认为绿豆“清暑热，静烦热，润燥热，解毒热”。

黄豆 性平，味甘。具有补气健脾，养血润燥，利水消癥，解毒消肿的功效。适用于身体羸瘦，皮肤干燥，须发早白，疳积泻痢，疮痈肿毒等症。现代用于高血压、动脉粥样硬化、冠心病、糖尿病、功能性消化不良、骨质疏松症、皮肤松弛、营养不良、癌症、围绝经期综合征等。《药性切用》认为黄豆“性味甘温，解毒润燥，益胃利肠。肠滑者忌。炒熟能滞气”。

黑豆 性平，味甘。具有补脾扶正，益肾明目，利湿解毒的功效。适用于脾肾亏虚，水肿胀满，黄疸，脚气，目暗不明，痈肿疮毒，药食中毒等症。现代用于动脉粥样硬化、黄褐斑、老年斑、便秘、视力下降、肥胖症等。《饮食须知》认为黑豆

“多食壅气，生痰动嗽，发疮疥，令人面黄体重。不可同猪肉食。小青豆、赤白豆性味相似，并不可与鱼及羊肉同食”。

赤小豆 性平，味甘、酸。具有利水消肿，清热退黄，解毒排脓的功效。适用于水肿脚气，小便不利，黄疸，泻痢，热毒疮肿，便血，痈脓，风癣瘾疹，腮颊热肿，湿热肠痈等症。现代用于流行性腮腺炎、高血压、糖尿病、高脂血症、肝硬化腹水、便秘、肾病综合征、产后缺乳等。《名医别录》认为赤小豆“主寒热，热中，消渴，止泄，利小便，吐逆，卒澼，下胀满”。

蚕豆 性平，味甘。具有健脾益气，利水消肿，解毒止血的功效。适用于中气不足，倦怠食少，湿热带下，水肿脚气，疮疡肿毒，咯血衄血等症。现代用于肺结核、高胆固醇血症、高血压、便秘等。《滇南本草》认为蚕豆“味甘，性温。开胃健脾，强精益智，多服则下气，眼热”。

豌豆 性平，味甘。具有补中益气，除湿止泻，通乳消胀的功效。适用于脾胃虚弱，吐逆泄痢，脘腹胀满，霍乱转筋，乳汁不通等症。现代用于慢性腹泻、便秘、直肠脱垂、色斑、产后缺乳、子宫脱垂、癌症等。《本草纲目》认为豌豆“（主治）消渴、吐逆，止泄痢，利小便，不乳汁，消痈肿痘疮”。

白扁豆 性微温，味甘。具有健脾和中，消暑化湿的功效。适用于脾胃虚弱，体倦乏力，食少便溏，暑湿吐泻，脘腹胀痛，赤白带下等症。现代用于免疫力低下、白细胞减少症、糖尿病、肿瘤等。《名医别录》认为白扁豆“味甘，微温，主和中，下气”。

薏苡仁 性凉，味甘、淡。具有健脾止泻，利水渗湿，祛湿除痹，清热排脓的功效。适用于脾虚泄泻，水肿脚气，小便不利，湿痹拘挛，肺肠痈脓等症。现代用于免疫力低下、糖尿病、高血压、肿瘤等。《神农本草经》认为薏苡仁“味甘微寒。主筋急，拘挛不可屈伸，风湿痹，下气。久服轻身，益气”。

六、佐料类

白砂糖 味甘，性平。具有生津润燥，润肺止咳，补阴疗疮，缓急和中的功效。适用于肺胃阴伤，肺燥咳嗽，疮疡不愈，脾虚腹痛，饮酒过度等症。现代用于低血糖、饮酒过量、伤口不愈、色素沉着、解盐卤毒等。《本草纲目》认为白砂糖“润心肺燥热，治咳消痰，解酒和中，助脾气，缓肝气”。

赤砂糖 性温，味甘。具有温补气血，补脾和中，缓急止痛，化瘀通经的功效。适用于气血不足，脾胃虚寒，风寒感冒，寒凝腹痛，瘀血肿痛，产后恶露不行等症。现代用于贫血、痛经、动脉粥样硬化、急慢性胃肠炎等。《本草再新》认为赤砂糖“补脾润肺，养肝和中，消痰止渴”。

饴糖 性温，味甘。具有补脾益气，和中缓急，润肺止咳，解乌头毒的功效。适用于劳倦伤脾，腹痛里急，口渴咽痛，肺燥咳嗽，胎动不安，乌头、附子中毒等症。现代用于急慢性支气管炎、胃肠神经症、急慢性胃肠炎、消化性溃疡、营养不良，乌头碱中毒等。《名医别录》认为饴糖“主补虚乏，止渴，去血”。

蜂蜜　性平，味甘。具有健脾益胃，缓急止痛，润肺止咳，润肠通便，润肤生肌，解毒疗疮的功效。适用于血虚津亏，脘腹虚痛，肺燥咳嗽，肠燥便秘，咽干声嘶，目赤口疮，溃疡不敛，痈肿疮毒，水火烫伤，手足皲裂，乌头中毒等症。现代用于冠心病、高血压、肺结核、角膜溃疡及睑缘炎、慢性肝炎、荨麻疹、习惯性便秘、贫血、神经衰弱、消化性溃疡、烫伤冻伤，乌头中毒等。《神农本草经》认为蜂蜜“主心腹邪气，诸惊痫痓，安五藏，诸不足，益气补中，止痛解毒，除众病，和百药。久服，强志轻身，不饥不老”。

食盐　性寒，味咸。具有泻火解毒，润燥凉血，滋肾通便，软坚固齿，涌吐止泻，杀虫止痒的功效。适用于食滞上脘，胸中痰癖，目翳疮疡，暑热烦渴，咽喉肿痛，牙痛齿衄，呕吐泄泻，毒虫螫伤等症。现代用于急性胃肠炎、牙龈炎、急慢性咽喉炎、口腔炎、功能性消化不良、尿潴留、习惯性便秘等。《本草拾遗》认为食盐“除风邪，吐下恶物，杀虫，明目，去皮肤风毒，调和腑脏，消宿物，令人壮健。人卒小便不通，炒盐纳脐中，即下”。

酱油　性寒，味咸。具有和中健脾，解热除烦，解毒疗伤，止痒消肿的功效。适用于纳呆食少，食积化热，伤风感冒，烧伤烫伤，毒虫蜇伤等症。现代用于功能性消化不良、癌症、冠心病、高胆固醇血症等。《本草拾遗》认为酱油“味咸性冷，杀一切鱼肉菜蔬蕈毒，涂汤火伤，多食发嗽作渴”。

醋　性温，味酸、苦。具有化瘀止血，养肝开胃，醒酒消食，消肿软坚，杀虫疗癣的功效。适用于产后血晕，痃癖癥瘕，食积不消，黄疸黄汗，吐血衄血，大便下血，阴部瘙痒，乳痈肿痛，痈疽疮肿，腹泻下痢，鱼肉菜毒等症。现代用于高血压、高脂血症、动脉粥样硬化、流行性感冒、功能性消化不良、糖尿病、癌症、肥胖症、皮肤松弛、醉酒、色斑、慢性疲劳综合征、胆道蛔虫病、急慢性传染性肝炎、外科感染等。《本草备要》认为醋“散瘀，解毒，下气消食，开胃气”。

味精　性平，味酸。具有开胃助运的功效。适用于纳呆食少等症。现代用于功能性消化不良、慢性肝炎、神经衰弱、癫痫、大脑发育不全、精神分裂症等。

生姜　性温，味辛。具有发表祛寒，温肺止咳，温胃止呕，解毒和中的功效，适用于风寒感冒，肺寒咳嗽，胃脘冷痛，反胃呕吐，痰饮停积，胀满泄泻，药物、食物、鱼蟹中毒等症。现代用于上呼吸道感染、流行性感冒、妊娠恶阻、晕车晕船（晕动病）、偏头痛、急性胃肠炎等。《名医别录》认为生姜“味辛，微温。主治伤寒头痛、鼻塞、咳逆上气。去痰下气，止呕吐”。

花椒　性热，味辛。具有温中止痛，除湿止泻，杀虫止痒，解毒止痛的功效。适用于中寒腹痛，寒湿吐泻，风寒湿痹，泄泻痢疾，疝痛齿痛，虫积腹痛，湿疹阴痒、疮疥等症。现代用于慢性胃肠炎、胆道蛔虫、蛔虫性肠梗阻、血吸虫病、蛲虫病、高血压等；外用治疗各种皮肤癣疮、疥疮、手足皲裂等。《本草纲目》认为花椒

“散寒除湿，解郁结，消宿食，通三焦，温脾胃，补右肾命门，杀蛔虫，止泄泻”。

胡椒 性热，味辛。具有温中散寒，止痛止泻，下气消积，祛痰解毒的功效。适用于脘腹冷痛，反胃呕吐，风寒感冒，寒痰食积，泄泻冷痢，跌扑肿痛，食物中毒等症。现代用于功能性消化不良、慢性胃炎、小儿腹泻、冻疮、低血压、妇科炎症、癫痫等。《本草便读》认为胡椒“能宣能散，开豁胸中寒痰冷气，虽辛热燥散之品，而又极能下气，故食之即觉胸膈开爽。又能治上焦浮热，口齿诸病。至于发疮助火之说，亦在用之当与不当耳”。

八角 性温，味辛。具有温阳散寒，行气止痛，驱虫止呕的功效。适用于寒疝腹痛，肾虚腰痛，胃寒呕逆，阳痿便秘，干湿脚气等症。现代用于急慢性胃肠炎、白细胞减少症等。《本草蒙筌》认为“主肾劳疝气，小肠吊气挛疼，理干、湿脚气，膀胱冷气肿痛。开胃止呕下食，补命门不足。（治）诸瘘，霍乱”。

芝麻油 性凉，味甘。具有养血生津，润燥通便，杀虫解毒，通乳养发，润肤生肌的功效。适用于津血亏虚，头晕耳鸣，大便燥结，疮痈肿毒，虫积腹痛，溃疡疥癣，头发早白，皮肤皲裂等症。现代用于习惯性便秘、动脉粥样硬化、高血压、冠心病、高脂血症、肠梗阻、糖尿病、蛔虫病、皮肤皲裂、早衰等。《本草拾遗》认为芝麻油“主天行热，肠秘内结热，服一合，下利为度”。

菜籽油 性温，味甘、辛。具有泻火润燥，杀虫解毒，清肝利胆的功效。适用于赤丹热肿，金疮血痔，乳痈肿痛，肝炎，胆囊炎等症。现代用于习惯性便秘、肠梗阻、肥胖、高脂血症、动脉粥样硬化、早衰、发育不良等。《食物本草》认为“菜油敷头，令发长黑。行滞血，破冷气，消肿散结。治产难，产后心腹诸疾，赤丹热肿，金疮血痔”。

猪油 性凉，味甘。具有滋肾养肺，补虚润燥，泻热解毒，通利血脉的功效。适用于体虚乏力，肠燥便秘，久咳不止，赤白带下，手足皲裂，口疮瘰疬等症。现代用于产后体虚、功能性消化不良、支气管炎等。《日华子本草》认为猪油“治皮肤风，杀虫，敷恶疮”。

七、坚果类

花生 性平，味甘。具有润肺化痰，健脾和胃，润肠通便，行气通乳，止血消瘀，安神补脑的功效。适用于燥咳少痰，脾虚不运，大便秘结，咯血衄血，皮肤紫斑，产后缺乳，健忘失眠，少寐多梦等症。现代用于老年性痴呆、记忆力减退、高血压、动脉粥样硬化、习惯性便秘、产后乳汁不足、各种出血性疾病、慢性支气管炎等。《滇南本草》认为花生“盐水煮食治肺痨，炒用燥火行血，治一切腹内冷积肚疼”。

葵瓜子 性平，味甘。具有益智安神，润肠通便，杀虫止痒，补肾养肝，补血养心，益智抗衰的功效。适用于失眠健忘，大便秘结，头目眩晕，腰膝酸软，心悸不安，面容虚衰等症。现代用于高血压、肠道寄生虫病、失眠症、习惯性便秘、老年性痴呆、早衰、亚健康等。《本草纲目》记载常吃坚果可令人“发黑、身轻、步健”。

核桃仁　性平，微温，味甘涩。具有补肾固精，温肺定喘，润肠通便，安神健脑，强筋壮骨，乌发美颜，镇咳平喘，消散结石，润肤养颜的功效。适用于腰痛脚软，失眠健忘，阳痿遗精，华发早白，大便秘结，咳嗽气喘，华发早脱，石淋砂淋，少寐多梦，早醒易惊，久不受孕，皮肤松弛等症。现代用于老年性痴呆、记忆力减退、不孕不育、白发脱发、尿路结石、性功能障碍、慢性支气管炎、哮喘、生长发育不良、高脂血症、冠心病、皮肤皱纹、神经衰弱等。《开宝本草》认为核桃仁“食之令肥健，润肌，黑须发，多食利小水，去五痔”。

南瓜子　性甘，味平。具有驱虫杀虫，通淋排石，固肾涩精，补脾润肺，安神定志，利湿下乳的功效。适用于虫积内扰，咳嗽咳痰，尿频遗尿，小便淋浊，腰膝酸软，神疲乏力，阳痿早泄，性欲减退，少寐多梦，易惊健忘，肢体浮肿，产后缺乳等症。现代用于人体各种寄生虫病、尿路感染、尿路结石、前列腺增生、高血压、高脂血症、百日咳、慢性支气管炎、神经衰弱、记忆减退、失眠症、产后乳汁不足、阳痿早泄、性欲减退等。《现代实用中药》认为南瓜子“驱除绦虫”。

栗子　性温，味甘。具有补中益气，健脾养胃，补肾强筋，活血止血，消肿散结，延缓衰老的功效。适用于食少纳差，神疲乏力，少气懒言，大便溏泄，腰脚软弱，小儿筋骨不健，发育迟缓，月经量少，吐血衄血，便血崩漏，金疮、折伤肿痛，瘰疬，过早衰老等症。现代用于慢性疲劳综合征、上呼吸道感染、慢性胃炎、急慢性肠炎、发育迟缓、骨质疏松症、鼻出血、支气管扩张、骨折、外伤肿痛、闭经、功能性子宫出血、卵巢早衰等。《名医别录》认为栗子“主益气，厚肠胃，补肾气，令人忍饥”。

松子　性微温，味甘。具有润肺止咳，润肠通便，补肾益精，养血黑发的功效。适用于肺燥久咳，干咳无痰，腰膝酸软，阳痿早泄，滑精梦遗，大便秘结，须发早白，斑秃脱发，肌肤干燥，瘙痒脱屑等症。现代用于慢性咳喘、老年及产后便秘、习惯性便秘、内外痔疮、精少不育、性功能减退、头发干枯、脱发白发、皮肤干燥、白癜风、干燥综合征等。《本草纲目》认为松子“润肺，治燥结咳嗽”。

榛子　性平、味甘。具有健脾和胃，益肝明目，润肺止咳功效。适用于病后体弱，脾虚泄泻，面色无华，食少纳差，小儿疳积，头晕眼花，视物模糊，久视无力，肺燥干嗽，大便秘结等症。现代用于糖尿病、高血压、动脉粥样硬化、冠心病、记忆力减退、小儿发育不良、视力减退、老年性痴呆、肺结核、习惯性便秘、蛔虫病和蛲虫病等。《日华子本草》认为榛子“肥白人，止饥，调中，开胃”。

白果　性平，味甘、苦、微涩，有小毒。具有敛肺化痰，止咳定喘，止带缩尿，养颜祛痘，疗癣止痒的功效。适用于咳嗽咳痰，哮喘气急，白带量多，遗精滑泄，尿频白浊，面部痤疮，疮疡疥癣，无名肿毒等症。现代用于肺炎、慢性支气管炎、肺气肿、肺源性心脏病、哮喘、肺结核、老年性痴呆、脑供血不足、脑血栓形成、高血压、冠心病、阴道炎、宫颈炎、前列腺炎、早泄、痤疮、酒渣鼻、毛囊炎、脚癣、疥疮、无名肿毒等。《医学入门》认为白果“清肺胃浊气，化痰定喘，止咳”。

黑芝麻　性平，味甘。具有补益肝肾，益精养血，乌须明目，润肠通便的功效。适用于精血亏虚，头晕眼花，视物不清，须发早白，病后脱发，皮肤瘙痒，干燥脱屑，耳鸣耳聋，腰膝酸软，四肢乏力，妇人乳少，痔疮出血，肠燥便秘等症。现代用于习惯性便秘、痔疮出血、动脉粥样硬化、冠心病、斑秃、脱发、少白头、高脂血症、肥胖症、糖尿病、哮喘、肺结核、贫血、产后便秘、乳汁不足、血小板减少性紫癜、慢性神经炎、干燥综合征、荨麻疹等。《神农本草经》认为黑芝麻“主伤中虚羸，补五内，益气力，长肌肉，填脑髓”。

莲子　性平，味甘、涩。具有补脾止泻，固冲止带，益肾涩精，养心安神的功效。适用于脾虚泄泻，完谷不化，久泻久痢，神疲倦怠，食欲不振，消瘦乏力，胸脘痞闷，心悸失眠，面色无华，口干口渴，腰膝酸软，遗精滑泄，尿频白浊，妇人崩漏，赤白带下，小便不禁等症。现代用于急慢性胃肠炎、慢性结肠炎、鼻咽癌、发育不良、记忆力减退、不孕不育、性功能减退、慢性前列腺炎、失眠症、神经衰弱、老年性痴呆、阴道炎等。《神农本草经》认为莲子“主补中，养神，益气力”。

（秦　竹）

第六章

起居养生

第一节　起居养生涵义

起居养生是指生活应遵循传统健康的养生原则，科学安排并采取一系列健康养生措施，重视生活环境、作息睡眠、体质服饰和健康的养生习惯，使健康养生符合自然规律的一种养生方法，以达到祛病强身，益寿延年的目的。如果生活规律，可以增强身体素质、预防疾病发生、达到益寿延年的目的；违反起居规律则会影响体内正常的生理功能，机体生理活动的平衡机制被破坏了，从而导致疾病产生，增加身体衰老的速度和程度。

中医理论对起居养生的阐述较为详细，理论记载源远流长，远在《素问·上古天真论》中就记载“饮食有节，起居有常，不妄作劳，故能形与神俱，而尽终其天年，度百岁乃去”，这表明人体长寿与规律的饮食、起居有密切关系。《素问·四气调神大论》中详细记载睡眠养生起居应与四季的自然变化相联系：春季宜“夜卧早起，广步于庭”，达到顺应春阳生发的特点；夏季宜“夜卧早起，无厌于日”，达到顺应夏季华秀的特点；秋季宜“早卧早起，与鸡俱兴”，达到顺应秋主收敛的特点；冬季宜“早卧晚起，必待日光”，达到顺应冬主收藏的特点。唐代医学大家孙思邈对起居养生也有独到见解，并强调“养生者，卧起有四时之早晚，兴居有至和之常制”。科学的生活实践证明，体内重要的生化指数、生命指标、代谢水平、物理参数，甚至情绪的波动变化都按照一定的规律表现出来，表明体内生物钟现象的存在，最终对人体的各种生理功能作调控，决定着人体的健康和长寿。

第二节　起居养生原则

一、顺应四时，起居有节

《素问·四气调神大论》提出起居养生应根据自然规律春生、夏长、秋收、冬藏的养生原则，科学调节生活起居。起居养生主要是指起卧作息时间和日常生活安排的各个方面应按照一定的规律进行，具体按照四季气候、地域环境、居住方位和个人体质等客观规律，这是形成健康体魄、增寿延年的重要原则。

1. 春季养生

春季养生顺从"生"的特性，起居应"夜卧早起"。春季阳气升发达表，人体皮肤气血供应不断增多而肢体反觉疲乏无力，有"春眠不觉晓，处处闻啼鸟"之说。中医认为"久卧伤气"，久睡多睡不利于阳气升发和气血的流通，因此，在起居规律方面要求早卧早起，漫步庭院，舒展筋骨。在安静舒适的环境中调整呼吸，克服不良情志的干扰，有益于阳气生发。春季气候变化莫测，容易出现"倒春寒"的现象，人体腠理开放，对寒邪的防御能力偏弱，所以，春天加减衣服要慎重，特别是年老体弱免疫力低下者，应个性化增减衣物，不可骤减。

2. 夏季养生

夏季养生顺从"长"的特性，起居应"夜卧早起"。夏季作息起居，应晚些入睡，早些起床，较春季偏早，使人体顺应阳盛阴衰的自然界变化规律。夏日炎炎，毛孔开泄，容易受风寒湿邪的侵人，饮食不宜贪凉，睡觉前不宜冲凉，不宜使用电扇类直吹或使用空调时室内外温差过大而入睡，纳凉时不宜席地而睡，以防自然界虚邪贼风中伤人体而得阴暑症。

3. 秋季养生

秋季养生顺从"收"的特性，起居应"早卧早起"。秋季阳气由疏泄趋向收敛，从而调整合适的起居作息时间是养生的环节。《素问·四气调神大论》说："秋三月，早卧早起，与鸡俱兴。"要想顺应阳气的收敛则应早卧，要想使肺气得以宣发则应早起，应该避免收敛太过。秋季时节，风大转凉，气候变化较快，增减衣物要合理，做到酌情增减，正如谚语说"一天有四季，十里不同天"的情况。

4. 冬季养生

冬季养生顺从"藏"的特性，起居应"早卧晚起"。冬季阳气逐渐由外而内，机体卫外功能减弱，容易受到自然界邪气的入侵，早睡符合自然界阳气收藏的特点，晚起以等待阳光有助长机体的阳气升发，可以有效避开阴寒天气，是人们起居养生的基本措施。因此，冬季睡眠应有规律且早睡晚起，睡眠时间的充足及睡眠质量的保障，有利于阳气潜藏、阴精积蓄。根据中医"无扰乎阳"的养藏原则，提示冬季养生应规律房事，避免过度，防春季温病的发生，具有重要的养生价值。

二、辨证论质，因人而异

体质不同，养生的方式也应该有所区别，辨证论质指出养生行为的个体化差异，应根据居住地环境、气候条件、体质因素和自身心理素质的差异而制订出科学健康的生活起居方式。

1. 阳虚体质

中医理论认为，人体的一切生理活动都依靠“阳气”，阳气是推动机体生长的物质基础。阳虚体质是指机体的生理功能不足或减退，从而表现出来的一系列症状的总称。阳虚体质的人难以顺应寒暑气候变化，冬天时自然界阳气不足，需增加衣物避寒就温，避免进食接触一切寒凉物品，及时采纳行之有效的养生措施。可以遵循“春夏养阳”的养生原则，春夏季节时从饮食、保健、药物、起居、导引等方面做起，通过外界的阳气来补充机体阳气，中医养生可借助干姜、艾叶和花椒等药物煮水泡脚或通过专业的足底按摩来补充阳气。在野外可以做空气浴或阳光浴，另外可以选择恰当的运动项目，如太极拳、五禽戏、八段锦、慢跑、瑜伽等各类活动来调整机体功能。

首先，阳虚体质的人身体虚弱，机体腠理开阖失司，容易受到外邪的入侵，活动出汗后或出门时更应该注重保暖，使得体内热能不轻易散失，同时应重视机体出汗时，应当增加或减少衣物穿着，避免大汗淋漓，或是汗出当风，从而损伤到阳气。其次，起居作息也应该有规可循，不可因为天气寒冷、困倦疲惫，而放弃劳作、放弃锻炼；还应当进行适当的体力劳动，以轻微的出汗、不至于疲乏为限度。最后，卧室的窗户应当朝阳，一方面接收午时的阳光普照，有助于人体内部的阳气生发；另一方面，研究证明长期置身于阴暗潮湿寒冷的环境，对人体健康有极大的损伤。

2. 阴虚体质

阴虚体质是由于机体精、血、津液等物质耗损，阴虚不能制阳，致使阳热相对偏亢，机体处于虚性亢奋的一种状态，是指有虚火的一类证候。其适应能力削弱，机体易衰老。阴虚者，多喜凉畏热，冬寒易过，夏热难耐。中医认为“秋冬养阴”，把握自然规律的调养原则。由于阴虚不能制阳，阳气偏亢，故应当保持充足的睡眠时间，以养阴气。因此，在秋季和冬季时，睡眠时间应当有所延长，特别要睡好子觉，中医认为“午觉养阳，子觉养阴”。

阴虚体质者，生活中焦虑情绪、过度紧张、晚睡、高强度运动、大汗大渴等皆可耗血伤阴，更致阴虚。宜适当泡澡，不宜桑拿，戒烟戒酒。锻炼身体，当以调养肝肾之功为重，如可打太极拳、五禽戏等。男性应当节制房事，以养精为要。

3. 血瘀体质

中医有论“血得温则行，得寒则宁”。血行不畅的风险在血瘀体质的人身上往往会加大。血瘀体质的人日常作息应有规可循，不可熬夜。入夜而不眠者，不仅气血会被耗损，还容易加重血瘀体质的不良症状。因此，调理血瘀体质的关键之处在于确保科学睡眠时间和优质的睡眠状态。

血瘀体质者，居室内需保持温暖通风，避免寒凉；“久视伤血”，要健康用眼，避免长时间看电视、玩手机；寒热交替时节，需适当增加衣物，避免着凉；温暖时节，可多做户外活动，如户外晨跑等。

4. 湿热体质

湿热体质者，以体内蕴热、口腔溃疡、粪便干结为特点，日常应注意利尿除湿，通泻蕴热为主。日常作息应当有规可循，早睡早起，居室通风清爽，入眠前静心调神，衣被保持洁净。长久的熬夜或疲劳紧张皆会伤阴，更易加重湿热程度，进一步向阴虚火旺的状态发展。烟、酒等物亦可加重湿热体质的不良状态，故而需戒烟酒，保持清淡饮食。寒冷是湿热体质难耐的，但穿衣还应该顺应四季，酌情增加或减少衣物，而不能随性所欲。

三、居宜择“气”，天人合气

古者有云“居宜择气”，此处的“气”，即天气、地气和生气。全球五大长寿地区，俄罗斯的高加索山、巴基斯坦的罕萨、厄瓜多尔的维利巴姆巴、中国的新疆维吾尔自治区和田地区和广西壮族自治区巴马瑶族自治县，不谋而合，拥有共同特点：天清气朗、景色宜人、山清水秀、绿树成荫。从生物进化角度看，人是自然界的产物，生命起源于自然，人的一切生理活动跟自然界息息相关；中医认为人是由天地间精气氤氲化合而孕育诞生的产物，适应天地运动变化基本法则才能成形生长、进化繁衍，这就决定了人类对自然生态环境有天生的依附关系。

1. 择天气

宜居地的天气要求空气清新、环境宜人、绿树成荫；温度适宜，无极寒或极热；气候宜人，四季分明或四季如春；空气湿润，风沙小且雨量足，且无台风、沙尘暴等自然灾害。同时，栖身地若天气祥和，则有助于产物获得；如若天气失和，风雨无端，则对人健康极为不利。所以，如果要获得长寿，选择适宜的气候环境是非常重要的。

2. 择地气

孔子曰“知者乐水，仁者乐山”，俚语亦云“一方水土养一方人”。《黄帝宅经》有五虚五实。该书论述了择地气在养生中有着一定的意义，有言道“计口半造，必得寿考”。房屋的高度和采光，都不能失之偏颇，要依据机体对外界的需求而定。《天隐子养生书 · 安处》记载：“屋无高，高则阳盛而阴多；屋无卑，卑则阴盛而暗多。故明多则伤魄，暗多则伤魂。人魂阳而魄阴，苟伤明暗，则疾病生焉。”陶渊明诗云：“采菊东篱下，悠然见南山。”一个宜居地有利于保持良好心理和身体状态。同时，土壤中的元素构成也尤为重要，现代先进仪器可协助分析，土壤元素的缺乏或过度聚集都不利于健康。

3. 择生气

择生气，不仅包括居室的格局情况，还包括“择人气”。居室格局，应当简洁明亮，应养成定期清除旧物的好习惯；择人气，是指参考人群聚集情况，居住地人不宜过多，摩肩接踵会令人感觉烦闷。

《内经》论道“人以天地之气生，四时之法成”，就是说自然的属性存在于人的躯体结构、生理活动、心理活动中。因此，住宅地的选择，应当要对天气、地气和生气进行考量，达到“天人合气”，也就是说要使机体与自然界密切联系，从而构成为一个有机整体。

四、动静结合，益智防衰

动与静，是辨证统一的关系，是彼此对立、相互协调的关系。两者皆是人体的生理需求。在生活里，绝对的“动”或“静”是不存在的，需动静结合，劳逸结合，方可保持人体健康。孙思邈的《备急千金要方·道林养性》有论道：“养生之道，常欲小劳，但莫疲及强所不能堪耳。”古人提倡劳逸“中和”，有常有节，避免过劳过逸。

俗语道：“生命在于运动。”相关研究证明，合理的“动”对心血管、肌肉、内分泌、精神等皆有益处，不仅可以促进血液循环，还能改善呼吸和消化功能、兴奋大脑皮层、调节精神状态。合理的“静”亦对健康有诸多好处，古往今来，高僧道士、文人墨客皆以静坐修身。静坐能使人的精神、身体得到放松，降低人体器官的紧张度，使得气息舒缓、血脉顺畅。因此，动静结合，方可益智防衰。

第三节　起居养生作用

《素问·生气通天论》有论“起居如惊，神气乃浮”，清朝名医张隐庵云：“起居有常，养其神也，不妄作劳，养其精也。夫神气去，形独居，人乃死。能调养其神气，故能与形俱存，而尽终其天年。”《管子》云：“起居时，饮食节，寒暑适，则身利而寿命益；起居不时，饮食不节，寒暑不适，则形累而寿命损。”要想健康长寿则需起居有时、饮食有度、顺应四季，否则会导致机体不适而影响健康。古人认为，人们的寿命长短与起居作息有着密切的关系，这表明规律作息是养生的重要法则。若起居有常，作息有章，则能精气神足，延年益寿。反之，违背自然规律和人体常度则神气衰败，精神不振，甚至寿夭。

一、调养五脏

中医养生理论中，根据五行（木、火、土、金、水）学说，把自然界五味（酸、苦、甘、辛、咸）、五色（青、赤、黄、白、黑）与人体五脏（肝、心、脾、肺、肾）联系起来，说明人与大自然息息相关。不同颜色，其养生保健的功效是不尽相同的。色彩不同的食物，其属性和归经也是大相径庭的。五色对五脏的滋养，《内经》中说：“青色养肝、赤色补心、黄色益脾、白色润肺，黑色补肾。”中医认为，七情不可为过，有“怒伤肝，喜伤心、思伤脾、悲伤肺，恐伤肾”之说。有规律的起居作息，就可在大脑神经中枢建立条件反射，并使其不断巩固，形成稳定的良好的生活习惯，同时能促进人体生理活动有规律的健康发展。因此，养成优质的生活习惯是提高人体抵抗力，调养五脏，提高机体健康水平的有效方法。

二、保养神气

保养神气，是机体健康、延年益寿的先决条件。所谓神气是指人体生命活动的总和，如若神气不正常，则机体的脏腑功能就会出现问题、气血运行就会出现不畅。因此，应采取行之有效的方法保养神气，如起居有常。起居有常，则机体精气神旺盛、气色好且身体健康。因此，在日常生活中养成规律的起居，方可拥有强健的身体。规律的起居，应当顺应自然、顺应阴阳消长、顺应四时规律、顺应机体规律，这才是名副其实的起居有常。做到起居有常，才可保养神气，方能达到养生目的。

三、延缓衰老

《管子·形势》有论：“起居时，饮食节，寒暑适，则身体利而寿命长益。”“起居时”指起居有常，日常作息有良好的生活规律和习惯，合乎自然界和人体的生理常度，是养生的重要条件。《内经》说：“起居有常，不妄作劳。故能形与神俱，而尽终其天年”，反之“以酒为浆，以妄为常，不知持满，不时御神，务快其心，逆于生乐，起居无节，故半百而衰也”。也就是说，作息有规律才能健康长寿；而作息没有规律，就会使体弱早亡。因此，顺应机体内部规律的起居有常，有助于维护人体的新陈代谢正常运行，有助于保障中枢神经系统和自主神经系统的正常功能，使得人体精神和机体运转如常，长盛不衰。因此，规律的生活方式是延年益寿的重中之重。

第四节　起居养生具体方法

一、居室养生

晋代嵇康写下《难宅无吉凶摄生论》和《答释难宅无吉凶摄生论》。其中记载“药之已病，其验交见，故君子信之。宅之吉凶，其报赊遥，故君子疑之”。强调住宅和人健康长寿的关联。嵇康强调：不能只守住药物养生，同样要重视居住地养生。不仅要认识到居住环境对人体近期的影响，更要认识到对人体远期的影响。

1. 择地而居

古语云“良禽择木而栖”，人类选择宜居地亦有规律可循。周围环境是某些病种发病的客观因素，原始人类的寿命短暂和他们所处条件的简陋息息相关，某地的地方病也与周围环境密不可分。住宅的建筑，应倚山傍水，顺应自然。

2. 选择环境

《千金翼方·退居·择地》说："山林深远，固是佳境……背山临水，气候高爽，土地良沃，泉水清美……地势好，亦居者安。"《尸子》记载："高台不处……大室多阴，故皆不居。"居住地良好的自然环境可以有助于机体健康。居住地的选择，应尽可能多地考虑：气候温度、空气质量、绿化面积，远离污染，以保证居住安全。研究证明，绿色有稳定情绪、稳定血压的作用。因此，种植绿色植物，改善居住环境的同时，亦有助于身心健康。

（1）居处环境：是指阳光、空气、土壤、绿化、住房等因素，所构成的外部条件，是人类生产赖以生存的环境，对人类的生存和健康也有着重大的意义。适宜的居住环境，对人类健康长寿是非常有意义的；反之则损伤人体，并遗害于子孙后代。古代养生家甚是重视居住地选择，他们认为应选择一个空气清新、阳光充足、气候适宜、环境宜人、水源清洁的居住环境，因此他们的居住地的选择，常常是山林、海滨、农村、市郊等。

（2）住宅朝向：《遵生八笺·起居安乐笺·居室安处条》论述到：住宅应"南面而坐，东首而寝，阴阳适中，明暗相半。"坐北朝南、门窗向阳是最佳的住宅朝向。这样可采光充足，冬暖夏凉。冬季西北风较多，若房门朝北，冷风直入，容易患感冒；夏季东南风微拂，若房门朝北，凉风绕墙而过，不进室内，则空气不流通，同样有害于健康。同时有调查显示，朝阳的房间有助于胃肠疾病的康复，并能防治骨质疏松；背阴的房间有助于高血压的康复；东、西房间则有助于神经衰弱的康复。

（3）住宅高低：《西京记》载："初高宗患风痹，以宫内湫湿，屋宇拥蔽，乃于此置宫。"此宫殿即《旧唐书》和《资治通鉴》中的蓬莱宫。由此可见，古代皇室及达官贵人的宫殿、府邸在结构和布局设计中都考虑到了养生。住宅的内部结构具有一定的高度，不仅益于采光，还有助于空气通畅。居室位置的高低、干湿、通风等条件对疾病康复都有很大的意义。

3. 内部结构

住宅内部结构往往依据使用功能来划分：客厅往往是全家人共同使用区域及接待客人的场所，通常应当以宽敞、明亮为主；卧室为个人生活空间，应当以舒适安静、适合休息为宜；书房则应具备充足的自然光线、安静的特征。

（1）装修材料：居室装修材料的选择，需考虑对心理健康、身体健康的影响。市场上装修材料品种繁多、良莠不齐，因此选择标准除了舒适美观，还应考量材料安全。铅、锰、苯、二甲苯等有害或挥发性的物质可能存在于一些涂刷墙壁的油漆中；大量的甲醛可能存在于装修使用的黏合剂中；放射性物质可能存在于天然装修石材中。这些由于装修时材料选择不当存留的有害物质，可能侵害人体，导致中毒反应，轻则会出现流泪、咽干、咳嗽、胸闷、皮疹的情况；重则会引起支气管哮喘的急性发作、全身性皮肤过敏症、高血压、冠心病发作等。所以，重视装修材料内含的化学物质，并了解其是否包含了有害、有毒物质，同时重视使用时的安全注意事项，是选用装修材料时应当铭记于心的。值得注意的是在装修过程中，养成开窗的习惯，保持居室内良好的通风，有利于降低室内空气中有害、有毒物质的浓度。

（2）居室装饰：五色养生说“青色入肝、红色入心、白色入肺、黄色入脾、黑色入肾”，并且有“五色浅淡可补五脏、深浓可泻五脏”之说。居室装饰的颜色，对人们的心理健康有重要的意义。古语有“凡视五色，皆损目，惟黑色，于目无损”。古人认为黑色入肾最有利眼睛。因此，帷幕、屏风常用黑色。

《女红志》记载：“魏文帝宫人田尚衣，能歌善舞，多疾，文帝用朱砂涂四壁，以辟邪，谓之红壁。”魏文帝用朱砂涂壁也意在其保健养生。居室墙壁的颜色对心理健康也有重要的意义，蓝、绿等冷色调，给人以宁静、舒缓之感，可有舒缓情绪、调节血压的意义，对于精神过度紧张、高血压、失眠症患者都有一定的作用。橙、黄等暖色调，给人以温暖、兴奋之感，对于情绪抑郁、闷闷不乐的人有一定的积极作用。同时，色彩对于居室功能区应用也有一定意义，客厅以暖色调为主，可促进家人沟通和情感交流；卧室以冷色调为主，可以让人们有一个宁静、舒适的休息环境。

二、作息养生

日出日落、星辰运行、四时变化、昼夜交替，都有规可循，周期性是自然界的普遍现象。机体亦是如此，有着其内在的规律和守时的节律。要做到作息养生，就要顺应自然规律、顺应机体规律，制订科学的作息制度，坚持不懈，最终内化为良好的生活习惯。例如，通过定时睡觉、定时起床、定时三餐、定时如厕等，让机体和生活都有规律，才能达到身体健康、延年益寿的目的。如若作息无规律，睡眠、三餐随心所欲，毫无规律，则会违背机体与自然界的规律，机体对外界的抵抗力也就降低了，将会致使病痛的产生及身体的早衰。因此，养成良好的作息规律，对于养生而言，意义重大。

1. 前人理论

《抱朴子·极言》说：“寝息失时，伤也。”孙思邈将早晚起居具体规定为“虽云早起，莫在鸡鸣前；虽言晚起，莫在日出后”（《备急千金要方·养性·道林养性》）。又如一日之中，平旦阳气始生，日中阳气最旺，傍晚阳气渐虚而阴气渐长，深夜阴气最为隆盛。因此，人们可在白天阳气最旺时开展工作或进行学习，效率较高；而到晚上阳气衰弱，阴寒逐旺的时候，就应卧床歇息，避免过度熬夜，耗伤阴液。这也是“日出而作，日入而息”的道理。古人提出“与日月共阴阳”，就是要人们顺应四时变化、顺应阴阳变化，从而制订合理的作息制度，正所谓“善摄生者，卧起有四时之早晚，兴居有至和之常制”（《备急千金要方·养性养性序》）。

2. 现代研究

医学研究证明，人体内有着一个“生物钟”，这个“生物钟”通过人体的诸多生理指标，如脑电图、体温、血压、呼吸、脉搏，以及激素的分泌量等，反映出来。这些生理指标，随着四季、昼夜的规律有节奏地变化着，这也就是人体内的“生物钟”现象。生物钟支配着人体的生理功能，生命活动都按一定的规律而发生周期性的改变。因此，人的情绪、体力、智力，都有一定的时间规律。因此，作息也应该契合“生物钟”的运转规律。有规律的作息，可以形成一种良性刺激，作用于人体中枢神经系统，进而形成有节律的条件反射，确保“生物钟”的正常运转。因此，生活起居需规律，顺应四时变化、顺应机体变化，制订合理科学的规划作息。

3. 具体方法

（1）黎明即起。黎明之时，血液中的肾上腺皮质激素升高，此时思维清楚、机智敏锐，适合学习。又因早晨空气清新，早起到户外晨练，对健康也是有益的。早晨空气里的离子浓度较高，有助于排出晚上沉积在呼吸道的有害物质，从而促进新陈代谢。故而，早起有重要意义。反之，晚起者，由于长时间的睡眠使得脑细胞长时间处于抑制状态，使肌肉处于松弛状态，起床后不仅无法立即清醒，也难以保持良好的精神状态和身体状态，反而会一整天的没精打采。黎明即起，洒扫庭除，使内外整洁。多做善事，不计较钱财。每日必调气，按摩导引。

（2）夜不露宿，屈膝侧卧。睡前不要言笑、歌咏。睡后不留灯烛，否则会使人心神不定。睡中不要用扇。冬夜不要用被蒙头。顺应四季而睡眠，春令晚睡早起、夏令夜卧早起、秋令早卧早起、冬令早卧晚起。要经常活动，锻炼身体。不要过于疲劳，也不要过于安逸。衣服要随气候变化而增减。夏不极凉，冬不极温。寒勿穿衣过厚，热勿汗出当风。天气虽然很热，但是睡觉时腹部一定要盖薄被或衣物，避免邪气入侵。凡居家要常戒约内外长幼，有不快即须早道，勿使隐忍以为无苦。过时不知，便为重病。

（3）保持良好的习惯。定时工作学习，到了工作学习的时间大脑会兴奋，使得思想集中，思维敏捷，可达到事半功倍之效；定时起床，到了起床的时间，无须外界干扰，“生物钟”就会唤醒机体，机体便会准时醒来；定时就寝，到了睡觉的时间，大脑便会处于抑制状态，睡眠沉稳踏实，保证大脑和机体都得到充分的休息与放松。有规律的起居作息，不仅可以让机体的各个功能活动运行规律，保持健康；也可以使机体顺应自然，更好地顺应外界，促进身体、心理的健康，达到养生的目的。

三、睡眠养生

人生大概有三分之一的时间是在睡眠中度过的，可见睡眠对于人类而言非常重要。优质的睡眠习惯，不仅仅能消除机体疲劳、恢复人体体力，更能增强免疫机能，进而促进生长发育和延年益寿。要想有良好的睡眠习惯，利用人生这三分之一的时间达到养生目的，应注意以下几方面：

1. 睡前调摄

《内经》中记载："躁则消亡，静则神藏。"这句话是说良好的睡眠需要心静平和，才能达到养神、安神的目的，也才更容易入睡。因此，睡前过度的体力、脑力活动都可能导致夜不能寐。睡前应保持心静平和、呼吸顺畅、机体放松、摒除杂念，营造放松、宁静的睡眠意境，正所谓"先睡心，后睡眼"。

睡前需有方，睡前不宜吃的过多，不宜饮用刺激性酒水，如咖啡、浓茶和烈酒等，俗话说"胃不和则卧不安"；睡前不宜看刺激惊悚的电影小说，睡前应保持平和愉悦的心境；睡前保持室内空气流通，开窗通风，增加房间内的新鲜空气；睡前进行适量的运动，诸如太极、五禽戏等方式，可以让人心情舒缓，气血通畅，运动后亦会有倦怠之感，倦怠则思憩，对安然入睡有很大的帮助。尤为重要的是，睡前可以洗个热水澡、用艾叶煮水泡脚，并按摩脚心或头部保健按摩，有利于舒筋活血、安神助眠。中医理论论述：五脏六腑在身体的部位有着对应的穴位，例如，脚底的涌泉穴，属足少阴肾经的井穴，作用是滋肾填精。通过对相应穴位的按摩或针灸，可促进经脉阴阳气血流通，消除机体疲劳，具有除烦宁神、助睡安眠的作用。

2. 安卧有方

睡眠是人的一种生理需要。人在睡觉的时候，机体的器官组织几乎都处于休息的状态，这个时候气血将主要灌注于心、肝、脾、肺、肾五脏，使其得到补充和修复。因此，安卧有方，不仅能够保障人的高质量睡眠，对五脏的养护和机体的健康，也有着重要的意义。若要安卧有方，可以有如下选择。

第一是必须清除杂念，试图忘记睡前发生的一切不良事件；可以选择呼吸放松的方法，操作方法的次序选择是①保持环境安静，让心安静下来，避免感官刺激；②用鼻孔慢慢地吸气，想象"气从口腔顺着气管进入到腹部"，腹部随着吸入的气的不断增加，慢慢地鼓起来；③吸足气后，稍微屏息一下，想象"吸入的氧气与血管里的浊气进行交换"；④用口和鼻同时将气从腹中慢慢地自然吐出，腹部慢慢地瘪下去。这种呼吸方式称为腹式呼吸，呼吸时要把意念集中在气流的出入中，这样可以更好地让机体处于放松状态，有利于排除私心杂念。

第二是要重视床的软硬程度，床太硬，全身肌肉得不到放松；床过软，脊柱旁的韧带和关节负荷过重，可引起腰部疼痛。床的软硬因人而异。软床使脊椎得不到放松，使得脊柱旁的韧带和椎间盘负荷过重，所以腰椎间盘突出等骨关节不适的病患，不宜使用软床。硬床可以防止脊柱弯曲，帮助纠正白天的脊椎"不正"，非常适合有驼背倾向的青少年。若选择床不合适，对身体造成损伤，会导致失眠的发生。

第三是重视枕头选择，枕头在睡眠中有重要的意义，枕头的功能是支撑后脑与颈椎。枕头的意义，便是通过契合脊柱的生理曲线（在身体的最上端，脊柱由 7 块椎骨组成生理弧度），改善学习、工作的疲惫感及不合理坐姿造成的颈椎疲劳感。好的枕头，一方面要有着可以紧密适合颈椎的生理曲度的高度，另一方面要给人舒适之感，在睡眠之中解除颈椎肌肉、韧带的疲劳感。高枕并非无忧，有研究表明，人体睡姿与站立呈同样状态时，是最为科学的，枕头如果太高，再以任何姿势睡觉，都会导致睡眠不佳，无法保持颈椎正常的前凸弧度反而会加重颈椎累赘，可能产生落枕的现象。枕头也不宜过低，过低的枕头会使头部充血，易造成眼睑和颜面浮肿。人体的睡姿大致分成三种：仰卧、侧卧和俯卧。理想的枕头选择，无论仰睡、侧睡都应保持颈部的正常生理弧度。成人以仰卧时枕高 12 ~ 20cm，侧睡时枕高 18 ~ 12cm 的高度为宜，这样才能维持一整夜的自然生理弧度，有利于睡眠。另外，枕芯可选用香草、野菊花、荞麦皮、决明子，或用晒过的干茶叶。它的软硬适中，并且清香宜人，有助于入睡。

第四是要有正确的睡眠姿势，宋代蔡季通《睡诀》写道“睡侧而屈”，指的就是，睡时应取右侧卧位，上下肢半屈曲。这样的睡姿，有两大好处：不压迫心脏；并且有助于胃肠蠕动，帮助消化。睡姿建议：向右侧卧，微曲双腿，全身自然放松，一手屈肘平放，一手自然放在大腿上。这样的睡姿，心脏位置较高，有利于心脏排血，并减轻负担，同时，由于肝脏位于右侧较低，右侧卧可使肝脏获得较多供血，有利于促进新陈代谢。在长寿者调查中，许多长寿老人都自述以右侧弓形卧位最多。古谚也说：“站如松、坐如钟、卧如弓”，“屈股侧卧益人气力”。侧睡时稍蜷起四肢，放松肌肉，对消除疲劳、促进入睡都十分有利。

第五是确保良好饮食规律和饮食习惯，尤其是晚餐不宜吃得太饱、不宜饮食过于辛辣、不宜食用刺激性食物，中医认为“胃不和则卧不安”。睡前应避免进食以下食物。①咖啡因：睡前摄入过多，会刺激大脑神经，使得夜不能寐。咖啡因是一种有助于精神亢奋，提神醒脑的食物成分，有助于驱赶睡意并且恢复精力，可在工作时适当摄入。②牛奶、巧克力：可以促进血液循环，让大脑处于一种清醒的状态下，甚至使人烦躁不安，难以入睡，导致失眠的发生。③辛辣刺激性食物：包括辣椒、花椒、大蒜、芥末、胡椒、生姜等这些有异味辛辣的食物。这类食物会引起胃部的灼热反应，因此会影响睡眠，甚至失眠。

3. 睡眠时间

睡眠时间，不可一概而论或是精确分秒，合理的睡眠时间应当依据年龄、个人体质及健康状况，因人而异、科学合理地进行规划。通常情况，新生儿除了吮乳和啼哭之外，大多数的时间都是睡眠，睡眠时间可达 17 ~ 20 小时。学龄儿童只需 9 ~ 10 小时的睡眠时间。青年时期，每日也应有 8 小时的睡眠时间。人至老年，肾气衰减，阴阳俱虚，常有“昼不精，夜不瞑”的少寐现象，使得老年人睡眠质量下降，睡眠较浅，因此应当恰当延长睡眠时间，每天保持 9 ~ 10 小时。同时，睡“子午觉”，亦是古代养生家的一种寝息养生法。

现在，人们越来越重视睡眠，睡眠的研究也很多，但依然没有取得尽人意的研究结论，主要原因在于当前关于睡眠的研究过于追求标准化和统一性，忽略了个体差异性和多样性。中医体质学理论表明，机体的生理活动存在个体间差异性，尤其是午间睡眠和夜间睡眠。纵使有研究可以得出午间睡眠和夜间睡眠时间的标准值，于个体生理和病理来说，都不具有重大的意义。因此，针对午间睡眠和夜间睡眠的时间规律进行研究，要比其时间标准值的研究更有意义。

午觉：相当于 11 点到 13 点。中医理论认为“午时一阴生”，午睡有利于“阴”的生长，保持规律的午睡对人体健康是有益的。我国秦岭淮河以南的地区大多炎热，属火，火抑制阴，“初生之阴”比北方相对较弱，因此南方人的午睡对养护“初生之阴”益处更大。而北方则是阴比南方要多，即使没有午睡的帮助，“初生之阴”也能较好生长。除了地域性的差异，机体健康差异也很重要。午睡对于“阴虚阳亢”体质的人非常重要，然而“阴胜阳虚”的体质的则不宜久睡。整体而言，午间睡眠时间都应定点且不宜过长，醒来即起。原因在于“午时”依然是以阳为主导的，人们更多的应该选择以活动为主。短暂的午睡目的只是为了扶助“初生之阴”，若午睡时间过长，“初生之阴”渐壮大，反过来则会困阻“阳”，所以会有午睡过久反而疲劳的身体反应。因此，短暂的午睡有着重要的意义，可以助力于心火旺盛失眠者降心火、可以有助于生阴、可以有助于养血、可以有助于养阴血。对于女性而言，养阴血有重要的意义，如若女性阴血不足则会失眠脱发、疲乏无力、面色无华等。

子觉：相当于 23 点到次日 1 点。子时“一阳生”，更是应当以睡眠来养生，倘若此时机体仍旧处于清醒兴奋的状态则损阳，“初生之阳”非但不生，还将损及原有的阳和原有的阴。长期如此，则阳损及阴，阴阳失调，疾病便接踵而至。故“子时”前应就寝，秋冬季节则应当更早地入睡，病弱、阳虚者犹应注意。《内经》记载“夜半为阴陇，夜半后而为阴衰”，夜半即为子时，这个时候的人体阴气最盛，阳气则衰弱；过了夜半，阴气渐衰而阳气渐长。因此子时休息，是最能养阳的，睡眠效果与睡眠质量和其他时刻相比较，都有着事半功倍的效果。因为子午之时，阴阳交接，极盛极衰，体内气血阴阳极不平衡，必欲静卧，以候气复。如《老老恒言 · 昼卧》说：“每日时至午。阳气渐消，少息以养阳；时至子，阳气渐长，熟睡所以养阴。”相关研究也证明，机体的睡眠遵循昼夜的节律，不仅仅夜晚需要睡眠，白天依然是需要睡眠的。

四、劳逸结合

适量的运动锻炼或是劳作，不仅可以增强体质，还能顺畅气血、提高机体免疫能力；适量的休息，不仅可以暂缓疲惫，还可恢复生命的活力。因此，日常的生活起居要劳逸“中和”，有常有节。劳逸结合形成规律性，才能把身体调整到最佳状态，有利于身体健康，延年益寿。

1. 避免过劳

《素问 · 举痛论》说：“劳则气耗”，“劳则喘息汗出，外内皆越，故气耗矣。”不应该过度疲劳，久则超过了人体所能承受的极限，可能会造成机体损伤。如《素问·宣明五气》说“五劳所伤，久视伤血，久卧伤气，久坐伤肉，久立伤骨，久行伤筋”，过度劳倦与内伤密切相关。中医学认为，过劳则会耗伤气血，轻则倦乏无力，少气懒言，精神疲惫，肌肉消瘦；重则筋骨、肌肉劳伤，引起腰痛、关节疼痛等。如长时间行走则会导致下肢筋脉过劳，致使筋伤；长时间站立则会影响骨骼的发育及健康，有不适感。尤其是饥饱劳作，强力劳作，更是伤人致病。因此体劳要依据自身情况而定，应“坐不欲至倦，行不欲至劳”（《保生要录·调肢体门》）。亦如孙思邈所说“常欲小劳，但莫大疲及强所不能堪耳”（《备急千金要方·养性·道林养性》）。

体力劳动和脑力劳动都是过劳的类别。长久过劳，会使神经细胞的负荷超过生理功能的极限，兴奋与抑制过程失去平衡，从而产生神经衰弱等病变。因此，现代社会倡导的是科学有效的用脑，期许的是人们可以在学习工作时不仅仅是勤于用脑，还要善于用脑，重视对脑的调养，避免疲劳作业。如若因为用脑太久，觉得精力不足时，要通过休息、锻炼、娱乐等方法来调节身心，恢复精力，恢复体力。现代医学证明，长时间的脑力劳动或是长时间处于紧张状态，会使得大脑皮层及神经系统有关的部分从兴奋转入抑制，出现思维迟钝、反应不敏捷、注意力无法集中，记忆力也会有所下降，学习能力和工作能力也会随之降低。这个时候，如果不及时的休息和调整状态，反而强制性地继续工作，就会引起过度的疲劳。

2. 避免过逸

过劳易伤人，过度安逸同样可以致病。《素问·宣明五气》中有论道：“久卧伤气”、“久坐伤肉”，就是过度安逸而导致的。贪逸无度，而不主动进行恰当的体力劳动和脑力劳动，容易导致气血运行不畅，脾胃功能衰弱，精神委靡不振，机体的体质也会随之变差。正如张介宾所说“久卧则阳气不伸，故伤气；久坐则血脉滞于四体，故伤肉”（《类经十五卷·疾病类·宣明五气》）。因此有规律的进行劳动锻炼，是为了人们不因担心过劳而走向贪逸不劳的极端。

3. 心身兼顾

中医养生学是中国文化的精粹，历史源远流长。养生之道的哲理从认识论角度看，是以“形神合一、天人合一”为核心。从方法论角度看，则充分体现了整体观与辨证观。从学科角度来看，它代表了中医的预防医学。

心身疾病之中，冠心病、心脏神经官能症、肠易激综合征和消化道溃疡都是非常典型的心身疾病，采用结合考虑患者心理和身体病变情况，将两者变化紧密结合然后做出诊断，进而予以治疗。对于心身疾病患者，在药物治疗基础上，加上认知行为治疗以提高临床疗效，同时配合规律起居和导引锻炼并减小疾病复发率。诚如《内经》所云“法于阴阳，和于术数，食饮有节，起居有常，不妄作劳，故能形与神俱度百岁乃去”，这说明心身同调是养生的关键因素。旧的生物医学模式是以生物体为中心的认识疾病的过程。而新的医学模式是以患者为中心的认识过程。即把疾病的发生发展、转归和患者的心理因素、社会因素联系起来做到治病又治人，治身又治神。从这一角度去认识和运用中医养生学就会达到形神、心身健康的统一。否则就会“形伤神、神伤形”。

五、服饰养生

1. 服饰与七情

情志指的便是人的情感与思想，即中医所说的“心”。中医基础理论将人的情志划分七种：“喜、怒、忧、思、悲、恐、惊”，即为七情。七情人皆有之，且时时刻刻都在体现，但如若太过，则会引起机体其他的不适反应，中医将这种疾病称为“情志病”。服饰与七情的探讨，主要在于服饰的颜色及材料对于情志的影响。不同的颜色就会对大脑有不同程度的刺激，从而就会产生不同的心理反应，有的色彩美丽，使人心情雀跃；有的色彩刺眼，使人烦躁；有的色彩热烈，使人兴奋；有的色彩柔和，使人安静。而服饰颜色恰恰是机体亲密接触最多的色彩，因此服饰的颜色对于情志病的治疗康复有重要的意义。

颜色能够对机体产生作用，原理在于：人的视觉神经产生神经冲动，传导到大脑皮层，经过大脑皮层综合分析又转到下丘脑，下丘脑产生神经递质，进而有效地控制和调节从而影响到人的情绪和内分泌系统，以及人体的基本功能，从而会影响到机体的健康。服色对于人体心理健康的意义，主要体现在三个方面：一是怡情，赏心悦目的颜色使人心情愉悦，使人心灵受到陶冶；二是移情，即转移不良的情绪或情感；三是预防诸多疾病的发生。中华养生有句名言“善养生者养心”，正是说明了怡情养性在养生中占有重要地位。爱养之心，人皆有之，人们向往的是真、善、美；而厌恶鄙弃的是假、凶、恶。美好的色彩和服饰颜色，会对给人们带来美好的感觉、愉悦的情绪，营造良好的心理状态。美好的颜色带给人们喜悦的同时，一方面能够让人们的心理产生共鸣和喜悦，另一方面也能产生移情的作用，就是把影响人体健康的情绪或情感移去，使其不能对人体产生伤害而影响健康。

2. 服饰与五色病

清代汪宏的《望诊遵经》曰：“五色形于外，脏应于内，犹根本之与枝叶也。”即从面部及皮肤等五色可推断五脏的病变。如《素问 · 痿论》曰：“肺热者，色白而毛败；心热者，色赤而络脉溢；肝热者，色苍而爪枯；脾热者，色黄而肉蠕动；肾热者，色黑而齿槁。”其阐释了颜色与疾病的关系，白色和肺部疾病相关，赤色和心的疾病相关，青色和肝的疾病相关，黄色和脾的疾病相关，黑色和肾的疾病相关。明代李中梓的《内经知要》云：“五色之欲者，皆取其润泽，五色之不欲者，其恶其枯槁也。”其指出五色明润有华者是吉兆，即使有病，病程也轻；如色泽无华、晦暗枯槁者，称之为恶色，表示病重。五色配五行，也可用生克关系说明病程顺逆，即相生为顺，相克为逆。例如，肝病出现青色为顺，出现白色为逆。因青色是肝之本色，故为顺；而白色是肺金之色，金克木，故为逆。故而将服饰穿着的颜色针对人体的五色病进行辅助治疗，也是有章可循、有理论依据的。

（1）青色主病与服色：青色主寒、痛、惊风、气滞，青属肝。在五行中，木对应的颜色是青色。青色病多为肝病，这类患者多为面色苍白或青黑，不宜穿着青色系的服饰，否则会使面色显得更加的苍白、更具病态，从而会影响到患者心志，由心志而影响病情加重，应当多选择红色系颜色，可以让患者面色更加红润光泽，产生自信而对抗病邪，此外，通过心理暗示辅助治疗，对患者的康复是有利的。

（2）赤色主病与服色：赤色主热，常出现满面通红，如小儿麻疹，可见发热、面赤气粗、眼泪交流等症；外感风热，可见发热、恶寒、面红目赤等症；里实热证可见高热、口渴喜饮、便秘、面赤等症；虚热则常见两颧深赤或潮红、口唇红等。手少阴心经病，无论实热、虚热，两色皆为红色。心对应五行为火，根据中医五行，木生火，木为肝，肝为心之母，心为肝之子。心病及肝，即子病及母，因心火旺盛引动肝火而形成火旺症。火生土，土属脾，脾为心之子脏，心病及脾，即为母病及子，则生脾胃不振；另也要防火克金之心病传肺。此时，心病患者若穿上红色、紫色衣服，无异于火上加油，衫红、面红，两红相影，仿如病情加重，致使患者烦躁不安，故此时服饰最宜为属木的青色，或属土的淡黄色和属金的白色。青色、白色是冷色，相影之下可使心病患者的热症得到平复，热病得到舒缓。

（3）黄色主病与服色：黄色主湿、虚、黄疸。一般认为面色带黄为顺，但黄若鲜橘子，或黄而晦暗如烟熏，或萎黄或苍黄均为病色，此等病色常表现于面部、皮肤及白睛。黄色属脾，主湿、主虚，湿使人身重，虚使人倦怠，故有湿证、体质虚弱者不适宜穿黄色的服饰，会使人觉得湿邪加重。青色为木，木克土，青色令人宁静，令人忧郁，给予虚者，更使人倦怠，也有病情加重的感觉。脾虚则血气生化不足，中医认为“虚则补其母”，火生土，火为母，火在色为红，红色热情奔放，可增加人的活力，而火生燥湿，故穿红色系的服饰会使人看上去有病情减轻的感觉，病者随之也会加强病愈的信心。

（4）白色主病与服色：白色主虚、寒、失血。白色是气血不荣、脉络空虚的气色。一般表现为颜面、口唇、舌和皮肤苍白或呈淡白；有时可见爪甲、眼睑血络均淡白无华。《灵枢·决气》曰：“血脱者，色白。”患病肤色变白的人多为虚证、寒证。此类患者多表现为身体虚弱、容易疲劳、动作缓慢、反应迟缓、精神忧郁。根据中医五行五色的关系，土生金，土在色为黄、橙、棕等。黄色、橙色表达着活泼、辉煌、灿烂，使人感到温暖、愉快，充满精力，从而可以开导白色的忧郁情绪。因此，此类患者可以选择黄色、橙色的服饰。

（5）黑色主病与服色：黑色主寒、瘀痛、水饮。黑色属水，主冷，其气为寒，是足少阴肾经本色，主病为肾脏和少阴经的病候。若肾阳虚衰，不能温养脏腑则气血凝滞，经脉瘀阻，故为寒为瘀为痛，肾阴虚水冷，故黑色也主水病。因肾阳虚而使得脾不运化，造成水过多，使人食欲不振、体弱无力、身重嗜睡、倦怠，因而使人精神郁闷。金生水，水在色为黑，黑色也表达着力量和庄重。故此，黑色服饰有助于让性格更加沉稳，但寒气较重者不宜选择黑色服饰。

3. 颜色与健康

颜色对人的心理和生理影响有着重大的意义，用不同颜色的服饰就像我们选择不同的食物一样，会对人体健康产生不容忽视的影响。各种不同颜色的服饰不但对人体的精神和活力起着非常重要的作用，同时也会刺激着人体的身心情志。如果我们对颜色与健康的关系做进一步的了解，那么对于控制和调整情志是有一定帮助的。

（1）青色、绿色：常常给人以春天的感觉，象征着万物复苏、生长、天真、富足、平静，不仅可以消除神经紧张，还能改善心脏功能、缓解眼睛疲劳，给人宁静的感觉。人在绿色环境下，身体能量的恢复也会加快很多，对治疗神经系统疾病、发热、流感等疾病有一定帮助。但青色、绿色也有负面影响，如果心血不足的患者穿上青、绿色衣服就会仿如病情加重。

（2）红色：象征着吉祥、繁荣、热闹，给人以健康、热情、奔放、兴奋、激动之感，同时，也是最有刺激性的颜色。身体虚弱的慢性病患者穿着红色衣服有鼓舞、振作精神的作用。然而过久凝视红色，会影响人的视力，使人有头晕目眩和紧张的感觉，心脑血管病，高血压和情绪易紧张、激动、焦虑者则不大适合选用红色。

（3）橙色：属于暖色系，不适用于精神紧张、发热的患者。然而适度的橙色，能够给人柔和、温暖之感，而且不易使人困倦疲乏；恰到好处地使用橙色，也能发挥橙色作为活跃催化剂的力量，给人带来活力，增加食欲，代表着健康。

（4）黄色：是人类来到这个世上最先看到的颜色，也是颜色中反光最强的。黄色往往象征：光明、活泼、辉煌、灿烂，给人以温暖、愉快之感，让人感到精力充沛，是一种健康的颜色。黄色，有着稳定情绪和增进食欲的作用。然而长时间接触黄色，亦会给人以慵懒之感。

（5）棕色：是大地的颜色，它介于黄色与褐色之间，是暖色系。常常让人联想到新翻的泥土，给人以大自然广阔、亲切的真实与和谐，呈现出大自然的简朴、可靠和健康的感觉，是阳刚之气的颜色，因此对于发热、高血压、情绪紧张的人不适宜。

（6）白色：常常被人认为是无色，其实白色包含着所有颜色光谱的颜色。白色，象征着白日的天光。白色传达的是明亮、干净、畅快、朴素、清爽、雅致、整洁和宁静的感觉，一方面有助于抑制情绪、保持血压稳定；另一方面，对于易怒的患者，白色可起到一定的情绪调节作用。但白色不可以用于食欲不振者，因为白色不能引起味觉的联想，一般情况下对食欲不振没有意义；同时大多数人认为白色是单调、枯燥的，因此不宜于患精神忧郁症和孤独症的人用作服饰穿着。

（7）蓝色：是大海的颜色，象征着水，是一个最冷的色调，给人以冰凉之感。一方面纯净的蓝色呈现的是清纯、理智、睿智、安详和沉稳的特性；另一方面，蓝色也象征着安静、忧郁。故此，蓝色具有调节神经、镇静安神、清热降温的作用，不仅可以使人减弱晕眩的感觉，对热症、躁症、狂热症患者也有调节的作用，但蓝色不可用于伴有神经衰弱及抑郁者。

4. 着装与健康

因社会阶层、社会习俗、地域、民族、居住环境、工作环境、社会环境等因素的不同，人们有着不同的着装服饰。然而，尽管诸多的服饰各具特色，确都有同样的特点：具有透气、散热、吸湿、保湿、防风、防寒、保温等不同的功能，以便人们可以更好地适应气候等。实用优质的服饰，应当是不松不紧、不妨碍工作和学习、舒适的，这样的服饰才是健康的服饰。尽管现代社会服饰多样，健康的服饰也是琳琅满目，但是人们对时令多有误解，以至于常常是人为造成着装的误区，导致人体健康受到损害。

（1）短类着装：短类着装指的是衣短、袖短、裤脚短的一类着装，这类着装虽然非常清凉，也可充分地展示男性、女性的好身材，可以穿出自信感。但过短的短衫将人体的腹部、腰部裸露在外，短裤也将双膝裸露，也就是将腰腹、膝部毫无遮挡地裸露在虚邪贼风之下。

人体的腹部为胞宫之府，八脉中的督脉、任脉、冲脉源于胞宫，同出会阴称之为“一源三歧”，督脉统领诸阳经称之为“阳脉之海”；任脉任养诸阴经有“阴脉之海”之称；冲脉起于胞中，与督脉、任脉、足阳明、足少阴等经脉有密切关系，所以有“十二经脉之海”和“血海”之称。脐为先天之源，在腹部的中央，是胎儿从母体得到营养和维持生命的通道，神阙穴居于腹中，位于任脉，任脉总调全身阴气和精血，因此，神阙为人体一个非常重要的穴位。过短的着装，使腹部长期暴露在外，日久极易受六淫侵袭，而女性又“以血为用”，热、湿邪与血相搏，而极易导致妇科诸症。

（2）紧身着装：许多爱美者偏好选择紧身着装，虽然紧身着装可以塑造优美的形体，建立爱美者的自信，但是却带来了妇科病，其原因主要源于紧身的着装。太紧太窄的着装给人体造成了压力，从而影响了经络、血液的流畅，而且违背了成衣散热、吸湿、透气的大原则。紧身衣着对人体造成了压力，不仅影响血液循环，还会使得经脉受阻、闭塞不通，属中医痹证范畴，痹证乃经络气血为邪气所阻，造成营血凝滞、运行不畅，导致脏腑功能失常，气血失调影响冲任，损害胞宫，因此造成了一系列的妇科疾病。紧身的上衣或过紧的文胸，都会压迫胸腹部主动脉的输出和静脉的回流，严重地妨碍胸腹部脏器的血液循环，也限制了胸腹部肌肉的运动，致使肺部呼吸不畅，胃部不能正常蠕动而产生腹胀现象，从而引起消化不良。

六、通便养生

1. 排便养生法

中医认为：正常排便能够保持机体健康，而肠中留毒则可能导致早衰或疾病。正如朱丹溪所说：“五味入口，即入于胃，留毒不散，积蓄既久，致伤冲和，诸病生焉。”因此大便保持通畅，对延年益寿有着重要的意义。

汉代著名养生学家王充指出："欲得长生，肠中常清；欲得不死，肠中无滓。"大肠如同是人体内的一个"垃圾箱"，而肠道内的残渣浊物长时间地储存就如同生活中的垃圾会腐烂发臭一样，如若肠道内的"垃圾"不及时清理，会使机体患病且减少寿命。保持"肠清"是一个人保持健康、保持生命力旺盛、保持长寿的重要条件。因此，必须积极地清理肠中的残渣浊物，将其排出体外。"肠中常清"指的不仅仅是一次地清肠，而要经常地进行。如若"肠中不清"则会大便秘结，可导致浊气上扰，气血逆乱，脏腑功能失调，诱发肠癌、痔疮、冠心病、脑血管意外等症。

（1）定时排便：才可"肠中常清"。要养成每天定时排便的好习惯。可以选择夜晚睡觉之前或清晨起床之后，按时上厕所，久而久之，则可养成按时排便的习惯。注意上厕所的时候要专心，把意念集中在肛门，禁止排便时玩手机或看书等分散注意力。临床数据显示，排便时有看报或玩手机习惯的人群，患痔疮等肛门疾病的可能性较高。因此，要养成一个良好的排便习惯。

（2）顺其自然：养生家曹慈山对于排便有论"养生之道，惟贵自然"。可见，排便有规律且顺其自然，不仅能够保护机体的正气，还能预防因为大便不利而导致的疾病。如果"强忍"大便，容易使粪便中的毒素被肠组织黏膜吸收，危害机体，久而久之会导致便意消失，引发便秘；如果"强挣"大便，会过度增高腹内压，导致血压上升，特别对高血压、动脉硬化者不利，容易诱发中风。另外，由于腹内压增高，痔静脉充血，还容易引起痔疮、肛瘘等疾病。

（3）肛门卫生：日常生活中，人们往往对于肛门卫生不够重视。俗话说"十人九痔"，这句俗语说明患痔疮的患者是非常普遍的。除痔疮外，肛痈、肛瘘、肛裂、肛门瘙痒也不少。因此，要重视肛门卫生。从而减少肛门疾病患病率，大便之后使用薄而柔软、褶小而均匀的手纸；同时要保持大便通畅，勤清洗，经常热水坐浴。如果肛门已有炎症，最好用水冲洗，不要用纸擦拭，并要积极治疗，防止再引起其他疾病。尤其是老年人，更应该重视肛门卫生。同时，女性的肛门卫生亦很重要，如有不慎容易导致妇科疾病。

《老老恒言》说"饱后即大便，进肠以和其气"，这的确是养生经验之谈。但也应该关注个体差异性，要做到因人而异。同时便后也要注意调理，如若饱食后排便，则应该在便后稍喝些汤或饮料，以助胃气利消化；如若在饥饿时排便，为了防止便后气泄，排便时宜取坐位，便后稍进食物，还可做提肛动作 3 ~ 5 次，以补固正气。

（4）运动按摩：不仅能够使得气血舒畅，肠胃功能和消化排泄功能健康运行，还能加强大小肠的蠕动，从而促进新陈代谢，使得大便通畅。在日常生活中，我们可以采用传统保健功法进行锻炼，如太极拳、气功导引养生功、腹部按摩保健法、五禽戏等。

2. 小便养生法

小便是津液代谢后排除糟粕的主要途径，与肺、脾、肾、膀胱等脏腑的关系极为密切。津液代谢的好坏直接反映了机体脏腑功能的强弱，特别是肾气健旺与否，因为肾气是新陈代谢的原动力，调节着每一环节的功能活动，有“肾主水”之称。苏东坡在《养生杂记》中说：“要长生，小便清；要长活，小便洁。”《老老恒言·便器》亦说：“小便惟取通利。”保持小便的清洁、通利，是机体健康的重要方面。

（1）顺其自然：《备急千金要方·道林养性》说：“忍尿不便，膝冷成痹。”《老老恒言·便器》指出：“欲溺便溺，不可忍，亦不可努力，愈努力则愈数而少，肾气窒塞，或致癃闭。”强忍不尿，或努力强排，都会对身体健康造成损害。倘若强忍小便则会造成急性膀胱炎，并且出现尿频、尿痛、小腹胀痛等症状；有憋尿习惯的人患膀胱癌的可能性比一般人高五倍，因此小便应顺其自然。

（2）导引按摩：导引按摩保健，对于小便通利有诸多好处。导引按摩法主要有下述三个方法。一是导引壮肾：在夜晚临睡时、清晨起床后，调匀呼吸，舌抵上颚，眼睛视头顶上方，随吸气，缓缓做收缩肛门动作，呼气时放松，连续做 8 ~ 24 次，待口中津液较多时，可嗽津咽下。这个方法可以达到护养肾气的目的，同时还能增强膀胱的制约能力，从而防治诸如尿频、尿失禁等病。二是端坐摩腰：取端坐位，两手置于背后，上下推搓 30 ~ 50 次，上至背部，下至骶尾，以腰背部发热为佳，可在晚上就寝时和早晨起床时进行练习。此法有强腰壮肾之功，有助于通调水道。三是仰卧摩腹：取仰卧位，调匀呼吸，将掌搓热，置于下腹部，先推摩下腹部两侧，再推下腹部中央，各做 30 次。动作要由轻渐重，力量要和缓均匀。此法有益气、增强膀胱功能。对尿闭、排尿困难有一定防治作用。

3. 二便通利，腑中常清

机体经过代谢产生的代谢物，会通过二便排泄出来。而机体的自身慢性中毒就是机体衰老的原因之一，因此二便的通利也是延年益寿的关键。应该形成排便规律，按时排便。排便时间，往往是睡前、晨起为最佳，排便要顺其自然，有便不能忍，无便不久蹲。忍便不解会使得粪便毒素被肠黏膜吸收，从而会危害机体；强挣会使得腹压增高、血压升高，从而诱发脑中风和心肌梗死，还会酿成痔瘘。苏东坡在《养生杂记》中说：“要长生，小便清。”要使得小便清利，关键在于调摄饮食，做到少食勿饱，素食清淡，食久后饮，饮必待渴。

（吴礼龙）

第七章

体质养生

人体是形与神统一的整体，既有形体官窍、脏腑经络、气血精液等基本物质，又有魂、魄、神、意、志，喜、怒、哀、恐、思等神志活动；但由于不同人群及个体在机能、心理上存在各自的特殊性，这些身心上的特殊性便可称为体质。体质又影响了人对自然、环境、社会等的适应能力及对疾病的抵抗能力。体质决定了个体对某些致病因素的易感性及治疗措施的反应性，影响着人体的整个生命过程，因此体质对于指导疾病的预防、诊断、治疗及养生均有着重要的指导意义。在中医学理论指导下，根据个体不同的体质，因人制宜制订不同的养生方案："因人施养"、"因体施保"，通过合理的起居调护、饮食调摄、精神调整、形体锻炼，使人体达到阴阳平衡的状态，提高个体对环境的适应力，称之为体质养生。

第一节　体质与体质学说

一、体质、体质学说的概念

体质是人体生命过程中，由于先天与后天多种因素的影响，在形质结构、生理机能与心理状态方面形成的综合的、特有的、相对稳定的固有特质。体质影响着人体对自然环境、社会环境的适应能力，健康状况，以及对疾病的易感性与抵抗能力。体质多受人体的脏腑经络功能、气血津液等精微物质影响，因此凡是能影响脏腑、经络、气血津液的因素，均可影响体质。

而体质学说是以中医学为指导思想，研究体质的形成、特点、差异、影响因素，及其对疾病的发生发展、治疗、预防保健的新的学科。体质学说研究了包括生理、心理、社会等多方面的内容，非常符合"生物－心理－社会"这一医学模式的特点。

二、影响体质的因素

1. 先天禀赋与遗传

先天禀赋是体质形成的基础，是决定体质强弱的前提。父母生殖之精相合形成胚胎，受母体气血滋养发育成形，《灵枢·决气》曰“两神相搏，合而成形”，而张介宾认为此乃“形体之基”，故父母生殖之精的盛衰及体质特征影响着子代的体质倾向性。汉代医家王充在《论衡·气寿》中也提出“禀气渥则其体强，体强则命长；气薄则体弱，体弱则命短，命短则多病短寿”。

2. 性别与年龄

由于男女在身体形态、脏腑结构、遗传特性、心理特征上均存在差别，因此体质上也存在着一定的差异。男性多禀阳刚之气，体魄健壮，性格多外向、粗犷、心胸开阔；女性多禀阴柔之气，体型小巧，性格多内向、安静、情感细腻。而每个个体在发育的不同阶段，体质也是存在差异的。小儿生机旺盛，但阴阳形气皆未成熟，故有“稚阴稚阳”之说；成年人脏腑机能旺盛，体质基本定型，相对稳定；老年人由于生理机能的减弱，体质出现相应变化，可表现为精气失调、阴阳失衡、代谢缓慢等。

3. 外部环境因素

个体后天因生存、生活环境不同，获得不同的影响因素，使体质发生变化。如饮食、劳逸、情志、生活环境等均可影响。饮食偏嗜，引起脏腑气血偏胜，形成有偏颇倾向的体质，嗜食肥甘厚味者，易形成痰湿体质；贪食寒凉者，易损伤脾胃，形成虚弱体质，以此类推。情志精神，贵在调和，情志畅，则气血和，脏腑强，体质强壮。

4. 疾病、药物及其他

疾病是影响和改变体质的重要因素之一，一些慢性疾病或大病、重病，可使体质发生一个慢性的改变或变为虚性体质。而在用药物治疗疾病时，若使用得当，则能调整脏腑功能，使偏颇的体质得到纠正，若用之不当，则会加重对体质的损害。

三、体质的特点

因先天、后天及外部环境对体质的综合影响，使得体质具有先天遗传、差异多样、形神一体、群类趋同、相对稳定、动态可变、连续可测、后天可调等特点。根据这些特点，可根据不同体质选择适合的养生方法，从而达到防病保健的目的。

第二节　体质的分类

体质的分类方法是掌握和认识体质差异的重要环节，中医学对体质的分类源远流长。历代医家均对体质的分类提出过不同的见解。《内经》中提过按五行属性、阴阳含量、形态特征等来划分，《灵枢 · 通天》曰："盖有太阴之人、少阴之人……其态不同，其筋骨气血各不同。"《灵枢 · 逆顺肥瘦》将人分为肥人、瘦人、肥瘦适中人三类。《灵枢 · 卫气失常》又将肥人分为膏型、指型、肉型三种。《灵枢 · 阴阳二十五人》曰："先立五行金木水火土，别其五色，异其五形之人，而二十五人具矣。"

现代医家则根据临床观察，根据发病群体的体质变化，提出了四分法、五分法、七分法、九分法等，有繁有简。而目前得到普遍认可的体质分类方法是由北京中医药大学王琦教授提出的体质九分法，即平和质、气虚质、阳虚质、阴虚质、痰湿质、湿热质、血瘀质、气郁质和特禀质；中华中医药学会制订的《九种体质的分类与调节》就是以王琦教授的体质九分法为蓝本制订的。

第三节　九种体质的特点及养生

一、平和体质

1. 体质特点

平和体质，顾名思义即不偏不倚，阴阳平和，恰到好处，先天禀赋好，后天调养好的一种体质状态，表现为形体适中，面色红润，双目有神，毛发稠密有光泽，精力充沛，纳眠良好，二便正常，对自然及社会环境的适应能力强，心理素质好，性格随和开朗，平素较少生病，舌质淡红，苔薄白，脉缓和有力。与世界卫生组织提出的健康的定义相类似，即没有疾病或者不虚弱，并且有良好的心理、社会适应能力。

2. 养生方法

（1）调养原则：顺应四时，平衡阴阳。

（2）精神调养：平和体质的人群，精神心理是一个趋于平稳的状态，这类人群大多性格开朗、心境平和、乐观开朗，无须太多干预。只是应根据不同年龄阶段人群的生理特征适当地加以调整，发现问题及时处理。

（3）起居调养：在起居调养方面，平和体质的人群大多起居有常，这类人群的起居调养可总结为"顺应四时，不妄劳作"八个字。《素问 · 四气调神大论》中就曾说过，应根据四季的气候特点，规律地安排作息时间，即春三月与夏三月，宜夜卧早起；秋三月，宜早卧早起；冬三月，宜早卧晚起。根据季节、生活习惯、工作习惯，调整适合的作息时间。劳逸结合，合理安排工作、学习、休息的时间，做到生理和心理的适当放松。

（4）饮食调养：饮食多样化，膳食平衡，不挑食不偏食即为平和体质的饮食养生原则。根据春夏秋冬四季变化，选择适宜的食材与口味，如春季饮食宜少酸多甜；

夏季饮食宜少凉多酸；秋季饮食宜少食辛辣多食润燥之物；冬季饮食宜根据个体特质，不盲目进补。饮食当中以蔬菜、水果、优质蛋白为主。

（5）运动调养：著名医家孙思邈曾提出“体欲常劳，劳勿过极”，适当的、经常的体育锻炼能够促进气血运行，畅通经络，增强体质，放松心情，促进身体保持健康状态。平和体质的人群应根据自身的年龄、性别来制订合理的锻炼计划，包括锻炼次数与时间长短，以保持身体能够耐受又能强身健体的程度为宜。

二、气虚体质

1. 体质特点

气，是构成人体的重要精微物质，气能推动全身血液运行，能抵御外邪侵袭人体，若身体中的“气”失去平衡的状态，又得不到及时的调养，就会引起体质发生偏移，从而形成气虚体质。

气虚体质多因先天禀赋不足，后天调养不当，如久病、偏食、过劳、年龄均可导致。气虚体质主要表现为身体“气”不足，功能减退为特征的体质状态，可分为脏腑之气、一身之气的不足，气的推动与固摄能力欠佳，卫气不固。症状上表现为少气懒言、气短声低、疲倦乏力、精神不振、病后难愈、舌质淡嫩、脉虚。心理上性格多内向、胆小、不喜冒险。脏腑之气的亏虚常发生于心、肺、脾肾等脏。心气虚者，鼓动无力，可见心悸、胸闷、神疲等；肺气虚者，呼吸无力，卫外不固，见咳嗽无力、畏风、易感、气短而喘、自汗等症；脾胃气虚者，运化失职，中气下陷，可兼见不欲饮食、或食少腹胀、大便稀溏、肛门重坠、内脏下垂等；肾气亏虚者，失于封藏固摄，可发生腰膝酸软、耳鸣耳聋、小便频数、夜尿频多、尿后余沥不尽、或遗尿、男子滑精早泄、女子月经淋漓、带下量多、滑胎等。

2. 养生方法

（1）调养原则：益气健脾，和中补虚。

（2）精神调养：气虚体质的人群，多为性格内向，安静胆小，畏惧冒险者，针对这类人群，精神调摄上应尽量保持心境平和，积极愉快，避免过度思虑、悲伤、紧张。思虑过度易伤脾胃后天之本，脾胃为气血生化之源，后天之本受损，容易加重气虚的程度。悲则气消，悲伤过度易伤肺气，肺主一身之气，故气虚体质的人群亦不宜悲伤过度。

（3）起居调养：气虚之人最易受风寒等外邪侵袭，易患外感疾病，故应起居有常，注意防风保暖，切勿汗出当风。注意劳逸结合，过劳则耗气。生活中应注意避免体力劳动过度及房事过度，顾护好脾肾之气，以防气虚加重。

（4）饮食调养：气虚人群的饮食，在选择益气食物时，也应根据个人情况，根据脏腑偏胜，选择加入适当的食物。食物的选择上宜选性味甘平的食物，不可盲目进补。气虚日久，可涉及阴、阳、血、津液的亏虚，因此调养气虚的同时，也要注重滋阴、温阳、养血、生津共同调理。尽量做到忌食生冷、苦寒、辛辣、燥热及耗气的食物，如萝卜、空心菜等，以免加重损伤。可适当多吃山药、大枣、莲子、小米、牛肉等食物。

（5）运动调养：运动调养方面，气虚之人不宜过度运动，过度运动后易汗出当风，且更易耗伤肺脾之气，可以选择传统保健功法及导引养生法进行锻炼，如太极拳、太极剑、八段锦等保健功法，配合“六字诀”中的“吹”字功，顾护肾气，练习方法：站立，双脚并拢，两手交叉上举过头，弯腰，双手触地，继而下蹲，双手抱膝，心中默念“吹”字音，可连续做十余次。现代体育锻炼中可以选择快走、慢跑等一些可提高心肺功能的有氧运动。

三、阳虚体质

1. 体质特点

阳气，是人体维持正常生命活动的重要物质，阳气在我们整个生命过程中起着兴奋、推动、温煦的作用。阳气虚弱可导致整个人体功能低下，脏腑机能减弱，代谢缓慢。阳虚体质的人，可因先天不足，或病后失养，或嗜食寒凉，或起居不慎导致。可表现为形体偏胖但肌肉不壮，畏寒喜暖，四肢不温，疲倦嗜睡，精神欠佳，口唇色白，喜食热食，小便清长，大便稀溏，舌质淡胖嫩、边有齿痕，脉沉或弱。性格上多内向，不善沟通，沉稳安静，情绪易波动。

该体质的人群易患痹证、胃痛、痛经、不孕症等疾病，并且易感受湿邪。阳虚体质多表现为脾肾两脏的阳气虚损，肾阳虚者可兼见腰膝酸软，夜尿频多，男性遗精早泄、阳痿不举，女性宫冷不孕等；脾阳虚者可兼见腹痛时作，喜温喜按，大便稀溏，久泻不止等。

2. 养生方法

（1）调养原则：健脾益肾，温阳利湿。

（2）精神调养：根据阳虚体质人群的心理特点，常表现出情绪抑郁、低落、恐慌，应让其保持情绪平和，学会调节不良情绪，学会和人沟通与倾诉，排解悲忧。思伤脾，恐伤肾，不良情绪得不到调节可进一步伤及脾肾阳气，加重阳虚程度。

（3）起居调养：阳虚之人，耐寒能力差，对寒热调节适应能力差。故在秋冬季节，气候转凉之时及时加衣保暖，多食温暖食物顾护脾阳，选择阳光充足时在适当户外活动，学会“避寒就温”。春夏温暖季节时，不贪食寒凉，养护阳气，可选择日光浴的方式来促进体内阳气升发，改善寒冷季节畏寒症状，但每次持续时间不宜过长，2 至 15 分钟为宜。同时阳虚之体易受湿邪，在居住环境上应选择干燥、向阳、通风的房屋，避免长期居住于阴冷潮湿之地。

（4）饮食调养：阳虚之人，饮食调养应遵循温补阳气的原则。食物宜选择性味温和的，阳气虚损，进一步可影响到气、血的运化，兼见气、血亏虚之证；因此，调治阳虚的同时，要注意结合益气、养血的食物。这类人群多见脾阳不足，对食物中精微物质的吸收欠佳，故进补时宜缓慢温和。同时还应忌食生冷、寒凉性质的食物，避免加重阳气的损伤。可多食羊肉、鸽肉、虾、鲈鱼、大蒜、韭菜、芫荽、辣椒、花椒、生姜、饴糖、龙眼、荔枝、燕麦、糯米等。

（5）运动调养：振奋阳气是阳虚之人运动调养的重要目的。因此这类人群应加强运动锻炼，即中医所说“动则生阳”，建议每天都检查锻炼，“春夏养阳，秋冬养阴”，故春夏季节可增加锻炼次数及强度。根据个人体能选择适合的运动项目，体能差者可选太极拳、八段锦、散步、快走等，体能佳者可选择跑步、球类活动等。导引养生功法中可选择站桩功。

四、阴虚体质

1. 体质特点

阴虚体质是因先天不足，或病后血虚，或纵欲过度，积劳伤阴所致。“阴”在人体中起着凉润、宁静、抑制的作用；阴偏衰后，阳气的作用得不到平衡和抑制，表现出一些机能亢奋的表现。阴虚之人形体多偏瘦长，常有面色潮红、潮热汗出、五心烦热、口燥咽干、皮肤干燥、喜食冷饮、睡眠欠佳、小便短涩、大便干结、舌红少苔、脉细数或细弦。心理上多外向好动，性急易怒，活泼开朗。

阴虚多与心、肝、肾、胃等脏腑相关。心阴虚者，心神失养，虚热内扰，可见心烦、心悸、失眠、多梦、口燥咽干等症状；肺阴虚者，肺燥失润，宣肃失职，可见干咳无痰，或痰少而黏，或痰中带血、不易咯出，声音嘶哑，口干舌燥等；肝阴虚者，体窍失养，筋失濡润，可见头晕目眩或双目干涩，或胁痛等；肾阴虚者，阴液亏耗，官窍失养，可见腰膝酸软，齿松，脱发，男子遗精、滑精、阳强易举，女子经少或闭经，头晕耳鸣等症；胃阴虚者，虚热内郁，胃失和降，可见胃脘嘈杂、饥不欲食、脘腹痞胀、灼痛等。阴虚体质常患糖尿病、干燥综合征、焦虑症等。

2. 养生方法

（1）调养原则：滋阴潜阳，安神定志。

（2）精神调养：阴虚之人，精神上多外向活泼，但也容易性情急躁易怒，因此要适当调节心态，保持心绪平静，学会克制。加强自我修养，提升内涵，做到“恬淡虚无，精神内守”。选择合理的释放方式，安神定志。生活工作中，减少竞争，避免激惹。

（3）起居调养：阴虚之人，喜凉怕热，喜润恶干。因为阴分不足，无法抑制平衡阳分，易出现亢奋症状。在居住环境上，宜安静、通风，生活上要戒烟限酒，保证充足睡眠，不宜熬夜，房事有节，以养阴气。避免情绪紧张，工作压力过大，减少剧烈运动。遵循“秋冬养阴”的原则，在秋冬两季更应严格遵守。

（4）饮食调养：阴虚的饮食调养应多滋阴润燥，兼以调补肝肾。食物上宜多食性甘味微寒的食物调补。由于身体长期的阴液不足，久而导致气、血的亏虚；因此，在调治阴虚的同时，还应注意结合益气、补血的食物共同调理。忌食辛辣、燥热的食物也是调整纠正阴虚体质的重要方法，避免阴液的进一步损伤。阴虚体质人群可多食水产类食物，如甲鱼、贝类、海蜇、海参、泥鳅、海带、紫菜等，其他也可选择鸭肉、鹅肉、银耳、燕窝、百合、绿豆、山药、萝卜、芦笋、白果、莲子、柚子、桑葚、梨、西红柿、雪莲果等。

（5）运动调养：在运动调养方面，阴虚体质者只适宜中小运动量，太大的运动量汗出增加，会耗伤阴液，加重体质的偏颇，可选择固精功、保健功、游泳等缓慢平和的运动，调补肝肾之功，导引功法中可用六字诀中的“嘘”字诀，以涵养肝气，练习方法：口型为两唇微合，有横绷之力，舌尖向前并向内微缩，上下齿有微缝；呼气念“嘘”字，足大趾轻轻点地，两手自小腹前缓缓抬起，手背相对，经胁肋至与肩平，两臂如鸟张翼向上、向左右分开，手心斜向上。两眼反观内照，随呼气之势尽力瞪圆。屈臂两手经面前、胸腹前缓缓下落，垂于体侧。再做第二次吐字。如此动作六次为一遍，作一次调息。锻炼时注意及时补充水分。

五、痰湿体质

1. 体质特点

痰湿，是人体水液代谢失调后产生的一种病理产物，痰湿体质的人群大多与后天饮食不节相关，痰湿之人多嗜食肥甘厚味或嗜饮酒，七情内伤也可引起痰湿凝聚。痰湿体质者多为形体肥胖，腹部肥软之人，可表现为面色暗黄，皮脂分泌旺盛，困倦乏力，身重不爽，口中黏腻或甜，喜食肥甘，嗜睡，大便正常，小便不多，舌胖大，苔白腻，脉滑。性格温和，善于忍耐，恭谦豁达，稳重。对潮湿环境耐受能力差。

“脾为生痰之源，肺为贮痰之器”，痰湿体质多与肺、脾两脏功能失调相关，脾不运化水湿，聚而成痰，常表现为面色黄胖、痰多汗多、健忘、困倦嗜睡、胸闷、腹部胀满、食欲不振、肢体麻木、身体包块；痰浊内停于肺，肺失宣肃，可见痰多、胸闷，寒痰阻肺者可见咳嗽痰多、色白质稀、喉中哮鸣，痰热壅肺者可兼见咳嗽咯痰、痰黄稠量多、大便干结等症；痰阻脑络者可兼见头晕头痛等症。痰湿之人易患高血压、糖尿病、高脂血症、脂肪瘤等疾病。

2. 养生方法

（1）调养原则：化痰降浊，健脾利湿。

（2）精神调养：痰湿体质之人，多性格温和，稳重。应多加强与人沟通，增加社交活动，培养广泛的兴趣爱好，开阔眼界。适当安排休假、旅行等调畅心情的业余活动。

（3）起居调养：从居住环境来讲，应保持居室干燥清洁。生活方式上建议多进行户外运动，经常晒太阳，穿着透气排湿衣物，借自然之气舒展身体的阳气，调畅气机，以温煦和推动痰湿的运化和代谢。雨季和湿冷季节，要防止外邪侵袭，防雨防潮。

（4）饮食调养：痰湿体质因嗜食肥甘，饮食不节所导致，故饮食调养更为关键。食疗上以化痰降浊，健脾利湿为大法。饮食宜清淡，多选性味甘淡的食物，利湿化痰，健脾和胃。痰湿可导致气血运行不畅，造成气血瘀滞，故在调治痰湿的同时，应注意结合行气活血的食物。切忌食用肥甘厚味、酸涩苦寒刺激之物、滋补油腻之物，忌暴饮暴食、进食过快。

可适当多吃薏仁、绿豆、山楂、茯苓、芡实、荷叶、赤小豆、白菜、冬瓜、萝卜、紫菜、荠菜、茨菰、海带、洋葱、茼蒿、柚子、黄瓜、梨、柠檬等食物。

（5）运动调养：这类体质的人群大多形体肥胖，身重易倦，故在进行运动锻炼时建议长期坚持，但要讲究循序渐进，不可操之过急，可选择散步、慢跑、球类、舞蹈等长时间的有氧运动，活动量应逐渐增强，让疏松的皮肉逐渐转变成结实、致密之肌肉。传统功法、导引气功上，可选八段锦、五禽戏、站桩功、保健功为宜，加强运气功法。

六、湿热体质

1. 体质特点

湿热体质可因长期居住潮湿环境、先天不足，或长期饮酒、喜食肥甘，湿浊蕴结化热而造成。湿，又有内外之分。外湿之邪，可因气候潮湿多雨，或居住环境潮湿而使邪气由外入侵体内；内湿之邪，多因过食油腻或脾胃虚弱，导致脾的运化功能失调，引起水湿内停。而两者之间外湿易困脾，脾虚易招外湿，相互影响，形成恶性循环。体型大多偏胖，少数苍瘦，平素面垢油光，粉刺痤疮，身重困倦，心烦懈怠，口干口苦，睡眠尚可，易发湿疮，妇女带下量多色黄，男性阴囊潮湿，大便或黏滞或干结，小便黄，舌质红苔黄腻，脉弦滑。性格上急躁易怒，烦躁不安。对长夏湿热气候耐受较差。湿热体质之人易患有痤疮、湿疹、酒渣鼻、慢性结肠炎、胆囊炎等疾病。

2. 养生方法

（1）调养原则：清热利湿，健脾化浊。

（2）精神调养：湿热体质之人，脾气急躁，烦躁易怒，故平日要加强自我修养，遇到烦躁之事要有意识地控制自己的情绪。培养良好的情绪和心态，多理性思考，少感性冲动。

（3）起居调养：居住环境注意通风、干燥、向阳，培养良好的生活方式，戒烟戒酒，饮食有节，顺应清醒与睡眠状态的规律，有利于对胃肠道功能的调整。尽量穿着宽松透气的衣物，注意个人卫生。若发生湿疹等皮肤病，不要用热水、肥皂及刺激性药物涂擦，不要搔抓皮肤。长夏季节时尽量减少户外活动，不要劳累过度，不要熬夜。早晨适当的晒太阳，可利用自然界的阳气升发体内的阳气，通畅气血运行，振奋精神。

（4）饮食调养：湿热内蕴是该体质最主要的特征，因此饮食上应以清淡为主，清热化湿，分消走泄是调养湿热体质的基本原则。多选性味甘寒，清热泻火，化湿利水的食物进行调理。湿热之人常伴有脾胃功能的失调，故在调理湿热的同时，应注意调护脾胃。切忌大热大补，辛辣燥烈之品。并注意进食速度不能太快。

食物的选择上可多吃苦瓜、藕、丝瓜、西红柿、黄瓜、豆腐、空心菜、芹菜、马齿苋、泥鳅、莲子、绿豆、赤小豆、薏苡仁、柚子、梨、西瓜、苹果等。

（5）运动调养：该体质的人适合进行高强度、大运动量的锻炼，有助于消耗体内多余的热量，排泄多余的水分，达到清热利湿的效果。进行体育锻炼时应避开暑热环境，可选择如长跑、球类运动、登山、器械力量训练等运动。也可用“六字诀”中的“嘻、呼”两字，练习方法：口型为两唇微启，舌稍后缩，舌尖向下，有喜笑自得之貌，呼气念“嘻”字，足四、五趾点地。两手自体侧抬起如捧物状，过腹至与两乳平，两臂外旋翻转手心向外，并向头部托举，两手心转向上，指尖相对。吸气时五指分开，由头部循身体两侧缓缓落下并以意引气至足四趾端。重复六次，调息；口型为撮口如管状，舌向上微卷，用力前伸，念“呼”字时，足大趾轻轻点地，两手自小腹前抬起，手心朝上，至脐部，左手外旋上托至头顶，同时右手内旋下按至小腹前。呼气尽吸气时，左臂内旋变为掌心向里，从面前下落，同时右臂回旋掌心向里上穿，两手在胸前交叉，左手在外，右手在里，两手内旋下按至腹前，自然垂于体侧。再以同样要领，右手上托，左手下按，作第二次吐字。如此交替共做六次为一遍，做一次调息。

七、血瘀体质

1. 体质特点

因先天禀赋不足，或后天外伤，或情志失调，或久病入络引起体内气血运行不畅有血瘀倾向或瘀血内阻，并表现出某些外在征象的体质状态称为血瘀体质。这类人群体型偏瘦，面色晦暗，肤色暗沉，眼周青黑，口唇暗淡，头痛，性急易怒，健忘，皮肤干燥粗糙，肌肤甲错，皮下紫斑、肿块，舌质紫暗或瘀斑瘀点，舌下络脉曲张，脉细涩或结、代、促等。女性血瘀证可兼见月经不调、痛经、闭经、崩漏、癥瘕积聚、面部色斑等。心理特点上，健忘、性情急躁、容易烦恼，对风寒耐受能力较差。这一体质的人群易患冠心病、高血压、脑血管病、肿瘤等疾病。

2. 养生方法

（1）调养原则：活血化瘀，理气养血。

（2）精神调养：保持乐观愉悦的心情是调整血瘀体质的关键点，血瘀之人容易烦恼，性情急躁，容易苦闷忧郁，这些不良的情绪皆可加重血瘀的严重程度。精神愉悦有助于气血运行通常，营卫畅通。并且要学会控制情绪，心胸开阔，不轻易急躁，多理性思考。《素问·阴阳应象大论》中提过情志相胜法，“喜胜忧”也是一种调节情绪的方法，让自己快乐起来，有助于改善这种偏颇的体质状态。

（3）起居调养：血瘀体质的人对风寒的耐受能力较弱，所以在春秋两季时，应特别注意气候变化，遵照“春捂秋冻”的养生法则，切勿突然的增减衣物，以防忽冷忽热诱发疾病。居室应选择温暖向阳的，以助阳气升发，推动血液运行。

（4）饮食调养：饮食上仍以活血化瘀，疏肝理气为主。宜选用健脾益气、行气活血、温经散寒的食物进行调理。血瘀之人还会兼见不同程度的气滞、痰热互结的症状，在调治血瘀的同时，也要注意结合选用行气化痰、清热的食物。可适量饮酒，忌食寒凉的食物，以免加重瘀血的形成。可多食玫瑰花、月季花、红米、辣椒、洋葱、黑木耳、空心菜、藕、芹菜、大蒜、香菇、卷心菜、苦瓜、核桃、山楂、火龙果、橘子、桃、桂圆、李子等。

（5）运动调养：血瘀体质之人，经络气血不畅，运动能很好地帮助气血运行，通畅经络，调和脏腑。建议血瘀之人坚持每天锻炼，因血瘀体质人群心脑血管机能较弱，故可选择易筋经、太极剑、太极拳、五禽戏等传统保健功法，现代体育锻炼项目不宜做大负荷、高强度的运动，避免引起其他疾病突发，如冠心病、心绞痛等。只有坚持经常进行小强度、舒缓的运动才能有效地纠正体质，保证健康。

八、气郁体质

1. 体质特点

气郁体质，主要是由于长期的情志不畅、气机郁滞而形成的一种体质偏颇状态，可因先天遗传，或精神刺激，或七情所伤造成。这一体质多见于体型瘦小之人，突出的表现为抑郁脆弱、情志不舒、敏感多疑、胸胁脘腹胀闷疼痛、嗳气、肠鸣、矢气、脉弦等症候。多与肝、胃等脏腑相关。肝郁气滞者可见善太息，或颈部瘿瘤，或咽部异物感，妇女经前或行径乳房胀痛、月经不调、痛经，男性阳痿、早泄，舌苔薄白，脉弦等。该体质之人心理上性格内向，情绪不稳定，敏感脆弱。对精神刺激、情绪变化、外界环境（如天气）变化适应能力差。

2. 养生方法

（1）调养原则：疏肝解郁，调畅气机。

（2）精神调养：保持乐观情绪，做到精神愉悦，多参加集体文娱活动，多与他人沟通。可阅读一些积极向上的书籍，或看喜剧电影，听轻松、欢快的音乐。勿看悲剧、苦剧。应主动的调整情绪，以“喜胜忧”的情志相胜法来调整精神状态。淡泊名利，不拘小节。

（3）起居调养：气郁体质之人常处于一种低落、抑郁的状态，多晒太阳，振奋情绪，居住环境采光要好。要保证充足的睡眠，早睡早起，三餐规律。培养兴趣爱好，减轻工作压力。亦可多听轻松的音乐，养花种草，放慢生活节奏。阴雨天气时可增加居室光照强度。

（4）饮食调养：在饮食上也应遵从疏肝解郁的主原则，可多选性味辛温刺激的食物，少食寒凉、肥甘厚味之品，减少饮食因素对机体气机的影响。同时应配以理气开郁、调脾柔肝的食物共同调理。气郁体质的人群，常可兼见郁热、血瘀、痰湿的产生。因此，在调治气郁的同时，注意结合清热、行血、化痰的食物。

如佛手、橘子、乌梅、山楂、陈皮、黄花菜、裙带菜、海带、萝卜、卷心菜、丝瓜、苋菜、芦笋、青笋、茼蒿、山竹、无花果、荞麦、燕麦、大麦等都是气郁体质的适宜食材。

（5）运动调养：运动可以给气郁体质带来的最有效的养生效果，通过体育锻炼，调理全身气机，舒畅情志。这类人群应增加户外活动，坚持有效的、大强度的运动。跑步、游泳、登山、球类运动、器械力量训练、武术都是较好的选择项目。也可选择瑜伽、太极拳、站桩功等调畅气息的锻炼方法。“六字诀”中可用“嘘”字诀疏肝理气，练习方法：口型为两唇微合，有横绷之力，舌尖向前并向内微缩，上下齿有微缝。呼气念“嘘”字，足大趾轻轻点地，两手自小腹前缓缓抬起，手背相对，经胁肋至与肩平，两臂如鸟张翼向上、向左右分开，手心斜向上。两眼反观内照，随呼气之势尽力瞪圆。屈臂两手经面前、胸腹前缓缓下落，垂于体侧。再做第二次吐字。如此动作六次为一遍，作一次调息。

九、特禀体质

1. 体质特点

这是一类特殊的体质状态，多由先天遗传，或环境因素，或药物因素等导致的体质缺陷，包括生理缺陷，遗传疾病，过敏反应，免疫缺陷等。特禀体质是一种因特殊禀赋形成的特殊体质，加之外界因素影响下，表现为生理功能、自我调节能力、适应能力低下，反应性强的偏颇的体质状态。形体上可正常，也可伴有生理缺陷。可表现为三个类型，第一是易发生过敏反应的过敏性体质；第二是遗传性疾病体质；第三是因母亲在妊娠期间受到不良影响而传给胎儿疾病的胎传性体质。特禀体质常见于冠心病、糖尿病、过敏性鼻炎、哮喘等患者。特禀体质的人群，整体适应能力差；易产生自卑、抱怨、挫折等不良心理状态，易发生过敏症状如药物过敏、食物过敏、花粉过敏、金属过敏等，易患家族遗传性疾病如先天聋哑、并指、多指、血友病、先天愚型等，这一类疾病通常难以治愈，常见的胎传性疾病如先天性风疹、梅毒等。

2. 养生方法

（1）调养原则：滋补肝肾，益气固表，益气养血。

（2）精神调养：对于特禀体质的人，精神调养是不可忽视的。这类人群很容易出现自卑、敏感、胆怯、消极的不良情绪，一部分人甚至因此意志消沉，丧失对生活的信心和勇气。应该培养乐观积极向上的心态，培养坚强的意志，自立自主，善于欣赏和发现，与人为善。

（3）起居调养：特禀体质的人群，在生活起居上应当更加注意，养成良好的作息时间与生活习惯，不熬夜，不抽烟酗酒。根据天气变化，及时增减衣物，户外活动时可选择戴口罩、眼镜等防护方式避免过敏反应。居住环境注意保持洁净和良好的通风。穿着棉质干净的衣物。

（4）饮食调养：特禀体质的人群常有卫气不固的症状，肝肾不足也是特禀体质的一大特点，因此益气固表，养血消风，滋补肝肾为调治的根本。多用性味较为温和、有益气补脾益肝肾的食材，忌食各种“发物”、辛辣刺激、生冷、肥甘厚味。这一体质调理时间往往较长，需耐心调治，同时安抚患者的不良心理。可多食猪肉、鸡肉、泥鳅、番茄、胡萝卜、卷心菜、花菜、山药、大枣、黄芪、莲子、薏苡仁、糯米、粳米、燕麦、金橘、苹果、黄瓜、桑葚、猕猴桃、蓝莓等。但也要根据个人过敏原来选择适当的食物，避免过敏反应的发生。

（5）运动调养：对于特禀体质来说，加强体育锻炼，增强体质，是可以有效改善体质的方法。因这类人群常发生过敏、哮喘等疾病，在选择运动项目上要因人制宜，哮喘患者可选择游泳，锻炼心肺功能；其他的可选择一些小强度的有氧运动，少量多次进行锻炼。特禀体质的人在运动时还应注意尽量避免在户外锻炼，以防外界过敏原诱发过敏反应；运动前充分热身，运动后切记调整运动收尾。在导引养生方法中，可用“六字诀”中的“吹”字功，调补肾气，练习方法：口型为撮口，唇出音。呼气读“吹”字，足五趾抓地，足心空起，两臂自体侧提起，绕长强、肾俞向前划弧并经体前抬至与锁骨平，两臂撑圆如抱球，两手指尖相对。身体下蹲，两臂随之下落，呼气尽时两手落于膝盖上部。随吸气之势慢慢站起，两臂自然下落垂于身体两侧。共做六次，调息。

（凌　娴）

第八章

运动养生

第一节　运动养生涵义

运动养生，亦指传统健身术，通过运用吐纳、导引、太极拳、五禽戏等祖国传统体育运动方式来锻炼筋骨关节、调节气息、宁神安心，从而达到疏通经络、行气活血、调节脏腑、增强体质、益寿延年的目的。运动养生是中医养生学的重要组成部分，它以中医基础理论为指导，将“动以养形，静以养神，动静结合，形神俱养”的理论思想渗透到日常保健中。运动养生综合运用养生手段，结合具体运动实践，通过调心、息、身三者的方式，可以使得习练者强身健体、预防疾病。

我国传统运动养生具有悠久的历史，是古代劳动人民经过长期的实践、总结和累积的经验方法。几千年来，众多的文化思想元素已经渗透到了运动养生当中，如哲学、中医基础理论、宗教、政治思想及社会习俗等。这些文化思想对祖国传统运动养生有着深刻的影响，在其形成与发展中起到了至关重要的作用。关于祖国传统运动养生的起源可以追溯到春秋时期，当时舞蹈已逐渐作为一种舒展筋络、强身健体的方式。正如《吕氏春秋·古乐》中记载的“昔陶唐之始，阴多郁滞而湛积，水道理塞，不行其原；民气邪阏而滞者，筋音瑟缩不达，故作奔以宣导之”。随后导引、吐纳也成为运动养生方法之一，《庄子》中记载到“吹呴呼吸，吐故纳新，熊经乌申，为寿而已矣”，由此可见，祖国传统的运动养生方式，随着社会的变迁在不断的拓展和丰富，而后出现的太极拳、八段锦、五禽戏等运动养生方法，则开启了祖国传统运动养生的新篇章。

第二节　运动养生原则

一、动静结合，张弛有度

中医运动养生认为“动以养形，静以养神”。“动”是指身体的具体运动形态，而“静”则是指在运动过程中要内敛精神，与“动”相对。运动是辩证统一的一种形式，是习练者生理活动、心理活动及生命活动的结合统一。传统体育运动在运动形式上要求动态和静态的结合，即动功和静功相互作用、相互配合。此外，还要求在习练功法时亦要动静结合，即做到动中有静，静中有动。

因此，在调养形体与心神的具体实践上，运动养生则更加强调运动过程中，动静的适度，刚柔的相济。“动”而不至于太疲惫，“静”而不至于太过逸，在进行传统体育运动时，应该做到动静结合，劳逸适度，张弛有度。

1. 动以养形

“动以养形”主要是指运动是形体的动作变化，包括四肢的运动及内脏器官的功能活动。《吕氏春秋》中提出“流水不腐，户枢不蠹，动也，形气亦然，形不动则精不流，精不流则气郁”的精辟箴言。唐代孙思邈提出：“养性之道，常欲小劳，但莫大劳及强所不能堪耳。”养生家朱丹溪也指出：“天之动，故恒之于动，人之有生，亦恒于动。”

由此可见，上述医家均认为自然界的物质不是静止的，而是处于不断运动变之中，只有运动才能改变、发生变化、产生万物。人体外在形体和内在脏腑的动静盛衰都关系着精、气、神的衰旺存亡。运动则精气周流，生命力旺盛而不衰。

动是一种自然规律，也是维持人体身体健康最基本的要素之一。运用运动的手段和方法促进人体内在和外在的和谐统一，是预防疾病和治疗疾病的一个重要组成部分。动不但能增强体质，使气血通畅，百脉通达，亦能提高人体防御疾病的能力，有助于人体内在脏腑和外在形体的健全。

2. 静以养神

“静以养神”是相对“动”而言的一种内在的静，包括精神上的清静和身体的安静。清静则养神，静心则养性。《淮南子》云：“夫精神志意者，静而日充者以壮，躁而日耗者以老。”嵇康《养生论》谓：“善养生者，清虚静泰，少私寡欲。”而《内经》中更是直接提出了养生的方法：“恬淡虚无，真气从之，精神内守，病安从来。”由此可见，清静养生的思想在一定程度上占据着祖国传统健康养生文化的主流地位。

清静，一般是指情志精神保持相对淡泊宁静的状态，因神气清净而排除一切杂念，使得真气内存，心神内守。因此清静养神就要求人们形体不可过，心神不可妄动，以此来保持生理和心理的相对稳定平衡。倘若在习练过程中，习练者能做到精神宁静，神气安和，恬淡寡欲，便可以真气调顺，益寿延年。

3. 张弛有度

对于如何保持动静的相对平衡，运动养生则提倡“不妄作劳”，即要劳逸结合，张弛有度。运动锻炼既不可太过，也不宜不及，应以适量为度。《内经》中指出“久视伤血……久立伤骨、久行伤筋。是谓五劳所伤”，说明过劳会损伤人体赖以生存的气血，也会损害人体的五脏六腑、皮肉筋骨。

因此在运动养生的过程中，要做到张弛有度，劳逸结合。循序渐进地进行锻炼，根据自身的情况选择恰当的功法，动作要由易到难，运动量要有小到大，运动时间则由短到长。在习练祖国传统运动时，只有掌握了运动的强度和频度，循序渐进，才能保持身体积极健康的状态，避免过度劳累，精神疲劳。

二、形与神俱，形神皆养

1. 形与神俱

中医认为，形为神之宅，神为形之主。形，是指关于身体的一切有形物质的概括，又称为形体；神，是指人的精神活动及功用。形神共养不仅要保持健康的形体，也要注意调摄精神。只有两者相辅相成，才使得外在的形体和内在的心理能够得到全面均衡的发展。

三国时期著名养生家嵇康在《养生论》中指出："形恃神以立，神须形以存。"明代著名医学家、养生家张景岳在《类经》中也说："无形则神无以生，无神则形不可活"、"形者神之质，神者形之用"。故中医养生学强调形神共养，养形以全神，调神以全形。

2. 形神皆养

中国传统运动养生功法具体着眼于"精、气、神"，三位一体进行锻炼，其通过调心、身、息等方法来使得精、气、神和谐统一。调心则可保持意念专注，杂念排除，宁静而以养神；调息则可保持呼吸均匀，畅通气道，柔和而以养气；调身则可保持经络畅通，和调脏腑。所以在养生中，既要注重外在形体的练习又需要强调内在精神的调摄，只有形神共养，两者兼顾，才能充精养血，和畅经络，相得益彰。

同时，传统运动过程中配合呼吸吐纳法，是我国传统运动养生法中的一大特色。通过肢体运动、呼吸运动和意念的配合，可以调节气血阴阳，改善脏腑功能，从而达到"治未病"及"既病防变"的目的。

三、因人而异，持之以恒

1. 因人而异

由于人的年龄、体质、性别、职业等因素的差别，传统运动养生的方式也应该不尽相同。因此，运动养生应考虑到不同人群的身体情况、年龄差异等，针对不同的情况选用适宜运动手段和方法。比如身体素质较好的人、年轻人可以选择活动量大的运动方式；而通常体质较弱或老年人，可选择相对活动量较小的运动方法。总之，运动量和强度都要因人而异，适可而止，应与自身相得为度。

2. 持之以恒

俗话说"冬练三九，夏练三伏"，运动养生并非一朝一夕就可以达到运动养生效果，要经常坚持而不间断地运动。养生方式的锻炼不仅是外在身体的锻炼，也是毅力和意志的锻炼。而且养生防病的效果往往需要一段时间的积累才能反映出来，其效果也随着运动进程而逐步积累和显现。因此，只有坚持不懈、持之以恒才能达到一定的养身和健身的功效。

第三节　运动养生作用

运动养生是融合呼吸锻炼与意念控制为一体，通过外在的形体动作和内在的脏腑运动来调整人体的身心健康。调意识以养神；以意领气，调呼吸以练气，以气行推动血运，周流全身；以气导形，通过形体、筋骨关节的运动，使周身经脉畅通，营养整个机体，从而达到形神兼备，百脉流畅，内外相和，脏腑协调，达到“阴平阳秘”的状态。

常言道：“形不正则气不顺，气不顺则意不宁，意不宁则神散乱。”因此，通过外在的形体运动与内在的脏腑活动适当配合，使之相互促进，将身体动作、姿势调整到更加协调一致的状态。运动养生不仅能增强身体的健康，以保持旺盛的生命活力，还能发挥疾病预防、治疗、益智、延年的作用。

一、舒筋活络，调和气血

经络是人体全身气血运行和输布的通道，也是把人体连成一个整体的重要组成部分。经过一段时间运动养生的锻炼，可以疏通人体经络，调节脏腑功能。如健身气功“五禽戏”当中，虎戏能旺盛精力，充沛脏气；熊戏则能安神壮体，平疏肝火。由此可见，习练者通过这种全身性的协调运动，可以柔筋健骨，疏通经络，保持气血通畅。

二、怡情养性，愉悦身心

《内经》中曾提出：“提挈天地，把握阴阳，呼吸精气，独立守神，肌肉若一，故能寿比天地，无有终时。”通过运动养生功法的习练，可以使习练者达到恬静安适的意识状态，可感周身轻松，与自然浑为一体，从而使全身的肌肉骨骼、精神意识得到放松，因而可以缓解情绪，调养精神。

三、防病治病，扶正祛邪

中医古典医著《内经》中提出“不治已病，治未病”的观点，喻示人们从生命开始就要注意保健，防衰和防病于未然。通过运动养生这种方式，一方面可以更好地增强机体的抗病能力，抵御病邪的入侵，即所谓“正气存内，邪不可干”；另一方面又可以调养精神，以养元气，防衰抗老，即所谓“恬淡虚无，真气从之，精神内守，病安从来”。

四、健体强身，益寿延年

中国自古就有一句话“药补不如食补，食补不如动补”。由此可见，运动是保持健康最有效的方法之一。运动养生通过一系列的肢体运动和呼吸配合，促进气血的流动和新陈代谢，以调理气息，畅通气机，促进阴阳平衡。不但可以强身健体。还可以起到延年益寿的功效。

第四节　运动养生具体方法

一、太极拳

（一）太极拳简介

太极拳是我国传统的运动项目之一，以《易经》为指导思想的太极拳有着极其精湛的拳艺和丰富的哲理，是中华民族智慧的结晶，也是国家级非物质文化遗产之一。“太极”是中国哲学中的一个术语，出自《周易》：“易有太极，是生两仪。”

太极拳一词来源于《太极图说》：“无极而生太极，太极动而生阳，动极而静，静而生阴，一动一静，互为其根”。由此可见，太极与拳的融合，即内形与外形的运动辩证的结合。以“太极”哲理指导拳路，拳路的一招一式又构成了太极图形。拳形为“太极”，拳意亦在“太极”，以太极之动而生阳，静而生阴，外动内静，意识内守，从而达到修身养性、陶冶情操、强身健体、益寿延年的目的。

（二）太极拳的特点

太极拳在功法上特点鲜明，别具一格，技击法皆遵循阴阳之理，用意念统领全身，以意导气、以气催形，具有含蓄内敛、连绵不断、以柔克刚、急缓相间，避实就虚的特点。太极拳以中国传统儒、道哲学中的太极、阴阳辩证理念为核心思想，结合中医经络学，古代的导引术和吐纳术等传统功法，从而形成内外兼修、行云流水、刚柔相济的拳术风格。

太极拳源远流长，流派众多，传播广泛，深受人们的喜爱。有陈氏太极、杨氏太极拳、吴式（吴鉴泉）太极拳、武式（武禹襄）太极拳和孙式（孙禄堂）太极拳等五大流派，各派既有传承关系，相互借鉴，也各有自己的特点和风格，呈百花齐放之态。此外，国家体育局还根据各大流派的太极拳的特点编制了简化的二十四式、四十八式太极拳等，以方便广大群众学习，也便于太极拳的传播。

（三）太极拳的养生机理

太极拳是意识、呼吸、动作三者有机结合的拳术，要求“以意领气，以气运身”，用意念指挥身体的活动，用呼吸协调动作，使习练者的意、气、形、神逐渐趋于圆融一体的至高境，从而达到内敛精神、调节气机、疏通经络、行气活血的功效。

（四）太极拳的动作说明

1. 功法要点

（1）心静体松：在练习太极拳时，思想上应排除一切杂念，不受外界干扰。在保持身体姿势正确的基础上，有意识地让全身关节、肌肉及内脏等达到最大限度的放松状态，用意识指导动作，神静才能以意导气，气血才能周流。

（2）呼吸自然：太极拳运动除了肢体运动之外，呼吸方法也极为重要，基本原则就是“起吸落呼，开吸合呼”。太极拳的呼吸方法有自然呼吸、腹式呼吸、逆腹式呼吸和拳式呼吸。在习练时，不论哪一种呼吸方法，都应自然匀细，呼吸均匀，气沉丹田。

（3）圆活连贯：太极拳动作的要轻柔自然，连绵不断，圆活连贯。对肢体的要求：以腰带背，以背带肩，以肩带肘，以肘带手。因此只有手、足、腰协调一致，浑然一体，方可上下相随，流畅自然。

2. 拳法讲解（以二十四式为例）

预备势　身体自然站立，两脚并拢，两手垂于大腿外侧；头项正直，下颏微收，舌抵上腭，双眼平视前方，全身放松。

第一式　起势　①身体自然站立，两脚分开，与肩同宽，脚尖向前；两臂自然下垂，两手置于大腿外侧，目视前方。左脚向左分开，两脚平行同肩宽。②两臂慢慢向前平举，两手抬至与肩齐平，两手距离与肩同宽，掌心向下。③上体保持正直，两腿慢慢屈膝下蹲；同时两掌轻轻下按至腹前，两肘下垂与两膝相对；目平视前方。

第二式　左右野马分鬃　①左野马分鬃。a. 抱球收脚：上体稍右转，右臂屈抱于右胸前，左臂屈抱于腹前，成右抱球；左脚收至右脚内侧成丁步。b. 弓步分手：上体左转，左脚向左前方迈出一步，成左弓步；同时两掌前后分开，左手心斜向上，右手按至右胯旁，两臂微屈。②右野马分鬃。a. 抱球收脚：重心稍向后移，左脚尖翘起外撇；上体稍左转，左手翻转在左胸前屈抱，右手翻转前摆，在腹前屈抱，成左抱球；重心移至左腿，右脚收至左脚内侧成丁步。b. 弓步分手：同前弓步分手，惟左右相反。③左野马分鬃：同前左野马分鬃。

第三式　白鹤亮翅　①跟步抱球：上体微左转，身体重心移至左腿；左掌微上提，左臂屈收在左胸前，右掌经腹前向左画弧，两掌左上右下，掌心相对，在左胸前成“抱球”状；同时右脚提起并内收；眼看左掌前方。②后坐转体：右脚向右后方撤半步，重心后移，腰随之右转；右掌自左下方向右上方画弧，左掌经右肩前向下画弧；眼看右掌。③虚步分手：上体微左转，面向前方；两掌继续向不同方向画弧，左掌按于左胯旁，掌心向下，指尖向前，右掌提至额前右上方，掌心向内，两臂皆保持弧形；同时左脚稍向内移，前脚掌着地，膝部微屈，成左虚步；眼向前平视。

第四式　*左右搂膝拗步*　①左搂膝拗步。a. 收脚托掌：上体右转，右手至头前下落，经右胯侧向后方上举，与头同高，手心向上，左手上摆，向右划弧落至右肩前；左脚收至右脚内侧成丁步；眼视右手。b. 弓步搂推：上体左转，左脚向左前方迈出一步成左弓步；左手经膝前上方搂过，停于左腿外侧，掌心向下，指尖向前，右手经肩上，向前推出，右臂自然伸直。②右搂膝拗步。a. 收脚托掌：重心稍后移，左脚尖翘起外撇，上体左转，右脚收至左脚内侧成丁步；右手经头前划弧摆至左前肩，掌心向下，左手向左上方划弧上举，与头同高，掌心向上；眼视左手。b. 弓步搂推：同前弓步搂推，惟左右相反。③左搂膝拗步：动作与右搂膝拗步相同，惟左右相反。

第五式　*手挥琵琶*　①跟步展臂：右脚向前收拢半步落于左脚后；右臂稍向前伸展。②虚步合手：上体稍向左回转，左脚稍前移，脚跟着地，成左虚步；两臂屈肘合抱，右手与左肘相对，掌心向左。

第六式　*左右倒卷肱*　①右倒卷肱。a. 退步卷肱：上体稍右转，两手翻转向上，右手随转体向后上方划弧上举至肩上耳侧，左手停于体前；上体稍左转；左脚提起向后退一步，脚前掌轻轻落地；眼视左手。b. 虚步推掌：上体继续左转，重心后移，成右虚步；右手推至体前，左手向后、向下划弧，收至左腰侧，手心向上；眼视右手。②左倒卷肱。a. 退步卷肱：同前退步卷肱，惟左右相反。b. 虚步推掌：同前虚步推掌，惟左右相反。③右倒卷肱：同前右倒卷肱。④左倒卷肱：同前左倒卷肱。

第七式　*左揽雀尾*　①抱球收脚：上体右转，右手向侧后上方划弧，左手在体前下落，两手呈右抱球状；左脚收成丁步。②弓步绷臂：上体左转，左脚向左前方迈成左弓步；两手前后分开，左臂半屈向体前绷架，右手向下划弧按于左胯旁，五指向前；眼视左手。③转体摆臂：上体稍向左转，左手向左前方伸出，同时右臂外旋，向上、向前伸至左臂内侧，掌心向上。④转体后捋：上体右转，身体后坐，两手同时向下经腹前向右后方划弧后捋，右手举于身体侧后方，掌心向外，左臂平屈于胸前，掌心向内；眼视右手。⑤弓步前挤：重心前移成左弓步；右手推送左前臂向体前挤出，两臂撑圆。⑥后坐引手：上体后坐，左脚尖翘起；左手翻转向下，右手经左腕上方向前伸出，掌心转向下，两手左右分开与肩同宽，两臂屈收后引，收至腹前，手心斜向下。⑦弓步前按：重心前移成左弓步；两手沿弧线推至体前。

第八式　*右揽雀尾*　①转体分手：重心后移，上体右转，左脚尖内扣；右手划弧右摆，两手平举于身体两侧；头随右手移转。②抱球收脚：左腿屈膝，重心左移，右脚收成丁步；两手呈左抱球状。③弓步绷臂：同前弓步绷臂，惟左右相反。④转体摆臂：同前转体摆臂，惟左右相反。⑤转体后捋：同前转体后捋，惟左右相反。⑥弓步前挤：同前弓步前挤，惟左右相反。⑦后坐引手：同前后坐引手，惟左右相反。⑧弓步前按：同前弓步前按，惟左右相反。

第九式　单鞭　①转体运臂：上体左转，左腿屈膝，右脚尖内扣；左手向左划弧，掌心向外，右手向左划弧至左肘前，掌心转向上；视线随左手运转。②勾手收脚：上体右转，右腿屈膝，左脚收成丁步；右手向上向左划弧，至身体右前方变成勾手，腕高与肩平，左手向下、向右划弧至右肩前，掌心转向内；眼视勾手。③弓步推掌：上体左转，左脚向左前方迈出成左弓步；左手经面前翻掌向前推出。

第十式　云手　①转体松勾：上体右转，左脚尖内扣；左手向下、向右划弧至右肩前，掌心向内，右勾手松开变掌。②左云收步：上体左转，重心左移，右脚向左脚收拢，两腿屈膝半蹲，两脚平行向前成小开立步；左手经头前向左划弧运转，掌心渐渐向外翻转，右手向下、向左划弧运转，掌心渐渐转向内；视线随左手运转。③右云开步：上体右转，重心右转，左脚向左横开一步，脚尖向前；右手经头前向右划弧运转，掌心逐渐由内转向外，左手向下、向右划弧，停于右肩前，掌心渐渐翻转向内；视线随右手运转。④左云收步：同前左云收步。⑤右云开步：同前右云开步。⑥左云收步：同前左云收步。

第十一式　单鞭　①转体勾手：上体右转，重心右移，左脚跟提起；右手向左划弧，至右前方掌心翻转变勾手；左手向下向右划弧至右肩前，掌心转向内；眼视勾手。②弓步推掌：同前弓步推掌。

第十二式　高探马　①跟步翻手：后脚向前收拢半步；右手勾手松开，两手翻转向上，肘关节微屈。②虚步推掌：上体稍右转，重心后移，左脚稍向前移成左虚步；上体左转，右手经头侧向前推出；左臂屈收至腹前，掌心向上。

第十三式　右蹬脚　①穿手上步：上体稍左转，左脚提收向左前方迈出，脚跟着地；右手稍向后收，左手经右手背上方向前穿出，两手交叉，左掌心斜向上，右掌心斜向下。②分手弓步：重心前移成左弓步；上体稍右转，两手向两侧划弧分开，掌心皆向外；眼视右手。③抱手收脚：右脚成丁步；两手向腹前划弧相交合抱，举至胸前，右手在外，两掌心皆转向内。④分手蹬脚：两手手心向外撑开，两臂展于身体两侧，肘关节微屈，腕与肩平；左腿支撑，右腿屈膝上提，脚跟用力慢慢向前上方蹬出，脚尖上勾，膝关节伸直，右腿与右臂上下相对；眼视右手。

第十四式　双峰贯耳　①屈膝并手：右小腿屈膝回收，左手向体前划弧，与右手并行落于右膝上方，掌心皆翻转向上。②弓步贯掌：右脚下落向右前方上步成右弓步；两手握拳经两腰侧向上、向前划弧摆至头前，两臂半屈成钳形，两拳相对，同头宽，拳眼斜向下。

第十五式　转身左蹬脚　①转体分手：重心后移，左腿屈坐，上体左转，右脚尖内扣；两拳松开，左手向左划弧，两手平举于身体两侧，掌心向外；眼视左手。②抱手收脚：重心右移，右腿屈膝后坐，左脚收至右脚内侧成丁步；两手向下划弧交叉合抱，举至胸前，左手在外，两手心皆向内。③分手蹬脚：同右蹬脚，惟左右相反。

第十六式　左下势独立　①收脚勾手：左腿屈收于右小腿内侧；上体右转，右臂稍内合，右手变勾手，左手划弧摆至右肩前，掌心向右；眼视勾手。②仆步穿掌：上体左转，右腿屈膝，左腿向右前方伸出成左仆步；左手经右肋沿左腿内侧向左穿出，掌心向前，指尖向左；眼视左手。③弓腿起身：重心移向左腿成左弓步；左手前穿并向上挑起，右勾手内旋，置于身后。④独立挑掌：上体左转，重心前移右腿屈膝提起成左独立步；左手下落按于左胯旁，右勾手下落变掌，向体前挑起，掌心向左，高于眼平，右臂半屈成弧。

第十七式　右下势独立　①落脚勾手：右脚落于左脚右前方，脚前掌着地，上体左转，左脚以脚掌为轴随之扭转；左手变勾手向上提举于身体左侧，高与肩平，右手划弧摆至左肩前，掌心向左；眼视勾手。②仆步穿掌：同前仆步穿掌，惟左右相反。③弓步起身：同前弓步起身，惟左右相反。④独立挑掌：同前独立挑掌，惟左右相反。

第十八式　左右穿梭　①右穿梭。a. 落脚抱球：左脚向左前方落步，脚尖外撇，上体左转；两手呈左抱球状。b. 弓步架推：上体右转，右脚向右前方上步成右弓步；右手向前上方划弧，翻转上举，架于右额前上方，左手向后下方划弧，经肋前推至体前，高与鼻平；眼视左手。②左穿梭。a. 抱球收脚：重心稍后移，右脚尖外撇，左脚收成丁步；上体右转，两手在右肋前上下相抱。b. 弓步架推：同前弓步架推，惟左右相反。

第十九式　海底针　①跟步提手：右脚向前收拢半步，随之重心后移，右腿屈坐；上体右转，右手下落屈臂提肘至耳侧，掌心向左，指尖向前，左手向右划弧下落至腹前，掌心向下，指尖斜向右。②虚步插掌：上体左转向前俯身，左脚稍前移成左虚步；右手向前下方斜插，左手经膝前划弧搂过，按至左大腿侧；眼视右手。

第二十式　闪通臂　①提手收脚：上体右转，恢复正直；右手提至胸前，左手屈臂收举，指尖贴近右腕内侧；左脚收至右脚内侧。②弓步推掌：左脚向前上步成左弓步；左手推至体前，右手撑于头侧上方，掌心斜向上，两手分展；眼视左手。

第二十一式　转身搬拦拳　①转体扣脚：重心后移，右腿屈坐，左脚尖内扣；身体右转，右手摆至体右侧，左手摆至头左侧，掌心均向外；眼视右手。②坐腿握拳：重心左移，左腿屈坐，右腿自然伸直；右手握拳向下、向左划弧停于左肋前，拳心向下，左手举于左额前；眼向前平视。③踩脚搬拳：右脚提收至左脚内侧，再向前迈出，脚跟着地，脚尖外撇；右拳经胸前向前搬压，拳心向上，高与胸平，肘部微屈，左手经右前臂外侧下落，按于左胯旁；眼视右拳。④转体收拳：上体右转，重心前移，右拳向右划弧至体侧，拳心向下，左臂外旋，向体前划弧，掌心斜向上。⑤上步拦掌：左脚向前上步，脚跟着地；左掌拦至体前，掌心向右，右拳翻转收至腰间，拳心向上；眼视左掌。⑥弓步打拳：上体左转，重心前移成左弓步；右拳向前打出，肘微屈，拳眼向上，左手微收，掌指附于右前臂内侧，掌心向右。学练要点：身体右转时，左脚尽力内扣。垫步时勿抬脚过高，迈出时脚尖外撇。

第二十二式　如封似闭　①穿手翻掌：左手翻转向上，从右前臂下向前穿出；同时右拳变掌，也翻转向上，两手交叉举于体前。②后坐收掌：重心后移，两臂屈收后引，两手分开收至胸前，与胸同宽，掌心斜相对；眼视前方。③弓步按掌：重心前移成左弓步；两掌经胸前弧线向前推出，高与肩平，宽与肩同。

第二十三式　十字手　①转体扣脚：上体右转，重心右移，右腿屈坐，左脚尖内扣；右手向右摆至头前，两手心皆向外；眼视右手。②弓腿分手：上体继续右转，右脚尖外撇侧弓，右手继续划弧至身体右侧，两臂侧平举，手心皆向外；眼视右手。③交叉搭手：上体左转，重心左移，左腿屈膝侧弓，右脚尖内扣；两手划弧下落，交叉上举成斜十字形，右手在外，手心皆向内。④收脚合抱：上体转正，右脚提起收拢半步，两腿慢慢直立；两手交叉合抱于胸前。

第二十四式　收势　①翻掌分手：两臂内旋，两手翻转向下分开，两臂慢慢下落停于身体两侧；眼视前方。②并脚还原：左脚轻轻收回，恢复成预备姿势。

二、八段锦

（一）八段锦简介

八段锦是我国传统运动养生方法之一，其含义不仅是指八段不同的动作功法，也表示其功法之间要相互制约，动作连绵不断、循环运转。古人认为这八段动作美如锦绣，故称为八段锦。在我国古老的导引术中，八段锦是流传最广，对导引术发展影响最大的一种，八段锦之名最早出现在南宋洪迈所著《夷坚志》中："政和七年，李似矩为起居郎……尝以夜半时起坐，嘘吸按摩，行所谓八段锦者。"到清朝末年，《新出保身图说·八段锦》首次以"八段锦"为名，并绘有图像，形成了较完整的套路。

八段锦动作简单，易学易练，从宋代流传到现代，演变出多种流派，有坐式八段锦、站式八段锦、十二段锦、床功八段锦等，内容丰富，各有特色。八段锦具有柔筋健骨、通经脉、调气血、养脏腑的保健功效。

（二）八段锦的特点

健身气功八段锦同祖国传统养生治病理念密切结合，内炼精气神，外练筋骨皮。整套动作柔和缓慢，圆活连贯；有松有紧，动静相兼。

1. 徐缓柔和，连贯圆活

八段锦习练时讲究身体重心平稳，不僵不拘，虚实分明，轻飘徐缓。动作之间的变化和姿势的转换衔接流畅，既像行云流水连绵不断，又如春蚕吐丝相连无间。

2. 松紧结合，动静相兼

八段锦在习练时要求呼吸柔和、心静体松，同时松而不懈，保持正确的姿态。松紧配合得适度，动作轻灵活泼、节节贯穿、舒适自然。

3. 神与形合，气寓其中

在习练八段锦时要求意动形随、神形兼备，通过精神的修养和形体的锻炼，达到强身健体之功效。

（三）八段锦的养生机理

八段锦的养生机理主要和功法密切相关，如起到调理三焦、通经脉、调气血、养脏腑等功效。其动作简单，功效全面，每一段都有锻炼的重点，而综合起来，则是对五官、头颈、躯干、四肢、腰、腹等全身各部位进行了锻炼，对相应的内脏及气血、经络起到了保健、调理作用，是机体全面调养的健身功法。

（四）八段锦的动作说明

1. 功法要点

八段锦动作简单，功效全面，有通经脉、调气血、养脏腑的功效。在习练八段锦时，要求做到动作准确，排除杂念，呼吸均匀，意守丹田，柔刚结合。

2. 拳法讲解

预备式 两脚并步自然站立；两臂自然垂于体侧；自然呼吸。身体重心逐渐移至右腿上，左脚向左侧开步，与肩同宽，脚尖向前，眼看前方。两腿膝关节稍屈，同时两臂外旋向前合抱于腹前，掌心向内，十指相对，拇指放平。

第一式　两手托天理三焦

（1）功法口诀：十字交叉小腹前，翻掌向上意托天；左右分掌拨云式，双手捧抱式还原；式随气走要缓慢，一呼一吸一周旋；呼气尽时停片刻，随气而成要自然。

（2）动作讲解：接上式，臂外旋微下落，两掌五指分开在腹前交插，掌心向上，目视前方。然后，两掌挺膝伸直，同时两掌上托于胸前，随后两臂内旋向上托起，掌心向上，抬头目视两掌，两掌继续上托，肘关节伸直，同时下合内收，动作稍停，目视前方。然后，两腿膝关节微屈，同时两臂分别向身体两侧下落，两掌捧于腹前，掌心向上，目视前方。全部动作一上一下为一次，共做六次。

第二式　左右开弓似射雕

（1）功法口诀：马步下蹲要稳健，双手交叉左胸前；左推右拉似射箭，左手食指指朝天；势随腰转换右式，双手交叉右胸前；右推左拉眼观指，双手收回式还原。

（2）动作讲解：重心右移，左脚向左开步站立，膝关节缓慢伸直，两掌向上交插与胸前，左掌在外，目视前方。①右掌曲指，向右拉到臂前，左掌成八字撑，左臂内旋，向左推出，与肩同高，同时，两脚曲膝半蹲成马步，动作略停，目视左前方。②重心右移，两手变自然掌，右手向右画弧与肩同高，掌心斜向前，重心继续右移，左脚回收成并步站立，同时，两掌捧于腹前，掌心向上，目视前方。③右式动作与左式相同，只是左右相反，一左一右为一次，共做三次。做第三遍最后移动时，身体重心继续左移，右脚回收成开步站立，膝关节微曲，同时两掌下落，捧于腹前，目视前方。

第三式　调理脾胃单臂举

（1）功法口诀：双手重叠掌朝天，右上左下臂捧圆；右掌旋臂托天去，左掌翻转至髀关；掌均沿胃经走，换臂托按一循环；呼尽吸足勿用力，收式双掌回丹田。

（2）动作讲解：①两腿挺膝伸直，同时左掌上托，经面前上穿，随之臂内旋上举至头的左上方，右掌同时随臂内旋下按至右髋旁，指尖向前，动作略停。②第二个动作，两腿膝关节微屈，同时左臂驱肘外旋，左掌经面前下落于腹前，同时右臂外旋，右掌外旋右掌向上捧于腹前，目视前方。右式动作与左式动作相同，但左右相反，该式一左一右为一次，共做三次。③第三次最后移动时，便两腿膝关节微屈，右掌下压至右髋旁，指尖向前，目视前方。

第四式　五劳七伤往后瞧

（1）功法口诀：双掌捧抱似托盘，翻掌封按臂内旋；头应随手向左转，引气向下至涌泉；气尽时平松静，双臂收回掌朝天；继续运转成右式，收式提气回丹田。

（2）动作讲解：①两腿挺膝，重心升起，同时两臂伸直，指尖向下，目视前方。②动作不停，两臂外旋，掌心向外，头向左后转，动作稍停，目视左斜后方。③两腿膝关节微屈，同时两臂内旋按于髋旁，指尖向前，目视前方。右式动作与左式相同，方向相反。该式一左一右为一式，共做三次，做到第三次，最后移动时，便两腿膝关节微屈，同时两掌捧于腹前，目视前方。

第五式　摇头摆尾去心火

（1）功法口诀：马步扑步可自选，双掌扶于膝上边；头随呼气宜向左，双目却看右足尖；气还原接右式，摇头斜看左足尖；如此往返随气练，气不可浮意要专。

（2）动作讲解：①重心左移，右脚向右开臂站立，同时两掌上托至头上方，肘关节微屈，指尖相对，目视前方。②两脚屈膝半蹲成马步，同时，两臂向两侧下落，两掌浮于膝关节上方。③重心向上稍升起，随之重心右移，上体向右侧移，俯身，目视右脚面。④重心左移，同时上体由右向前、向左旋转，目视右脚跟。⑤重心右移成马步，同时，头向后摇，上体立起，随之，下颌微收，目视前方。右式动作与左式动作相同，方向相反，该式一左一右为一次，共做三次。做这三次后，重心左移，右脚回收成开步站立，同时，两臂经两侧上举，两掌心相对，两腿膝关节微屈，同时两掌下按至腹前，指尖相对，目视前方。

第六式　两手攀足固肾腰

（1）功法口诀：两足横开一步宽，两手平扶小腹前；平分左右向后转，吸气藏腰撑腰间；随气走定深浅，呼气弯腰盘足圆；势引导勿用力，松腰收腹守涌泉。

（2）动作讲解：①两腿挺膝，伸直站立，同时，两掌指尖向前，两臂向前、向上举起，肘关节伸直，掌心向前，目视前方。②两臂屈肘，两掌下按于胸前，掌心向下，指尖相对。③两臂外旋，两掌心向上，随之，两掌掌指随腋下后擦。④两掌心向内，沿脊柱两侧向下摩运至臀部。随之上体前俯，沿腿后向下摩运，经脚两侧至于脚面，抬头，目视前下方，动作略停。⑤两掌沿地面前伸，随之用手臂带动上体立起，两臂肘关节伸直上举，掌心向前。该式一上一下为一次，共做六次。做完六次后，两腿膝关节微屈，同时两掌向前下按至腹前，掌心向下，指尖向前，目视前方。

第七式　攒拳怒目争气力

（1）功法口诀：马步下蹲眼睁圆，双拳竖抱在胸前，拳引内气随腰转，前打后拉两臂旋，吸气收回呼气放，左右轮换眼看拳，两拳收回胸前抱，收脚按掌式还原。

（2）动作讲解：①重心右移，左脚向左开步，两腿半蹲成马步，同时两掌握拳于腰侧，大拇指在内，拳眼向上，目视前方。②左拳向前冲出，与肩同高，拳眼向上，目视左拳。③左臂内旋，左拳变掌，虎口向下，目视左掌。④左臂外旋，肘关节微屈，同时左掌向左缠绕，变掌心向上后，握住，大拇指在内，目视左拳。⑤左拳屈肘回收至腰侧，拳眼向上，目视前方。右式动作与左式动作相同，该式一左一右为一式，共做三次，做完三次后，重心右移，左脚回收成并步站立，同时两拳变掌回于体侧，目视前方。

第八式　背后七颠百病消

（1）功法口诀：两腿并立撇足尖，足尖用力足跟悬；呼气上顶手下按，落足呼气一周天；如此反复共七遍，全身气走回丹田；全身放松做颠抖，自然呼吸态怡然。

（2）动作讲解：①两脚跟提起，头上顶，动作稍停，目视前方。②两脚根下落，轻震地面，该式一起一落为一式，共做七次。

收式　两臂内旋向两侧摆起，与髋同高，掌心向后，目视前方；上动不停，两臂屈肘，两掌相结于腹部，男性左手在里，女性右手在里。两臂回于体侧。

三、五禽戏

（一）五禽戏简介

五禽戏是中国民间广为流传的，也是流传时间最长的健身方法之一，是三国时期著名医家华佗在前人导引术的基础上，模仿虎、鹿、熊、猿、鸟五种动物的代表性动作及其神态，并结合人体脏腑、经络和气血等中医经典理论，总结和整理而成的一种健身疗法。

五禽戏又称“五禽操”、“五禽气功”、“百步汗戏”等，华佗自己坚持练习五禽戏，据传华佗弟子吴普也依法习练五禽戏，“普施行之，年九十余，耳目聪明，牙完坚”。五禽戏在后世流传中，种类较多，繁简不一，并形成了不少流派。2003 年中国国家体育总局在吸取了各流派的精华后，重新编排后将新编的“健身气功·五禽戏”向全国推广。

（二）五禽戏的特点

五禽戏仿效动物的动作姿势逼真形象，具有五禽象形特征，功法动作连贯性强，如行云流水，具有一种外动内静、动中求静、动静具备、有刚有柔、刚柔相济、内外兼练的特征。

五禽戏寓医理于动作中，寓保健于生动形象的戏中，是一种趣味浓厚、健身益寿、防病治病的妙法，这也是区别于其他健身运动的显著特征。锻炼时要注意全身放松，意守丹田，呼吸均匀，做到外形和神气都要像五禽，达到外动内静、动中求静、有刚有柔、刚柔并济、练内练外、内外兼备的效果。

（三）五禽戏的养生机理

五禽戏动作仿效虎之威猛、鹿之安舒、熊之沉稳、猿之灵巧、鸟之轻捷，力求蕴含五禽的神韵。

1. 虎戏

分为“虎举”和“虎扑”，模仿虎的动作要有虎威，形似猛虎扑食。虎主肝，属于木，练筋，能舒筋、养肝、明目。经常练习自然使肝气舒畅，增强体魄。

2. 鹿戏

分为“鹿抵”与“鹿奔”，鹿喜挺身眺望，好角抵，运转尾闾，善奔走。鹿主肾，练骨，壮腰强肾，也可以强壮督脉。

3. 熊戏

分为“熊运”与“熊晃”，熊憨厚沉稳，行步外观笨重拖沓，其实笨中生灵，蕴含内劲，沉稳之中显灵敏。熊主脾，练肌肉，能调理脾胃，充实四肢。

4. 猿戏

分为“猿提”和“猿摘”，猿生性好动，机智灵敏，善于纵跳。外练肢体的轻灵敏捷，内练精神的宁静。猿属火，练脑心，可养心静神，调和气血。

5. 鸟戏

分为“鸟伸”与“鸟飞”，“鸟戏”取形于鹤昂然挺拔、悠然自得的神韵，习练时仿效鹤翅飞翔，抑扬开合。鸟属金，练皮毛，主肺，以鹤为代表的长寿飞禽，能补肺宽肠，调畅气息。

（四）五禽戏的动作说明

1. 功法要点

五禽戏功法理论中有调身、调息、调心，简称“三调”，分别对应人的“形”即身形，“神”即神态、神韵，“意”即意念、意境，“气”即呼吸，是“五禽戏”锻炼的基本要素。五禽戏为象形之戏，要求形神俱备，练习每一戏时都应该表现出相应的神态，具体来讲，要有虎之威猛、鹿之轻灵、熊之憨厚、猿之活泼、鸟之轻盈。同时，在习练时要求排除杂念、放松心情、平和心态，以形行气，以气运形、形随意转、意随心动。

2. 拳法讲解

预备式 两脚分开，松劲站立，两臂自然下垂，目视前方，调匀呼吸，意守丹田。起势调息，动作可以配合呼吸，两手上提时吸气，下按时呼气。两手上提至与胸同高，掌心向上，屈肘内合，掌心向下，按至腹前，速率要均匀、柔和、连贯。

第一式 虎戏 虎戏的手形是虎爪，五指张开，虎口撑圆，第一、二指关节弯曲内扣，模拟老虎的力爪。练习虎戏时要表现出虎的威猛气势，虎视眈眈。虎戏有虎举、虎扑两个动作。①虎举：掌心朝下，十指张开，弯曲，由小指起依次屈指握拳，向上提起，高与胸平时，拳慢慢松开、上举、撑拳，再屈指握拳，下拉至胸前，再变掌下按。②虎扑：两手经体侧上提，前伸，上体前俯，变虎爪，再下按至膝部两侧，经体侧上提，向前下扑；换做右势。虎戏结束，两手自前上提，内合下按，做一次调息。

第二式 鹿戏 鹿戏的手形是鹿角，中指、无名指弯曲，其余三指伸直张开。练习鹿戏时，要模仿鹿轻灵安闲，自由奔放神态。鹿戏有鹿抵、鹿奔两个动作。①鹿抵：握空拳，两臂向右侧摆起，与肩等高时，拳变鹿角，随身体左转，两手向左后方伸出；两腿微屈，重心右移，左脚提起向左前方着地，屈膝，右腿蹬直，收回。②鹿奔：左脚向前迈步，两臂前伸，收腹拱背，重心前移，左脚收回。鹿戏结束，两手侧前上举，内合下按，做一次调息。

第三式 熊戏 熊戏的手形是熊掌，五指弯曲，大拇指压在食指、中指的指节上，虎口撑圆。熊表面上笨拙缓慢，其实内在充满了稳健、厚实的劲力。熊戏有熊运、熊晃两个动作。①熊运：两手呈熊掌置于腹下，上体前俯随身体顺时针划弧——向右，向上，向左，向下。再逆时针划弧——向左，向上，向右，向下。②熊晃：提髋落步，屈腿后坐，前靠，换做右势，提髋屈腿，落步后坐，前靠，上下肢动作要配合协调。熊戏结束，两手侧前上提，内合下按，做一次调息。

第四式 猿戏 猿戏有两个手形，猿钩，五指撮拢，屈腕；握固，大拇指压在无名指指根内侧，其余四指握拢。猿猴生性活泼，机灵敏捷，猿戏要模仿猿猴东张西望，攀树摘果的动作。猿戏有猿提、猿摘两个动作。①猿提：两手置于体前，十指撑开，快速捏拢成猿钩，肩上耸，缩脖，手上提，收腹提肛，脚跟提起，头向左转，头转回，肩放松，脚跟着地，两手变掌，下按至腹前；再做右势。②猿摘：退步划弧，丁步下按，上步摘果。猿摘模拟猿猴攀树摘果，手型和眼神的变化较多。眼先随左手，当手摆到头右侧时，转头看右前上方，意想发现树上有颗桃。然后下蹲，向前越步，攀树摘果。变勾速度要快，落步收回变掌捧桃，左手下托。下肢动作是：左脚左后方退步，右脚收回变丁步，右脚前跨，重心上移，再收回变丁步。猿戏结束，两手侧前上提，内合下按，做一次调息。

第五式　鸟戏　鸟戏的手形是鸟翅，中指和无名指向下，其余三指上翘。练习鸟戏时，意想自己是湖中仙鹤，昂首挺立，伸筋拔骨，展翅翱翔。鸟戏有鸟伸、鸟飞两个动作。①鸟伸：两手上举时耸肩缩颈，尾闾上翘，手部水平。下按时身体放松，重心右移后再后伸左腿，展开上体。②鸟飞：两手在腹前相合，侧平举，提腿独立，立腿下落，再上举提腿，下落。换做右势。鸟戏结束，两手侧前上提，内合下按，做一次调息。

引气归元　两手侧举，掌心向上举至头顶上方，下按时掌心向下沿体前自然下落。意念可随两手而行：上举时如捧气至头顶上方，下落时外导内引，身体放松，意念下行。两手在腹前划弧合拢，虎口交叉，叠于腹前，闭目静养，调匀呼吸，意守丹田。

四、易筋经

（一）易筋经简介

易筋经在我国流传已久，据文献记载应为我国的禅宗初祖达摩相传，后经少林寺流传至今。“易”的含义即变易、活动、改变，引伸为增强之义；“筋”指筋脉、肌肉、筋骨；“经”为方法。因此，“易筋经”从字面上理解即活动筋骨，以强身健体，祛病延年的方法。实际上，易筋经是一种意念、呼吸、动作紧密结合的一种功法。

少林易筋经是一种健身目的十分明确的武术套路，古代相传的易筋经姿势及锻炼法有 12 势，即韦驮献杵（有 3 势）、摘星换斗、三盘落地、出爪亮翅、倒拽九牛尾、九鬼拔马刀、青龙探爪、卧虎扑食、打躬势、工尾势等。

（二）易筋经的特点

易筋经在习练过程中要求以意念调节肌肉、筋骨的紧张力。其独特的“伸筋拔骨”运动形式，可使肌肉、筋骨在动势柔、缓、轻、慢的活动中，得到有意识的拉、收、伸。

通过练习，可以达到伸筋拔骨的作用，不仅可以促进组织的血液循环，改善代谢过程，同时会使肌肉、韧带富有弹性，收缩和舒张能力增强。易筋经的动作较为柔和连贯，动静结合，形神共养。通过练习，可起到气血通畅、精神充沛、强身健体的保健功效。

（三）易筋经的养生机理

1. 伸筋拔骨

古语有云“筋长一寸，命长十年”。易筋经在习练过程中，可使人体各部位的筋骨得到充分的拉伸，具有良好的健身养生效果。

2. 以静养心

易筋经的静主要体现在意念的内驱和外驱作用，易筋经的每一式功法的动作均是以意念内在的驱动而推动肢体外在运动，同时以气贯通。从而以意到而形整，形整而气顺，以意调形，要求在习练过程中均保持心静状态。

3. 呼吸吐纳

《庄子·刻意》中记载：“吹嘘呼吸，吐故纳新，熊经鸟申，为寿而已矣”。易筋经在练习时呼吸则要求“沉静稳定、匀细深长”，行气中要求“气沉丹田”（腹式呼吸）、气宜鼓荡，要尽量地与肢体的开合相结合，与意识相结合。易筋经以肢体动作配合呼吸吐纳，把传统单一的呼吸吐纳法纳入到与肢体动作配合的健身动作中，又极大地增加易筋经的养生理念。

（四）易筋经的动作说明

1. 功法要点

易筋经在习练过程中要求精神清静，意守丹田，同时活动中要求排除杂念，通过意识的专注，力求达到“动随意行，意随气行”，动作动静结合，柔刚相济。易筋经内功运动量较大，动作难度也较高，习练者要灵活地选择适合自己活动幅度的姿势进行练习，循序渐进，由易到难，不可急于求成。

2. 拳法讲解

预备式　两脚并拢站立，两手自然垂于体侧；下颏微收，百会虚领，唇齿合拢，舌自然贴于上腭，目视前方。同时全身放松，身体中正，呼吸自然，目光内含，心平气和。

第一式　韦驮献杵第一势　立身期正直，环拱手当胸；气定神皆剑，心澄貌亦恭。自然呼吸，脚尖外撇，成立正姿势，躯干正直。两臂曲肘，徐徐平举至胸前成抱球势，屈腕立掌，指头向上，掌心相对。

第二式　韦驮献杵第二势　足指挂地，两手平开；心平气静，目瞪口呆。两臂曲肘，徐徐平举至胸前成抱球势，屈腕立掌，指头向上，掌心相对。两目瞪睛平视，心平气和。

第三式　韦驮献杵第三势　掌托天门目上观，足尖着地立身端；力周腿胁浑如植，咬紧牙关不放宽；舌可生津将腭舐，鼻能调息觉心安。两脚开立，足尖着地，足跟提起；双手上举高过头顶，掌心向上；沉肩曲肘，仰头，目观掌背。舌抵上腭，鼻息调匀。吸气时，两手用暗劲尽力上托，两腿同时用力下蹬；呼气时，全身放松，两掌向前下翻。收势时，两掌变拳，拳背向前，上肢用力将两拳缓缓收至腰部，拳心向上，脚跟着地。

第四式　摘星换斗势　只手擎天掌覆头，更从掌内注双眸。鼻端吸气频调息，用力回收左右侔。右脚稍向右前方移步，与左脚形成斜八字，随势向左微侧；屈膝，提右脚跟，身向下沉，右虚步。右手高举伸直，掌心向下，头微右斜，双目仰视右手心；左臂曲肘，自然置于背后。吸气时，头往上顶，双肩后挺；呼气时，全身放松，再左右两侧交换姿势锻炼。

第五式　倒拽九牛尾势　两腿后伸前屈，小腹运气放松；用力在于两膀，观原须注双瞳。右脚前跨一步，屈膝成右弓步。右手握拳，举至前上方，双目观拳；左手握拳；左臂屈肘，斜垂于背后。吸气时，两拳紧握内收，右拳收至右肩，左拳垂至背后；呼气时，两拳两臂放松还原为本势预备动作。再身体后转，成左弓步，左右手交替进行。

第六式　出爪亮翅势　挺身兼怒目，推手向当前；用力收回处，功须七次全。两脚开立，两臂前平举，立掌，掌心向前，十指用力分开，虎口相对，两眼怒目平视前方，随势脚跟提起，以两脚尖支持体重。再两掌缓缓分开，上肢成一字样平举，立掌，掌心向外，随势脚跟着地。吸气时，两掌用暗劲伸探，手指向后翘；呼气时，臂掌放松。

第七式　九鬼拔马刀势　侧首弯肱，抱顶及颈；自头收回，弗嫌力猛；左右相轮，身直气静。脚尖相衔，足跟分离成八字形；两臂向前成叉掌立于胸前。左手屈肘经下往后，成勾手置于身后，指尖向上；右手由肩上屈肘后伸，拉住左手指，使右手成抱颈状。足趾抓地，身体前倾，如拔刀一样。吸气时，双手用力拉紧，呼气时放松。左右交换。

第八式　三盘落地势　上腭坚撑舌，张眸意注牙；足开蹲似踞，手按猛如拿；两掌翻齐起，千斤重有加；瞪目兼闭口，起立足无斜。左脚向左横跨一步，屈膝下蹲成马步。上体挺直，两手叉腰，再屈肘翻掌向上，小臂平举如托重物状；稍停片刻，两手翻掌向下，小臂伸直放松，如放下重物状。动作随呼吸进行，吸气时，如托物状；呼气时，如放物状。收功时，两脚徐徐伸直，左脚收回，两足并拢，成直立状。

第九式　青龙探爪势　青龙探爪，左从右出；修士效之，掌气平实；力周肩背，围收过膝；两目平注，息调心谧。两脚开立，两手成仰拳护腰。右手向左前方伸探，五指捏成勾手，上体左转。腰部自左至右转动，右手亦随之自左至右水平划圈，手划至前上方时，上体前倾，同时呼气；划至身体左侧时，上体伸直，同时吸气。左右交换，动作相反。

第十式　卧虎扑食势　两足分蹲身似倾，屈伸左右腿相更；昂头胸作探前势，偃背腰还似砥平；鼻息调元均出入，指尖著地赖支撑；降龙伏虎神仙事，学得真形也卫生。右脚向右跨一大步，屈右膝下蹲，成右弓左仆腿势；上体前倾，双手撑地，头微抬起，目注前下方。吸气时，同时两臂伸直，上体抬高并尽量前探，重心前移；呼气时，同时屈肘，胸部下落，上体后收，重心后移，蓄势待发。如此反复，随呼吸而两臂屈伸，上体起伏，前探后收，如猛虎扑食。而后换左弓右仆脚势进行，动作如前。

第十一式　打躬势　两手齐持脑，垂腰至膝间；头惟探胯下，口更齿牙关；掩耳聪教塞，调元气自闲；舌尖还抵腭，力在肘双弯。两脚开立，脚尖内扣。双手仰掌缓缓向左右而上，用力合抱头后部，手指弹敲小脑后片刻。配合呼吸做屈体动作；吸气时，身体挺直，目向前视，头如顶物；呼气时，直膝俯身弯腰，两手用力使头探于膝间作打躬状，勿使脚跟离地。

第十二式　掉尾势　膝直膀伸，推手自地；瞪目昂头，凝神一志；起而顿足，二十一次；左右伸肱，以七为志；更作坐功，盘膝垂眦；口注于心，息调于鼻；定静乃起，厥功维备。两腿开立，双手仰掌由胸前徐徐上举至头顶，目视掌而移，身立正直，勿挺胸凸腹；十指交叉，旋腕反掌上托，掌以向上，仰身，腰向后弯，目上视；然后上体前屈，双臂下垂，推掌至地，昂首瞪目。呼气时，屈体下弯，脚跟稍微离地；吸气时，上身立起，脚跟着地。收功：直立，两臂左右侧举。

五、六字诀

（一）六字诀简介

六字诀养生法是我国千古流传的一套具有中华民族文化特色的养生气功的功法，六字诀兴起于晋唐，普及于宋元。六字诀最早出现于梁代陶弘景所著《养性延命录》中，记载有："凡行气，以鼻纳气，以口吐气，名曰长息。纳气有一，吐气有六。纳气一者，谓吸也；吐气有六者，谓吹、呼、嘻、呵、嘘、呬，皆出气也。"

这种将呼气与发音吐字相结合的调息方法，一般称为发音呼吸法。这种特殊的调息方法，在强化吐气作用的同时，通过特定的字音来震荡相应的脏腑及其经络，达到健身防病的功效。

（二）六字诀的特点

自陶弘景之后，历代都有关于六字诀的记述，在六字的发音及与脏腑的配合上，也有不少发展变化。其中较有代表性的如唐代孙思邈的《备急千金要方》、近代张锡纯的《医学衷中参西录》等。

从六字诀练功的特点看，它是以调息为主的气功功法。气功是调身、调息、调心合为一体的身心锻炼技能。六字诀的功理与中医理论和实践结合密切，六个字的发音直接针对脏腑，也与四季保健相关。到明代及以后，六字诀与导引动作相结合。到现代，六字诀功法的发展已经较为成熟。

（三）六字诀的养生机理

六字诀是以呼吸吐纳为主要手段，并配以简单导引动作的气功健身方法，通过呬、呵、呼、嘘、吹、嘻六个字的不同发音口型，唇齿喉舌的用力不同，以牵动不动的脏腑经络气血的运行。六字诀习练时强调意念与舒缓圆活的动作、匀细柔长的吐气发声相结合，寓意于气，寓意于形。

（四）六字诀的动作说明

1. 功法要点

习练中要求沉肩坠肘、含胸拔背、虚领顶劲等全身内外放松，做到心神虚静泰然，吐气无声。通过特定的读音口型来调整与控制体内气息的升降出入，进而达到调整相应脏腑气机平衡。所以，气息为六字诀习练的关键。

2. 拳法讲解

预备式 两足开立，与肩同宽，头正颈直，含胸拔背，松腰松胯，双膝微屈，全身放松，呼吸自然。

第一式 嘘字功 嘘，读（xū）。口型为两唇微合，有横绷之力，舌尖向前并向内微缩，上下齿有微缝。呼气念嘘字，足大趾轻轻点地，两手自小腹前缓缓抬起，手背相对，经胁肋至与肩平，两臂如鸟张翼向上、向左右分开，手心斜向上。两眼反观内照，随呼气之势尽力瞪圆。呼气尽吸气时，屈臂两手经面前、胸腹前缓缓下落，垂于体侧。再做第二次吐字。如此动作六次为一遍，做一次调息。

第二式 呵字功 呵，读（hē）。口型为半张，舌顶下齿，舌面下压。呼气念呵字，足大趾轻轻点地，两手掌心向里由小腹前抬起，经体前至胸部两乳中间位置向外翻掌，上托至眼部。呼气尽吸气时，翻转手心向面，经面前、胸腹缓缓下落，垂于体侧，再行第二次吐字。如此动作六次为一遍，做一次调息。

第三式 呼字功 呼，读（hū）。口型为撮口如管状，舌向上微卷，用力前伸。呼气念呼字时，足大趾轻轻点地，两手自小腹前抬起，手心朝上，至脐部，左手外旋上托至头顶，同时右手内旋下按至小腹前。呼气尽吸气时，左臂内旋变为掌心向里，从面前下落，同时右臂回旋掌心向里上穿，两手在胸前交叉，左手在外，右手在里，两手内旋下按至腹前，自然垂于体侧。再以同样要领，右手上托，左手下按，做第二次吐字。如此交替共做六次为一遍，做一次调息。

第四式 呬字功 呬，读（sì）。发音：呬字从俗读四；正音为戏，五音配商，读如夏，声短气长。口型：开口张腭，舌尖轻抵下腭。呼气念呬字，两手从小腹前抬起，逐渐转掌心向上，至两乳平，两臂外旋，翻转手心向外成立掌，指尖对喉，然后左右展臂宽胸推掌如鸟张翼。呼气尽，随吸气之势两臂自然下落垂于体侧，重复六次，调息。

第五式　吹字功　吹，读（chuī）。口型为撮口，唇出音。呼气读吹字，足五趾抓地，足心空起，两臂自体侧提起，绕长强、肾俞向前划弧并经体前抬至锁骨平，两臂撑圆如抱球，两手指尖相对。身体下蹲，两臂随之下落，呼气尽时两手落于膝盖上部。下蹲时要做到身体正直。呼气尽，随吸气之势慢慢站起，两臂自然下落垂于身体两侧。共做六次，调息。

第六式　嘻字功　嘻，读（xī）。口型为两唇微启，舌稍后缩，舌尖向下。有喜笑自得之貌。

呼气念嘻字，足四、五趾点地。两手自体侧抬起如捧物状，过腹至两乳平，两臂外旋翻转手心向外，并向头部托举，两手心转向上，指尖相对。吸气时五指分开，由头部循身体两侧缓缓落下并以意引气至足四趾端。重复六次，调息。

（王　臻　舒义雄）

第九章

针推养生

第一节　针推养生涵义

针灸推拿是祖国医学中的重要组成部分。针灸推拿养生，是以中医经络学说为基础，运用不同的养生方法刺激腧穴，调整经络气血，从而通达营卫，调和阴阳，调理脏腑，达到增强体质、保健养生、防病治病、益寿延年的目的。

《灵枢·海论》中述“夫十二经脉者，内属于腑脏，外络于肢节”，说明人是一个有机整体，五脏六腑与肢体经络存在密切联系。《灵枢·经别》中也记载“十二经脉者，人之所以生，病之所以成，人之所以治，病之所以起”，说明经络与人的生长与健康，疾病形成与痊愈，都有密切的关系。针灸推拿养生是中医养生学中的重要保健措施和方法。古代养生家用实践证明针灸推拿的养生效果各有所长，利用针刺、艾灸、推拿、拔罐、刮痧、敷贴等进行养生保健，是中医养生法的特色之一。

第二节　针推养生原则

一、辨证施术，标本同治

辨证施术包括补虚泻实、清热温寒、治病求本。《素问·通评虚实论》中述“邪气盛则实，精气夺则虚”，故“虚”指正气不足，“实”指邪气旺盛。《灵枢·经脉》说“盛则泻之，虚则补之……陷下则灸之，不盛不虚以经取之”，故有虚则补，实则泻之治法。有《灵枢·经脉》中述“热则疾之，寒则留之”，说明热性病症应用毫针浅刺疾出，寒性病症则应深刺留针。中医认为正气为本，邪气为标，通过对人体的辨证论治，施以急则治标、缓则治本或标本同治的针刺手法，调节人体脏腑功能。

二、三因制宜，天人合一

三因制宜是指因人、因地、因时制宜，即根据患者所处的季节（包括时辰）、地理环境和个人的具体情况，而制订出适宜的治疗方法。

1. 因人制宜

就是根据患者的性别、年龄、体质等的不同特点而采取的治疗方法，如《素问·上古天真论》中记载了女子七岁肾气盛到七七天癸竭，以及男子八岁肾气实到八八天癸竭，精少，肾藏衰，形体皆极，则齿发去的生理特点，《素问·举痛论》中还记载人的情志有“怒则气上，喜则气缓，悲则气消……思则气结”的特点，又如《灵枢·逆顺肥瘦》中记载：“年质壮大，血气充盈，肤革坚固，因加以邪，刺此者，深而留之。……婴儿者，其肉脆血少气弱，刺此者，以毫针，浅刺而疾发针，日再可也。”因此对人体不同的情况施于不同的针刺手法。

2. 因地制宜

由于人体的生理功能受地理环境、气候条件影响，故针刺手法应有差异。《大戴礼记·本命第八十》中记载“坚土之人肥，虚土之人大，沙土之人细，息土之人美，耗土之人丑”，《素问·阴阳应象大论》中也记载“东方生风”、“南方生热”、“西方生燥”、“北方生寒”、“中央生湿”，说明人的体型、体质与地理位置的不同均有所差异。《素问·异法方宜论》中记载“北方者……其地高陵居，风寒冰冽，其民乐野处而乳食，脏寒生满病，其治宜灸焫。南方者……其地下，水土弱，雾露之所聚也，其民嗜酸而食胕，故其民皆致理而赤色，其病挛痹，其治宜微针”，说明不同的地域所采用的养生方法也不同，北方严寒适合艾灸，南方水湿适合针刺。

3. 因时制宜

是指用针灸推拿法进行养生时，需考虑患者所处的季节及时辰。如《素问·脉要精微论》中记载：“万物之外，六合之内，天地之变，阴阳之应，彼春之暖，为夏之暑，彼秋之忿，为冬之怒，四变之动，脉与之上下，以春应中规，夏应中矩，秋应中衡，冬应中权。”《素问·金匮真言论》亦云“平旦至日中，天之阳，阳中之阳也；日中至黄昏，天之阳，阳中之阴也；合夜至鸡鸣，天之阴，阴中之阴也；鸡鸣至平旦，天之阴，阴中之阳也。故人亦应之”，说明昼夜、寒暑、四季的交替转换，均可直接对人体的生理功能产生影响，从而导致人体产生与自然般节律性的变化。老子曰：“人法地，地法天，天法道，道法自然。”当人体顺应了自然规律，就可达到养生的目的。

三、调养脏腑，预防为主

中医将脏腑分为五脏和六腑，五脏具有储藏精气津液的作用，六腑具有出纳转输的作用，五脏六腑相互依存、互相制约、各负其责；唐代韩愈《后序》中述“人之将死，其脏腑必有先受其病者”，《素问·皮部论》中记载“邪客于皮肤腠理开，开则邪客于络脉，络脉满则注入经脉，经脉满则入合于脏腑也”，《素问·缪刺论》中也记载“夫邪客于形也，必先舍于皮毛，留而不去，人舍于孙脉，留而不去，人舍于络脉，留而不去，人舍于经脉，内连五脏，散于肠胃”，说明经络与脏腑有密切联系，邪气可从人的皮毛进入人体内，使脏腑受病，影响人体健康及寿命。通过手法、针灸、拔罐等刺激与脏腑相对应的经络及穴位，可起到调理脏腑功能的作用，《金匮要略·脏腑经络先后病脉证》云“五脏元真通畅，人即安和”，中医认为“脾胃为后天之本”，“脾胃为气血生化之源”，故养护脾胃是预防疾病、养生保健的根本。有《扁鹊心书》中记载“人于无病时，常灸关元、气海、命门、中脘。虽未得长生，亦可得百余岁矣”，可见古代医家用艾灸来“治未病”的保健养生思想。

第三节 针推养生作用

一、疏经通络，调畅气血

中医认为经络为人体气血运行、联系脏腑的通路，《内经》中记载“经脉者，人之所以生，病之所以成，人之所以治，病之所以起”，故有“决生死，处百病，调虚实，不可不通”的特点。《灵枢·本藏》中述“经脉者，所以行血气而营阴阳，濡筋骨，利关节者也”，说明人体气血运行顺畅可滑利关节，又在《灵枢·九针十二原》中指出“欲以微针，通其经脉，调其血气”，可见通过针灸推拿养生法以激发和调整经气，有疏通经络，促进血液循环，使百脉通畅的作用。

二、调理脏腑，平衡阴阳

《灵枢·海论》中述“凡十二经脉者，内属于脏腑，外络于肢节”，说明经络与五脏六腑的联系，经络是人体气血运行、脏腑营养运输的通路；又在《素问·三部九候论》中指出“虚则补之，实则泻之”，调理脏腑虚实，补泻得宜，则可增强脏腑功能，提高人体抗病能力，起到预防保健的作用。《素问·生气通天论》中记载：“阴平阳秘，精神乃治，阴阳离决，精气乃绝。”中医认为人体是一个整体，这个整体又分为对立统一的两个属性——阴阳，即气属阳，血属阴；六腑属阳，五脏属阴等，阴阳平衡是生命活力的根本，是人体健康的关键，《丹溪心法》中记载“气血冲和，百病不生”，故当人体气血调和，五脏六腑功能正常，即阴阳处于平衡状态，身体自然健康。

三、扶助正气，延年益寿

《内经》云“邪之所凑，其气必虚”，说明当人体正气相对虚弱时，卫外功能低下，往往无力抗邪，则邪气乘虚而入。人正气不足，是外邪入侵的根本原因。《素问·调经论》中记载“神不足者，视其虚络，按而致之”；《扁鹊心书》中述“夫人之真元，乃一身之主宰，真气壮则人强，真气虚，人病，真气脱则人死，保命之法，艾灸第一”，说明人体出现虚的症状时，可用推拿、艾灸等方法来调理，达到防治疾病的目的，正如《备急千金要方·养性》中述“(按摩)老人日别能根据此三遍者，一月后百病除，行及奔马，补益延年”。常用推拿按摩、艾灸等方法进行保健养生，可以促进血液循环，提高自身免疫力，起到保健预防的作用，达到“正气存内，邪不可干”的效果。

四、辅助诊断，辨别疾病

《灵枢·本藏》云“视其外应，以知其内脏，则知所病矣”，中医认为“有诸内者必形诸外”，说明脏腑与体表是内外相应的，所谓司外揣内，也是中医的辨证方法之一。在临床上，可根据疾病所出现的症状，结合经络循行的部位及所联系的脏腑，作为临床诊断的依据。如肺脏有病，肺经的募穴中府穴可出现压痛；乳房胀痛，多病在肝胆，因为胸部是肝经的循行路线，且肝与胆相表里，可疏泻肝胆经气，调理畅人体气机；胆结石，病在胆，可出现胆经酸痛，或触及胆囊穴上有结节，故可根据经络循行于人体的位置，或相对应的穴位上出现的疼痛、结节及条索状等反应物，以及皮肤的形态、温度、刮痧后出现的瘀斑颜色等来诊断和治疗疾病。

第四节　针推养生具体方法

针灸推拿养生的具体方法包括针刺养生、艾灸养生、推拿养生、拔罐养生、刮痧养生、敷贴养生等。

一、针刺养生

针刺养生，是指运用毫针施以提、插、捻、转、迎、随、补、泻等不同手法以刺激特定的穴位，激发人体经气，从而达到疏通经络、调畅气血、调和营卫、强身健体、益寿延年的目的。针刺治病与针刺养生的方法大体相同，但各有侧重。针刺治病偏重于纠正机体阴阳、气血的偏盛偏衰；而针刺养生则偏重于强壮身体，增强脏腑功能，旨在保健预防、养生延寿。

用针刺养生，由来已久，早在《灵枢·逆顺》中就有记载“上工刺其未生者也……其次，刺其未盛者也……上工治未病，不治已病，此之谓也”，说明古代医家所说的“上工”为掌握针灸保健技术的医生，“上工治未病”则说明诸病应当早预防，而针刺养生就是中医预防保健的方法之一。

1. 针刺养生的作用

（1）疏通经络，调畅气血：《灵枢·九针十二原》中指出“欲以微针，通其经脉，调其血气”，说明针刺主要有疏通经络、使经络气血运行流畅的作用。施针过程中，针刺部位产生的酸、疼、胀、痛、麻感，又称为“得气”。“通则不痛”，当经络气血运行通畅，机体各部紧密联系，才能使人身体健康。

（2）调理虚实，调养脏腑：人的生命过程离不开脏腑的生理机能活动，外界环境及生活习性的变化均会导致脏腑阴阳气血的偏盛偏衰。针刺养生可以根据具体情况，对于不同的个体、不同的时期，出现的虚实盛衰症候进行纠正，《素问·三部九候论》中指出“虚则补之，实则泻之”，补泻得宜，则可增强脏腑功能，提高人体抗病能力，起到预防保健的作用。

（3）调和阴阳，延年益寿：阴阳平衡是生命活力的根本，是人体健康的关键，所谓“阴平阳秘，精神乃治”。通过针刺人体经络腧穴，使人体经络气血运行顺畅，营卫周流，阴阳平衡，有利于促进人体新陈代谢，提高机体免疫力，从而达到养生保健、延年益寿的目的。

现代研究证明，针刺对神经有双向调节功能，可促进肠胃功能和抑制胃酸分泌过多。通过针刺人体强壮穴位，可以刺激机体气血运行，强壮人体，提高人体新陈代谢能力和免疫力；能有效调节脂肪代谢过程，降低人体过氧化脂的含量，加速脂肪的新陈代谢；具有调节内分泌紊乱的作用。

2. 针刺养生的方法

（1）选穴及配穴：针刺养生所选的穴位可根据不同的体质、不同的养生需求，可选用单个穴位，也可选用多几个穴位进行配伍组合。针刺养生与针刺治病有所不同，选穴主要以有强壮功效穴位为主，且不宜过多。

（2）施针：针刺养生的施针手法宜和缓，刺激强度适中，不宜过大。一般说来，手法多为补法，且根据具体情况决定留针时间，留针不宜过久，得气后即可出针，若身体太虚弱者可延长留针时间。针刺深度也应因人而异，小儿、消瘦者和年老体弱者，进针不宜过深；体型肥胖者，则可酌情适当深刺。

3. 针刺养生常用穴位

常用的养生保健穴位主要是指属于任脉、督脉及脾经、胃经等，具有强壮机体功能作用的穴位。

（1）足三里：位于膝下 3 寸，胫骨外大筋内。属于足阳明胃经，为全身强壮保健之要穴，可健脾强胃，补中益气，帮助消化，提高人体免疫和抗病能力。刺法，用毫针直刺 1 ~ 1.5 寸，可单侧取穴，亦可双侧同时取穴。一般人针刺得气后，即可出针。但对年老体弱者，则可适当留针 5 ~ 10 分钟。每日一次，或隔日一次。

（2）关元：位于脐下 3 寸。属于任脉，为保健要穴之一，常针此穴，有温补阳气、强壮身体的作用。刺法，用毫针斜刺 0.5 寸，得气后即可出针。每周针 1 次或 2 次，与足三里穴配合使用，可增加强壮身体的作用。

（3）气海：位于脐下 1.5 寸。属于任脉，为保健要穴之一，常针此穴，有强壮补虚的作用。刺法，用毫针斜刺 0.5 寸，得气后即可出针。每周 1 次或 2 次，与足三里穴配合使用，可增加强壮身体的作用。

（4）三阴交：位于足内踝高点上 3 寸，胫骨内侧面后缘。属于足太阴脾经，为足三阴经（肝、脾、肾）的交会穴，常针此穴，有健脾祛湿、调补肝肾的功效。特别对脏腑功能和女性妇科有重要的调理作用。刺法，用毫针直刺 1 ~ 1.5 寸，针刺得气后即可出针，体弱者可留针 5 ~ 10 分钟。每日一次，或隔日一次。

（5）曲池：位于肘外辅骨，曲肘肘横纹尽头处。属于手阳明大肠经，常针此穴，有调整血压、防止老人视力衰退的功效。刺法，用毫针直刺 0.5 ~ 1 寸，针刺得气后即可出针。体弱者可留针 5 ~ 10 分钟，每日一次，或隔日一次。

（6）合谷：位于手背，第 1、2 掌骨间，当第二掌骨桡侧的中点处。属手阳明大肠经。大肠与肺相表里，常针此穴，有预防感冒的作用。刺法，用毫针直刺 0.5 寸，针刺得气后即可出针。体弱者可留针 5 ~ 10 分钟，每日一次，或隔日一次。

4. 针刺养生的注意事项

（1）针刺禁忌：针刺方法有一定的禁忌证，如禁针穴位忌针刺；过饥、过饱、空腹、酒醉、惊恐、发怒、劳累过度等情况时，不宜针刺；孕妇腰骶部禁针。

（2）针刺意外处理：针刺过程中，由于各种原因，若有晕针、滞针、弯针、折针等特殊情况的发生，应当及时处理。

二、艾灸养生

艾灸养生，是以艾为主要施灸材料，用点燃的艾条或艾炷对人体特定穴位进行施灸，使局部产生烧灼、温热感，以达到调和气血、疏通经络、调养脏腑、益寿延年的养生目的。具有使用方便、安全可靠、效果显著等特点，是久病体虚者愈后调养及康复保健的重要手段之一。

艾灸养生又称保健灸，属于中医针灸疗法的治法之一。艾灸养生法，流传已久，古代养生家在运用艾灸养生方面，已有丰富的实践经验。如《灵枢 · 官能》中述“针所不为，灸之所宜”，说明艾灸养生有针刺所不及的特点，其操作简便，易学易用，时至今日，艾灸养生已为广大群众所喜爱的养生方法之一。

1. 艾灸养生的作用

（1）温阳散寒，行气通络：人体的生理机能活动有赖于气血的作用，气行则血行，气止则血止。人体气血的运行有遇温则行、遇寒则凝的特点，人体或局部的气血凝滞，经络气血运行受阻导致“不通则痛”，《说文解字》中述“灸，灼也，从火，久声”。艾为温辛、阳热之药，艾得火力助之，可以温通经络，促进气血运行，“通则不痛”，正如《灵枢·禁服》中述“陷下者，脉血结于中，血寒，故宜灸之”。

（2）培补元气，预防保健：《扁鹊心书》中述“夫人之真元，乃一身之主宰，真气壮则人强，真气虚，人病，真气脱则人死，保命之法，艾灸第一”，说明艾灸为保命之第一大法；又有《扁鹊心书》记载“人于无病时，常灸关元、气海、命门、中脘。虽未得长生，亦可得百余岁矣”，说明常艾灸有培补元气之功，可使人体强健，起到保健预防的作用。

（3）健脾强胃，培补后天：《针灸资生经》中记载“凡饮食不思，心腹膨胀，面色萎黄，世谓之脾胃病者，宜灸中脘”，又有常言道“三里灸不绝，一切灾病息”，故常灸中脘、足三里穴，对脾胃有明显的调节作用，可以起到健脾强胃、补中益气、培补后天之功。

（4）升举阳气，扶阳固脱：艾灸性温热，有升举阳气的作用。《灵枢·经脉》云：“陷下则灸之。”故经常艾灸可起到升阳举陷的作用；《素问·厥论》中述“阳气衰于下，则为寒厥”，说明人体阳气衰微，四肢阳气运行不畅，则出现手足逆冷。可见艾灸有扶阳固脱、回阳救逆之效，常用于气虚下陷、卫阳不固之证。

现代医学研究认为，通过艾灸的温热刺激人体，可使局部毛细血管扩张，增强局部的血液循环与淋巴循环，促进皮肤组织代谢能力，有加强缓解和消除平滑肌痉挛的作用；增强局部的新陈代谢，有利于促进炎症、粘连、渗出物、血肿等病理产物的消散吸收；可调节神经系统功能，有抑制大脑皮质的兴奋作用，发挥镇静、镇痛作用；同时还可增强人体免疫功能。

2. 艾灸养生的方法

艾灸从形式上可分为艾炷灸、艾条灸和温针灸三种。从方法上艾炷灸又可分为直接灸和间接灸两种，艾条灸可分为温和灸、熨热灸和雀啄灸三种，其中保健灸以艾条灸常见。

（1）艾炷灸法：①直接灸：将艾炷直接放在特定的穴位上施灸，待艾炷即将燃尽或患者自我感觉有灼热感时，立即将艾炷拿掉，再换上新的艾炷置于原处，可根据病情的需要决定施灸壮数，一个艾炷又称为一壮，一般每个穴位一次可灸 3 壮、5 壮、7 壮、9 壮不等，每日或隔日一次，并根据穴位所在的部位，酌情选用大小适宜的艾炷。如头部、四肢末端可用麦粒大小的艾炷，又称为“麦粒灸”，腹部、四肢部位可用大一些的艾炷。②间接灸：施用灸法时，将艾炷与皮肤之间用姜片、蒜片、盐等隔开，本法有艾灸和药物的双重作用，根据衬隔物品不同，灸法的种类和作用也不同。因生姜具有发汗解表、开宣肺气、温中止呕的功效，隔姜灸多用于虚寒证，如寒性感冒、自汗、腹痛、泄泻等。大蒜具有杀虫、解毒、消痈、散结的功效，隔蒜灸多用于瘰疬、疮疖等外科疾病。隔盐灸是将食盐填在神阙穴上进行施灸，即脐窝部，故又称“神阙灸”，常用于治疗虚脱症，有回阳救逆、固脱止汗的功效。一般每个穴位一次可灸 3 壮、5 壮、7 壮、9 壮不等，每日或隔日一次。

（2）艾条灸法：①温和灸：将艾条燃着的一端，对准施灸穴位，并垂直于皮肤上 2cm 左右的距离，使患者有温热而不感到灼热为度。②熨热灸：将艾条燃着的一端，对准施灸穴位，当患者感到局部有温热感觉后，将艾条作缓慢地来回移动或环形移动，可扩大艾灸范围。③雀啄灸：将艾条燃着的一端在施灸穴位上作一上一下的艾灸手法，当患者感到局部有灼热感觉后，立即将艾条抬起，如此反复多次，就像鸟啄食一样，可增强对穴位的热刺激的作用。

（3）温针灸法：温针灸法是将针刺、艾灸并用的一种方法，根据体质情况及所需的养生要求选好穴位，针刺得气后，取 2 ~ 3cm 长的一小段艾绒，套在针柄上，将艾绒下端点燃，使艾绒的热通过针体传到穴位上。

3. 艾灸养生常用穴位

（1）足三里：常灸足三里，可健脾益胃，促进消化吸收，强壮身体，具有抗衰老的作用。此穴用艾条、艾炷灸均可，艾条施灸时间为 5 ~ 10 分钟，艾炷每次灸 7 ~ 15 壮。古人常言道“若要身体安，三里常不干”，即在此穴施瘢痕灸，使灸疮延久不愈，有强身益寿之功。现代医学研究证明，常灸足三里穴可预防中风，有改善人体免疫功能的作用，对肠胃、心血管系统的调节有一定影响。

（2）神阙：位于当脐正中处。神阙为任脉之要穴，此穴可用直接灸或间接灸法，艾条施灸时间为 5 ~ 10 分钟，艾炷每次灸 7 ~ 15 壮。例如，将盐填脐心上，置艾炷灸之，有益寿延年之功。《针灸甲乙经》中述“肠中常鸣，时上冲心，灸脐中”，《铜人腧穴针灸图经》中也记载“神阙，治泄利不止，小儿奶利不绝，腹大绕脐痛，水肿鼓胀，肠中鸣状如流水声，久冷伤惫，可灸百壮”，说明艾灸此穴，具有补中益气、健脾止泻的功效。

（3）气海、关元：气海位于腹正中线脐下 1.5 寸处；关元位于腹正中线脐下 3 寸处，均为人体强壮保健要穴，此穴可用直接灸或间接灸法，艾条施灸时间为 5 ~ 10 分钟，艾炷每次灸 7 ~ 15 壮，常灸此穴，具有补气温阳的功效，可提高人体免疫力和抗病能力。正如《扁鹊心书》中述：“依法熏蒸，则荣卫调和，安魂定魄，寒暑不侵，身体开健，其中有神妙也……凡用此灸，百病顿除，益气延年。”

（4）膏肓：位于第 4 胸椎棘突下旁开 3 寸处，常灸膏肓穴，有强壮作用。此穴用艾条、艾炷灸均可，艾条灸每次 5~10 分钟。艾炷灸每次 7~15 壮。

（5）中脘：位于脐上 4 寸，为强壮要穴，常灸此穴，具有健脾益胃、培补后天的作用。此穴可用直接灸或间接灸法，艾条施灸时间为 5~10 分钟，艾炷每次灸 7~15 壮。

（6）涌泉：脚趾卷屈，在前脚掌中心凹陷处取穴。此穴有补肾壮阳，养心安神的作用。此穴可用直接灸，施灸时间为 5~10 分钟，常灸此穴，可健身强心，有益寿延年之功效。

（7）百会：位于后发际正中上 7 寸，当两耳尖直上，头顶正中，为诸阳之会。

此穴有开窍醒脑、回阳固脱、升举阳气的作用，因此穴有头发，只适用艾条灸，施灸时间为 5~10 分钟。

4. 艾灸养生注意事项

（1）施灸禁忌：艾灸有温阳的作用，凡属实热证或阴虚阳亢、邪热内炽的患者，均禁施灸法；颜面部、颈部及大血管走行的体表区域、孕妇的腹部、腰骶部及阴部等不宜施灸。

（2）注意施灸顺序及艾灸剂量：在施灸过程中，艾灸取穴顺序为先上后下，先阳后阴。实际操作时，可根据体质强弱而选择艾炷的大小及壮数，如体壮者，宜大宜多；体弱者，宜小宜少。就部位而言，四肢末端及头面部皮肤较薄处宜小宜少，腰腹部宜大宜多。

（3）艾灸意外处理：在施灸过程中，应避免烧伤、烫伤及火灾的发生。如有烫伤起泡的，可用酒精消毒后，用毫针将水泡挑破，再涂上甲紫即可。

三、推拿养生

推拿养生法，是通过各种手法刺激人体一定部位或穴位，以通经络、行气血、调脏腑，从而达到松解肌肉、缓解压力、预防保健、防病治病的目的，是我国传统的保健养生方法之一。由于推拿养生法简单易行，安全可靠，有预防和治疗相结合的作用，深受广大群众喜爱。

1. 推拿养生的作用

（1）疏通经络，行气止痛：《素问·血气形志》中述“经络不通，病生于不仁，治之以按摩”，《万寿仙书》中还记载“按摩法能疏通毛窍，能运旋荣卫”。所谓运旋荣卫，就是指气血调和之意，经络气血运行顺畅，“通则不痛”，说明通过推拿按摩来刺激相应的经络穴位，以达到疏通经络、畅达气血、行气止痛的目的。

（2）调理脏腑，平衡阴阳：《景岳全书》中述“医道虽繁，可一言以蔽之，曰阴阳而已”，阴阳平衡一旦遭到破坏，则百病生。通过推拿按摩手法对不同经络及腧穴的刺激，调畅脏腑气机，有健运脾胃、调和血脉、宣发肺气、调补肝肾的作用，通过刺激经络气血运行来调节全身，从而使机体阴阳平衡，有强化内脏、提高人体免疫力的功能，内外调和，则阴平阳秘。

（3）保健预防，益寿延年：《素问·调经论》中记载“神不足者，视其虚络，按而致之”；《圣济总录》中也指出推拿按摩可达到“气运而神和，内外调畅，升降无碍，耳目聪明，身体轻强，老者复壮，壮者益智”的作用。可见，常以推拿按摩进行保健养生，可以促进血液循环，提高自身免疫力，起到保健预防的作用，正如《备急千金要方·养性》中述“（按摩）老人日别能根据此三遍者，一月后百病除，行及奔马，补益延年”。

现代医学认为，推拿按摩对神经系统的性奋和镇静有双向调节的作用；对头部推拿刺激，可促进脑部血液循环，降低颅内压，有降低血压的作用；对腹部可促进胃肠蠕动，帮助消化腺分泌，提高食欲，有增强机体免疫功能的作用；推拿按摩能有效促进局部血液循环及组织间的代谢过程，供应局部组织营养，有修复损伤组织的作用；同时还有利于汗腺和皮脂腺的分泌，有改善皮肤光泽和增强皮肤弹性的作用。

2. 推拿养生的方法

（1）推拿养生介质：推拿介质包括药膏、药散、药丸、药酒、药油、药汁、药粉、水、蛋清和蜜等。可根据患者的养生需求、药物性质等选择推拿介质。其具有增强疗效，润滑肌肤、防止破损等作用。常用的推拿介质有红花油、消肿止痛酊等；具有活血化瘀、消肿止痛、祛湿散寒功效的擦剂；也可用精油、白酒、凡士林等。

（2）推拿养生手法：①按压类手法：是用手指、掌面或手肘部位用适当的力度按压体表，包括按法、点法、压法、拿法、提法等。按法可分为“指按法”和“掌按法”，指按法是用拇指或食指的指端或指腹面进行按压；掌按法是用全掌面或掌根、大鱼际、小鱼际进行按压。②摆动类手法：是以指或掌、腕关节做有节奏的摆动动作，包括一指禅、揉法、缠法和滚法。一指禅是用大拇指的指端、指腹或桡侧偏峰施术于一定穴位，用腕关节带动拇指关节的活动，力度要轻重交替、持续地作用在治疗部位上的方法。此法手法摆动频率为每分钟120~160次，本法具有接触面小、渗透力强、适用部位广泛的特点。③摩擦类手法：是以掌面、手指指腹或手肘在体表作直线或环旋推动或摩擦的方法，包括摩法、擦法、推法、搓法、抹法等。擦法即用手掌着力于体表，做来回的直线摩擦动作，使局部发热。擦法又分为“掌擦法”、“鱼际擦法”和“侧擦法”。掌擦法即用全掌着力摩擦体表的方法；鱼际擦法即用大鱼际着力摩擦体表的方法；侧擦法即用小鱼际着力摩擦体表的方法。本法适用于肩背、腰臀及下肢部。④振动类手法：以较高频率的振动节奏，适当的力度刺激，持续作用于人体，包括抖法、振法等。振法，又称振颤法，是用掌或指振动体表的方法，故振法分为“掌振法”和“指振法”两种。⑤叩击类手法：是用手掌、拳背、手指、掌侧面和桑枝棒等击拍机体的方式，包括拍法、击法、弹法等。击法，即用掌根或拳背击拍机体的方法。用桑枝棒击拍机体的方法，称为“棒击法”。此类手法适用于肩背及四肢部。⑥关节运动类手法：是患者的肢体关节做被动活动的一类手法，包括摇法、扳法、拉法等。摇法，即是用手固定患者关节的一端，另一只手在关节的另一端对关节做顺时针或逆时针方向的摇动的手法。本法要求患者处于放松状态，活动关节的幅度和力度要适当。⑦复合类手法：是将两种推拿手法结合起来，即可组成复合手法，如按揉法、掐揉法、拿捏法等。

3. 推拿养生的常用穴位及方法

（1）揉百会：用右手拇指指腹以顺时针或逆时针按揉百会穴，每日30次，以局部感觉发热为度。此法具清神有醒脑、安神助眠的作用，可以防治头晕、失眠等病症。

（2）揉太阳：用双手食指或中指指腹以顺时针或逆时针按揉太阳穴，每日 30 次，以局部感觉发热为度。此法具有清肝明目、行气止痛的作用，可以防治偏头痛、眼睛干涩等病症。

（3）点睛明：用双手食指指端点压睛明穴，每日 30 次，以局部感觉发热为度。此法具有养精明目的作用，可以防治视疲劳、近视眼等病症。

（4）摩耳：用双手拇指、食指分别循耳廓做上下按摩手法，每日 30 次，以局部感觉发热为度。此法具有增强听力、清脑醒神的作用，可防治耳鸣、耳聋等病症。

（5）揉肩井：用双手掌根、肘尖按揉或用手指捏拿肩井穴，每日 30 次，以局部感觉发热为度。此法具有舒经活络、调理气血的作用，可以防治颈椎病、肩周炎等病症。

（6）揉劳宫：用一手拇指指腹按揉另一手的劳宫穴 30 次后，将两手掌心相互搓热。此法具有养心安神、调理脏腑的作用，可以防治失眠、心悸等病症。

（7）揉丹田：将双手搓热后，用手指指腹以顺时针或逆时针按揉丹田，每日 30 次，以局部感觉发热为度。此法具有健脾固肾、行气止痛的作用，可以防治腹痛、消化不良等病症。

（8）揉肾俞：将双手手掌搓热后按揉肾俞穴，每日 30 次，以局部感觉发热为度。此法具有强肾壮腰、活血止痛的作用，可以防治肾虚腰痛、腰椎间盘突出症等病症。

（9）摩涌泉：用拇指按摩对侧涌泉穴，每日 30 次，以足心感觉发热为度。此法具有调补肝肾、安神助眠的作用，可以防治失眠、心悸、耳鸣等病症。

（10）拍打四肢经络：用右手掌拍左手臂内侧，从肩前至腕横纹，再拍左手臂外侧，从肩峰至掌背，右侧同；再将双手握拳，分别拍打大腿外侧，由上至下，每日 30 次，以局部感觉发热为度。此法具有疏通经络、调理气血的作用。可以防治四肢关节疼痛。

4. 推拿养生的注意事项

（1）剧烈运动后及过饱、过饥、身体过度劳累者、各种传染性疾病、恶性肿瘤患者、结核病、急性关节损伤、有血液病或出血倾向者、有皮肤病或皮肤破损者、妇女在妊娠期和月经期等均不宜推拿。

（2）推拿时应注意避风寒，防感冒。

四、拔罐养生

拔罐养生法是利用燃烧、抽气等方法，使罐内形成负压，使之吸附于体表，使局部充血或瘀血，从而达到强身健体、防病治病的目的。

拔罐疗法，古称“角法”，俗称“拔火罐”，是一种独具中医特色的养生保健方法。《素问·皮部论》中述“凡十二经络脉者，皮之部也，是故百病之始生也，必先于皮毛"，说明疾病的产生是从皮肤、毛发开始的，通过运用拔罐法刺激体表病灶处气血运行，通过经络作用于脏腑，可以调理脏腑功能、促进局部血液循环，有疏经通络、行气活血、祛风散寒、消肿止痛的功效，起到防治疾病、保健养生的作用。且具有无痛无创、操作简便、取材容易、使用安全、效果显著的特点，深受广大人民群众的认可及喜爱。

1. 拔罐养生的作用

（1）疏通经络：经络是人体气血运行、脏腑营养运输的通路。《灵枢 · 本藏》中述"经脉者，所以行血气而营阴阳，濡筋骨，利关节者也"，说明人体气血运行顺畅还可滑利关节，通过拔罐激发和调整经气，疏通经络，促进血液循环，使百脉通畅，则五脏安和。

（2）推行气血：古人常说"血气不和，百病乃变化而生"。拔罐通过对人体局部组织的刺激和改善作用，促使该处的经络畅通，推动气血运行，气血调和，则为人体生理活动提供物质基础，增强机体的各项生理功能。

（3）祛风散寒：《本草纲目拾遗》中述"罐得火气合于肉，即牢不可脱……肉山起红晕，罐中有气水出风寒尽出"，说明火罐在吸拔过程中，可使局部皮肤毛孔扩大，体内多余水气从毛孔渗出皮肤，又排出风、寒、湿邪及瘀血，以发挥祛风散寒、扶正却邪的作用。

现代医学认为，拔罐对局部皮肤产生的温热作用、负压作用，可刺激局部使血管扩张，促进局部血液循环，改变局部组织的营养状态，加强新陈代谢，有加速体内的废物、毒素排出及防止肌肉萎缩的作用；有对神经系统双向调节作用；可加强淋巴循环及淋巴细胞的吞噬能力。

2. 罐的种类

罐的种类因制作材料及使用方法的不同而各有所异，临床上常用的有玻璃罐、竹罐、陶罐和抽气罐四种。

（1）玻璃罐：采用耐热质硬的透明玻璃制成，形如球状，肚大口小，口边微厚略外翻，有大、中、小 3 种规格。其优点是质地透明，使用时可直接观察局部皮肤的变化，便于掌握时间，临床应用较普遍。其缺点是容易破碎。

（2）竹罐：用直径 3 ～ 5cm 坚固的竹子截成 6 ～ 10cm 不同长度磨光而成。这种罐的优点是取材容易，制作简单，轻巧价廉，且不易摔碎，适用于中药浸煮后使用，又称"药罐"，临床多采用。缺点是易爆裂漏气、吸着力小。

（3）陶罐：用陶土烧制而成，罐的两端较小，中间略向外凸出，状如腰鼓，底平，口径大小不一，口径小者罐身较短，口径大者罐身略长。这种罐的特点是吸力大，缺点是质地较重，不透明，容易摔碎损坏。

（4）抽气罐：用透明塑料上面加置活塞，便于抽气，有大、中、小 3 个规格，优点操作简单、安全无烫伤。缺点是没有火罐的温热刺激、效果较差。

3. 拔罐养生的方法

（1）火罐法：是用纸或酒精棉球在罐内燃烧，消耗罐内氧气，形成负压，使罐吸附在皮肤上，常用的火罐法有以下几种：①闪火法：用镊子或止血钳夹住酒精棉球，燃烧后在火罐内绕一圈后，迅速将棉球退出，快速地将罐扣在施术部位。此法简便安全，不受体位限制，为目前临床常用的拔罐方法。②投火法：将纸片或酒精棉球点燃后，投入罐内，然后迅速将火罐扣于施术部位，因罐内有燃烧物体，适用于侧面横拔。此法还须防棉球酒精过多，以免拔罐时滴下烫伤皮肤。③贴棉法：是用大小适宜的酒精棉一块，贴在罐内壁的中段处，用火将酒精棉点燃后，迅速将罐扣于施术的部位。此法须注意棉花酒精不宜过多，以免拔罐时燃烧的酒精滴下而烫伤皮肤。

（2）抽气法：将准备好的抽气罐紧扣在需要拔罐的部位上，用抽气筒将罐内的空气抽出，使罐内形成负压而吸拔住皮肤。此法适用于任何部位。

（3）水罐法：一般选用竹罐放入锅内加水煮沸，使用时用镊子夹住竹罐的底部并垂直取出竹罐，使罐内无储水，迅速用凉毛巾紧扪罐口，立即将罐扣在应拔部位，即能吸附在皮肤上。此法适用于任何部位，但吸拔力小。

4. 拔罐养生法的运用

根据病变部位及不同的养生保健需要，可分为以下几种拔罐方式：

（1）留罐法：又称“坐罐法”，即拔罐后将罐吸附留置于施术部位 5~15 分钟，然后将罐起下。此拔罐法一般疾病均可应用，而且单罐、多罐皆可同时应用。

（2）走罐法：又称推罐法，先在罐口或欲拔罐部位涂少许润滑油脂，如凡士林油膏等润滑剂，将罐吸拔好后，用右手握住罐体，在需要拔罐的部位作向上下左右往返推动，至所拔部位的皮肤潮红为度。此法一般适用于面积较大、肌肉厚的部位，如腰背部、大腿部等。可选用口径较大的玻璃火罐，且罐口要平滑厚实。

（3）闪罐法：用闪火法将罐拔住施术部位后，立即取下，再迅速拔住取下，反复吸拔多次，直至皮肤潮红为度。本法适用于肌肉松弛部，或局部皮肤麻木、功能减退的虚证患者。

（4）药罐法：又分为煮药罐法和储药罐法，煮药罐法是将中药配方用布袋装好后，放入锅中加水煮开，再把竹罐放入药汤中煮 15 分钟左右，操作方法同水罐法。储药罐是指先在抽气罐或玻璃罐内盛贮适量的药液，然后按抽气罐或火罐操作方法使罐吸附在皮肤上。此法常用于治疗风湿痛、牛皮癣等症。

（5）针罐法：又称“针药罐”，此法是将针刺和拔罐相结合应用的一种方法，即先施针刺手法，待局部得气后留针，再以针刺处为中心点将火罐拔上，留置 10~15 分钟，然后起罐拔针。

（6）刺血拔罐法：又称刺络拔罐，即对应拔部位的皮肤消毒后，用三棱针点刺出血或用皮肤针叩打后再行拔罐，使之出血，以加强刺血治疗的作用。需避免在大血管上行此法，以免造成出血过多。此法临床上多用于坐骨神经痛、皮肤瘙痒症等。

5. 起罐方法

起罐时，先用左手握住火罐，用右手拇指或食指轻轻按压罐口的边缘的皮肤，使空气进入罐内，即可将罐取下。手法上需注意，若罐吸附过强时，切不可硬拔或旋转罐具，以免损伤皮肤；亦不能起罐速度太快，以免使患者产生疼痛感。

6. 拔罐养生保健的常用穴位

（1）背俞穴及华佗夹脊穴：背俞穴位于足太阳膀胱经上，分别位于第 1 胸椎到第 5 腰椎的正中线旁开 1.5 寸和 3 寸处，是五脏六腑之经气输注之处；华佗夹脊穴共有 34 个穴位，位于第 1 胸椎到第 5 腰椎正中线旁开 0.5 寸处，与督脉和足太阳膀胱经有密切联系。故在腰背部拔罐，可激发人体阳气，畅通五脏六腑之经气，调整全身气血运行，增强机体抗病能力，是拔罐养生法中最常用的。

（2）三阴交：为足太阴脾经上腧穴，位于小腿内侧，当足内踝尖上 3 寸，胫骨内侧缘后方。本穴为肝、脾、肾三条阴经的交会穴，故此穴聚集了脾经的湿热之气、肝经的水湿风气、肾经的寒冷之气，经常拔罐此穴，可调理肝、脾、肾三经的气血，有健脾利湿、疏肝补肾之效。

（3）神阙：为任脉的穴位，又称脐中、气舍、气合，位于脐正中部，为经气之海，五脏六腑之本。常在此穴拔罐，可调节脏腑功能，有健脾理气、行气利水的功效。此穴拔罐时间不宜过久，强度不宜过大。

（4）足三里：是人体极重要的保健穴位之一，古人又称之为“长寿穴”。足三里属于足阳明胃经，位于小腿外侧，犊鼻下 3 寸处，经常在此穴拔罐，对脾胃功能有良好的双向调节作用，有健脾强胃、补中益气、扶正祛邪的功效，可提高机体免疫力和抗病能力。

（5）关元：属于任脉，位于脐下正中线 3 寸处，也是小肠的募穴。该穴自古以来是保健强身之要穴，故常拔罐此穴，可有温通经络、调理脏腑、固本培元、补虚益损、壮一身之元气的作用。

（6）膻中：属于任脉，位于两乳头连线的中点处，为心包络经气与人体宗气聚集之处，在此穴拔罐，可调理人身气机，适用于胸闷、胸胁肋疼痛、乳房胀痛等气机不畅之病变。

（7）大椎：属督脉，位于第 7 颈椎棘突下凹陷处，为足三阳经与督脉的交会穴，督脉为诸阳之海，此穴有统摄全身阳气的作用，常在此穴拔罐，有调节阴阳、祛风散寒、预防感冒、增强身体免疫力的功效。

（8）内关：为手厥阴心包经的穴位，位于前臂掌侧，当曲泽与大陵的连线上，腕横纹上 2 寸，掌长肌腱与桡侧腕屈肌腱之间。常在此穴拔罐，有降逆止呕、理气和胃、舒经活络等功效，对心血管疾病、胃肠道疾病有较好的预防作用。

（9）命门：位于后背正中线上，第 2 腰椎棘突下凹陷处。中医认为命门蕴藏先天之元气，肾为“先天之本”，经常拔罐此穴，对五脏六腑的功能调节有重要的作用，还可培补元气、益肾固精，从而达到强身健体、延年益寿的目的。

（10）涌泉穴：位于足心前三分之一的凹陷处，为足少阴肾经之井穴。人体的水液代谢出现障碍或受寒邪、湿邪侵袭时，湿邪重浊黏腻，有易趋于下、不易排出的特点，易造成经络气血的阻塞，从而引发其他各种疾病。此穴位于足底部，为湿邪浊气聚集之处，经常拔罐此穴，可祛除体内的湿毒浊气，使肾经气血通畅，促进机体水液代谢功能。

7. 拔罐养生的注意事项

（1）拔罐时要选择适当的体位和肌肉丰满的部位。拔罐时不可移动体位，拔罐时罐与罐的间距不宜太近，以免对皮肤的牵拉而产生疼痛。

（2）拔罐前要对罐具进行消毒，避免交叉感染，并根据所拔部位的面积大小而选择大小适宜的罐。

（3）用火罐时，酒精要适量，避免灼伤或烫伤皮肤。拔罐后须避风寒。

（4）若因留罐时间太长或烫伤而致皮肤起水泡者，小水泡无须处理，仅敷以消毒纱布，防止擦破即可。水泡较大者，可用消毒针将水泡刺破，用棉签将水轻轻挤出，再涂以甲紫药水，或用消毒纱布包敷，以防感染。

（5）皮肤有过敏、溃疡、水肿者，心前区，皮肤破损处，体表大血管处，乳头，不宜拔罐。有出血倾向的疾病、高热抽搐者、重度精神病者，以及孕妇的腹部、腰骶部，亦不宜拔罐。

五、刮痧养生

刮痧是以中医经络腧穴理论为指导，通过运用光滑的刮痧器具，并蘸取刮痧油、清水、药酒、活血剂等介质，在体表进行反复刮拭，使皮肤表面出现瘀斑、瘀点，以达防病治病的疗法。

刮痧是指中医刮痧，是传统的自然疗法之一，其起源于民间，因其具有简、便、廉、效的特点，几千年来在我国广为流传，具有调血行气、活血化瘀、舒筋通络、畅通血脉、驱邪排毒等作用，配合针灸、拔罐、刺络放血等疗法使用，可加强治病防病功效。刮痧现临床已广泛应用于内、外、妇、儿等科的多种病症及美容、保健领域。

1. 刮痧养生的作用

（1）调和气血、扶助正气：通过刮痧对体表经络腧穴的刺激，使局部形成充血，通过经络的传导，有助于调节内脏功能，调整人体气血阴阳，改善和恢复脏腑功能，改善局部微循环，增强机体自身潜在的抗病能力和免疫机能，起到气血调和、扶助正气的作用。

（2）舒筋通络、祛除邪气：《灵枢·海论》中述“凡十二经脉者，内属于脏腑，外络于肢节”，说明经络与五脏六腑有密切联系，通过刮痧对体表经络腧穴的刺激，可起到调畅气机、疏经通络、活血祛瘀的作用。《素问·皮部论》曰“邪客于皮肤腠理开，开则邪客于络脉，络脉满则注入经脉，经脉满则入合于脏腑也”，说明邪气由外向内侵袭人体，当邪气处于络脉皮肤处时，用刮痧法刺激局部或特定穴位打开皮肤腠理，使阻滞经络的邪气从表而解，有祛除邪气的功效。

（3）辅助诊断、辨别疾病：《丹溪心法》中记载“有诸内者必形诸外”，《灵枢·本藏》说“视其外应，以知其内脏，则知所病矣”，说明脏腑与体表是内外相应的，所谓司外揣内，中医认为当人体各个脏器功能失调，都会经外部证候表现出来，可根据施术部位出现的痧、疼痛、结节等来判断，对疾病的诊断有一定的辅助作用，起到保健养生的作用。

现代科学证明，刮痧可以使局部毛细血管扩张，促进局部血液循环，增加局部微循环，改善局部营养状况，有减轻局部肌痛的作用；还可调节神经系统，改善睡眠的作用。刮痧可增加汗腺分泌，促进淋巴循环，增强细胞吞噬作用，加速体内废物、毒素的排除，提高细胞免疫力，促进人体新陈代谢，从而增强人体抵抗力，起到排毒养颜、预防保健、防病治病的作用。

2. 刮痧养生的器具

刮痧工具包括刮痧板和润滑剂。古代的刮痧工具常多为汤勺、铜钱、嫩竹板等，润滑剂用麻油、水、酒等，取材方便，但仍存在很多不足，现多选用经过加工的工具，可增强药物治疗作用、减少不良反应，从而提高刮痧的疗效。

（1）刮痧板：以水牛角制品、玉制品和砭石最为常见。形状多为长方形，边缘光滑，四角钝圆。刮板两边厚度不同，一边稍厚一边稍薄。薄面用于人体皮肤较薄处；厚面适用于按摩保健刮痧；刮板的四个钝角适用于人体凹陷部位。①水牛角制品：水牛角味辛、咸、寒，辛可行气活血；咸能软坚润下；寒能清热凉血。其具有质地坚韧、光滑耐用、原料充足、加工简便的特点，临床上最为常用；刮痧后应及时清洁，忌长时间用热水浸泡。②玉制品：质地光滑温润，便于持握，具有润肤生肌、清热解毒、镇静安神、辟邪散浊等功效。因玉制品触感舒适，适宜面部刮痧；刮痧后应及时清洁；避免碰撞及与化学试剂接触。③砭石：以泗滨浮石为制作材料，含有多种微量元素，红外辐射频带极宽，具有疏通经络、清热排毒、软坚散结的功效。购买时需认真辨别真伪，假的砭石可能含有有害物质。

（2）润滑剂：刮痧的润滑剂常用液体类和乳膏类作为润滑剂。操作时润滑剂可润滑皮肤、防止受伤、减轻疼痛，不同的润滑剂有不同功效，均有行气活血、通络止痛的功效，可加速病邪排出、预防感染。皮肤过敏者，有外伤、溃疡、瘢痕者及恶性肿瘤局部禁用。①液体类：主要包括凉水、植物油（如芝麻油、花生油、橄榄油）、药油（如红花油、跌打损伤油、风湿油）。②乳膏类：主要包括质地细腻的膏状物质，如凡士林、润肤霜等。

3. 刮痧养生的方法

（1）角揉法：用刮痧板厚边的棱角在人体特定穴位或病灶点周围进行回旋揉动，使局部产生瘀斑、瘀点即可。此法常用于人中、膝眼等凹陷处。

（2）点按法：将刮板垂直于穴位皮肤，向下按压时逐渐加力，停留几秒后迅速提起，反复多次，手法连贯。此法常用于人中、膝眼等凹陷处。

（3）边揉法：用刮痧板厚的一边，在刮痧部位进行前后左右揉动摩擦，使局部产生瘀斑、瘀点即可。此法常用于肘窝、腘窝、腰背部、四肢等肌肉较丰厚的部位。

（4）角推法：用刮痧板厚边的棱角在人体特定穴位或病灶点稍施压力，并做单方向直线推移运动。此法常用于头部。

（5）拍打法：先在拍打部位涂上润滑剂，一手握住刮痧板的一端，用刮痧板的另一端对穴位进行均匀力度地拍打。此法常用于肘窝、腘窝、腰背部、四肢等肌肉较丰厚的部位。

4. 刮痧养生常用部位

（1）头部刮痧：用刮板边缘或刮板角，先刮拭头部两侧，从太阳穴沿耳后至风池穴；再刮拭前头部，从前发际正中线至百会穴；再刮拭后头部，从百会至哑门穴；最后以百会为中心，呈放射状向全头发际处刮拭。每个部位刮拭 30 次左右，刮至头皮发热为宜。每周 2 次或 3 次。有改善头部血液循环、激发机体阳气的作用，适用于防治中风、中风后遗症、头痛、失眠、感冒、脱发等病症。

（2）面部刮痧：将皮肤清洁后，均匀涂抹润肤乳，用面部刮痧板按照额头、眼周、面颊、口周、鼻部、下颌的顺序，依次沿面部肌肉纹理走向进行单方向刮拭。然后按揉太阳、印堂、迎香、颧髎、承泣、四白、承浆、大迎、颊车及黄褐斑部位，刮拭力度、速度宜均匀缓慢柔和，以皮肤潮红为度，不要求出痧，应避开痤疮。每周 2 次，4 周为一个疗程。有促进面部血液循环、祛斑美白的作用，适用于黄褐斑、失眠等病症。

（3）颈部刮痧：用刮板边缘或刮板角，先刮拭颈部从哑门穴到大椎穴，然后再刮拭颈部两侧至肩部，从风池穴至肩井穴，再从肩井穴到肩峰穴。力度均匀轻柔，大椎穴可用刮板棱角刮拭，以出痧为度。待痧消尽后再行下一次刮痧法。有疏通颈部经络气血的作用，适用于颈椎病、感冒、头痛、近视、咽炎等病症。

（4）胸胁部刮痧：将润滑剂涂抹于刮拭部位，用刮板边缘或刮板角，先从胸部正中线从上至下刮拭，如从天突穴到鸠尾穴，再由胸部正中线向肋骨外沿刮拭，用刮板的棱角刮拭肋间隙，力度要均匀轻柔，避开乳头。中府穴的刮拭方法宜为从上至下。待痧消尽后再行下一次刮痧法。有宽胸理气、疏肝解郁的功效，适用于胸痛、抑郁症等。

（5）腰背部刮痧：在腰背部涂抹润滑剂，先从膀胱经的循行部位从上至下进行刮拭，再沿肩胛骨的内侧缘进行刮拭，可根据具体情况，选择按揉穴位，如感冒可选风池、太阳、大椎、风门、肺俞、夹脊等穴；胃肠功能紊乱可选脾俞、胃俞、大肠俞、膈俞等穴；腰痛可选肾俞、大肠俞、腰阳关等穴。刮拭力度宜均匀柔和，以局部发热出痧为度，待痧消尽后再行下一次刮痧。每次治疗时间约 15 分钟。刮痧后应多喝温开水或生姜汁糖水，增加发汗解表的功效。有升举阳气、疏通经络、调畅气血的作用，适用于感冒、腰背疼痛、胃炎等病症。

（6）四肢刮痧：先刮拭上肢内侧面再刮拭外侧面，由身体近端向远端刮拭，尺泽穴刮拭力度可稍重；再刮拭下肢后侧部位，由上到下进行刮拭，委中穴刮拭力度可稍重，以皮肤红热为度，每周 2 次或 3 次。有疏通全身经络气血运行的作用，适用于四肢疼痛等病症。

5. 刮痧养生的注意事项

（1）用刮痧板刮拭完后以酒精擦拭消毒，避免交叉感染。

（2）刮痧须在室内进行，避免受风寒，刮痧后不宜马上洗澡，应隔 4 个小时以上。

（3）不宜经常刮痧，一般须等瘀血、瘀斑消除后再进行下一次的刮痧治疗。刮痧后应多喝温水，及时补充水分。

（4）危重病症、急性传染病、高血压、中风、有出血倾向者，以及皮肤病者、急性扭伤、创伤者、妊娠妇女腹部和腰骶部、妇女经期下腹部均禁用刮痧法。

六、敷贴养生

中药穴位敷贴疗法是将中草药制成散、膏、丸等剂型，利用中药对腧穴及病变局部等部位的刺激起到的保健养生、防病治病的方法。其具有简便易学、使用简便、效果显著、安全可靠、不良反应小等特点，深受广大患者及群众的喜爱，中药穴位敷贴疗法是中医外治法之一。

1. 敷贴作用

中药穴位敷贴法是以中医理论为指导，通过中药对施贴部位的刺激，来疏经通络、祛风散寒、调和气血、止咳定喘、扶正祛邪，调整脏腑阴阳，从而促进机体功能，起到内病外治的目的。

敷贴疗法是我国人民在长期与疾病作斗争中总结的经验，是一套行之有效的中医外治疗法。在古代医书上有很多记载，如《灵枢 · 经脉》中记载“足阳明之筋……颏筋有寒，则急引颊日移口，有热则筋缓，不胜收放僻，治之以马膏，膏其急者，以白酒和桂，以涂其缓者……”，说明以温热药贴于患处有散寒止痉的功效；《五十二病方》中记载“蚖……以蓟印其中颠”，即用中药芥子制成泥状贴敷于百会穴上，使局部皮肤发红，用于治疗毒蛇咬伤；唐代医家孙思邈在《孙真人海上方》中记载“小儿夜哭最堪怜，彻夜无眠苦通煎，朱甲末儿脐上贴，悄悄清清自然安”，说明中药穴位敷贴对小儿有安神镇静的作用；《太平圣惠方》中记载“治疗腰腿脚风痹冷痛有风，川乌头三个去皮脐，为散，涂帛贴，须臾即止”，说明用中药乌头制成散剂进行敷贴对腰腿疼痛有止痛之效；《伤寒杂病论》中也记述各种贴敷方，如运用至今的五养膏、玉泉膏，在临床上治疗劳损都有很好的疗效。

中药穴位贴敷疗法根据“天人合一”、“春夏养阳”、“冬病夏治”的养生原则，常见的养生保健方法有三伏贴、三九贴，即在三伏天、三九天进行中药贴敷，可以发挥药物和经络腧穴的双重作用，通过辛温散寒作用的中药对穴位进行刺激，可起到春夏养阳、冬病夏治、扶正祛邪、防病治病的目的。

2. 敷贴养生的方法

（1）敷贴养生药物：目前主要以白芥子、延胡索、细辛、甘遂、鲜生姜汁等为基本药物。

（2）敷贴养生剂型：敷贴养生的常见剂型主要以散剂、糊剂、膏剂、丸剂、饼剂为主。①散剂：为敷贴疗法中最基本的剂型。根据人的体质进行辨证，将中药制成细粉，用水等溶剂将药末调和成团，再用纱布或胶布固定；也可将药末撒在普通黑膏药中间，敷贴于需要施治的穴位上。散剂具有制作简便、便于储存、疗效迅速的特点。②糊剂：是指将药物制成细末后，再用酒、醋、麻油、姜汁、鸡蛋清等黏合剂将其调成糊状敷涂在穴位上。再用消毒纱布或胶布固定即可。糊剂具有延长药效，缓和药物毒性，提高疗效的特点。③膏剂：根据制法的不同，可分为硬膏和软膏两种。硬膏是将药粉放入植物油内浸泡 1~2 日后，把药物和油放入锅中，加热熬炼至滴水成珠，加入铃粉或广丹收膏即可，具有容易保存、作用持久、用法简便的特点。软膏是将药粉加入醋或酒后入锅加热，熬成膏状即可；也可将适量药末加入葱汁、姜汁、蜜、凡士林等调成软膏。软膏具有良好的黏着性和扩展性、药效迅速的特点。④丸剂：是将药粉以水、蜜、米糊、醋或酒等调和制成的球形固体剂型。丸者缓也，丸剂具有药力持久、便于储存的特点。⑤饼剂：是将药粉加入适量的面粉，拌糊后压成饼状，放蒸笼上蒸半小时左右，待稍凉后即可使用，具有黏腻性、便于使用、疗效显著的特点。⑥锭剂：是将药粉加入适量水及面糊，制成锭剂，晾干待用，用时以水或醋磨糊，涂于穴位。本剂型多用于慢性病，具有易于储藏、方便携带的特点。

3. 敷贴养生操作方法

（1）选穴：穴位敷贴方法遵循中医经络腧穴原则，所选用的穴位应少而精，根据辨证施治，多选用阿是穴、病变局部穴位或经验穴。其中常用穴位有神厥穴、天突穴、关元穴、大椎穴、足三里、涌泉穴及膀胱经上的腧穴等。

（2）敷贴方法：将敷贴药物放在选定穴位上，再用纱布或胶布固定。敷贴时间：成人为 4~6 小时，儿童为 2~4 小时，具体还要根据个人对药物的敏感程度来确定，贴敷时，可用消毒的干棉球蘸温水轻拭皮肤，将皮肤擦干后再敷药。

4. 敷贴养生的常用穴位

（1）肺俞：属于足太阳膀胱经，位于第 3 胸椎棘突下旁开 1.5 寸，该穴也是三伏贴中常用穴位，往往与定喘、风门等穴合用，有宣通肺气之功效，敷贴此穴可治疗哮喘、慢性支气管炎、过敏性鼻炎等肺系疾病。

（2）三阴交：为足太阴脾经上腧穴，位于小腿内侧，当足内踝尖上 3 寸，胫骨内侧缘后方。三阴交为肝、脾、肾三条阴经的交会穴，敷贴此穴，可调理肝、脾、肾三经的气血，有健脾利湿、疏肝补肾之效。

（3）神阙：为任脉的穴位，又称脐中、气舍、气合，位于脐正中部，为经气之海，五脏六腑之本。敷贴此穴，可调节脏腑功能，有温中益气、健脾理气、行气利水的功效。此穴常用于腹泻、消化不良、营养不良、腹痛、痛经等病症。

（4）足三里：是人体极重要的保健穴位之一，古人又称之为“长寿穴”。足三里属于足阳明胃经，位于小腿外侧，犊鼻下3寸处，敷贴此穴，对脾胃功能有良好的双向调节作用，有健脾强胃、补中益气、延年益寿的功效，可提高机体免疫力和抗病能力。此穴常用于腹痛、慢性胃炎、腹泻、营养不良、虚劳等病症。

（5）关元：属于任脉，位于脐下正中线3寸处，也是小肠的募穴。该穴自古以来是保健强身之要穴，故常敷贴此穴，有温通经络、调理脏腑、固本培元、补虚益损的作用。此穴常用于腹痛、痛经、虚劳等病症。

（6）膻中：属于任脉，位于两乳头连线的中点处，为心包络经气与人体宗气聚集之处，常敷贴此穴，可调理人身气机之功效，适用于胸闷、胸胁肋疼痛、乳房胀痛等气机不畅之病变。

（7）大椎：属督脉，位于第7颈椎棘突下凹陷处，为足三阳经与督脉的交会穴，督脉为诸阳之海，此穴有统摄全身阳气的作用，常在此穴敷贴，有调节阴阳、祛风散寒、预防感冒、增强身体免疫力的功效。此穴常配合肺俞、风门等穴使用，可增强祛风散寒的功效。

（8）命门：位于第2腰椎棘突下凹陷处。中医认为命门蕴藏先天之元气，肾为“先天之本”，经常敷贴此穴，对五脏六腑的功能调节有重要的作用，还可培补元气，益肾固精，从而达到强身健体、延年益寿的目的。此穴常与肾俞、腰阳关、大肠俞等穴配合使用，适用于肾虚腰痛、腰椎间盘突出、坐骨神经痛等病症。

（9）涌泉穴：位于足心前三分之一的凹陷处，为足少阴肾经之井穴。此穴位于足底部，为湿邪浊气聚集之处，经常敷贴此穴，可祛除体内的湿毒浊气，使肾经气血通畅，促进机体水液代谢功能，还可交通心肾，具有镇惊安神的作用，可改善睡眠。

5. 敷贴养生举例

（1）三伏贴（天灸）：是以“天人合一”、“冬病夏治”为治疗原则，敷贴的时间选在一年中最热的时节：三伏天（初伏、中伏、末伏），伏日为庚日，庚日属金，与肺相配，故将特定中药贴敷于与肺有关的穴位上，使人体之阳气得天阳助之，以达到祛风散寒、补益正气的目的。药物：白芥子、延胡索、细辛、甘遂、冰片按2∶2∶2∶1∶1的比例共研为细末，用新鲜生姜汁调和，做成直径为2cm，高约1cm的扁圆形药饼。穴位：主穴选肺俞、定喘穴、风门穴、大椎穴、天突穴；酌情加减膏肓穴、脾俞、肾俞、足三里等。用法：于夏季三伏天（初、中、末伏）进行敷贴，连续贴3年。适应证：反复感冒、哮喘、慢性支气管炎、过敏性鼻炎、慢性咽炎等肺系疾病。

（2）失眠：中医称之为“不寐”。本病多因思虑过度或操劳太过，心脾气血两虚，心神失养；或饮食所伤，脾失健运，痰湿内蕴，痰蕴生热，热扰心神；或饮食积滞，脾胃不和，胃不和则卧不安；或房劳伤肾，肾精亏虚，阴虚火旺，心神不交；或情志不畅，肝郁化火，而致心神不宁。临床以入睡困难、少寐多梦、早醒易惊为主要表现，并伴有头晕、乏力、精神委靡等症状。药物：吴茱萸、五味子、肉桂按1∶1∶1的比例共研为细末，并用醋调和，做成直径为2cm，高约1cm的扁圆形药饼。穴位：太冲、太溪、涌泉、神门等。用法：每天晚上临睡前敷贴至第2日早上取下，可连续使用。作用：调补肝肾，养心安神。

（3）腰痛：中医学认为，肾藏有“先天之精”，为脏腑阴阳之本，对人体五脏六腑中的调节有重要的作用。但随着年龄的增长、生活饮食习惯、劳倦等各种致病因素的影响，致使肾气亏虚，腰部筋脉失去濡养，以致风、寒、湿邪易侵袭人体，导致气血不畅，筋脉不通。药物：白芥子、延胡索、丹参、川芎、杜仲、桑寄生、肉桂各等份，共研为末。用新鲜生姜汁调和。做成直径为2cm，高约1cm的扁圆形药饼。穴位：肾俞、大肠俞、命门、腰阳关，酌情加减关元、气海、膈俞穴。用法：每日一次，每次4～6小时，可连续使用。作用：温补肾阳，活血化瘀，散寒之痛。

（4）痛经：中医认为痛经多由寒凝经脉，气滞血瘀，气血两虚，湿热下注等病因病机引起，此法适用于寒凝痛经。药物：吴茱萸、肉桂、丁香、香附各等份，共研为末，并用生姜汁调和，做成直径为2cm，高约1cm的扁圆形药饼。穴位：三阴交、关元、气海、命门、肾俞，酌情可加足三里、血海等穴。用法：痛经时使用，每次4～6小时，可连续使用至月经干净。作用：温经散寒，行气止痛。

6. 敷贴养生的注意事项

（1）贴敷期间，要清淡饮食，忌食辛辣刺激性食物、冰冻食品、海鲜等。

（2）贴敷后若出现红痒热痛，应立即将贴敷除去，敷贴时应避免受风受寒。

（3）孕妇、对药物过敏者、严重皮肤病患者、或皮肤破损者、严重的荨麻疹患者、疾病发作期的患者（如急性咽喉炎、发烧、黄疸、咯血等，热性疾病）、严重心肺功能疾病患者及糖尿病患者均不宜敷贴。

（覃　丝　冯　茂）

第十章

娱乐养生

第一节　娱乐养生涵义

娱乐养生，是在中医理论指导下，科学合理地进行休闲娱乐活动，通过轻松愉快、灵活多样的活动，起到调节机体的生理功能，使人在心情愉悦的同时，颐养身体、增强体魄的一种养生方法。娱乐养生是传统中医养生学的重要组成部分，以娱乐养生为基础的琴棋书画、观水垂钓、品茗说笑、踏青寻芳、养花训鸟等活动，都是娱乐养生的组成部分。娱乐养生不仅在提升生活品味、舒畅心情和益智安神方面起到重要的作用，而且在塑造青少年儿童的高雅品质、养成成年人的优雅行为举止等方面，都有着较为显著的作用。

中医养生学有着丰富的内容及独特的养生方法，重视培养广泛的兴趣和爱好，工作学习之余，进行娱乐养生活动，对怡神养性、防病健身，具有十分重要的意义。值得注意的是，并非所有的娱乐活动都被称为养生，比如熬夜上网、废寝忘食地打牌、抽烟喝酒，这些活动虽然能起到一定放松作用，但并不属于娱乐养生活动，不仅达不到养生的目的，而且会成为损害健康的因素。因此，进行各种娱乐活动，必须正确地掌握娱乐活动的度。

第二节　娱乐养生原则

战国时代荀子在《乐论》中写道“夫乐者乐也，人情之所不能免也，乐必发于声音，形于动静，人之道也。声音动静，性术之变，尽于此类……故乐者，天地之命，中和之纪，人情之所不能免也”，指出娱乐活动带来的欢乐，是生活中不可以缺失的部分，娱乐活动中有借助音乐舞蹈动作表现情感的，有表现礼乐制度的，有表现天地之间美好事物的。娱乐活动的形式多样，适宜范围广，是大众都喜爱与需要的，不论是哪类人只要遵循一定的方法，都能从娱乐活动中找寻到属于自己的养生方法。

1. 因人而娱

人们应该根据自己的性格特征、先天禀赋、年龄阶段、劳逸状况、情志因素等方面的差异选择适宜的娱乐养生活动。

（1）性格：性格外向开朗活泼的人，具有喜爱社交、喜欢热闹的特点，娱乐活动可选择欢快的、参与人员比较多的集体娱乐活动，主要是要满足，他们愿意与人沟通交流，共同协作的特点，如合唱、舞蹈、故事会、辩论赛等，能使他们发挥性格优势，发泄平时压抑不畅的情绪。性格安静内向的人，具有少言寡语、沉稳含蓄、喜独处、不喜吵闹的特点，适合他们的娱乐活动多是氛围平和，安静雅致的，如象棋、围棋、书法、绘画、垂钓、茶道、插花等，能使他们远离日常生活的烦扰，放松心情。

（2）先天禀赋：人们的先天禀赋是指出生前在母亲身体内禀受的一切，包括父母的生育年龄、血缘关系所赋予的遗传特征，以及在孕期时母亲是否注意养胎与胎教，所造成的差别。先天禀赋不同的人，适合进行的娱乐养生活动也不同。自幼身体瘦弱的儿童，可练习户外游戏，如跳绳、丢手绢、弹琉璃珠、扔沙包等；也可捏泥人、玩沙子、堆积木等愉悦身心，增强体质。先天之精充盈、体质强壮者可尝试各项娱乐养生运动，可以根据兴趣爱好选择娱乐养生的内容。

2. 因时娱乐

一年四个季节与一日的昼夜各有与之适宜的娱乐活动。成书于两千多年前的《素问·四气调神大论》中，就已经总结出按时令养生的经验，“春三月，此谓发陈（推陈出新），天地俱生，万物以荣。夜卧早起，广步于庭。此春气之应，养生之道也”，《论语·先进篇》中记载了孔子与学生春天养生的娱乐活动，“暮春者，春服既成，冠者五六人，童子六七人，浴乎沂，风乎舞雩，咏而归”，意思是说，暮春三月，穿上做好的春衣，约上五六个成人、六七个小孩，在沂水里洗澡，在舞雩台上吹吹风，一路唱着歌回家。我们可以想象，这种春日踏青的活动，多么愉快，多么美好，不仅使人感到赏心悦目，也陶冶了人们的性情，使人忘记了往日的烦恼与不快。

中医认为，人们应适应季节与气候的变化，采取灵活多样的娱乐养生活动。春天宜采风踏青，放风筝，赏花听曲，与友人结伴到郊外春游，欣赏自然风光之美。夏季天气炎热，阳光直射，紫外线强烈，户外活动可能会造成皮肤红肿与过敏，应选择能避开阳光的室内活动，与友人下棋，静静地练习书法绘画，做到心静自然凉。金秋时节，天高气爽，气候宜人，多选择登高望远、水滨垂钓、果园采摘、品尝农家美食等。严冬到来，阳气内藏，要尽量保持精神的安宁，此时的娱乐养生活动，宜选听音乐、弹琴、下棋、阅读、品茶等，做到“无扰乎阳”。总之，进行娱乐养生活动要遵循自然的规律，除遵循四季养生规律外，还要注意昼夜的变化，宜早睡早起，不可熬夜；在户外进行身体锻炼，注意保暖防寒，衣着整齐舒适。

3. 因地娱乐

中国幅员辽阔，有山川、平原、丘陵、高原等环境，有黑土地、黄土地、红土地的区别，有花草树木的不同，有飞禽走兽的各自形态，有水质和气候的差异。因此娱乐养生活动可以因地制宜的选择。根据不同地方的生活习惯、饮食特点、地势状况与个人兴趣进行选择，要遵照老子说的“甘其食，美其服，安其居，乐其俗”的四大原则，进行娱乐活动。从品尝当地美食中得到愉快，从欣赏当地的民族服装中体会美感，从当地的住宅房舍中感受到不一样的民族特色，从当地的生活习俗中感受不一样的文化品味和生活乐趣。

第三节　娱乐养生作用

著名学者于光远曾经说过：“要研究玩的学术，掌握玩的技术，发展玩的艺术。”这是对娱乐养生的一种肯定，说明娱乐养生对人们放松精神与养生保健的重要作用。休闲娱乐养生是养生保健的一种，是将养生与休闲娱乐相结合的一种方法，通过身与心同养，能使心情愉快，以达到精神愉快的状态。休闲娱乐养生通过内容健康、情趣高雅、氛围轻松愉快的休闲活动，使得人们情致舒畅，身体气血调和，从而达到颐养精神、益智健体、防治疾病、延年益寿的作用。随着社会向全面小康社会的迈进，人们的工作节奏加快，生活压力较大，社会应酬繁忙，没有充足的时间去放松身体、调节心态，为疾病的产生埋下了隐患。娱乐养生有着丰富的内容及较为独特的养生方法，通过利用休闲时间，将高雅的娱乐活动与养生保健相结合，缓解人们的工作与生活压力，做到寓健康于快乐之中。

一、在愉快的氛围中收获健康

娱乐养生的一大作用，就是能使人在轻松愉快的氛围中获得健康，俗话说的好，笑一笑，十年少，愁一愁，白了头。经常开心、大笑的人，浑身上下都充满了青春活力；而那些多愁善感的人往往会免疫力低下，容易生病。欢笑可使人的经脉畅通，愁云消散，卡尔 · 马克思曾说过：“一种美好的心情比十副良药更能解除生理上的疲惫和痛楚。”笑是人的一种先天本能，婴儿生下来那是一种纯洁本能的笑；人长大后步入了社会，笑就有了各种各样的色彩，各种各样的功能，各种不同的状态。比如，心花怒放的大笑、点头问好的微笑、热情洋溢的欢笑、善良可亲的含笑、真诚感人的憨笑、稍带歉意的赧笑，以及阳光明媚的笑、天真无邪的笑，都是对生活的颂歌，是人际交际的通行证。善良纯真的笑容会使你体会到生活的乐趣，如果你是在语言不通的异国他乡，笑容就是你最好的翻译和向导。

二、娱乐养生养心又养身

养身的娱乐主要是指，要亲身参加的娱乐活动，比如弹琴、唱歌、跳舞、下棋、栽花种草、作书绘画等。弹琴能锻炼手指的功能，跳交谊舞可以治疗手臂疼痛难举的症状，古代用投壶游戏治疗手颤抖，现代用球类活动治疗“震颤麻痹综合征”。重在养心的娱乐活动，只是通过观赏来达到“娱耳目，乐心意”的目的，如观看各种文娱活动的表演、看电影、听相声、讲笑话等，能产生较好的娱乐养生效果，特别是对情绪不好和郁闷低沉的人作用更为显著。当然，这两种娱乐方式各有所长，只要参加得当，就都能起到较好的养生作用。

三、娱乐养生能使人获得有意义的生活

各种休闲娱乐养生活动，可以反映出个人的品味与境界，具有重要的养生学意义。在现实生活中，一些人生活起居无常，白天工作学习时，精神委靡不振，夜晚却在牌桌前流连忘返，甚至通宵达旦地空耗精力。这种不利于健康的娱乐活动，已经严重违背了人生的真正乐趣，并不是真正意义上的娱乐养生。这部分人不懂得娱乐养生的真正意义在于获得质量更好的生活与健康。也有一部分人没有认识到，娱乐养生的重要性，常年埋头于工作与学习，甚至周末也不稍微休息，精力消耗殆尽，体力透支，免疫力下降，不仅损害了身体，而且影响了工作，最终导致健康不再，严重者甚至会英年早逝。所以，建立一套科学的、完整的、健康的生活方式，养成良好的娱乐养生的习惯，以娱乐促健康，以健康促工作，以工作保健康，工作健康两不误，劳逸结合，只有合理安排工作与休息的时间，才能体现生活的真正含义，愉快地度过每一天。

第四节　娱乐养生具体方法

一、音乐养生

中医传统理论中对于音乐养生非常重视，音乐养生主要是指，在现代音乐治疗学的框架之内，合理融入传统中医学的治疗方法。懂得养生的人除了注意身体健康，同时也会注意心理的健康，以求达到身心和谐的状态，从而拥有幸福生活。

1. 音乐养生对人的影响

（1）音乐对人身体的影响：《礼记 · 乐记》中说：“凡音者，生于人心者也，乐者，通伦理者也”，“乐者，天地之和也”。聆听音乐可以使人们保持良好的精神状

态，调养身心，保持健康。聆听活泼欢乐的乐曲能使人精神得以振奋，情绪得以激发。听安静、优美的乐曲，可以使人的情志得以舒展，情绪得以安定。音乐还可以调节心理不平衡的状态，同时有研究表明，音乐对于缓解心血管系统和消化系统的疾病，缓解肌肉紧张与神经紧张，都有着良好的疗效。根据自己的爱好，选择性地欣赏一些音乐，是积极调整情绪压力的有效方法。

（2）音乐对人心理的影响：古人认为“乐者，心之动也，故乐行而伦清，耳目聪明，血气和平，移风易俗，天下皆宁”（礼记乐记）。音乐可以促进身体健康。角音平和，善消除抑郁，可以助人安眠。徵音抑扬踊跃，能够使得人血脉流畅，精神变得抖擞。曲声悠扬的宫音，可以使人胃口大开，助脾健运。商音抑扬顿挫，却能够平息人的躁怒，使人进入安宁的状态。柔和引人遐思的羽音，可以使人进入一种新的状态，启迪心灵。

现代医学研究表明，古代音乐中的五音，宫商角徵羽，产生不同的声波震荡会对人的生理功能和情志活动产生不同的调节作用。常听轻松欢快的音乐，可以使人体分泌出有益于健康的激素、酶等活性物质，起到调节血液流量与神经细胞兴奋的功能。人体器官活动，都有一定的活动频率。音乐旋律的变化也是有规则的，声波振动能够引起人体组织细胞发生较为和谐的共同震动，对组织细胞起到一种微妙的音乐按摩作用。

儿童多听健康向上的乐曲，可以促进大脑的发育，可以帮助儿童智力达到更高水平。年龄较大的人经常听一些安静的古曲，可以延缓大脑衰老，使人精力旺盛。孕妇经常听优美动听的音乐，不仅可以保持心情舒畅，还能使腹中的胎儿发育的更好，有助于顺利地分娩，减少疼痛，也可以有效地防治产后抑郁症。

据研究表明，音乐的活动中枢在大脑皮层的右侧颞叶。听音乐可以陶冶人的性情，健身治病。音乐养生在医学界已经得到普遍的认可。据调查，音乐指挥者的平均寿命较长，这是因为指挥者们经常运动手臂，心手相应，动作协调，使他们内心的情感与音乐相融合。指挥者通过音乐宣泄与表达情绪，身心都得到音乐的滋养，故而能健康长寿，所以也称音乐活动是使人类愉快的重要因素。

欣赏音乐是一种高尚的娱乐活动，能陶冶人们的情操。著名音乐家冼星海说过：“音乐是生活中的一股清泉，是陶冶性情的熔炉。”一首优秀的音乐作品，它不仅能使人的心胸开阔，而且还能使人心灵中的崇高意念得到升华。

《论语》中记载，孔子当年在齐国听了“韶乐”后产生“余音不绝，三月不知肉味”的感叹。音乐不仅仅能够陶冶人的情操，还能净化人的心灵。古典名曲《春江花月夜》，在主题曲中通过流动的乐章，轻拨慢调的琵琶声，用箫和古筝营造出悠然的韵律。响起的钟声似乎近在身边，又仿佛是从远处传来的回声。让人仿佛置身于江水之滨，江水中有渔船在飘荡，抬头可以看见明亮的月亮，低头可以看见流动的波涛。似乎云中还有水鸟的鸣叫，涛声静静地涌动之后，乐曲进入高潮，用多种乐器营造出了一叶晚归渔舟的欢快氛围，随后曲调变得飘逸轻柔。在听者的无限思绪中音乐声逐渐减弱，归于宁静。优美动听的旋律能使人忘记烦恼，舒畅情志，净化心灵。

用音乐来养生养性，古代就有“礼者，天下之中经，乐者，天下之中和，礼乐者，先王所以养人之神，正人气而归正性也”（王安石《临川先生文集·礼乐论》）的记载，由此可以看出古人将礼与乐放在同等重要的地位。

2. 古代五音养生方法

中国古代有“五音疗疾”的记载，古代五音是指角、徵、宫、商、羽。五音与五行木、火、土、金、水相对应，与人体内的肝、心、脾、肺、肾相对应，同时还与人的情志怒、喜、思、忧、恐相连。角调音乐具有木气属性，通于肝，可防治气郁，具有通肝解怒、养阳保肝、补心利脾、泻肾火的作用；徵调音乐具有火气特征，通于心，有促进全身气机上炎、防治气机下陷的作用，可养阳助心、补脾利肺、泻肝火；宫调音乐具有土气特性，通于脾，能促进全身气机稳定，防治气的升降紊乱，可养脾健胃、补肺利肾、泻心火；商调音乐具备金气特点，通于肺，能促进全身气机的内收，调节肺气的宣发和肃降，防止气的耗散，可养阴保肺、补肾利肝、泻脾胃虚火；羽调音乐为水气的体现，通于肾，能促进全身气机的潜降，防治气的上逆或过分上炎，有养阴、保肾藏精、补肝利心、泻肺火之效。总之，音乐能影响人体气机运化，平秘阴阳，调理气血，保持体内气机动态平衡，改善人体的健康状况。

根据五行相生相克的属性，在听音乐时，可以有所选择，如养肝，可选择听角调为主的音乐；如养心，就可以选择听徵调为主的音乐；如养脾，可选择听宫调为主的音乐；如养肺，可选择听商调为主的音乐；如养肾，可选择听羽调为主的音乐。欣赏音乐，也可根据自己的感受，采用自然选择法，选择听后感觉最快乐舒适的音乐，以达到养心、养生之效。

3. 现代音乐治疗学的概念

现代音乐治疗学的概念包括三种不同的方式，临床方式、娱乐方式与教育方式，而这三种方式都包含着养生保健的成分。

运用音乐进行养生保健者，应该具有一定的音乐素养，但是由于我国的应试教育，对少年儿童音乐素养的培养重视程度不高，以及缺乏专业的教师和必要的经费及器材支持，无法进行深入地研究，导致普遍的音乐养生保健活动难以进行。但是我国有自己独特的音乐养生方法，是将音乐养生的作品，与古代的音乐养生理论一起研究，将音乐疗法等与统统中医疗法相结合。

4. 音乐养生的应用方式

目前我国音乐养生疗法的研究逐步发展，根据作曲家何化均的音乐疗法、南京中医药大学教授王旭东的中医养生康复学音乐疗法等，可总结出以下六种方式。

感受式 这是应用最为普遍的方式。如在中国音乐学院中有专门的音乐治疗室，中山医科大学与广州图书馆合作设有音乐治疗诊室，在上海中医药大学曙光医院有失眠诊治专科。同时在感受式治疗的基础上发展出来的音乐－色光疗法，将欣赏音

乐、欣赏音乐的色光、聆听音乐的气息、感受音乐电流等多种功能相融合，从而产生生理与心理上的治疗效果。在长沙马王堆疗养院，以及空军北戴河疗养院等单位都开设了这一项目，并取得了显著效果。

参与式 在一些学校幼儿园精神病医院，如北京安定医院老年精神卫生中心、上海精神卫生中心等都开展了这种治疗方法。参与式就是让患者去参与演奏或者是表演音乐作品，从而愉悦身心，治疗疾病。

相结合式 将上述感受式与参与式相结合，在不同的治疗人群中，治疗侧重点各有不同。

音乐电疗法 近年来，在音乐电疗的基础上，我国医务工作者，发明了音乐电疗学、音乐经络疗法，这是极具有中国特色的创新疗法，它的作用原理就是将音乐电流作用于人体的经络穴位，通过经络穴位，对人体的疾病产生治疗作用。如将唱片磁带发出的音乐信号，转化为电信号，然后再放大输出为电流。音乐电流的频率为30~18 000Hz，既有定额电流成分，又有中频电流成分。音乐电流是具有节律频率和幅度不断变化的不规则正弦电流，可使用电极，将这种电流导入人的身体。音乐电疗法最常见的功能有镇痛活血化瘀，促进皮肤组织的修复，调整分泌功能，抗过敏，提高免疫力等，受到普遍欢迎。

音乐冥想法 这是一种最为经典的音乐心灵养生方法。医务工作者用语言引导患者在聆听音乐的同时进行联想回忆，或者是幻想等的心理活动，从而让身体，处在音乐营造的良好氛围中，进入一种完全放松又奇妙美好的境界中。

音乐气功 通常是有两种含义，第一种是指在练习气功的同时，辅助相应的音乐，可以使练习者能够较快进入气功练习的境界，如五禽戏、太极拳的锻炼过程中往往会有轻音乐伴奏。另一种是指从音乐中衍生出的功法，如“六字诀”、“五音内视五脏法”、“化音功”等，以音乐练习功法的共同特点，就是以声音练功作为主要的练功方式，通过发出不同的声音，如宫商角徵羽的不同音调、吹呼嘻呵嘘呬六字的不同口型与发音，使不同的声音与不同的脏腑产生共振，从而达到强身治病的目的。

以上六种方法中的音乐穴位，音乐经络电疗法，音乐气功法是我国所独有的。

5. 音乐娱乐养生的作用

（1）缓解焦虑：目前对音乐改善焦虑的研究比较多。有使用交互式音乐治疗，对儿童焦虑障碍的疗效报道，文章记载选取25名诊断为儿童焦虑症的被试者，随机分为实验组（n=12）与对照组（n=13），对实验组通过交互式音乐治疗进行干预，并通过生活质量问卷评估疗效，结果显示交互式的音乐治疗可以有效地降低这些儿童的焦虑障碍，降低焦虑水平。

（2）改善睡眠：有人曾经做过这样一个试验，将一定量的睡眠障碍者，随机分为治疗组，采用睡眠健康宣教加音乐体感振动治疗；对照组仅仅进行睡眠健康宣教，结果显示使用体感振动音乐疗法治疗睡眠障碍者，可以有效地改善他们的睡眠状况。

（3）增进心理的健康：有人对70名音乐活动小组的成员采用Scl-90自评量表

进行测试。结果显示，音乐活动小组的心理健康水平，明显高于不参与音乐活动的学生（$P \leqslant 0.05$），由此可见音乐活动可以增进心理健康，应该被列为素质教育的重要手段。

（4）缓解疼痛：在治疗一些因患病而疼痛的患者时，可根据患者喜好进行个体化音乐干预，增加患者聆听音乐的专注性，分散患者对于疼痛的感受力，从而消除患者的紧张心理，缓解他们的疼痛，缩短检查时间。

（5）胎教与治疗儿童智力障碍：我国使用音乐胎教，开始的比较早，何化均等编著的《音乐疗法》一书中介绍，1984 年中国音乐学院成立音乐治疗课题组，第一个课题就是音乐胎教。实验表明，音乐胎教取得了一定的疗效。用音乐治疗智障儿童的科研也取得了不少的成果。中国音乐学院教授周为民在智障儿童的音乐治疗方面深有研究，发表了大量的论文。如《谈我国智障儿童集体音乐治疗中的疗效评价方法》中写道音乐能使得语言功能得以康复的原理是“音乐也是一种共通的元素，说话与唱歌共用着同一生理结构，音乐能够进行多重的感官刺激与反应，可以给人带来成功感，还可以提供不致沉闷的重复机会，提供参与活动的动机，而且音乐可以成为语言的提示，在群体中发挥着较为重要的作用”。音乐治疗的具体方法，就是通过训练呼吸，控制鼻腔区共鸣的具体操作，利用旋律节奏、声音示范，达到治疗疾病的目的。

（6）协助进行美容：在进行美容整形的局部麻醉手术中，将音乐与手术相结合，能够取得更为理想的美容效果，同时还能减少使用麻醉剂的用量。

（7）改变亚健康状态：亚健康状态是处于健康与疾病之间的第三种状态。专家认为教师、学生、机关干部等脑力劳动者，承受着更为巨大的心理压力，他们的身心更容易受到影响，变为亚健康人群。如果对他们进行音乐养生，使他们在轻松愉快的氛围中工作，学习，往往可以取得较为满意的养生效果，使亚健康状态得以改善。

（8）心理疏导：有学者研究，在当代大学生进行心理治疗的过程中，采用被动式的音乐疗法，根据不同成员的心理状态，选择不同的曲目，改善成员的情绪，以聆听音乐交流感情，可帮助大学生治疗心理疾病，有效地减轻当代大学生的心理压力。

值得注意的是在进行音乐养生，欣赏音乐时，乐声音量的大小起的作用，没有较大区别。过大的音量反而会变成一种噪音，不利于人的健康。不同体质及处于不同的状态的人，对于音乐会有各自的感受。聆听不同音乐时，只要能让欣赏者感觉到全身心的放松舒畅，并且能够调整心情，那么就是适合他的音乐。要记住在空腹时不要听节奏感极强烈的音乐，会使饥饿感增加；在吃饭时不要听打击乐，因为铿锵有力的节奏会分散人们对食物的注意力，影响对食物的消化与吸收；在生气的时候最好不要听疯狂又刺激的摇滚乐，它会助长人的怒气，让人的情绪变得更加暴躁；在睡眠的时候也不应该听上面几种音乐，因为过于激动的音乐会使人难以入睡。

二、中国书法养生

1. 书法养生的概念

书法是书写汉字的艺术，书法养生属于雅趣养生的范畴。书法养生是指通过凝神静气挥毫书写汉字，创作能表达个人情感的艺术作品的过程，是用以陶冶性情、活跃心智、愉悦心理的一种传统养生方法。中国的书法，是独具中国特色的一门艺术。汉字的书写，它不仅仅是一种表达意思的方法。几千年传承下来的书法，通过对汉字用不同的书写方法创造性地形成了一种别具一格的艺术表达方式。无论是平正安稳的楷书、古雅优美的篆书、飘逸飞动的行书，还是挥洒自如的草书，其中都蕴含着令人神往的美感。《老老恒言·消遣》中说道："笔墨挥洒，最是乐事。"在日常的生活中，如果我们能够经常练习书法，或进行绘画，就能把艺术欣赏与养生娱乐融于一体。

古人说过："言者心声也，书者心画也。"由于书法能展现书写者的性格特征和精神风貌，因此常说字如其人。古代多数读书人，经常把书法本身当成修身养性的必修课程来进行练习。大文豪欧阳修在公事之余，单日习草书，双日习楷书，从中得到精神的愉悦。书法不仅能够反映出书写者的文化素养，而且还能反映出书写者的情操。在学习书法过程中只有将所有的精神投入到书法练习中去，凝神静气，全神贯注，才能够写出一手漂亮的字，这种对于专注力的练习有助于养人心神，由于书写时手腕肘背和腰膝协调配合，运动有法，看似是静，其实是静中有动，宁心安神与肢体运动二者相结合。使书法学习者不仅能够提高审美水平，提高自身的修养，也能够达到强身养生的目的。

2. 书法养生的作用

（1）提高修养：中国优秀传统文化的修养，体现在"道"、"德"、"仁"、"义"，《论语》中说"子曰：志于道，据于德，依于仁，游于艺"。这个艺，包括礼、乐、射、御、书、数六艺的内容，不学艺就不懂得生活情趣，日常生活会变得枯燥乏味。因此，进行书法学习是有益于身心健康，增加生活情趣的养生活动。而且进行书法学习有一个特点是上升空间是永无止境的，入门却极其简单，一般人都可以从摹写，临帖开始学习书法，只是书写水平没有一个尽头，总有更高一级的书法阶段在等着人去达到。

（2）启迪心灵：书法活动可以使心神得到安宁，心理达到平衡。练习书法的过程中，写字者在创造的过程中，注意力会高度集中在书法创作上，凝神静思，意在笔先，呼吸与笔画的运行自然而然的协调配合，形成精神、动作、呼吸三者的和谐统一，对人的身心健康神经系统和心肺等脏腑机能起到调节作用。

书法创作是一个培养高尚情操的理想行为，在书法创作中体现出来的高尚情操，被古人称为书卷气，这种书卷气不仅可以提高个人的境界，而且还表现为个人智慧的提高，忧虑的消除。

（3）防病治病：书法也是一种防病治病的手段，在心理方面，书写楷书，能使人变得欢乐、安宁，消除烦恼。书写隶书可以使人变得安静、平稳。书写草书，才可使人充满激情，书写篆书可以使人变得灵秀、雅洁。所以有人说书法是纸上进行的气功，就是指书法能够自然地融通全身气血，使体内各部分功能得到调和，有助于血液循环和正常的新陈代谢。

3. 书法养生的要求

练习书法要做到，头正身直，两肩平齐，胸张背直，两脚放平，凝全身之气，全身松紧有度，同时必须要集中精力，心平气和灵活地运用手、腕、肘。古人就有“肩欲其平”、“身欲其正”、“两手如抱婴儿”、“两足如踏马蹬”的严格要求。凝神静气起到调整心理平衡的作用，手握住笔，就一定要专心，一丝不苟。灵活运用手腕与肘，可使气血通畅，身体各部分功能得以调整，大脑神经兴奋与抑制得到平衡，从而达到舒畅气血，五脏平和的最佳生理状态。书写过程中还要保持平稳的心态，使人进入一种宁静高雅超然脱俗的状态。书法作为一种养生方法来练习，要有规律地进行，最好是每天都有一个固定的时间来进行书写，只有持之以恒的坚持，才能使书法技艺得到提高，心灵得到陶冶，收到意想不到的养生效果，好多人的病痛能在不知不觉中消失了，古往今来许多书法家都是长寿之人。在人生七十古来稀的古代，著名书法家柳公权活到八十八岁，文征明九十岁，董其昌八十二，翁方纲八十五，虞世南八十岁。当代书家大家启功、舒同、齐白石、何香凝、萧娴等都是九十多岁，萧龙士、孙墨佛、朱屺瞻、苏局仙等都是一百余岁的寿星。

书写过程讲究意、气、神相统一，意指的是意境，气指的气势，神指的是神韵，要求在书法写作的时候要静心，专注一致，将所有精力贯注于笔端，令作品体现出自身的气势与神韵。当精神贯注于笔端时，心自然而然就会静下来，排除其他一切杂念。书法养生可以调节气血，畅通经脉，宋代陆游有“病体为之轻，一笑玩笔砚”的名句。毛泽东同志日理万机但只要有空暇的时间，他就会练习书法，他说：“练书法是很好的休息，是积极的消遣娱乐，是养神健脑健身之法。”这是对书法养生的极好概括。

4. 练习书法要从楷书入手

学习书法时有一定的顺序，通常是从楷书开始学起的。郭沫若为 1962 年 9 月的《人民教育》提词：“培养中小学生写好字不一定要人人都成为书家，总要把字写得合乎规则，比较端正干净，容易认，这样养成习惯有好处，能够使人心细，容易集中意志，善于体贴人。草草了事，粗枝大叶，独行专断，是容易误事的。练习写字可以逐渐免除这些毛病，但要成为书家，那是另有一套专门的练习步骤的，不必作为对中小学生的普遍要求。”这里郭沫若说的就很明确，第一层意思是把字练好，字练得合乎规则；第二层意思就是练习书法，可以免除人的一些毛病；第三层意思，是普通人和书法家的练习标准是不同的。学习书法知识要从自己的实际喜好愿望出发，各取所需，择善而从之。

学习楷书是学好其他字体的基础。因为楷书从篆书、隶书发展而来，所以学习楷书可以上通篆隶，下启行草。楷书笔画最为丰富，有点、横、竖、撇、折、捺等二十余种之多。从楷书与各种书体的关系来看，楷书的学习规律有别于其他的书体，尤其是行草书。它有着其他字体所不能代替的功能性和艺术性，以及修养身心的作用。楷书与行书的关系是相生互补的。有不少有识之士认为学楷不学草，否则楷书写不好；也有“欲学草书，需精楷书”的说法，其实这也是一定范围内书法实践经验的总结。清代刘熙载在《艺概·书概》中说“正书居静以治动，草书居动以治静。书凡两种，篆、分、正为一种，皆详而静也。行草为一种，皆简而动也”，清代朱和羹在《临池心解》中说“作楷与作行草，用笔一理。作楷不以行草之笔出之，则全无血脉；行草不以作楷之笔出之，则全无起讫”。楷书表现为静而行草书表现为动，没有楷书的静，就没有行草书的动，他们所要表现的精神需要，正是书法艺术作为一个整体的两个方面。

练习楷书，不仅仅是因为楷书是书法艺术的活水源头，而且楷书也是书法学习的基础，是进行书法养生活动所必不可缺的途径。在当今用信息载体的文字基础上，以楷书和根据正楷隶书行书设计的各种美术字，在实际工作学习和交流中，人们只需要认识而并不需要学习写它。人们进行书法养生活动的练习，只需要对书法感兴趣，并且愿意持之以恒地练习，就能对身心健康起到一定的保健作用，古人说的好“适者有寿”，意思是说无论什么样的养生方法，只要适合自己的，就能够达到长寿的目的。

楷书在汉代是“正体字”的别称，南北朝时仍沿用。最早出现的楷书是三国吴的《葛府君碑》；二是三国吴凤凰元年 4 月立的《九真太守谷朗碑》。楷书的特点是用笔变化有法，结构方正协调，横直相安以立行，撇捺呼应以取势，钩点飞动以生神。

楷书是学习书法的根基，古代欧阳询、颜真卿、柳公权、赵孟頫被称为四大楷书名家。他们的字被称为“欧体”、“颜体”、“柳体”和“赵体”。传统的学习楷书程序一般多是先学颜体，后学柳体，再学欧体，直至学习赵体。学楷书可以根据个人喜好选择不同的书法家。“颜筋、柳骨”是颜真卿和柳公权的书写风格。颜体字在用笔，易方为圆，寓巧于拙，不折不钝，圆劲雄重，朴拙老辣，锋芒外露。柳公权的字，结构紧凑，清瘦古淡，干净利落，凝聚有力。学颜体，能够撑起骨架，搭好结构；学柳体，能够加强笔力，增其筋骨；学欧体，能够使结构紧凑，增其法度；学赵体，能够避免过度死板，增其灵活。临摹和书写楷书可以培养专心、恒心、耐心、静心的性格品质，做到心身正字自正。

三、中医旅游养生

随着人们生活水平的不断提高，旅游已经成为了人们生活中必不可少的娱乐项目。所谓的旅游就是指离开居住地去感受大自然或者人文风情，去领略名山大川及名胜古迹，或者是参加体育娱乐活动，去游泳，踏青等。旅游不仅锻炼身体，而且能增强体魄，开阔眼界，丰富知识。长距离的旅游，或短距离的远足郊游，使人们通过观赏风景、游乐的方式来舒缓心情，缓解压力，恢复精力，愉悦心情。

旅游是一种综合性的养生方法，不仅可以欣赏自然美景、人文景观，又可以锻炼身体、磨练意志、增长见识，是一种有益于身心健康的养生活动。固然就推崇远足郊游等活动，特别是文人墨客，常游于山水之间来获得创作灵感，许多名诗佳句由此而成。并且一些道家、佛家的庵观寺庙大多建立在环山抱水风景优美之处，得山水之清气，以修身养性。

因此旅游这项有益于身心健康的休闲活动，受到不同年龄、性别、职业及各阶层人们的普遍欢迎。通过旅游、活动来调和气血，锻炼体魄，愉悦身心 健身防病，从而达到延年益寿目的的养生方法称为旅游养生。

1. 注意旅途的安全

（1）要选择正规旅行社　参加旅行社时，要选择有保证的安全的旅行社，确认旅行社的资质。外地旅游景区在本市设立的办事处，要确认该旅行社是否获得了经营旅行社业务的资格。

（2）遇恶劣天气远离危险地区　遇到雷雨、台风、热带风暴、泥石流、洪水、海啸等恶劣天气和自然灾害时，应远离危险地段或危险地区，切勿进入景区规定的禁区内，听从带团导游和旅行社的统一安排和调动，及时采取相关的防护措施，不私自随处参观游玩、脱离旅游团队。

（3）海边游泳要在限定区域　到海滨地区参加游泳活动时，在与旅行社约定的区域内或景区限定的区域内游泳，最好结伴而行，有较强的自我保护意识，携带必要的保护救生用品，不私自下水，以防溺水事故发生。

（4）山区旅游要防跌防迷失　到山区或地形复杂的地方旅游，要防滑、防跌、防迷失，要牢记景区规定的行走路线，跟随导游行进，不要去无防护设施的危险地段，最好结伴游览，防止走错路、迷路。

（5）要防中暑　夏季出游，在高温高湿天气易发生中暑，心脑血管患者及老幼体弱者更应注意采取必要的预防措施，出行前向医生咨询，适当准备一些预防中暑的药品。

（6）要查看旅游合同约定内容　参团前，要仔细向旅行社询问有关接待标准及设施设备的情况，认真查看旅游合同中的约定内容，比如，饭店 24 小时提供热水还是定时提供热水，住宿的房间有无空调等。

（7）防止财物被盗及人身伤害　提高安全意识，防止发生财物被盗失的情况及人身伤害。睡觉时，要锁好门窗，外出时，要将贵重物品寄存在饭店的保险柜内或随身携带，切忌将贵重物品留在房间内。

（8）要上一份旅游意外保险　旅行社责任保险只是针对因旅行社的责任造成的

赔偿，不能涵盖旅游者在旅游期间发生的所有意外事故。为使旅游者在遭遇意外事故后，其利益受到最大限度的保护，游客在出游前最好为自己购买一份旅游意外保险。

旅游中要注意劳逸结合，注意安全，过度的活动会影响健康，一切保持适度的原则。有某些疾病（如心脏病、高血压、精神类疾病）的旅游者，在活动时要注意活动的种类和强度，避免发生意外。进行一切活动的时候，坚持适度为宜，量力而行，不要争强好胜，若是进行攀爬、游泳、登高的活动都要在能力范围内进行。

2. 注意旅途饮食卫生

旅游者要注意饮食卫生，防止不洁饮食造成的肠胃疾病，一般来说，生水是不能饮用的，江、河、塘、湖水不能生饮，旅途中采摘的瓜果蔬菜，一定要洗净去皮吃。慎重对待每一餐，出门在外也要合理搭配饮食，确保营养均衡。在海滨城市食用海鲜产品时，一定要挑干净新鲜的食用，防止发生食物中毒，吃海鲜时和刚刚吃了海鲜后，不要饮用冰啤、冰水、冷水，不要吃过凉的食物，以防发生腹泻等疾病。在车、船或飞机上最好节制饮食，不可暴饮暴食，因为在乘行时，没有运动条件，食物消化过程会延长、速度也会减慢，若不节制饮食，会增加胃肠负担，引起肠胃不适。

3. 旅游的前期准备工作

（1）确定目的地：首先确定目的地，去多个地方游玩之前，要研究一下几个地方之间的距离，与出行方式，可以节约时间与金钱。

（2）查询目的地天气状况：出发之前要预先查好当地天气情况，可根据温度带合适的衣物，或备好雨具、防晒霜、墨镜等，尽量避开天气不好的时段去游玩。

（3）提前预定酒店与车票：提前购买好去当地的车票（机票），最好也把返程票买到，以防出现意外无法按时返程。酒店可以在网上提前预定，建议把酒店定在市区交通便利的地方，比如车站附近、旅游景点附近或是商业街附近，确保出行时交通选择多。

（4）规划路线：提前确定目的地各景点的路线，可以使行程更高效。可以根据自己所住酒店方位确定各景点先去后去的顺序，从而查好去每个景点的交通方式。

（5）查看攻略：网络上有许多关于景区游玩的攻略，可提前查找相关攻略，了解景区的情况，做到出行不慌张。

（6）备好财务：备好充足的旅游基金，除携带适量现金，可将旅游基金存在微信或支付宝中，不仅支付便捷，而且更安全可靠。

4. 旅游养生的内容

旅游活动包括的内容十分丰富，有自然景观旅游和人文景观旅游。而从旅游的目的地来看，有国内旅游和境外旅游。从旅游的方式上看，有自助旅游组团旅游和自驾旅游。从旅游的功能和目的看，有观光度假旅游商务考察旅游和文体健身旅游。多样的旅游活动为人们提供了丰富的业余休闲方式，是一种极好的健身养生方法。

（1）人文旅游：包括游览古建筑遗址文化艺术品，以及感受各国家地区的异域风情。人文旅游可以使人们开阔眼界，增长知识，陶冶情操，从而达到修身养性的目的。古建筑和文化艺术品是历史的载体，是人文旅游中要观赏的主要内容。它们反映和记载着一个时代或一个民族政治与经济文化发展水平，社会的风土人情，是具有时代特点的智慧结晶。

较为出名的宫廷建筑有中国的故宫、法国凡尔赛宫、卢浮宫，它们以富丽堂皇的外形与丰富的历史内涵，吸引着众人不断前来观光游览，使人们感受古代帝王家的气魄。较为出名的室外建筑有中国的万里长城，它被誉为世界第七奇迹，是中华民族人民勤劳与智慧的象征，登上万里长城，可以从中获得强大的精神力量，还有一些其他的古建筑遗址，如中国西安的兵马俑、山东曲阜的孔庙、敦煌莫高窟的石窟、古埃及的金字塔、法国的凯旋门。这些著名又美丽的建筑反映着世界各民族曾经熠熠生辉的历史文化，通过参观这些古建筑，能使人们更直观地感受到人类历史文明的发展，真切地得到精神的升华。

人文旅游不仅仅能增长知识，还能调动人们的情绪。游览清代的圆明园遗址、宛平的卢沟桥、杭州的岳飞墓，能激发中国人的愤怒之情。游览汨罗江，凭吊爱国诗人屈原，悲伤之情不禁油然而生。游赤壁遗址，又可激起人们的思古之情。面对这些历史遗迹，在心理上产生的涟漪，使人们的情感得到彻底宣泄，身心得到放松，缓解压力，获得健康，从而达到养生的作用。

参观异域他乡，了解各地风土民情，可以满足人们求新求异的心理需求。通过游览和体验各民族特色的饮食、礼仪文化等，可以了解不同民族的心理特点、道德观念与审美情趣，如云南大理白族欢迎客人最有名的是“三道茶”，第一道为“苦茶”，寓意万事开头苦；第二道茶为“甜茶”，寓意苦尽会甘来；第三道茶为“回味茶”，回味茶中味道又香又苦又有甜，寓意人生本就意味无穷。这种有趣又特殊的迎宾风俗，包含着白族人的生活哲理。游客可以从中感受到白族人民的智慧。

（2）生态旅游：是一种回归大自然，欣赏和认识大自然的旅游活动。中医养生文化的重要思想就是注重人与自然的和谐。生态旅游是人亲近自然，与大自然和谐共处的最佳方式。空气清新的山川、草原、森林等，不仅令身处其中的人感觉舒适，而且空气中富含阴离子。阴离子的含量与人的健康关系密切。人们在大自然中尽情呼吸的新鲜空气使阴离子随着呼吸进入体内，可以改善神经系统功能，提高心血管和呼吸系统的工作能力，还可以增加骨髓的造血功能，促进细胞代谢，增强机体免疫力。

自然是治疗人类身心疾病最好的医生。森林旅游属于生态旅游中的一种。我国地大物博，幅员辽阔，森林旅游资源也较为丰富。从长白山到云南热带风光的西双版纳，从丹霞风貌的武夷山到临泉辉映的九寨沟，一百多个国家级森林公园，植被覆盖率极高。清新的空气、静谧的环境、悦目的色彩，都是这些森林公园可以给人们带来的享受。森林旅游不仅美，而且对人的健康有极大的帮助，可以改善人们的呼吸系统、神经系统和视觉系统的功能。

山川旅游：山川是构成大自然景观的主要部分，山得水而活，水得山而媚。高山大川有汹涌澎湃之势，山间小溪有潺潺流水之音，平原河流有蜿蜒流淌之态，江河湖泊有烟波浩渺之美。峡谷洞穴，幽静奇特，飞流直下的瀑布、喷涌而出的泉水，以及花草树木、飞禽走兽、鱼类、昆虫等众多植物动物更使得大自然充满了勃勃生机。游玩于这样的山水之间，对于身体健康也是大有益处。

海滨旅游，也往往是人们最向往的旅游之地。碧海蓝天之地、蓝色的大海、金色的沙滩、温暖的阳光、宜人的气候构成海滨旅游的主要生态因素，都令人向往。在海边，浪花的冲击和阳光的照射，可以产生大量对人体有益的阴离子，有益于人体健康。由于海洋具有较好的调节作用，所以海边昼夜温差不大，冬暖夏凉，对人们的新陈代谢大有益处，也可以帮助神经和体液调节达到平衡，同时大海对紫外线有反射作用，在海边晒太阳，有利于调节人体的血压和血液中的钙磷蛋白质的代谢。海风是一种无形的空气浴，能有效提高机体的抗病能力。海滨之旅中这些得天独厚的自然条件，对人的健康非常有益，据统计，目前世界上最为著名的长寿国，都集中在北冰洋所围绕的岛国和半岛国，如冰岛、挪威、瑞士、日本等国。

农家乐之游：近年来一些旅行社别出心裁，在城市周围的农村地区推出了农家乐、自然采摘园等旅游项目。游人可以住在农家小院，吃农家饭，参加农作活动，在田园中进行采摘，充分体验田野之乐，在锻炼身体的同时亲近大自然，亲身体验劳动。农家乐之游对于长期居住在城市，远离田园风光的人们，是一项值得选择的旅游养生项目。

（3）中医保健旅游：随着社会的不断进步，传统中医文化旅游活动受到越来越多人们的重视，保健旅游就是其中一种。将养生气功、中华武术、中医康复治疗学与旅游相结合，让旅游者在休闲中，学习武术气功，学习简单的医学按摩技术，使游客在感悟中华传统中医文化的魅力时，又学到了较好的养生方法，还欣赏到了不同的自然美景。中医保健旅游受到广大中医爱好者、气功爱好者与国际友人的喜爱。

中医保健旅游通常是旅游部门与医疗机构和专家共同协作举办的。在著名的自然保护区、康复中心、疗养基地等，举办气功、太极拳、五禽戏等短期培训班，组织旅游者参加保健养生活动，观看学习中国武术，学习针灸、中草药、按摩、气功等方面的知识。保健旅游还为游客提供检查身体，调配滋补品，传授保健养生知识。我国较为著名的是北戴河风景区开辟了以服务海外人士和外国驻华人员及家属为主的国际气功康复旅游。北京香山饭店推出了“中医研修旅游”、“中医美容旅游”等特色旅游项目。这种旅游养生活动，不仅传承古老的中华中医文明，促进中华养生文化走向旅游市场；而且切实地为游客的健康着想，为游客提供了专业贴身的养生健康服务。

5. **养生旅游的要领**

要注意旅途的安全。旅游大多是在陌生的室外环境中进行的，要注意自身的安全，避免发生各种意外，最好有几个志同道合的伙伴一同前行，在途中相互照应。在去登山时，要谨记“登山不看山”，专心于脚下的路。若是想欣赏美景，就驻足观看不要再前行。同时不可到悬崖峭壁边观光拍照，以免发生意外。在海边湖泊中游泳时，也要做好安全防护措施。临行前要做足准备，安排好日常交通工具，选择好路线，带好必需物品，如鞋子、墨镜、太阳帽、药和急救包、证件等。外出旅游选择合适的鞋非常重要，通常是穿着轻便、舒适、防滑、耐磨的旅游鞋或休闲鞋为最佳选择。

旅游是一项健身活动，如果在旅游中贪图安逸只坐车，往往会体会不到旅游的乐趣，偶尔的徒步行走，可以使人更随心所欲地饱览各地美景，全身得到锻炼，正所谓健康长寿始于足下。要注意避免疲劳旅游，注意劳逸结合，养精蓄锐，尤其是年龄大的老人，更应该注意量力而行。最好随身带着医疗包，常备晕车药、腹泻药、感冒药等。

做好了物质上的准备，还要对旅游前的活动做足知识储备，因为旅游是一项内涵丰富的活动，即使面对同一被审美的对象，因为自身文化修养、生活阅历，还有兴趣爱好的不同，游客往往会产生截然不同的内心体验，因此旅游者最好对想要去旅行的地方适当地了解，储备知识。提前知道当地的民俗习惯。这样才能在旅行中获得更多的收获与体验，同时达到最好养生效果。

旅游时还要根据旅游者的年龄、身份、爱好，选择不同的旅游项目，仁者乐山，智者乐水，游山使人开朗，临水而立使人宁静，年轻力壮者往往喜欢登山攀岩，年老体弱者则乐得消遣漫步，总之健身养性随心而游，不用强求。还需要注意的一点是保护环境，大自然是人类的共同财富和遗产，旅游者在观赏美景的同时，更不应随意毁坏这一宝贵的财富，这是每个旅游者应尽的义务。

在旅行时还要注意因时制宜，旅游者出行前要根据当地的天气条件决定何时去何地旅游，选择适合气候条件的旅游方式。在春天的时候，人们应顺应春天生发之气，走到户外，沐浴春风、阳光，到郊外去踏青。而夏季气候炎热，可以选择北方的山庄旅游，也可以选择去海滨森林，主要是避免长时间在烈日下进行暴晒。秋天气候凉爽，云淡天高，是旅游养生的大好时光，无论是登高极目四方，还是游览古迹，思考历史，都是神清气爽，净化心灵的好时节。冬季的时候气候寒冷，大地闭藏，人们在做好防寒防冻工作的同时，可以踏雪赏梅；也可以离开冰天雪地的北方，领略南国的青山绿水、鸟语鲜花，也是别有情趣的。

养生旅游以郊游为主，辅以适当的远游。异国他乡的远游固然好，但不可经常进行，最具有养生价值的是短距离短时间的郊外远足，选取附近的田园旷野、山林湖泊，或者是农家小院，与朋友相聚，呼吸新鲜空气，缓解疲劳，消除压力。

在养生旅游时，如果不是因为天气问题，最好都是以室外活动为主，以能运动的游戏为主；若是到郊外旅游，还仍然是进行打牌之类的室内活动，便有些浪费自然界的美景了；应该充分地放松身心，多多运动，呼吸更多旷野的新鲜空气。

6. 旅游养生的意义

选择外出旅游的心理依据是什么？根据著名心理学家马斯洛关于人类五个需要层次的理论，我们可以简单得出结论。当然人类的某些需求得到满足后，便会产生更高层次的需求。而旅游就是高层次生活标准，是提高质量生活水平的象征和体现。由于旅游的固有功能特点，能满足人们的各种需要，这些需要都直接关系到人们的身心健康与生活质量，因此旅游就成为养生保健的重要活动。旅游对满足人们的高层次需求归纳起来有以下几个方面。

一能满足人们的文化需求。旅游不仅是一种休闲娱乐方式，同时也是一种综合性的文化活动。不同地方的自然风光、名胜古迹、绘画书法、音乐舞蹈、民俗、美食，所形成的各种民俗文化、饮食文化、山水文化、历史文化及文学艺术能满足人们多方面的文化需求。

二能满足人们的审美需求。审美需求是人类高层次的精神需求。由于旅游，集自然美、社会美、艺术美、生活美于一体，旅游者可以在整个旅游过程中，欣赏到各地美丽的自然风光，领略到当地的文化艺术和风俗习惯之美。从而获得一种审美上的满足。

三能满足人们的交际需求。人们参加旅游，会接触到新的自然和社会环境，同时也会结交认识新的朋友。一般情况下因为旅游是一个轻松休闲的过程，人们在没有压力、没有利害冲突的情况下，相互之间的交往往往会比较融洽，所以旅游者在这种宽松的氛围中更能体会到友谊的美好。

四能满足人们的健康需求。随着生活条件的改善，人们对拥有健康的身体，越来越重视，在经济状况与时间条件都允许的情况下，选择一种休闲的度假旅游方式，能使人们暂时摆脱紧张、沉闷的生活。游历于名山大川、城市乡村，或是海滨或是森林中，去观光度假，纵情娱乐，可以消除人们的疲劳，增进身心健康。

五能满足人们的好奇心。人们对未知的世界总是充满好奇心。西方心理学家认为，几乎所有人身上都具有探索和冒险的心理需求。旅游者离开温暖舒适的安全住所后，往往会产生新鲜的感受，如去海洋中潜水，穿越戈壁沙漠，攀爬雪山等一些能给人带来新奇和刺激的旅游项目，不仅可以丰富人们的生活经历，给生活增添浪漫，而且可以充分满足人们对未知世界的好奇心。

六能满足人们重返大自然的愿望。城市化进程加快，受到现代文明的负面影响，人们离自然界越来越远，据世界旅游组织统计，在全世界的旅游活动中，对自然风光的观光旅游及回归自然的绿色旅游一直是各类旅游项目中的主流活动。人们游览丰富的自然环境，在未被破坏和污染的大自然中观赏游览，休闲度假，可以起到放松身心、健体养生的作用。

四、传统弈棋养生

弈棋养生是指人们通过进行棋类游戏，享受其中的乐趣从而使精神情绪得到放松，脏腑功能与阴阳气血等内环境得到调和，达到身心健康的养生方法。弈棋不仅仅是一种智力游戏，更是有益于身心健康，能够起到延年益寿作用的娱乐养生活动。我国的棋类有很多种，常见的有围棋、象棋、军棋、五子棋、跳棋等，有些棋法简单，适宜于普通大众进行娱乐；有些棋类较为复杂，需要长时间地学习与练习，如象棋、围棋等。

1. 棋类介绍

（1）围棋：是我国传统棋种，古代称为弈，明代才子谢缙用围棋的别名连成《观弈棋》七律“鸡鸭乌鹭玉楸枰，群臣黑白竞输赢。烂柯岁月刀兵见，方圆世界泪皆凝。河洛千条待整治，吴图万里需修容。何必手谈国家事，忘忧坐隐到天明”。围棋博大精深，历史悠久，据说是古代尧帝所发明，具有开发智力与陶冶情操的功效。围棋棋盘由纵横各十九条等距离、垂直交叉的平行线构成。形成的 361 个交叉点，在围棋中简称为“点”。棋盘整体形状，以及每个格子纵、横向相比，横向稍短，通常为每格 2.4cm × 2.3cm。在棋盘上标有九个小圆点，称作“星”。中央的圆点又称“天元”。棋子分为黑白两色，扁圆形体。棋子的数量以黑 181、白 180 子为宜。下围棋时，比赛双方各执一色棋子，空枰开局，黑先白后，交替着一子于交叉点。棋子下后，不可移动。双方轮流下子，可自由选择放弃下子。一个棋子在棋盘上，与它直线紧邻的空点是这个棋子的“气”。直线紧邻的点上如果有同色棋子存在，这些棋子就相互连接成一个不可分割的整体。直线紧邻的点上如果有异色棋子存在，此处的气便不存在。棋子如失去所有的气，就不能在棋盘上存在。下子后，对方棋子无气，应立即提取对方无气之子；双方棋子都呈无气状态，也可立即提取对方无气之子。某方下子后，该子立即呈无气状态，同时又不能提取对方的棋子的点，称作“禁着点”。下子不得使对方重复面临曾出现过的局面。棋局下到双方一致确认着子完毕时，或一方中途认输，双方连续使用虚着，皆为终局。终局经双方确认，不能被提取的棋是活棋，能被提取的棋是死棋。将双方死子清理出盘外后，对一方的活棋和活棋围住的点以子为单位进行计数。双方活棋之间的空点各得一半。棋盘总点数的一半是 180.5 点，为归本数。一方总得点数超过此数为胜，等于此数为和，小于此数为负。

（2）象棋：是由棋盘、棋子、棋规组成。每个机子的走动方式、吃子方法，以及双方对弈时出现争执的解决办法就是棋局规则。象棋棋子分红黑两种颜色，红黑各为一方，每方 16 枚棋子，棋局上共有 32 枚棋子。红方，一个“帅”，两个“仕”，两个“相”，两个“车”，两个“马”，两个“炮”，五个“兵”；黑方是一个“将”，两个“士”，两个“象”，两个“车”，两个“马”，两个“炮”，五个“卒”。其中帅与将、仕与士、相与象的作用完全相同，仅仅是为了区分黑棋和红棋而已。将和帅是对弈双方争夺的目标，他们只能在“九宫”内活动，可上下左右，每次只能沿着横线或竖线走动一格。仕是只能在九宫之内沿着斜线前进或后退一步。相的走法是每次循对角线走两个格，每次走后的位置与原来位置形成田字对角线两端。象的活动范围仅限于自己棋盘上的七个点，不可以过河，若田字格交叉点上有一个棋子就不可以走。车可横走，可竖走，行走格数不限。马每次可走一个日字，走的位置与原来位置刚好是一个日子对角线。马在棋盘中可以走八方，但如果在马前进的正前方有旗子挡住，就不可以前行。炮在不吃子时走法与车相同，但吃子的时候必须隔着一个棋子。兵与卒未过河时只能向前走动，过河后可向前走也可向左右横走，不可后退。象棋以捉住对方的将帅为目的。

象棋作为一种普及性极高的游戏，是一种很好的交流沟通方式。古人就有“观棋不语真君子，见死不救是小人”的棋道箴言。双方棋局相当时，观看者不要指手画脚干扰棋局，在破解棋局时要群策群力，不能见死不救。定期的象棋活动，使象棋爱好者们聚集在一起交流情谊，相互学习，增进友谊。下象棋可使人愉快相处，而且能够提高大脑的记忆力和逻辑思维能力，使人在不知不觉中提高工作效率，增强脑神经细胞的活性。

2. 下棋的养生机理

棋类活动的思维方式是人类最典型的思维方式，棋局中包含着一个连续不断的矛盾发展过程，有着丰富又深刻的文化内涵。中国象棋中的九宫格和各种棋子的下法，就有着明显的传统文化的含义。象棋大师通常把下棋当作是一种创作，追求棋局中的美，力争把棋下的漂亮与洒脱。

下棋过程中需要人们精神专一，凝神静气，消除杂念。全神贯注以决胜负，精神紧绷，时而紧张时而轻松，与气功的调息吐纳有异曲同工之妙，同样有益于健康。棋局中千变万化的局势，让人的思维不得不专注，一张一弛的局势，是极其锻炼人应变能力的，故而弈棋是绝佳的益智养生活动。下棋是种脑力活动，棋盘上有瞬息万变的局势，对弈双方必须全力以赴，集中所有精力，在棋局中，这也是智力上的角逐，行兵布阵，是思维之间的较量，可以对人的大脑起到锻炼作用，经常下棋的人可以保持聪慧，特别是中老年人，经常下棋也可以活跃脑神经，预防老年痴呆。同时以棋会友，朋友间相互切磋棋艺也可使人精神愉快，有所寄托。

五、养花与养生

养花与养生是指通过培养花卉，愉悦身心，以达到养生的目的。自古以来养生就是一种高雅的养生途径，陆游的诗“芳兰移取遍中林，余地何妨种玉簪。更乞起两丛香百合，老翁七十尚童心”就反映了这种乐趣。

现代人居住环境较小，很少能拥有可供养花种树的庭院，在有限的空间里，只要有兴趣，养花种草也可以锻炼身体，也可以达到修身养性。在阳台上种点花花草草，也能给生活带来美的享受，带来好的心情与健康的体魄，在家庭生活中创造一种轻松愉快的氛围，使人获得精神上的愉悦与享受。

有庭院者可以充分利用空闲空间与时间，种植些花草树木、水果蔬菜，精心培养用于观赏与食用。没有庭院者可以在阳台、客厅或楼顶等地，根据兴趣培养喜爱的花草。适合个人家庭养殖的花卉品种很多，有观赏型的植物如月季花、菊花、萱草等，有芳香四溢的植物如米兰、茉莉、兰花、水仙等，有清幽雅致的观叶植物，如君子兰、万年青、常春藤、文竹等，也有带有果实的植物，如金桔、石榴等。

1. 养花的养生机理

（1）调节情绪。现代人的生活压力巨大，而且城市中空气污染较为严重，使人容易烦躁，情绪不稳定，影响正常心理健康。侍弄花草，欣赏美丽的植物，呼吸花草带来的清新的空气是一种难得的享受，能使人产生愉悦的情绪。

（2）疏通气血。中医认为：“久坐伤肉，久视伤血，久卧伤气，久站伤骨，久行伤筋。”看电视、读书、写作等其他工作需要保持一个固定的姿势，而养花既可以活动肢体，也可以放松精神，休息眼睛，使气血流畅，心神放松。

（3）陶冶情操。体力劳动者在紧张的劳作后，赏赏花，给花培土、施施肥，会感到心旷神怡，倦意全消。

2. 养花的养生用途

（1）陶冶人的性情：花是大自然的精华，是美的象征。鲜花以其温柔的姿态、宜人的芬芳，对人的身心起到净化作用。养花不仅能令人感到赏心悦目，而且许多花卉有药用价值，也能对人体的健康起到一定的益处。

（2）调节生活压力：养花既能调节生活压力，增添乐趣，又可以美化环境。在养花的时候需要进行换盆，松土，施肥，浇水，修剪枝叶等，也是一项很好的健身运动。历史上许多养生家都有养花种花的习惯。

（3）花香能祛病强身：鲜花中含有的芳香精油是一种能净化空气，杀菌灭菌的物质。古代名医华佗曾将丁香、香草、檀香等置于丝绸袋中，悬挂于室内，让患者闻其香味以治疗肺痨。

（4）花香能安神疗疾：当现代研究表明，人闻到芳香精油的气味时，嗅觉神经会给大脑皮层传递一种愉悦的感觉，对延缓大脑衰老有一定帮助。不同的花朵，因含有不同精油，对人产生的影响也各异，如天竺花可以镇静安神，荷花香味能消暑，豆蔻花的香味能和胃，胡萝卜花、南瓜花、百合花的香味，则有益于糖尿病的患者。玫瑰花具有理气解郁、散郁调经的功效，经常用于气血不和引起的乳腺增生、月经不调等妇科疾患。桃花中含有的香豆精、三叶豆苷等有效成分，可以帮助人疏通经脉，改善血液循环。

（5）养花能美容养颜：不少花具有美容功效，如桃花有活血通便之功效，能有效地促进体内代谢和体内毒素的排出，无论是内服还是外用，都有较好的养颜功效。

桃花养颜酒，取桃花 250 克，白芷 50 克，用白酒 1000ml，密封浸泡一个月，早晚各饮用 15ml，同时可以取少许在手中，两掌搓至手心发热，来回揉擦面部，能除面部的色素沉着、黄褐斑、黑斑，以及面色晦暗等颜面疾患。

桃花玉容粥，取干桃花 5 克，粳米 100 克，大枣 6 枚，先浸泡桃花 20 分钟，再放入粳米，小火熬成粥，加适量红糖，能活血化瘀，使人面色红润如桃花。

（6）养花能保护视力：当工作累了，感到眼睛疲劳时，不妨放下手中的工作，看看种植的花草，可以使眼睛得到休息，防止近视。

养花既能调节生活节奏，又可以锻炼身体。闲暇之余，在一片花香之中，欣赏着自己辛勤培养出来的美丽花卉，自然使人心情舒畅，感受到生活的情趣，是十分有益于身心健康的养生活动。值得注意的是，室内盆养花草必须注意卫生，使用肥料要注意卫生，防止由养花而造成环境污染，甚至酿成疾病。同时，有些人群并不适合养花，比如患有哮喘，或对花粉过敏的人，如果受到花粉刺激，很容易引起疾病。

（张凌凤）

第十一章

环境养生

第一节　环境养生涵义

环境养生，是中医养生学中的一个重要组成部分，指综合阳光、空气、水源、土壤、植被、住宅、社会人文等因素，形成对人类生活和工作有利的外部条件。中医养生学中“天人相应”、“形神合一”的基本理论较为集中地体现在环境养生中。由古至今，历代养生医家都非常强调人与自然的和谐相处，顺势而为，而不主张违背客观规律一味地去改造，甚至破坏环境。与中医养生学中的其他部分稍有不同的是，环境养生在现代医学中的应用主要体现在疗养方面。主要通过营造自然协调、优美平衡的自然环境、居住环境和室内环境，构建外在环境的平衡，从而潜移默化地影响人体内在环境的平衡，继而达到养生的目的。

环境养生主要包括“自然环境与健康”、“居住环境与健康”及“室内环境与健康”。《素问·宝命全形论》有云：“人以天地之气生，四时之法成。”依照中国传统的哲学观念，人与自然是有机统一的整体。人生于自然而无不受之于自然，自然环境也会由于人类的活动而发生变化。因此，为了保证生活和工作的正常进行，就需要予之相适宜的生活环境。反之，如果没有妥善处理人类生产、生活活动对环境的影响，不仅仅有害于人类的健康，还会对未来产生深远影响，甚至危害子孙后代，不利于民族的繁衍昌盛。根据流行病学调查资料显示，人类疾病谱中，有70%~90% 的疾病与环境相关联。所以，人类健康离不开内在环境和外在环境的和谐统一。

第二节　环境养生原则

一、天人相应，形神合一

根据《内经》中的理论，“气”是万物生成的本原，是天地人之间联系的物质中介。气分阴阳，在阴阳二气的相互作用下，天地万物得以化生，继而化生出人类。所以自然界的日升月落、昼夜更替、季节变换、气象变化等会对人体内的气血运行产生直接的影响，简而言之即谓“天人相应”。

“天人相应”思想是古代朴素唯物论和自然观运用在中医学中的具体体现，它对人与自然的密切关系做了深刻地揭示，指导人们通过探寻和领悟自然界物质运动的规律，来学习和掌握人体生命活动的规律。通过分析天人关系来推演形神关系，从而找到调节自身生命活动的方法，进而达到“形神兼备”、“天人合一”的生活目标。

“天人相应”是中医理论的重要组成部分，集中体现了中医学的整体观念和根本内涵，也是中医学最重要的学术思想之一。“天人相应”阐明了自然界与人体生命活动之间的联系，并且基于对“天”与“人”的分析，把人体自身也当作一个“小天地”来对待，论述了“天”、“人”之间部分与部分的对应关系。正如《素问·举痛论》中所言“善言天者，必有验于人”。

1. 形神一体观

“形神合一”是中医学对于生命整体性的重要认识，几千年来一直指导着中医临床与养生保健，是中医学的重要理论之一。后来经过不断地发展，进而形成了“形神合一论”。“形神合一论”不仅奠定了中医学的生命整体观，并为心身统一、心理与生理的统一奠定了理论基础。

“形”是事物的形体、形状。受先秦时期“形名”理论的影响形成的“形”的概念，认为任何客观事物都有其一定的存在方式，称之为“形”。而把对形和器的主观把握称之为“名”。《管子》曰：“物固有形，形固有名。”中医学理论体系的确立也受到“形名”理论的影响，认为人体是由具体形质结构所构成的。

“神”是指人体生命活动的主宰及其外在总体表现的统称。人体之神的含义有广义与狭义之分：广义之神是指人体生命活动的主宰或其总体表现，具体包括形色、眼神、言谈、表情、应答、举止、精神、情志、声息、脉象等；狭义之神则专指人的意识、思维、情感等精神活动。“形神一体”中的“神”，则是指生命活动的一切表现、灵明神气及思维活动。如《灵枢·小针解》曰“神者，正气也”，把正气称为神；《素问遗篇·刺法论》曰“神失位，使神采不圆”，指的是神采、气色；《素问·灵兰秘典论》曰“心者，君主之官，神明出焉”，指的是主宰人体生命活动的灵明微妙的神气。神能主宰运动、感觉、语言、意识、思维、情感、记忆等生命活动，并且还能使人与天地之气相通，去适应外界环境的变化，以达到天人相应的状态。

生命功能的活动即“神”，其有赖于“形”而存在。“形”又是生命活动的载体。《素问·六微旨大论》曰：“升降出人，无器不有。器散则分之，生化息矣。”这里的“器”，指的是有形之体，“生化”则是指人体气机的功能作用，而气机的生化之功不能脱离有形之体。因此，“形”和“神”互相依存，互相影响。“形”是功能活动的载体，“神”主宰着形体进行生命活动。

2. 形神产生与天人形成的关系

《内经》理论反对当时盛行的“皇天上帝”创造万物与人类的神学观念，认为气是万物的本源。气分阴阳二气，阴阳二气相互作用，生成了天地、万物，也生成了人类。《老子·第四十二章》曰“万物负阴而抱阳，冲气以为和”，《灵枢·本神》曰“天之在我者德也，地之在我者气也，德流气薄而生者也”，《素问·阴阳应象大论》还论述到“清阳为天，浊阴为地，地气上为云，天气下为雨”，说明天气清轻属阳，在上；地气重浊属阴，在下。天气受地阴的吸引而下降为雨；地气受天阳的吸引而上升为云。升中还有降，降中还有升，阴阳才能交合而化生出万物。

而具体到人体这个“小天地”中，父母阴阳两种精气相互作用则产生了生命力，也就是神气。这是从广义的角度，把神看作一个新的生命，来阐明生命之神本源于先天父母之精。精气产生了人的有生命的形体，有生命的形体又产生了人所特有的精神，这种精神已不是独立于人体之外或活动于人体之内的精气，而是人体本身所产生的机能和属性。《灵枢·本神》曰“故生之来谓之精，两精相搏谓之神”，张介宾在《类经·藏象类》释之曰“故人之生也，必合阴阳之气、父母之精，两精相搏，形神乃成”，认为“人”是形神合一的复合体。

3. “天人相应”在形神观上的应用

通过对“天人相应”影响形神的分析，《内经》中也给出了相应的治疗、养生方法。如针对体内血气随寒温、月的圆缺、四十八正气候的变化，《素问·八正神明论》提出了相应的针刺治疗方法“是以因天时而调血气也。是以天寒无刺，天温无疑，月生无泻，月满无补，月郭空无治，是谓得时而调之”。

而为了顺应肝主春、心主夏、脾主长夏、肺主秋、肾主冬的五脏四时规律。《素问·金匮真言论》则明确提出了“五脏应四时”理论，五脏在各自的主季中，调节机体适应四时变化，这种调节能力下降，就会出现相应的病变。因此为了适应体内气血随外界环境变化的变化，《素问·四气调神大论》指出，人类的生命活动应顺应四时之气的变化而做到“春三月……夜卧早起，广步于庭”；“夏三月……夜卧早起，无厌于日”；“秋三月……早卧早起，与鸡俱兴”；“冬三月……早卧晚起，必待日光”。以此来顺应“春生、夏长、秋收、冬藏”之规律。如此方可“形与神俱”。

而神可使人体适应自然变化、缓冲社会因素引起的情绪波动，从而成为维护内脏功能、保障生命健康的可靠保证。七情改变伤及五脏，使用药物不能治疗时，必须了解其病因，用心理治疗的方法进行疏导。《灵枢·本藏》曰：“志意者，所以御精神，收魂魄，适寒温，和喜怒者也……悔怒不起，五脏不受邪矣。”故《素问·四气调神大论》中提出顺应四季自然之气的不同而调养情志的原则和方法“以使志生”、“使志无怒”、“使志安宁”、“使志若伏若匿”。这种对于精神情绪的调节原则，是根据四时阴阳变化来调节心理活动从而调节五脏气血运行的。

二、调节身心，适应环境

《内经》指出机体有适应地理环境的能力，能随着地理环境的改变而调节自身的应激状态。如脉象的变化有“四变之动，脉与之上下”、“春日浮，如鱼之游在波；夏日在肤，泛泛乎万物有余；秋日下肤，蛰虫将去；冬日在骨，蛰虫周密”。环境温度也能影响人体的生理变化，如“天寒衣薄，则为溺与气；天暑衣厚则汗出”，“天地温和，则经水安静；天寒地冻，则经水凝泣”。现代医学表明，人体在不同的季节性气候中，某些生理参数也会产生相应的变化，如血糖的冬低夏高，血脂的冬高夏低，血钙、血磷在2~3月份含量最低而夏秋季含量最高等均说明了人体有适应环境的能力。

然而不同人体适应地理环境的能力是不等的，受先天禀赋、年龄、性别、地理等因素的影响。如北方人耐寒力强，耐热力较弱；南方人则相反，他们较易适应暖热的气候，对寒冷气候的适应则要经过较长一段时间的培养。形成这种现象的原因，一方面是缘于遗传因素的影响；一方面则是后天地理环境的条件刺激造成的。所以《内经》认为人体适应地理环境的能力是有一定限度的，超过这一限度就会产生疾病，如“苍天之气……失之则内闭九窍，外奎肌肉，卫气散解”。可见提高机体适应环境的能力在养生保健中是很重要的，如《内经》认为四种长寿人的养生法则为真人“提挚天地，气握阴阳”；至人“和于阴阳，调于四时”；圣人“处天地之和，从八风之理”；贤人“法则天地，象似日月”。即论述了四种人得以健康长寿的关键，便是适应地理环境变化而进行自身功能调节，以提高机体适应地理环境的能力。

三、因地制宜，生活规律

1. 因地选择居处

由于地理水土对人体健康长寿起着十分重要的作用，因此环境养生学说的重要内容首先便是根据地理环境来选择居处。如《吕氏春秋》指出“饮食居处适，则九窃百节千脉通利矣”，具体要求“避燥湿”，房间大小要有适度。《墨子·节用》也说“古者人之始生，未有宫室之时，陵丘掘穴而处焉，圣王虑之，以为掘穴曰：冬可以避风寒，逮夏，下润淫，上熏蒸，恐伤民之气，于是作为宫室而利”。《千金翼方》中认为居处环境当选择“背山临水，气候高爽，土地良沃，泉水清美”的自然地理环境，以免传染上溪毒、射工等病。《本草纲目》也说“人赖水土以养生，可不慎所择乎”等，皆论述了人类要想健康长寿应当选择良好的居处环境。《内经》已认识到地域环境与人体寿命的关系，提出“阴精所奉，其人寿”、“阳精所降，其人夭”、“高者气寿，下者气夭”的观点。据抗衰老研究表明，人体的衰老与周围环境温度的关系很大，低温环境可以减缓细胞的分裂速度，从而促进人体长寿，这一研究的结果恰好与《内经》提出的上述观点相吻合。

《内经》从朴素的地球化学与地球物理学角度还认为地域水土组分不同，便会发生不同的地方常见病。强调居住在不同地区的人，应根据各自的不同特点，采取积极措施，避其弊，扬其利，才能保证健康长寿。

2. 因地改变作息时间

关于起居时间当随地域气候的改变而进行调节，《内经》中有较详细的论述，如适应四时气候的作息时间变化：春天气候温暖，万物生长，人们当“夜卧早起、广步于庭”来适应春生之气；夏季也应“夜卧早起”以顺应夏长之气；为适应秋收之气，秋天宜“早卧早起，与鸡俱兴”；冬天气候寒冷，“水冰地坼”，则宜“早卧晚起，必待日光”。由于日照等的影响，一日之中人体的功能状态也有所不同，黄昏时人体阳气已收藏，此时则宜“无扰筋骨，无见雾露”，不要劳作，反之机体也会受到邪气的困扰等。

3. 因地调整饮食

地理环境改变，人们的饮食习惯也应有所调整，以顺应气候变化对人体产生的影响。如《吕氏春秋》指出“食能以时，身必无灾”，《周礼天宫医师章》说“凡食齐眡春时，羹齐眡夏时，酱齐眡秋时，饮齐眡冬时。凡和春多酸，夏多苦，秋多辛，冬多咸，调以滑甘”，以增强脏腑适应季节气候的能力。《内经》从病理学角度论述了调整饮食以提高脏腑适应环境的能力，指出肝属春，色青，“宜食甘，粳米牛肉枣葵皆甘”；夏属心，色赤，“宜食酸，小豆犬肉李韭皆酸”；秋属肺，色白，“宜食苦，麦羊肉杏燕皆苦”；冬属肾，色黑，“宜食辛，黄黍鸡肉桃葱皆辛”；长夏属脾，色黄，“宜食咸，大豆豕肉栗藿皆咸”等。这些根据季节气候的变迁来调整饮食习惯，不仅可以提高人体适应环境的能力，对病后护理也有很大的指导价值。

4. 因地调摄情志

众所周知，情志变化与人体健康的关系非常密切，因此适应地域环境的变迁来调节情志的变化，便成为养生保健的一大课题。《内经》认为北方气候寒冷，寒能伤肾，然而情志的过分恐惧也能导致肾脏机能低下，所以北方人勿过恐。同理，东方之人勿过怒，西方之人勿过悲，南方之人勿过喜等。四季调摄情志之法为春天“被发缓行，以使志生”；夏天当“无厌于日，使志无怒”；秋季宜“收敛神气，无外其志”；冬季则应使精神伏匿，少使外露。这样的情志变化方能保证人体在不同的地理环境中，气血畅通，五脏协调，不受邪气的侵犯。

第三节　环境养生作用

中国传统环境养生术，古称“风水”，又称堪舆。“风”与“堪”指“天道”，即人周围的天文条件；“水”与“舆”指“地道”，即人周围的地理环境。从整个历史发展来看，对风水的褒扬和贬斥各有。剔除其中的封建迷信糟粕，风水实质是追求理想的生存与发展环境的理论和艺术。有不少现代学者在研究其科学的合理内核，在景观建筑学、生态建筑学和环境建筑学中已经开始引入风水思想。美国著名城市规划权威 Kevin Lynch 在《都市意象》中提出："人们期望一种唤起丰富生动的意象的环境，还期望从中发展出新的群体、新的意义和新的诗意，目的是获得一个有印象性又是开放性的环境。"维持舒适和谐的感觉，符合中医调节阴阳的观点，也符合现代医学求取身心的协调平衡的原则。自然、优美、协调、开放的养生环境，无疑对患者更快捷地调节健康心态，从而获得全面康复大有助益。

在直接应用于疾病的康复治疗方面，利用不同的地理环境、气候环境等地理因素对人体的影响而治疗疾病的地理疗法越来越受到重视，包括高山疗法、洞穴疗法、矿泉疗法、森林疗法等，具有怡情悦志、养神益气、升清降浊、活血化瘀、解表和中及解郁除烦等功效，以矿泉疗法应用最为广泛。近年新兴的地球生物学是专门研究环境与人体器官健康之间相互作用的学科。其在研究不同土质对人体健康产生的影响，如土地中含有不同比例的微量元素，以及某些放射性元素等对人体生理病理有一定的作用，另外如地磁场对人脑电磁场、细胞的有序化及男女出生比例的影响等，多方面研究取得了可喜的成果。这些现代科学研究使传统的中医环境养生学的许多理论概念得到了科学合理的解释和支持，并将使其随着科学的进步得到进一步的印证。

一、预防疾病

中医养生观中的"治未病"和环境医学中的"预防疾病"均具有未病养生防病于先、欲病施治防微杜渐和已病早治防止传变的作用。中医养生观中"治未病"的概念最早出现于《内经》。《素问 · 四气调神大论》中提到"是故圣人不治已病治未病，不治已乱治未乱，此之谓也。夫病已成而后药之，乱已成而后治之，譬犹渴而穿井，斗而铸锥，不亦晚乎"，阐述了"治未病"的重要意义。"治未病"的基本方法归纳起来主要包括养护正气类调治方法和祛邪于未发、未传类调治方法。环境养生法强调通过自然优美、协调平衡的自然环境和居室环境的营造，潜移默化由外在的平衡影响到人体内在的平衡达到调养身体、增强体质、未病先防的效果。国际卫生组织 1996 年在《迎接 21 世纪的挑战》也明确现代医学正从"疾病医学"向"健康医学"发展，从重治疗向重预防发展，从重视对病灶的改善向重视人体生态环境的改善发展。

环境医学，作为预防医学的一个重要分支，是 20 世纪 70 年代发展起来的一门边缘科学，也是环境科学的重要组成部分，其基本任务正是以人类及其周围的环境为研究对象，阐明人类赖以生存的环境对人体健康的影响及人体对环境的作用所产生的反应，为人们充分利用有利环境和改善不利环境提供预防措施。人体的健康取决于遗传因素和环境因素，因此研究环境有害因素与人机体的交互作用，对认识与环境相关的重大疾病的机制及防治具有重要的意义。

由此可见，预防疾病和促进健康正是中医养生观和环境医学的主要研究目标，也是两者在思想上的契合之处。

二、认识环境

环境是指围绕人群的空间及其中能直接或间接影响人类生存和发展的各种因素的总和，可分为自然环境和社会环境两大类，其中自然环境中包括物理因素、化学因素和生物因素，社会环境中包括教育、社会学、经济、文化及医疗保健等因素。《中华人民共和国环境保护法》对“环境”的界定：环境是影响人类生存和发展的各种天然的和经过人工改造的自然因素的总体，包括大气、水、海洋、土地、矿藏、森林、草原、野生生物、自然遗迹、人文遗迹、自然保护区、风景名胜区、城市和乡村等。WHO 认为“环境”是在特定时刻由物理、化学、生物及社会的各种因素构成的整体状态，这些因素可能对生命机体或人类活动直接或间接地产生现时的或远期的作用。

环境医学主要研究环境污染对人类健康的危害与对策，环境中诸多因素相互关联对人群的健康产生直接或间接的影响。环境医学研究范围包括天（宇宙）、地（地球）、生（生物界）、人（人类）的统一性和人与自然界的协调性，这就是生态自然观。同时，环境养生作为中医养生观中的一个重要组成部分，进一步体现“天人相应”、“形神合一”的中医养生学基本理论，主要包括“自然环境与健康”、“居住环境与健康”及“室内环境与健康”三个方面。《素问·生气通天论》载“阴平阳秘，精神乃治”，“阴阳离绝，精气乃绝”，表明人体必须顺应自然界阴阳消长的规律和变化，才能维持正常生命活动，保持机体阴阳平衡。为此，古人在“天人相应”整体理论指导下，在实践中创立了四时养生的理论与方法。又如《素问·五常政大论》曰“一州之气，生化寿夭不同……高者其气寿，下者其气夭……”此外，唐代孙思邈《千金翼方》中提出“山林深远，固是佳境……背山临水，气候高爽，土地良沃，泉水清美……地势好，亦居者安”，表明自然环境的优劣，直接影响人群的养生保健、健康长寿。在环境医学领域，人们以前主要关注一般的生活环境、工作环境、居住环境及娱乐环境与人体健康的关系。近年来，人们逐渐从生物学的角度认识环境，从致病因子、环境，以及人体本身之间相互关系认识人类健康与疾病的发生、发展规律。

第四节　环境养生具体方法

一、自然环境与健康

人类生活在自然界中，人体的生理功能、病理变化又不断地受到自然界的影响，并在能动地改造和适应自然环境地斗争中，保障和维持着机体正常的生命活动，也就是说，人与自然界是一个不可分割的整体，即“人与天地相应”。所谓“相应”，是说自然界的运动变化，常常直接或间接地影响着人体，而人体受自然界的影响，也必然相应地发生生理上的适应或病理上的反应。因此，自然环境的优劣，直接影响人的寿命的长短。清代养生家曹庭栋提到“辟园村于城中，池馆相望，有白皮古松数十株，风涛倾耳，如置身岩壑……至九十余乃终”，现今的疗养院，也基本上都建筑于这些地方，充分说明环境养生与康复医学中“疗养”的指导思想是一致的。总的说来，洁净而充足的水源，新鲜的空气，充沛的阳光，良好的植被及幽静秀丽的景观等是人类适宜的自然环境。相反，大气污染、水源污染及不良的地理条件则造成某些疾病的患病率和死亡率升高。1991 年海湾战争，英美部队向伊拉克发射了大量贫铀导弹，造成核辐射，今天，伊拉克出现大量因母亲受核辐射而生下的畸形儿童，同时许多成年人还患上症状相似的血液病，该国的死亡率也因此上升了近千个百分点，这表明自然环境的污染破坏，直接影响到人的健康和生命。

中国人民历来十分强调人与自然的和谐关系，认为万物都孕育着生命，都具有适合其生存的最佳环境和条件；作为万物之灵的人类，则有创造有益于延年益寿、养生保健的理想环境的能力。中国古老的风水术，剔除其中的封建迷信糟粕，就是探讨如何寻找并提供这种环境的理论和艺术。风水，又称堪舆，“风”与“堪”指“天道”——人周围的天文条件；“水”与“舆”指“地道”——人周围的地理环境。风水，实际上是中国人的天地观或自然观，强调的是人与自然的和谐相处，而不是一味去“改造”破坏环境。在一定意义上，风水术是集地质地理学、生态学、建筑学、伦理学、美学等于一体的综合性、系统性很强的古代建筑规划设计理论。

（一）人类适宜的自然环境

祖国医学认为，自然环境的优劣，直接影响人的寿命的长短。《素问 · 五常政大论》指出“一州之气，生化寿夭不同……高者其气寿，下者其气夭……”，意为居住在空气清新、气候寒冷的高山地区的人多长寿；居住在空气污浊、气候炎热的低洼地区的人常短寿。唐代孙思邈在《千金翼方》中也提到“山林深远，固是佳境……背山临水，气候高爽，土地良沃，泉水清美……地势好，亦居者安”。自古僧侣皇族的庙宇行宫，多建筑在高山、海岛、多林木的风景优美地区。这说明我国人民对于理想的养生环境的选择，是有独到认识的。

那么，人类适宜的自然环境，应具备哪些条件呢？综合古今研究情况，大致应具备以下几点，即洁净而充足的水源，新鲜的空气，充沛的阳光，良好的植被及幽静秀丽的景观等。适宜的自然环境，不仅应满足人类基本的物质生活需求，还要适应人类特殊的心理需求，甚至要与不同的民族、风俗相协调。

（二）不良的自然环境因素举例

1. 不良的地理条件

（1）地壳化学元素分布异常：由于地理环境中某些微量元素的缺乏或过剩可以引起地方病，所以地方病又称生物地球化学性疾病。其具有明显的地理特征，祖国医学对山区多瘿瘤，岭南多瘴气等地方病的发生早有认识，《素问·异法方宜论》对此作过专门论述。

一般说来，随地形的变化，地球的化学性环境也发生变化。与人体健康密切相关的微量元素，在不同地理条件下，其分布亦不同。通常山区易发生活泼元素的缺乏症，如缺碘引起地方性甲状腺肿，缺氟引起龋齿，低硒与克山病的发生有关。平原、低洼地区易导致活泼元素的过多症，如氟过剩引起氟骨症。另外，据研究认为，大骨节病区的岩石土壤和水中锶多钙少。钙锶比例失调引起骨质代谢障碍，影响长骨生长，破坏骨的正常功能而致病。我国公布最广的三种地方病（地方性甲状腺肿、克山病、氟中毒）都与不良地理环境密切相关。

（2）有害的放射性物质：有些地区蕴藏的矿物对人体也是有害的。如铀矿、磷矿等，若有强烈的放射级，可造成当地人患贫血、白血病及癌症发病率增高。

科学的进步使人类进入工业社会，但过度城市化也使生态环境遭到破坏，耕地面积锐减，森林覆盖渐小，草原退化严重，水土流失，气候恶化，使包括地理条件在内的整个环境质量下降。

2. 大气污染

大气污染是由于向大气排放非固有的气体及微粒，超过了大气成分的正常组成，当大气自净能力不能消除这些污染物时，造成大气质量下降，即可说这个地区的大气受到了污染。

（1）污染来源：大气污染的主要来源是能源的不合理利用。如煤和石油的燃烧，排放出大量污染物——硫氧化物（SO_x）、氮氧化合物（NO_x）、碳氢化合物（HC）、一氧化碳（CO）及颗粒物，这种污染包括生产性污染、交通运输性污染和生活性污染。

（2）对人类健康的危害：大气污染对人体健康的危害十分严重，包括急性中毒和慢性损害两类。

急性中毒主要见于意外事故，如液氯钢瓶爆炸造成的氯气外溢，可引起居民的急性中毒和死亡。世界上多次发生的大气污染灾害中，大半是由于空气质量的突然变坏对居民产生的急性作用，造成某些疾病的患病率和死亡率突然升高。这些灾害的共同特点是恶劣的气象条件（气温逆增、大雾）、不利的地形（低洼地区、峡谷），使污染物在空气中聚集，短时间内造成大量人群发病和死亡，尤其老年患者受害最重。

慢性损害，主要指低浓度的大气污染长期作用于人体，引起慢性非特异性疾病，如心血管病、慢性呼吸系统疾病、肺癌等。

3. 水源污染

水源污染又称水体污染。天然水体能接纳一定量的污染物进行自净，使水质成分保持平衡的能力，称为水环境容量。由于人类活动将污染物排入江河、湖海、水库或地下水，使水质、底泥的理化性状和生物种群发生变化，降低了水体的使用价值，这种现象称为水体污染。

我国人民历来重视水质的优劣，最早把水质划分为上中下三等的是唐代的陆羽，他在《茶经》里写道：煮茶“其水用山水上，江水中，井水下”，又说“江水取人远者为上”。现代研究证明，山水含钠、镁离子较少，且很少污染，故最宜饮用。江水则较复杂，井水矿化度较高，皆非理想的饮用水。尤其是城中附近的江河水往往受人为因素影响而致水质污染。故“江河水取人远者为上”的观点是正确的。宋代欧阳修在《大明水论》也明确指出江河之水“众水杂聚，故次山水”。至于井水也有优劣之分，明初汪颖在《食疗本草》指出“凡井水有适从地脉来者为上，有从近处江湖渗来者次之，其城近沟渠污水杂入者成碱”，但井水也有被污染的。

据最近统计，我国54条主要河流中有27条被污染，44个城市中有41个地下水源受到污染；一些海湾也受到不同程度的污染，已造成巨大的经济损失。全国排放工业废水和生活污水每日约7800万吨，全年计295亿吨，其中90%未经任何处理。

水源污染对人体健康的影响是多方面的。含病原菌的人畜粪便、污水污染水源，可引起肠道传染病流行。水体遭受有毒化学物质污染后，通过饮水、食物链的形式可使人群发生急慢性中毒，甚至死亡。如水俣病就是由长期摄入富集有甲基汞的鱼贝而引起的中枢神经疾患，为公害病的一种，因最早在日本熊本县水俣湾附近渔村发现而得名。另外，有些污染物可使水质感官性状恶化，妨碍水源正常利用；或使水中微生物的生长、繁殖受到抑制，影响水中有机物的氧化分解，损害水源的天然自净能力，破坏水源卫生状况。

（三）预防保健措施

明代李时珍在《本草纲目》中指出：“人赖水以养生，可不慎所择乎。”水源、空气、土壤都是人类赖以生存的自然环境，我们要健康地生活在这块土地上，就要慎重选择适宜自己的自然环境，还要采取有效的保健预防措施，尽量避免自然环境中的有害因素对人体的不良影响。

1. 生活环境的选择

尽量避开不利于人体健康的水源、矿藏，避免在高压线、强磁场和有超声波、放射线的地方营建生活区。

（1）减少某种有害微量元素的摄入量：防治地方性氟中毒和砷中毒的根本措施是改用低氟和低砷的饮用水源。如打深井，从低氟或低砷地层取水或收集天然降水备用。如在该地区无法找到适当水源，则进行水质处理，除去水中过量的氟或砷。

（2）因缺乏某种微量元素而致的地方病，可采用适当方式补充：如用碘化盐预防地方性甲状腺肿。近年来，有人在食管癌高发区饮水中投放姜石，进行改水防癌实验，取得显著效果。

此外，防治地方病宜从多方面入手，采取综合治理措施。最根本的方法，是分析该地区的地形特点，分清有利因素和不利因素，选择自然环境优越的地方作生活区，并作出相应的防护措施。

2. 社会防护，综合治理

对于自然生态环境失调并日趋恶化的现实，首先，政府要加强保护生态环境的科学研究工作，寻求经济建设和环境保护协调发展的途径，避免重蹈发达国家先污染、后治理的复辙。其次，在我国现有技术条件下，人口规模越大、密度越高、活动程度越大的地方，产生的污水、废气、垃圾越多，生态环境污染也越严重。因此，控制人口规模是减轻环境污染，改善环境质量的重要措施。

对于饮水卫生，重点是治理“三废”。从合理规划、综合利用、净化处理等几方面入手解决。个人防护可采取一些简便易行的方法，如将水煮沸后饮用，农村家庭用适量漂白粉投入水缸中亦可达消毒目的。

二、居住环境与健康

人生大约有一半以上的时间是在住宅环境中度过的，居住的环境经常而且直接影响人类的身心健康。因此，如何从实际出发，因地制宜地选择住宅和建造房屋，创造一个科学合理、舒适清净的居住环境，对保障身体健康、延年益寿是非常重要的，历代养生家，对住宅的坐向环境都有过不少论述。《宅经》上说过，窗户朝向南、东南和西南，室内采光较好。《遵生八笺》认为，舒适安暖的居处，并非是华丽的大厅堂和宏大的殿宇，也不是贵重的帐幔和“价值连城”的床铺，而是要求居住的房屋住宅阳光充足，空气流通，温度适宜，避开潮湿、污染。要达到这样一些基本条件，首先，建房坐向选择是至关重要的。就我国大部分地区而言，建房的最佳坐向应该是坐北朝南，但如果是在地球的南半球，如南美洲则应以坐南朝北为好。建房坐向的选择是根据地理位置所确定的。其次，选择居住地应避开不利于健康的水源、矿藏，避开高压线强电场、强磁场和有超声波、放射线的地方，选在自然环境优越的地方。有条件的情况下，应把建房位置选择在依山傍水的地方。现代的疗养院多建筑在这些地方，既有苍松翠柏，又有山泉流水。这样的居住环境幽静清洁，令人神清气爽，心旷神怡，最有利于健身防病。最后，在居住环境的建筑方面，既要选择良好的地址和理想的坐向，又要考虑到各地区的地理气候特点、人民的生活习惯、物质条件和人口的发展情况，因地制宜地创造出不同特点的房屋结构。

（一）选址

古人认为“宅，择也，择吉处而营之也”。因此，住宅位置的选择，也就成为环境养生的首要之事。人们选择住宅位置一般会尽量选择背阴向阳、避风、背山近水、幽静、林秀之地。孙思邈也认为“地势好”方可“居者安”，良好的地理位置是环境养生的前提，选择何处安居与人体健康、寿夭密切相关。此外《素问·五常致大论》同样记载有“一州之气，生化寿夭不同，其故何也？岐伯曰：高下之理，地势使然也……高者其气寿，下者其气夭”，表明但凡定居于气候寒冷、空气清新的高海拔地区的居民较那些定居于气候炎热、空气污秽的低洼地带的居民长寿。在现代生活中，人们选择住所受到诸多限制，外界环境达到适宜即可，但也要尽量避免如高压线强电场、强磁场，过于嘈杂的环境等。

（二）居室结构

居室结构涉及诸多方面，但这其中对养生影响最大的就是居室朝向及居室空间。一般来说，我国通常认为坐北朝南是最好的居室朝向，也是最有利于居室通风、采光，以及调节室内湿度和温度的。此外，居室面积大小是否适宜也会对养生产生非常重要的影响，如《吕氏春秋·重己》中就有“室大多阴，台高多阳，多阴则蹶，多阳则萎，此阴阳不适之患也”的描述。现代研究认为，房间不宜过小，否则将会对空气流通产生不利影响；房间也不宜太大，否则居室的保暖、采光效果很难得到保证，并且也不利于对室内温度、湿度的调节。此外，居室内高度也最好加以控制，一般以 300cm 左右为宜。但我们必须加以特别注意的是，居室结构的选择必须要遵循因地制宜的原则，一定要充分考虑到不同地域的地理、气候特点，当地群众的生活习惯、人口发展状况及当地相关生产资料情况等相关因素。

（三）居室内环境

居室内环境涉及养生的方面较多，一般包括光照、温度与湿度、通风、洁净度、选材用料、装饰，以及养生氛围的营造等几方面。

1. 光照

居室里有充足的光照是居室内环境养生的重要条件。清代养生学家曹庭栋，就曾经于养老学专著《老老恒言》中开宗明义道“室取南向，乘阳也”，就夏避暑、冬防寒来说，南向的房间是最为有利的。此外，中医学认为充足的日照可以帮助激发人体阳气，而扶阳学说正认为阳气虚衰是人衰老和患病的关键，守阳扶阳为养生治病之根本。此外，也有学者认为养生要形神兼养，其中，养神首要为养阳气。因此，我国通常都会优先选择门窗朝南、居室内有充足光线的房间作为卧室。通常情况下，朝阳方向的窗户一般都会大一些，这种房间日照充足，自然采光佳，对于促进钙的吸收及紫外线的杀菌十分有利。由于现代社会竞争激烈，大部分很难像古人一样可以在户外接受充足的日照，间接造成现代人阳气不足或者阳气不振，甚至有可能引起早衰。当然，阴面的房屋因其清凉的微小气候，也有一定的养生作用，即《内经》所说的“阴居以避暑”。另外，清凉的环境有利于消除高血压患者的紧张、烦躁情绪，因此，高血压及易于烦躁发怒的患者适宜于在阴面的房间居住。

2. 温度与湿度

人们一般认为居室内温度及湿度以暑清凉、冬温暖是最为合适的。在日常生活中，不管采用何种方法，务必要使居室内的湿度与温度适合人类居住需要，如孙思邈就曾在《千金翼方·退居·缔创》提到“若无瓦，草盖令厚二尺，则冬温夏凉”。但需要注意的是，现代社会由于空调、暖气的过度应用，夏天过冷和冬天过热，会严重影响皮肤末梢神经的温度觉，严重者甚至导致其钝化、退化，中枢神经系统对神经、循环及免疫系统的调节能力也会下降。总而言之，这些会引起人体免疫力退化，而这并不符合中医学养生原则。中医学认为养生不能“逆之”，而应“从之”，因此，居室内的温度与湿度应当顺应四时阴阳的变化而同步调整，万万不可“冬欲极温，夏欲穷凉”，只有顺乎自然，方为养生之道。

3. 通风

自然通风对于保证居室内的空气洁净与新鲜、清除居室内秽浊气体、改善蒸发散热等均具有十分重要的意义，此即《老老恒言》中所说的“每日清晨，室中洞开窗户……否则渐生故气，故气即同郁蒸之气，人于口鼻，有损脾肺”。但在此需要强调的是，居室通风换气固然重要，但人却不宜直面风吹。现代研究表明，当人们处于熟睡或者疲劳时，气血虚弱，体温下降，但却没有对穿堂风加以注意，任由其久吹，外淫通常就有可能乘虚而入，引发肩周炎、感冒、面瘫等病，此即《备急千金要方·养性·居处法》中所说的“小觉有风，勿强忍，久坐必须急急避之，久居不觉，使人中风”之意。

4. 洁净度

预防与减少疾病发生，促进健康和长寿，清洁并且整洁的居住环境是不可或缺的。陈直在《寿亲养老新书》中指出“栖息之室，必常洁雅”；周守中也在《养生类纂》中说“积水沉之可生病，沟渠通浚，屋宇清洁无秽气，不生瘟疫病”。这些理论在当时，对人们的预防疾病和保障健康生活起了非常重要的指导意义。现代社会认为保持居室内卫生最为行之有效的方法就是经常清洁、整理，如有可能，运用静电吸附式消毒器、紫外线灯等对居室内相关物品进行定期消毒，就可以对自然菌有良好的杀灭效果，从而起到预防、养生的效果。

5. 选材用料

古人在建筑材料的选择和用量上，以达到舒适为度，多选取土、木、石，即便如此，也仍然需要在满足一定条件后，方可搬入新居。如孙思邈就曾指出“初造屋成，恐有土木气，待泥干后于庭中醮祭讫，然后择良日入居”，这在现代社会显得更为重要。现代房屋的修建与装饰多采用各种人工合成材料，如胶合板、塑料、石棉、

PVC 板、地板革、黏结剂等，而这些材料都会挥发出有机化合物。不同品种的材料污染期有很大差异，这就造成室内污染有以下 3 个特点，即低毒性、长期性和伤害滞后性。有调查显示，装饰材料中的有害物质对人的影响甚至可以超过 1 年，其中甲醛的超标率最高。因此，应尽量选择恰当的建筑材料和室内装饰物，刚建成或装修的住宅一定要在保证良好通风的情况下，晾晒一段时间，待有害物质挥发干净后方可入住，否则将对人们的健康造成严重威胁。

6. 装饰

简约实用的装饰才能促进养生，而过于华丽的装饰反而会起到相反的效果。如孙思邈认为“凡居处不得过于绮靡华丽，令人贪婪无厌，损志，但令雅素清洁，能避风雨暑湿为佳”，在其养生理论中，他认为雅素清洁有助于做到清新寡欲，不为外物所累，对于房屋则认为“亦居者安，非它望也”。而孔子也认为人生的价值并非是无节制的物欲享受，而在于精神追求和道德修养的提高，认为恬淡方是人的本性，有利于养生，并在这种思想指导下形成了修身养性之说。现代医学同时也认为，人的内心平静，其情绪就会由紧张焦虑趋向于平和，血压下降，心跳和缓，呼吸也会均匀，从而对健康长寿有利；另外，在内心平静的情形下，人对能量的消耗会下降较多，从而使机体的结构、组织功能更为有序，以有益于延年益寿。

7. 养生氛围的营造

古人为了使居住环境适合养生，通常会用一些特定方法来增强居住环境的养生氛围，例如，用福、禄、寿、喜、财等字，“福如东海长流水，寿比南山不老松”等题词或楹联的使用等方式，来营造养生氛围，通过心理暗示而达到养生的效果。除此之外，还经常运用种植、堆山、水池、叠石等方法。古人对居住环境的改造有一个特别之处，就是他们特别擅长运用人工方法，将人工的产物与天然的实体精妙绝伦地整合为一个整体，以达到“虽由人作，宛自天开”之效果。上述方法如果能够恰当运用，就能够营造出适宜于养生的居住环境，从而起到对人涵养的作用。

（四）不良居住环境因素举例

1. 异臭

异臭是指能刺激嗅觉器官，引起人不愉快的臭气。产生这种臭气的物质为异臭物。有些企业（如食品、香料业）排出的气体虽然对短期接触者来说，可能是令人愉快的香味，但对工厂周围的居民来说，长期接触这种非正常的气味，也会感到不愉快，甚至厌恶。因此异臭是较为常见的环境污染问题。

异臭的来源分天然和人工两种。天然来源主要指动植物的蛋白质被细菌腐败分解产生各种异臭物，特别是停滞不动的污水和沼泽地，更易分解发臭。人工来源最常见的有石油化工厂、造纸厂、动物饲养或加工场，以及废水、垃圾、粪便处理场等处。

异臭对人体的影响是渐进的。人们突然闻到异臭时会产生反射性抑制吸气，使呼吸次数进少，深度变浅，甚至暂时停止呼吸。经常接触异臭会使人厌食、恶心、呕吐、消化功能减退。长期受到一种或几种低浓度异臭物质的刺激，会导致嗅觉疲劳或丧失，以致"久而不闻其臭"。脑神经不断受恶臭刺激，可导致大脑皮层兴奋和抑制的调节功能丧失。异臭物污染严重时，使人烦躁不安，无精打采，思想不集中，工作效率下降，判断力和记忆力减低。

异臭还迫使人们关闭门窗，影响居室的生活卫生条件。污染源附近的房屋、树木等会吸附异臭物，而且不易清除，形成二次污染物。异臭还会损害人的自尊心，影响心理状况和人际关系。

2. 噪声

声音可分为噪声、语声和乐声。所谓噪声是指人们不需要的声音，凡干扰人们休息、睡眠、工作、学习、思考和交谈等不协调的声音均属噪声。但有时有调的、好听的乐曲、歌曲，当它使人们感到厌烦并影响人们的工作、学习时，也被认为是不需要的声音，也称为噪声。可见，噪声的定义不是绝对的，它不是根据客观声音的物理性质定义，而是根据人们的主观感受、生活环境和心理状态等因素确定的。凡噪声超过人们的生产、生活活动所能接受的程度，就称为噪声污染。

环境噪声的来源有四：交通噪声、工业噪声、施工噪声和社会噪声（如集市贸易嘈杂声、高音喇叭声、家庭收录机、洗衣机等发出的声响）。

噪声对人体健康的影响是多方面的。长期在85dB噪声下工作，可引起难听甚至耳聋。另外，噪声对人体神经系统、心血管系统、内分泌系统等都有影响，可引起神经衰弱、心跳加快、心律不齐、血压升高，还可能导致血中胆固醇含量增高、动脉硬化。噪声尤其影响女性生理功能，可引起月经紊乱、妊娠合并症，使自然流产率、畸胎率和低体重胎儿发生率增高。

（五）预防保健措施

1. 绿化环境

满目葱翠的环境不仅有益于人体新陈代谢，对心理起调节、镇静作用，还可减轻污染，改善气候，保护人类健康。绿化的作用大致有以下几方面：

（1）净化空气：绿化地带通过光合作用，成为氧气的天然加工厂。另外，在城市被污染的异臭气味中，二氧化硫含量多、分布广、危害大。绿色植物在生长过程中可吸收二氧化硫，使空气不断被净化。青草还能吸收氟化氢、氯气、氢气、汞蒸气等对人、畜、农作物有害的其他气体。

（2）减弱噪声：绿化地带能很好地吸收和屏障噪声。公园中成片的树木可降低噪声5~40dB；绿化街道的两旁植树可使噪声降低8~10dB。若以乔木、灌木、草地相结合，消除噪声效果更好。

（3）除尘灭菌：绿叶虽小，但它的叶表面积却是其占地面积的二三十倍，叶片粗糙茂密，有的还长了许多绒毛，因而具有很强的吸附和阻留灰尘能力。据估计，全世界每年要向大气中排放一亿吨粉尘，造成空气污染。草坪上空的粉尘（飘尘）浓度为无草裸露土地的1/5，而一般细菌都依附在飘尘中，随空气中尘埃的减少，各种细菌自然减少。而且有些绿色植物的根叶还能分泌出一种杀灭细菌的物质，除空气中细菌外，连土壤中的致病菌也会被消灭。

（4）调节气候：绿色植物有吸收和反射阳光作用，并能通过叶面蒸发，消耗一部分热量。高大叶阔的树木能遮挡烈日，因此可调节气温和空气湿度。

2. 搞好环境卫生

保持清洁的环境卫生是我国人民良好的传统习惯。殷商甲骨文中就有大扫除的记载，敦煌壁画上还有一幅“殷人洒扫火燎防疫图”，《礼记》讲“鸡初鸣，威盥嗽，洒扫室堂及庭”。这表明两千多年前，我们的祖先就很重视环境卫生，清晨打扫已成为居民的日常习惯。

在工业高度发展，人口密度增加，“三废”污染日趋严重的今天，环境卫生的保护更为重要。城市里，除定期打扫，保持环境清洁外，还要建立良好的公共卫生习惯和生活秩序，人人做到不随地吐痰，不乱丢果皮纸屑，自觉维护公共卫生。乡村中，要妥善管理厕所、牲口棚，疏通渠道，并可在周围栽种具有驱虫作用的植物或带有香气的花草，如除虫菊等。

3. 治理污染

一个地区的环境污染受该地区的工业结构与布局、能源结构、交通管理、人口密度、地形、气象、植被面积等自然因素和社会因素所影响。因此，环境污染的治理具有区域性、整体性和综合性的特点。

大气污染的治理，包括合理安排工业布局和城镇功能分区的配置，控制燃料污染（改革燃料构成，集中供热，改造锅炉，原煤脱硫，适当增加烟囱高度等），以及防止废气污染环境的各种工艺和净化措施。

控制环境噪声的根本措施是合理的功能分区，将工业区、交通运输区、居住区的相互位置安排好。居住区应按主导风向设在噪声源的最小风频的下风侧。居住区内可将对噪声要求不高的公共建筑如商店、餐厅、服务网点等布置在邻近街道的地点，形成隔音屏障，以保持居住区内部安静。要求安静的住宅、学校、医院等建筑，可离噪声源远些，或利用空地绿化减弱噪声。加强交通管理对降低交通噪声也有重要作用。个人防护，可利用耳塞、耳罩、耳棉等隔绝噪声，也不失为经济有效的方法。

三、室内环境和健康

创造一个较理想的居室内环境要注意以下几个方面：①室内光线充足：居室采光要明暗适中，随时调节，这是符合中医养生理论的。居室有阳面和阴面之分，一般说来，在住宅房间中，就我国而言，要选择门窗向南，室内阳光充足的房间作卧室用。这样，夏天可以避免过热，冬天可以避免过冷。另外，朝南一面的窗户面积都应适当大一些，这样的房间自然采光好，光线充足，对于保护视力和减少眼睛疲劳大有好处，尤其在冬季室内日照时间长，通过紫外线的杀菌和促进人体中钙的代谢作用，又可控制葡萄球菌和链球菌的感染，适于虚弱的患者居住，如胃肠疾病、贫血、肾炎、佝偻病等。北面开窗的阴面房间，具有清凉的微小气候，适用于高血压及易烦躁发怒的人居住，有助于清除高血压患者的急躁、紧张情绪，从而易使降压药物发挥疗效。②温度、湿度适宜：居室内的基本要求是冬天温暖舒适，夏天清爽凉快。一般说来，居室内的适宜温度是16~24℃，相对湿度是40%~60%，冬季最好不要低于35%，夏天不宜大于70%。在这种情况下，皮肤温度基本上没有变化，机体和外界环境维持着良好的热平衡。如果室内温度过低或过高，湿度过大或过小，会使人感到不舒服，影响人的热平衡，由于不适应外界环境的气候变化，可引起多种疾病。室温过高，环境闷热，常可引起感冒、中暑等；室温过低，会诱发气管炎、心肌梗死及脑血管病。尤其对于老年人，室温更为重要，室温低可发生“老年低体温症”，严重的低体温症常有意识障碍、颈项强直、血压下降、心动过缓或心律不齐等症状。室内温度要适宜，湿度也要适当。如果室内过于潮湿，空气污浊，常使人气血郁滞而发病。久居湿地，常可引起感冒、肾炎、风湿病等。③自然通风：居室内的自然通风可以保障房间内的空气新鲜洁净，排除室内湿热秽浊之气，还可加强蒸发散热，改善休息环境。实践证明，凡是通风好的住宅，就有利于健康保健；通风差的住宅，则容易发生或传播各种传染病，特别是呼吸道的传染病，如麻疹、白喉、猩红热、百日咳、肺结核病等。因此疗养康复机构的建筑设计必须考虑到这些健康要点。

住宅是人们生活环境的重要组成部分，是人们为了充分利用自然环境中的有利因素，防止不良影响而创造的日常生活室内环境。

室内环境对人体的作用一般是长期的、慢性的，不易在较短时间内明显表现出来，一些环境因素又常同时综合作用于人体。因此，室内环境与居民健康的关系是复杂的。良好的室内环境可提高机体各系统的生理功能，增强抵抗力，降低患病率和死亡率；反之，低劣的室内环境对人形成一种恶性刺激，使居民健康水平下降。

（一）理想的居室环境

1. 居室结构

居民的住宅和平面配置要适当。一般说，每户住宅应有自己独立的成套房间，包括主室和辅室。主室为一个起居室和适当数目的卧室；辅室是主室以外的其他房间，包括厨房、厕所、浴室、贮藏室，以及过道、阳台等室外设施。主室应与其他房间充分隔开，以免受其不良影响，并且应有直接采光。卧室应配置在最好的朝向。

对居室面积的要求是宽敞适中。《吕氏春秋·重已》说“室大则多阴，台高则多阳。多阴则蹶，多阳则痿，此阴阳不适之患也”。即是说，居室不宜太高大，也不宜太低小，否则阴阳各有偏颇，会导致疾病的发生。从现代卫生学的要求，正常居室面积为 $15m^2$ 左右，城市居室面积每人平均为 $6\sim9m^2$，农村以 $8\sim12m^2$ 为宜。居室净高为 2.6~2.8m，炎热地区可稍高，寒冷省份可略低一些。

居室进深是指开设窗户的外墙内表面至对面墙壁内表面的距离。它与采光和换气有关，通常一侧有窗的房间，进深不宜超过从地面到窗上缘的 2~2.5 倍；两侧开窗者，进深可增加到这个高度的 4~5 倍。另外，居室进深与居室宽度之比，不宜大于 2 ∶ 1，最好是 3 ∶ 2，以便于室内家具的布置。

2. 室内微小气候

室内微小气候是指室内由于围炉结构（墙、屋顶、地板、门窗等）的作用，形成的与室外不同的室内气候。它主要由气温、气湿、气流和热辐射（周围物体表面温度）四种气象因素组成。这四种气象因素综合作用于人体，直接作用是影响人体的体温调节。

居室内的微小气候要能保证机体的温热平衡，不使体温调节功能长期处于紧张状态。保证居民有良好的温热感觉，正常地工作和作息。

居室内微小气候的标准以冬夏两季为准。夏季室内适宜温度为 21~32℃，最适范围为 24~26℃；气湿（相对湿度）为 30%~65%；气流速度为 0.2~0.5m/s，最大不宜超过 3m/s。冬季室内温度的适宜范围是 16~20℃，气湿为 30%~45%，气流速度为 0.1~0.5m/s。

3. 室内采光

居室采光明暗适中，随时调节。如《遵生八笺》说“吾所居座，前帘后屏，太明即下帘以和其内映，太暗即卷帘以通其外耀。内以安心，外以安目。心目皆安，则身安矣”。

室内光照包括自然光线（日照）和人工光线的照明。室内日照指通过门窗进入室内的直接阳光照射。阳光中的紫外线有抗佝偻病、提高免疫力、杀菌消炎等作用。一层清洁的窗玻璃可透过波长为 318~320nm 以上的紫外线。但有 60%~65% 的紫外线量被玻璃反射和吸收；且随阳光射入室内深度的加大，紫外线量也逐渐减少，距窗口 4m 处，仅为室内紫外线量的 1/60~1/50。即使这样，其中的直射光和散射光仍有一定杀菌和抗佝偻病作用。

为保证室内有适宜光照，一般认为，北方较冷的地区冬季南向居室，每天至少应有 3 小时日照，其他朝向的居室还需多些。夏季则应尽量减少日照，防止室温过高。

夜间或白天自然光线不足时，要利用人工光线照明。人工照明要保证光照度足够、稳定、分布均匀，避免刺眼，光源组成接近日光，以及防止过热和空气污染等。

4. 居室通风

居室的自然通风可保证房间内的空气清洁，排除室内的湿热秽浊之气，加强蒸发散热，改善人们的工作休息环境。因此，厨房和厕所应有良好通风，夏季炎热地区应使主室内形成穿堂风。外廊式住宅（一侧为房间，另一侧为开放式走廊）的外廊，除能起到阳台和避阳作用外，较容易形成穿堂风，适合于炎热地区。

（二）不良的室内环境

1. 潮湿阴暗

当微小气候变化超出一定范围，机体体温调节长期处于紧张状态，就会影响人体生理功能，降低抵抗力，增加患病率。如人们长期居住在寒冷潮湿房间里，易患感冒、冻疮、风湿病和心血管系统疾病。尤其对老年人，室温更为重要，老人体内产热少，体温调节功能差，对外界温度变化不敏感。有时室温相当低，而老人感觉不到，当体温降至35℃以下时，就会产生“老年低体温症”，表现为血压下降、心跳过缓或心律不齐，甚至意识障碍、颈项强直。而在高温多湿环境里，人会感到闷热难耐、疲倦无力，工作效率下降，容易中暑乃至死亡。另外，如居室光线阴暗，视力调节紧张，可引起近视；紫外线照射不足，将影响儿童发育，使佝偻病增加。

2. 空气污浊

人们大部分时间在室内度过。据有关部门监测，室内空气污染比室外更严重。就一天时间分析，早晚尤甚；从超标幅度来看，平房污染最重，楼房次之，办公室最轻。

室内空气污染的来源主要有以下六种：

①人的呼吸过程可使室内空气中氧含量减少，二氧化碳和水分含量增多。

②人体皮肤、衣履、被褥及物品，能发散出各种不良气体与碎屑等。

③人们谈话、咳嗽、喷嚏及生活活动，能将上呼吸道的微生物和地面、墙面上的微生物及灰尘播散到空气中。

④使用煤炉、煤气或石油汽化气灶及生物燃料（木头、秸秆、稻壳等）做饭、取暖时，燃料燃烧产生有害气体，如二氧化硫、一氧化碳、二氧化碳和悬浮颗粒物。

⑤吸烟时产生的烟气中含有多种有害物，主要有一氧化碳、尼古丁、致癌性多环芳烃。

⑥室外污染空气进入室内时，将其所含的各种污染物带入室内。

室内空气污染对人体身心健康危害严重，当二氧化碳的含量达0.07%时，敏感者就会感到不舒服；当二氧化碳含量达0.1%时，空气中的其他性状开始恶化，出现显著的不良气味，人们会较普遍地感到不愉悦。空气中有大量微生物和烟尘的污染时，可致呼吸道疾病传播机会增加，甚至引起肺癌。

（三）预防保健措施

1. 改良房屋结构

为了保障人体健康，我国人民经过长期生活实践，在居室改良上积累了一套丰富的经验和行之有效的方法。如北方冬季长，为使居室温暖舒适，常设斗门、加厚墙壁、双层窗户，室内用门帘、屏风、壁毡、布幔等保暖。南方夏季炎热多雨，住房常采用通风阁楼坡屋顶、双层瓦通风屋顶，屋檐较宽阔。有的屋顶还设有一可开关的天窗，根据需要调节室内采光，保证室内通风、清爽、干燥。另外，采用内含空气的双层墙和浮筑楼板，也可减少噪声的传播。

2. 搞好自然通风

居室内的自然通风主要取决于门窗的合理开设和人们的生活习惯。我国北方冬季为抵御寒风，都紧闭门窗，室内污染物负荷较高，应注意每天定期开窗换气，住室内空气经常对流畅通，可减轻污染程度。而且，自然通风比空调机、电风扇效果好，风速柔和，风向较弥漫，人体易于适应，不会形成二次污染（如空调机的噪声等）。

3. 防治室内污染

厨房是室内空气的主要污染源。因此，除保证自然通风外，还可采取一些简便易行的措施。如在煤气灶上安装吸风罩；做饭时先打开窗户，关好居室的门；点煤气时，先划火柴后打开关；煎炒时不要油温太高；不要在厨房内看书或就餐；用完煤气后，要把厨房的总开关关紧，并经常检查是否有漏气的地方等。

居室内、办公室内不得吸烟；不要高声说话；尽量调低录音机、电视机的音量；轻手关门、轻声走路，以保持室内清洁、安静。

另外，搞好室内卫生，定期消毒，对防治污染也至关重要。

4. 美化居室环境

居室的美化要根据房间的使用性质、空间大小、光照程度、家具陈设及个人兴趣爱好等，因地制宜进行安排，只要布局得当，相互协调，就会给人以美的感受。

色彩是室内空间的精神，室内的视觉、气质、格调主要由色彩语言来表现。从人的心理和生理需求来说，室内色彩应令人感到亲切、舒适、明快。一般讲，浅黄、乳白色可增加房间的亮度，使房间显得宽敞，给人以庄重、典雅感；嫩绿、浅蓝色显得温柔、恬静，使人产生安谧、幽美感。向阳房间光线充足，家具色彩可选择浅蓝、灰绿等中性偏冷的色彩；背阴房间光线较暗，家具色彩也较深的，墙面色彩可选择奶白、米黄等偏温和者。餐厅漆成橙黄色，可刺激食欲；书房采用浅绿格调，有利缓解视力疲劳；厨房、卫生间可用白色或灰色，使环境的光线更加谐和。

室内布置要根据人们在室内的活动方式而定。客厅和餐厅的陈设以“动态”为主，书房和卧室以“静态”为主。客厅是待客处，要尽量保持宽敞，空间感强。摆设的花木以艺术观赏为主，宜选一些枝叶繁茂的绿色植物，如万年青、君子兰、龟背竹等，可使整个客厅显得雅致大方。书房是读书学习的地方，陈设布置应从有利于学习着眼，如《遵生八笺》说“书斋宜明静，不可太敞。明静可爽心神，宏敞则伤目力”。窗棂四壁可种些碧萝、剑兰，摆点松、竹盆景，使书斋“青葱郁然”；“近窗处，蓄金鲫五、七头，以观天机活泼”，这又体现了静中有动的布局特色。卧室的陈设应令人宁静舒适。床铺的安置不宜正对卧室门，因房门一开就见到床，私密性不佳；且风从门外直接吹到身上，容易着凉、生病。若窗口开得太低，床头也不宜正对窗口，理由同前。卧室墙上可设置一些软枝低垂的观叶植物，如吊兰，增加静谧感。

5. 香味净化空气

焚香是一项祛秽浊气味、抑制毒害的卫生措施，在我国有悠久历史。香的种类很多，一般采用各种芳香植物或驱蚊药物及香料精制而成，有的还加入各种中药。居室内焚香，可清洁辟秽、杀虫解毒，还可清心怡情。如梅雨季节在室内焚香可驱除霉腐气味、净化空气；对储藏食品的居室用药香熏一熏，实际上是对食品中的致病菌进行一次“扫除”；学习工作时点燃一支卫生香，则有清心开窍、活跃思维、振奋精神的功效。但室内焚香不宜过多，特别是通风不良或有患者在卧的房间。一般每次点燃一支卫生香即可，以防化学香精的烟雾中毒。

另外，室内通风不畅时，常有碳酸气等怪味，可在灯泡上滴几滴香水或花露水，使其遇热后慢慢散发香味，室内就会有阵阵清香扑鼻。

（秦　越）

第十二章

房事养生

第一节　房事养生涵义

房事养生，又称为性保健，是指性爱双方在中医基础理论的指导下，按照中医养生学的基本原则和方法，结合人体的生理、心理特点和生命规律，采用健康的性生活方式，使性生理、性心理和性行为高度协调统一，达到提高生活质量、防病保健目的的一种养生方法。房事养生属于生活起居养生的一个分支，房事养生不仅有利于人类的身心健康，而且还关系到夫妻间的感情和谐与家庭的幸福，同时也关乎社会的稳定。

中国古代很重视养生和阴阳之道，古人认为男女关系是“人伦之始”，“五代之基”，“房中之事，能生人，能煞人，譬如水火，知用者，可以养生，不能用之者，立可尸矣”，长沙马王堆出土的竹简《十问》中有记载：“尧问于舜曰：‘天下孰为贵’？舜曰：‘生为贵’。尧曰：‘治生奈何’？舜曰：‘审乎阴阳’”，《玉房秘诀》中有云“男女相成，犹天地相生，天地得交会之道，故无终竟之限。人失交接之道，故有夭折之渐，能避渐伤之事而得阴阳之道也”，都说明了房事本乎自然之道，健康和谐的房事生活是人类健康长寿的基础。

第二节　房事养生原则

一、顺应自然，法于阴阳

古人以阴阳思辨自然，以阴阳剖析自身，男女、阴阳、天地统成一体，阴阳者，天地之道也。著名医家张景岳在系统总结明代以前医家有关房事养生的理论和学说后，认为有助于身心健康的房事之道关键在于“合”。他指出：“阳明之道，合则聚，不合则离，合则成，不合则败。大道，大事，莫不由之，而尤予斯道为最。”和谐是中华传统文化的精髓，男女房事的和谐也是房事养生的精髓，阴阳和谐之谓道，偏阴偏阳之谓疾，男女房事好比是天地相合，所谓“合”，即是男女的房事生活必须是包括情感、身体在内的多方面协调配合与和谐一致。房事养生顺之则延年益寿，逆之则违背阴阳之道，易致早衰早夭。

1. 欲不可绝

元代李鹏飞在《三元延寿参赞书》中说“男女居室，人之大伦，独阳不生，独阴不成，人道有不可废者”，男女房事乃为自然属性，是人类不可抗拒的自然行为和生存法则。《孟子·告子》谓“食色，性也”，《礼记·礼运》有云“饮食男女，人之大欲存焉”，古人把男女房事与饮食并举，指出性欲同食欲一样均为万物之天性，房事生活是人类的生理之需，若禁性欲，不仅违反了自然规律，也违背了人类的生存原则。成年之男女，若长期没有性生活，或者生活中不适当的抑制性功能，犹“若春无秋，若冬无夏”，会导致机体内很多病理变化的发生，“因而合之，是谓圣度，圣人不绝和合之道也”。正如《素女经》中有云“天地有开阖，阴阳有施化，人法阴阳随四时。今欲不交接，神气不宣布，阴阳闭隔，何以自补也？”，又有“阴阳不交，则生痈瘀之疾，故幽、闲、怨、旷多病而不寿也”之说。《抱朴子》中也有言“阴阳不交伤也”，《备急千金要方》中亦说“男不可无女，女不可无男……强抑闲之，难持易失，使人漏精尿浊以致鬼交之病，损一而当百也”，说明古代医家反对禁性欲，若健康男女失之交接或勉强禁欲，会使阴阳阻隔，精道闭塞，气运不畅，五脏失调，人只有效法天地阴阳而相互接济，才能保持阴阳平衡，健康长寿。

现代医学研究表明，适当的房事生活能预防肥胖；能预防心脏病和抑郁症的发生；能保持膀胱健康，保护前列腺，降低前列腺癌的发病率；能增加体内免疫球蛋白 A 抗体的数量，从而预防流感和伤风的发生；能使大脑杆状细胞在嗅觉中心形成许多新的神经元，从而增强嗅觉，另外还能缓解疼痛。

2. 欲不可拘

房事生活是性爱双方感情升华的体现，但对于多数女性和部分性格内敛的男性来讲，房事生活常显得羞涩而避于谈涉，甚至行房之时还带有害怕恐惧的心理。马王堆出土的医书《十问》中说，切忌在惊恐、焦虑、紧张、过度激动的情绪下行房事，否则易造成气血亏虚、肾精不足，而有损健康。保持良好放松的情绪和心态对房事生活的和谐起到十分重要的作用。愉悦放松的房事生活能使双方精神焕发、心情爽朗，有利于双方身心健康的发展。反之，房事生活中不必要的拘谨和恐惧，不仅不能达到提高生活质量、延年益寿的目的，还会导致某些疾病的发生，比如：诱发女性月经不调、经期紊乱、黄褐斑、痤疮和皮肤疖疹、乳腺增生、慢性盆腔炎、性冷淡等疾病；诱发男性阳痿、早泄、前列腺增生、慢性性功能障碍等疾病。

3. 欲不可强

房事生活只有顺其（身体和心理）自然，才可使阴阳协调、心身康健。健康和谐的房事生活要求性爱双方在身体适度的情况下自发自愿产生，任何一方都不宜勉强行房，“强力入房则精耗，精耗则肾伤，肾伤则髓气内枯，腰痛不能俯仰”，“才不遗，强思之；力不胜，强举之，伤也。甚矣，强之一字，真伐生伐寿之本也”，超越体质条件或不顺应情感状态而勉强行房，违反了阴阳顺乎自然的法则，不仅会造成性爱双方心理上的拘谨，造成一定的心理障碍甚至留下心理阴影，导致心身疾病的发生，还会导致真阴真阳的耗散，直接对身体造成不良影响，因此，欲不可强。

二、节制有度，禁忌有道

房事生活能促进和保持身心健康，可预防和治疗某些心身疾病，但也要防止由于不适当的房事生活而导致的生命健康问题，“房中之事，能生人，能煞人，譬如水火，知用者，可以养生，不能用之者，立可尸矣”，因此，房事生活要做到节制有度，禁忌有道，才能身体康健，益寿延年。

1. 欲不可纵

所谓纵，即放纵；不可纵欲，即是房事生活应有适有度，不可纵情滥欲。早在《礼记》上就记载有“欲不可纵”，纵欲无度，必然会耗气伤精，甚至危及生命。《备急千金要方》也有记载：“善摄生者，凡觉阳事辄盛，必谨而抑之，不可纵心竭意以自贼也”，并指出：“人年四十以下多有放恣，四十以上即顿觉气力一时衰退。衰退既至，众病蜂起，久而不治，遂至不救”。《三元参赞延寿书》中记载：“书云：欲多则损精。人可保者命，可惜者身，可重者精。肝精不固，目眩无光；肺精不交，肌肉消瘦；肾精不固，神气减少；脾精不坚，齿发浮落。若耗散真精不已，疾病随生，死亡随至。”古代养生家认为，男女房事本为自然交配法则，实乃交换阴阳之气也，有度则为欲，过度则为淫，性欲不可绝，淫欲不可纵，过度则伤肾伤身。“若一度制得，则一度火灭，一度增油。若不能制，纵情施泄，即是膏火将灭，更去其油，可不深自防”，因此房事生活的次数不能不引起重视。只要能遵循一定的法度，做到心安不放纵，形气相和谐，则可保精全神，体虚人可逐渐充盈，体壮人能更健实，老年人亦可因而长寿。

古代书籍中对于行房次数的记载，《素女经》中有云：“人年二十者，四日一泄；年三十者，八日一泄；年四十者，十六日一泄；年五十者，二十一日一泄；年六十者，即当闭精，勿复更泄也。若体力犹壮者，一月一泄。凡人气力自相有强盛过人者，亦不可抑忍；久而不泄，致痈疽。若年过六十，而有数旬不得交接，意中平平者，可闭精勿泄也。”现代医学认为，行房次数适度的掌握，宜根据个体差异，如年龄、体质、职业等的不同情况而适当灵活调整。通常，常年在一起居住的青壮年夫妇，房事生活为每周 1~2 次；新婚初期或久别重逢的双方，行房次数可稍微增加，行房次数的增加一般以第二天不感到疲劳为原则，如若第二天出现腰膝酸软、四肢无力、少气懒言、工作效率低下等情况，则应当适当调整房事生活的频率。对于青壮年来说，房事生活需视情况而有所节制，对于老年人来讲，房事生活的次数应越少越好。

2. 欲不可早

元代李鹏飞在《三元延寿参赞书》中写道“男破阳太早则伤其精气，女破阴太早则伤其血脉”，“精未通，而御女以通其精，则五体有不满之处，异日有难状之疾”，“未笄之女天癸始至，已近男色，阴气早泄，未完而伤”。古人早就观察到，人的生殖能力与性机能和性器官的发育要经过一个相对较长的时期，才能完全的成熟，而生殖能力的具备，并不意味着性生活的条件已经成熟。前已述及，《素问·上古天真论》说，女子二七天癸至，月事以时下；男子二八天癸至，精气溢泻，阴阳和可能有子。此时男女天癸至，基本已具备了生育能力，阴阳交合有孕育的可能。但此时男女双方的身体和心智均未完全发育成熟，只有到了男女肾气平均，真牙生而长极，标志着男女性的发育已经成熟，这时才考虑婚嫁大事。所以南齐《褚氏遗书·问子篇》写道：“合男女必当年，男虽十六而精通，必三十而娶；女虽十四而天癸至，必二十而嫁。皆欲阴阳完实……”现已证实，在这个年龄结婚是合乎生理要求的，从生理发育看，女子天癸未裕，不可近男色；男子方苞未开，不可近女色。

人类通过长期的生活实践，逐渐认识到行房年龄过早会影响正常生理发育，危害健康。青少年时期正是身体发育和心智成长的关键时期，随着生理上的变化，也开始有了性心理的萌芽，对异性表现出强烈的好奇和渴求。这一时期的青少年肾气渐充而筋骨未实，此时若妄行交接、不知节度，过早地克伐肾中阴精，则会致元真散失、气血损耗，进而妨碍自身生长发育的进程，同时心智发育的不成熟还会导致性欲的不可控制，导致纵欲情况的发生，严重损害健康，甚则早衰早夭。

除此之外，行房过早除了损害身体健康，还会对家庭带来伤害。婚姻不仅是两个人的结合，更是两个家庭的组合，更意味着新生家庭的诞生。婚姻面临着繁衍下一代的重任，性爱双方要承担起做父母的责任，这不仅仅是具备了婚嫁的生理功能所能解决的，还需要有足够的生活知识、经济能力、抗压能力、社会实践经验等，因此，组合家庭的成熟条件必须具备身体、心理与社会应激能力，三者缺一不可。然而，知识与才能的积累、心理素质的提高需要时间的沉淀，古人认为要经历几个阶段，《礼记·曲礼》中有“人生十年曰幼，学；二十曰弱，冠；三十曰壮，有室”的记载，有室即娶妻结婚生子；“男子三十而冠，始学礼，可以衣裘帛，舞大厦，行孝地，博学不教，内而不出……始理男事”（《礼记·内则》）。对于女子来说，则应具备“通于织纫纺绩之事，文章之美，不若是则上无以孝于舅姑，而下无以事夫养子”。这就是说，男女婚嫁的时间应当是在获得了社会的独立生存能力之后，有了能够担当起做父母的责任才适合婚配。古谓“三十而立”，即是在事业取得成就，在身体上有最充分的发育之时，才考虑婚嫁大事，才是于国、于家、于己都是有益的。所以，古人认为男子三十而有室，女子二十三而嫁。男子 30 岁，女子 23 岁，是最适宜的婚龄。古人的最适婚配年龄理论，在今天看来，也是十分科学的。它不但包含了身体发育方面的内容，而且还考虑到了人的社会实践能力。目前，我国的计划生育基本国策也是要求男子结婚年龄不得低于22周岁，女子不得低于20周岁，且提倡晚婚少育。以上均说明了房事行为不可过早发生的道理。

3. 欲有禁忌

所谓禁忌，就是在某些特殊情况下性爱双方要禁止房事行为的发生，即“欲有所忌”、“欲有所避”。房事生活如果一意孤行地打破了房事禁忌，就会损害健康，导致诸多疾病的发生，后果会不堪设想。中国古代讲究天时、地利、人和，房事养生的禁忌也有三个方面：天忌、地忌和人忌。

（1）行房天忌：不可在自然环境异常变化的情况下行房事。两性交会当避“大风、大雾、大寒、雷电霹雳、天地晦冥、日月薄蚀、霓虹地动”等。

（2）行房地忌：尽量选择环境安静、干扰少、面积较小且空气流通、光线明暗适中、卧具干净卫生的房间行房事，不可在空旷山野、神庙佛寺、井灶卫厕、塚墓尸柩等处行房事。

（3）行房人忌：酒后、病期、经期、孕期、产后、哺乳期谨慎行房，情绪不佳时需要先调节情绪、提高情调后再行房事。行房的时间最好选在晚上睡觉之前，忌黎明时同房。行房时还要注意行房卫生，做好必要的避孕措施。

三、强肾保精，择体养生

中医学思想重视人体的精、气、神。肾为先天之本，藏五脏六腑之精气，主宰人的生殖、生长、发育、衰老和死亡，肾精充足，五脏六腑皆旺、抗病能力强、身体强壮，则健康长寿。反之，肾精匮乏，则五脏衰虚、多病早夭。所谓“强肾”，是指补益肾气、增强肾脏功能，只有肾气充足，才能保证房事生活的正常进行。所谓“保精”，是指保护、调养、巩固精气，使人精气充盈、精力旺盛。所谓“择体养生”，是指根据男女不同性别的生理特点，不同人的不同体质特征，采用不同的房事养生方法，使性爱双方合理的释放与保存肾中精气，达到强肾保精的目的。

强肾保精的方法种类有很多，如饮食、药物、推拿按摩、针灸、运动等，均可收到良好的效果，使肾气旺盛、阴阳协调、精力充沛，从而防治疾病、延缓衰老。

第三节 房事养生作用

性是人的自然行为，男女相互依存，正常的房事生活是人类的天性和生理之需，也是人们幸福、美满、有情调的生活中不可缺少的一部分，房事养生对人类的生活起着至关重要的作用。房事养生提出了房事生活的原则、房事行为的禁忌、健康房事生活的具体方法，升华了房事生活的内涵和意义，改变了人类对于房事生活中的房事行为最初的认识和了解，创立了新的生命科学观，对促进个人、家庭和社会的发展都有着积极的作用。

一、房事养生有利于调摄心神、怡情养性

房事行为需要双方有性爱激情的同时，还要求双方有安定旷怡的心境，情绪不可急躁，让性兴奋在平静安定的心境下逐渐增加。房事养生的性修养使心神得以调摄，调摄后的心神更能促进房事生活的和谐。和谐的房事生活可以使性爱双方更加精神愉悦、气血调畅、心旷神怡，能有效地疏解忧郁、苦闷和压抑情绪，保持开朗的性格，以增强生活情趣和生命的活力，使性爱双方保持良好的精神心理状态和勃勃生机。良好的精神状态能促进彼此感情的融洽，情感上的融洽又能鼓舞人们保持更加乐观向上的生活态度，笑对人生，充实地过好每一天。

二、房事养生有利于保精养气、延年益寿

健康的房事生活不仅可以协调机体各种生理功能，平衡人体的内分泌系统，促进和保持心理健康，还有利于延缓衰老，预防某些疾病。适度的房事生活是调节人体阴阳的重要手段，房事养生其主要目的在于保精、养气、还精、补脑，即如何通过健康的房事行为来达到释摄有度、心神愉悦而又不会力不从心。

对于女性来讲，和谐的房事生活能保持肌肤细腻美丽。行房时性激素和肾上腺素会加速分泌，性激素可以增加女性的魅力，肾上腺素则会让皮肤看起来更加光亮、透明。美丽的容貌能增加女性的自信心，充满自信的女性更容易光芒四射。和谐的房事生活对于女性很多疾病，如阴道炎、子宫内膜炎、输卵管炎、乳腺增生、乳腺癌等，也会有意想不到的预防、抑制、缓解和治愈的效果。有研究显示，雌激素能够使女性保持良好的血液循环和新陈代谢，有规律和谐房事生活的女性体内雌激素水平比没有房事生活的女性要高得多，从而使卵巢的功能相对更加旺盛，保持月经的正常进行并推迟围绝经期的到来，从而延缓衰老。

中医认为，人至成年，随着男女性器官发育成熟，便自然产生对房事生活的要求，欲不可绝。然房中之事，能生人，也能煞人，譬如水火，知用者，可以养生，不能用之者，立可尸矣。房事养生指导人们如何进行规律而适度的房事生活，使房事行为“能发闭通塞”，使“中府受输而盈”，全身气血通畅，五脏六腑充盈而保持健康、延年益寿，甚至还能治疗某些由于房事不协调引起的身体病痛。反之，如果没有房事养生理论的指导，误入混乱不当的房事生活，就会导致疾病的发生，甚至危及生命。因此，房事的养生之道不可不引起重视。

三、房事养生有利于家庭和谐、社会稳定

房事行为是建立在性爱双方情感的基础上产生的，和谐的房事生活可以化解夫妻间的一些不必要的矛盾，房事生活的和谐不仅关系到性爱双方的个体问题，还关系到与婚姻和生育相关的社会问题。房事养生不仅对个人有影响，对家庭、社会都是一种考验。

（1）房事养生有利于建立健康的、文明的、科学的房事生活方式，避免不必要的恐惧和烦恼，可预防多种性功能障碍疾患的发生，不仅有利于自身的健康，也有益于提高配偶的生活质量。

（2）房事养生有助于增进夫妻感情，协调夫妻关系，增强家庭幸福和社会稳定。

（3）房事养生有助于移风易俗，促进社会主义精神文明建设，提高国民素质，促进社会的进步与发展。

第四节　房事养生具体方法

房事生活关系到个人的健康、家庭的和谐和社会的稳定，房事养生应当从年轻时就开始引起重视和坚持，从初次行房到老年益壮。

一、起居有常，壮体有方

为了保持良好的房事生活状态，平时就应该注重安排合理的生活起居，并注重饮食和身体的调养，有了良好的身体基础，才能更好地行房事。

（一）合理起居，充足睡眠

合理安排起居休息，建立符合自身生物节律的起居规律，妥善处理生活细节，保持良好的生活习惯，做到起居有常，忌烟酒，戒恶习，远离污染。根据中医学气血经络理论，晚上入睡时间最好在十一点之前，中午十一点至下午一点之间最好也安排部分休息时间。充足的睡眠是保证人体健康长寿的有力保障。人在睡眠状态下，身体各组织器官大多处于休憩状态，睡眠时人体气血消耗大大降低，气血在睡眠状态下得到补充和休养，从而使机体消除疲劳、恢复精力，使免疫力增强。每个人的睡眠时间根据人的年龄、体质以及季节和环境等的不同而有所差异。成年人的睡眠每天维持在 8 小时左右，老年人每天睡眠时间要适当延长，以每天 9~10 小时为宜，睡眠时间的长短以醒后感觉舒适、身体轻松、头脑清醒、精力充沛为最佳。

睡眠时间充足的保障除了受合理起居的影响，还要注意睡眠环境的因素。睡床

要软硬适中，便于自由翻身，有利于气血流通、筋骨舒展。床的高度以略高于寝者的膝盖，过高易产生紧张感，过低易感受潮湿之邪导致关节痹症。床头的摆放宜东西而卧忌南北。

（二）强肾保健，因人而异

我国古代流传下来很多强肾保健的方法，有运动调养、饮食调养和药物调养，其中运动调养对性系统有很好的保健功效。不管是何种保健方法只要能坚持下来，都能提高房事生活的质量，有利于双方的健康。

1. 运动调养法

运动健身对于人体健康不失为一种灵丹妙药，对房事生活的调养也起着十分重要的作用。适当运动可强健心脏，改善血液循环，并能稳定血压、降低血脂、预防冠心病，还可增强呼吸功能、增加抵抗力，预防呼吸道疾病。运动调养法有咽津叩齿、翕周提肛、双掌摩腰、疏通任督、缓行散步、游泳锻炼、健身长跑及腰部健身等。

（1）咽津叩齿法：每日清晨起床后叩齿 200 次，然后用舌尖舔上腭及舌下、齿龈，致津液满口后缓缓咽下，如此动作反复 50~100 次。此法有滋阴降火，固齿益精的作用。

（2）翕周提肛法：坐在椅子上，轻闭双眼，心神宁静，全身放松，慢慢地在肛门上用力，深吸气时将肛门收紧，屏气停顿约 2 秒钟，接着立刻将力量放松使肛门松弛，缓缓呼气，一收一松为一次，反复地使肛门收缩、放松，每日练习 5~10 分钟为宜。此法有补肾壮腰的作用，还能防治肛肠科疾病。

（3）双掌摩腰法：取坐位，两手掌贴于肾俞穴，双掌从上向下摩擦 50~100 次，使局部有温热感为止。此法有温肾摄精之效，对男子遗精、阳痿、早泄，女子虚寒带下、月经不调等病症均有很好的防治作用。

（4）疏通任督法：取半仰卧位，一手扶小腹，另一手中指点按在神阙穴上，默数 60 秒，然后换另外一只手再做一次，然后双手重叠扶在阴部，手指按在会阴穴上，正反方向各揉按 50~100 次，再双手重叠，在小腹部正反方向各揉按 50~100 圈。此功法培补元气，久练可有疏通经络、滋阴补肾、调节任督冲带等脉功能，对男性前列腺炎、泌尿结石及女性子宫疾患均有良好的防治功效。

（5）缓行散步法：散步之前应使全身放松、调匀呼吸，然后从容展步。散步时宜情绪悠闲、和缓自如、步履轻松、循序渐进、量力而行，速度和行程需根据年龄、体质、体力而定，做到形小劳而不倦。

清晨散步最好在树木较多、空气清新的地方，并要注意气候变化和衣服增减，以预防感冒。食后半小时内散步有助于食物消化，但幅度不可太大。睡前散步可使心神宁静，入睡困难者行之可安神，但注意睡前散步的时间不可太长。

（6）游泳锻炼法：能促进身体全面发展，使力量、速度、韧力、耐力等身体素质均得到提高，阳气亏虚的男子常练尤宜。初下水时，可先站池边行走 100 米左右，继而练习水中原地跳跃，掌握机体在水中的平衡能力，后再做水中漂流运动，练习水中呼吸，并深吸气做双腿蹬离池壁动作。

（7）健身长跑法：健身长跑的最佳锻炼标准是 20 分钟内跑约 3 千米，初练习时宜走跑交替，先走后跑。跑步时，若出现心前区绞痛、呼吸困难、步态不稳、头痛、眩晕等征象，应及时中止运动，缓步行走。此法更适合两人或团体一起进行。

（8）腰部健身法：①摆头摇尾：直立平视，两腿分开，与肩同宽，两手交叉于髋部，并推送髋部自右向左做前、后环绕动作 5 次，再反方向做 5 次，每组练习重复 4~6 次，练习时动作应缓慢而连续，呼吸自然放松。②前后屈体：两腿分开，与肩同宽，两手交叉握于脑后，抬头挺脑吸气，然后上体逐渐前屈至极限，同时慢呼气，暂停 2 秒后逐渐抬起上体，吸气，尽量向后倾倒，静止 2 秒钟后重复以上动作，练习时动作幅度应逐渐加大，呼吸自然协调。③体侧转动：直立平视，两手交叉于髋部，上体缓慢向左后转动至极限，转体时身体应随头自然转动并吸气，暂停 2 秒后呼气还原，并继续向右后转动至极限，同时吸气，如此反复 30 次左右，练习时转体动作应与呼吸协调配合，两腿伸直，脚跟不离地面。④俯侧挺身：跪卧，两手于体前支撑，低头含胸，拱背，吸气，身体向前伸展、抬头，塌腰成俯撑挺身动作，静止 2 秒后，呼气还原，如此重复 30 次左右，练习中呼吸深沉而缓慢，伸展动作要充分。⑤团身滚动：两手抱膝，团身坐姿，身体自然后倒做前、后滚动动作。注意团身要紧，滚动圆滑，动作幅度由小到大，向后滚动至肩背部，向前滚动自坐起，如此练习 30 次左右。⑥仰卧起坐：两手抱膝仰卧，然后向左转动，同时展体成俯卧，两臂、两腿伸直，头部微抬，静止 2 秒后，再向右后转动，同时收腹、团身、抱膝成开始姿势，并连续做与此动作相同、方向相反的动作，每组连续 30 次左右，练习时注意展体要充分，团身要紧，整个动作应协调一致。⑦站立按摩：两腿开立，两手放于腰部，掌心向外，用手背成螺旋形由下而上揉摸 20 次左右。揉摸时全身放松，两眼微闭，精力集中于腰部，动作缓慢而柔和，呼吸自然。上述七种腰部强健法，既可单项做，亦可综合做，只要认真坚持这些保健功法的锻炼，就能使肾气旺盛、阴阳协调、精力充沛，有利于房事的顺利进行，还能起到防治疾病、延缓衰老的作用。

（9）兜阴囊法：取半仰卧位，将双手搓热后，以一手扶小腹，另一手将阴囊上下兜动，连续做 60~100 次，然后换手也做 60~100 次。此功法只适用于男性房事养生保健，有壮阳、补肾、固精的作用，但未婚男性不宜。

（10）拿睾丸法：一手扶小腹，另一手抓拿睾丸，一抓一放为一次，连续做 60~100 次，然后换手，以同样方法再做一次。此功法只适用于男性房事养生保健，有壮阳、补肾、固精的作用，但未婚男性不宜。

（11）提阳根法：一手掌面紧贴丹田，另一手握阴茎和睾丸向上、下、左、右提拉各 30 次，然后换手再做一次。此功法只适用于男性房事养生保健，有壮阳、补肾、固精的作用，但未婚男性不宜。

（12）壮神鞭法：两手掌夹持阴茎，逐次加力，来回搓动 100~200 次。做功时切忌胡思乱想，要放松肌肉，不要憋气。此功法只适用于男性房事养生保健，有壮阳、补肾、固精的作用，但未婚男性不宜。

（13）培元固本法：取坐位或仰卧位。①揉乳房：两手同时揉乳房正反方向各 30~50 圈，再左右与上下各揉 30~50 次。②抓乳房：两手交叉，用手指抓拿乳房，一抓一放为一次，可做 30~50 次。③捏乳头：两手手尖同时捏住乳头，以不痛为度，一捏一放为一次，连续做 30~50 次。④拉乳头：两手同时将乳头向前拉长，然后松回，一拉一松为一次，可连续做 30~50 次。此功法对女性有滋补肝肾，培补元气，调节功能，促进发育之功效。久练可调节内分泌，提高免疫功能和抗病能力，增强性功能，延缓衰老。

2. 食疗性福法

有利于房事的食疗男性以补阳为主，辅以补锌强精；女性以滋阴为主，辅以清火润肺；男女双方均应摄入充足的优质蛋白质，如大豆类制品、禽蛋鱼肉类等动物蛋白。酶含量丰富的食物也具有促进性功能的作用，如香菇、山药、生姜、豆角、韭菜、大蒜、青椒、茄子、萝卜、南瓜、木瓜、莴苣、菠萝、山楂、大枣等。但值得注意的是，含酶丰富的食物不宜久煮，久煮会导致酶的活性降低甚至消失。男女双方还应摄入适量的脂肪，从而能增加能量的供应，以提高房事生活的质量，如肉、鱼、禽蛋及动物内脏。微量元素锌有利于精子的产生，每天应补充适量的维生素和锌，含量丰富的食物有草莓、牛排、燕麦、橙子和核桃。

增强男子性功能的食物有羊肉、羊肾、狗肉、狗鞭、虾仁、蚌肉等，以下有一些专门针对房事养生的食疗方：

（1）参归鳝段：准备鳝鱼 200g，党参、当归各 10g，葱姜盐糖酱油少许，鸡汤 200ml。将去头去尾的鳝鱼剖腹清洗干净后切成寸长小段，将准备好的当归、党参、葱姜丝与鳝鱼一起放入鸡汤内，先用武火煮沸后，再用文火炖煮约 1 小时，再加入食盐、味精、白糖少许，吃鳝鱼段、喝汤即可。此方补肾养肝、益气养血，可以改善肾虚、气血衰弱的体质，但注意腹泻、感冒者谨慎食用。

（2）米酒虾仁：将剥好的新鲜虾仁 150g 洗净后放入米酒中浸泡约 15 分钟，待锅烧热后向锅内加入花生油，待油烧至七成热后放入浸泡好的虾仁，将虾仁翻炒至嫩红色往锅内撒入食盐即可。此方能补肾壮阳、益气温中，可以改善肾气虚衰，防治早泄、阳痿、遗精、滑精等病症。但注意阴虚火旺者谨慎食用。

（3）姜酒蚌肉：准备新鲜蚌肉 200g，将其洗净后置入米酒、姜汁内浸泡约 15 分钟，将锅烧热后往锅内加入花生油，待油烧至七成热后放入用米酒和姜汁浸泡好的蚌肉，翻炒至蚌肉两面黄后往锅内加入适量清水，将锅盖盖好焖热约 5 分钟，待水被蚌肉吸收完全后，往锅内放入食盐即可。此方能温肾补中、活血化瘀，可以改善脾肾阳虚的体质，可防治月经不调、崩漏等病症。但注意此方内火旺盛者谨慎食用。

（4）蒜烧羊肉：将羊肉500g洗净后切成约1寸长的薄片，将切成薄片的羊肉放入碗中，往碗内加入酱油、味精、食盐、白糖、麻油，与剥皮打碎后的大蒜一起搅拌均匀，热锅后往锅里加入花生油，待油热至七成后放入与佐料搅拌均匀的羊肉片，翻炒至羊肉熟透即可。此方益气补血、补肾壮阳、温中御寒，可以改善脾胃虚寒、气血两虚的体质，防治阳痿、早泄等病症。但注意体内实热者谨慎食用。

（5）椒炒猪腰：准备青椒100g，猪腰300g，花生油、大葱、生姜、食盐少许。将猪腰洗净后切片，将洗净的青椒切丝、大葱切段、生姜切片，热锅后向锅里倒入花生油，待油烧至七成热后放入大葱、生姜、腰花一起煸炒，待腰花变色后放入青椒再翻炒，即可。此方补肾壮阳、益气开胃，可以改善肾气虚衰，防治遗精、滑精、腰腿酸疼等病症。但注意有慢性胃炎的患者不宜使用。

（6）归姜羊肉：准备羊肉1000g，当归50g，生姜40g，草果1个，胡椒、料酒、盐适量。将草果敲裂后与洗净的羊肉、当归、生姜一起放入锅中，加清水、料酒、胡椒粉适量，用旺火烧沸后撇去浮沫，再改用小火炖至羊肉熟烂为佳，加入食盐调味，吃肉、喝汤即可。此方温中补虚、补肾养血，可以改善肾虚血虚的体质，但注意阴虚体质者慎食。

（7）栗子龙眼粥：准备栗子肉100g，龙眼肉40g，粳米120g，饴糖适量。先将粳米洗净放入锅中，加水适量，旺火熬粥，沸腾后加入栗子、龙眼肉，再改用文火熬粥至熟烂，依个人口味加入适量饴糖即成。此方温中补虚、益气健脾，可改善气血两虚的体质，但注意痰湿者慎食。

（8）延年益寿酒：准备何首乌100g，生地30g，熟地30g，麦冬20g，女贞子30g，枸杞50g，黑豆100g，桑葚30g，冰糖100g，白酒3000g。将上述各药洗净后置入酒瓶中，加入白酒浸泡约一个月后即可。此方补益肝肾、乌须黑发，可延年益寿。适用于肝肾阴虚的体质，如头晕目眩、健忘耳鸣、失眠多梦、咽干口燥、腰膝酸软、胁肋作痛、五心烦热、颧红盗汗、须发早白及男子遗精，女子经少、闭经不行等。现代可用于治疗脱发、白发、慢性肝炎、慢性肾炎、尿毒症、白血病、高血压等。

（9）韭菜炒鸡蛋：准备韭菜200g，鸡蛋2个，香油、盐适量。将韭菜去老叶、洗净、切成一寸长，鸡蛋在碗里打散加适量盐，炒锅上火，放入底油，烧热放入鸡蛋，快炒成小块加入韭菜翻炒，略加盐即可。此方可补肾壮阳、温中通便，适用于肾阳亏虚的体质，可防治阳痿早泄、腰膝酸软、遗精遗尿、白带过多、噎膈反胃、大便艰涩、腹中冷痛等症。

（10）归芪蒸乌鸡：准备乌鸡肉300g，墨鱼100g，当归9g，黄芪15g，大葱7g，生姜5g，黄酒5ml，食盐2g。将乌鸡肉清洗干净，将当归、黄芪切碎，墨鱼清洗干净，大葱切成段，生姜切成丝；把乌鸡肉放入锅中，加入清水，煮熟，切成块；把墨鱼、当归、黄芪放入纱布中，将纱布放入砂锅中，加入清水，先用武火煮沸，然后再用文火煮半小时左右，熬成药汁；把乌鸡肉放入碗中，加入葱段、姜丝、食盐，浇上药汁、黄酒，上笼蒸半小时左右，即可。此方健脾养胃、养血补气，可以改善气血两虚的体质，防治月经不调、房事损伤等病症。但注意痰湿体质者不宜食用。

（11）参芪鹿肉：准备鹿肉 500g，党参 10g，黄芪 10g，白术 10g，大葱 5g，生姜 3g，食盐 3g，味精少许。将鹿肉清洗干净后放入开水中过一遍，煮至半熟后捞起切成块。把党参、黄芪、白术和切成丝的姜葱放入纱布中一同放入砂锅内，在砂锅内加入清水用武火煮沸，再用文火炖煮 2 小时左右，最后放入食盐、味精，即可。此方补肾壮阳、益气健脾，可以改善肾阳虚衰、脾虚的体质，防治阳痿、早泄、遗精、滑精、白带增多、崩漏等病症。但注意阴虚、痰热者谨慎食用。

（12）枸杞猪肝汤：准备猪肝 500g，枸杞子 20g，盐适量。将猪肝洗净后切片，锅中水烧开，将猪肝片与枸杞子放入锅中，中火煮 30 分钟，加入盐，即可。此方滋阴养血、补肝明目。可用于肝肾阴虚的体质，症见头晕乏力、面色萎黄、视物不清、眼干夜盲、皮肤干燥等。现代应用于缺铁性贫血、夜盲症、眼干燥症、白内障、维生素缺乏症、肝炎、癌症放化疗后等。

（13）红焖狗肉：将狗肉 500g 清洗干净后切成小块以备后用，准备葱姜段适量。在砂锅中放入清水，待清水烧开后放入准备好的狗肉、姜葱段、白糖、茴香、陈皮、料酒少许，然后用文火继续炖煮，约半小时后再放入酱油、味精，肉烂即可。此方温肾健脾、益气养血，可以改善脾胃虚寒、气血不足的体质，防治阳痿、乏力、早泄、遗精等症状。但注意阴虚、痰热者慎食。

（14）美髯乌发糖：何首乌 200g，茯苓 100g，当归 30g，枸杞子 50g，菟丝子 50g，牛膝 30g，补骨脂 30g，黑芝麻 100g，核桃仁 100g，砂糖 500g。将黑芝麻、核桃仁炒香备用；将何首乌、茯苓、当归、枸杞子、菟丝子、牛膝、补骨脂一起放入药罐内，加入适量的水，用火煎煮 20 分钟后，将汁液取出，再加水继续煎煮，连续煎煮取汁液 3 次；将 3 次取出的液汁全部倒入搪瓷锅内（不能使用铁锅），用武火烧开后再改用文火熬煎，当锅内液汁浓缩至浓稠时，加入砂糖，并不断搅拌至粘稠状，继续进行搅拌，当用筷子可以挑起并能拉丝时，即可停火，并迅速加入炒香的黑芝麻与核桃仁；趁热将乌发糖倒入涂有熟菜油的搪瓷盘内，稍凉后压平，厚度约 5 毫米，用刀片划切成长宽均为 5 厘米见方的小块，待凉透时，即可。此方补益肝肾，乌须生发，润肠通便。可改善肝肾亏虚的体质。现代应用于治疗阳痿、早泄、脱发、白发、月经不调等。

（15）枸杞牛鞭汤：准备牛鞭 1 根，枸杞子 50g，葱 10g，生姜 5g，食盐 1g，味精 1g。将牛鞭清洗干净，切成小块，葱切成段，生姜切成片；将牛鞭放入砂锅中，加入清水、食盐、葱段、姜丝，用文水煮 1 小时，加入味精，即可。此方滋阴养血、补肾益精，可以改善气血两虚的体质；防治阳痿、早泄、遗精等病症。但注意痰湿体质者不宜食用。

（16）三七炖二黑：准备黑狗蹄 4 只，黑猪蹄 2 只，三七 20g，胡椒 7 粒，生姜 3 片，盐少许。将狗、猪蹄烧黄刮毛洗净，将三七、胡椒研粉焙黄后与生姜，狗、猪蹄一齐置入锅中用文火久炖，待蹄烂肉碎时放入少许食盐，即可。此方补肾助阳、补气养血、开胃醒神。可用于改善畏寒怕冷、精神萎靡、疲乏无力、纳差消瘦等症状。现代用于防治慢性疲劳综合征、营养不良等疾病。

3. 药物调养法

药物调养法需慎用，尤其是西医成分里的壮阳药物宁可不用，不可滥用。中药壮阳类药物的使用一定要谨遵医嘱，需在专科医生的指导下定期、按量服用。

（三）房事养生，四季有异

四季的自然规律不同，房事养生也应该根据季节的变化而适当调整，这对于每一个欲求养生之道的人来讲尤为重要。如果某个季节房事调节失当，不仅有损于该季节相应的脏器（春应肝、夏应心、秋应肺、冬应肾），而且还会牵连其他脏腑的功能，并且给下一个季节的机体健康带来各种不利的影响。

1. 春季养生

春季万物复苏、气象更新，在这种充满蓬勃生机的季节里，人的思想意识及身体活动应顺其自然的变化，保持身心的势展畅达。此时不能过分制约性生活，可以较冬季适度增加性生活的次数。

2. 夏季养生

夏日花木繁茂、生息旺盛，此时人的阳气浮长、心情愉快，性欲也相对其他季节增强，性生活应随其意愿使体内阳气不受任何阻碍地向外宣通发泄，顺其自然。

3. 秋季养生

金秋肃杀、草木凋落，此时人们应该宁神志、克欲望，减少性生活，以贮藏精气，使体内的阳气不再过多地向外发泄，为抵御冬季的严寒准备条件。

4. 冬季养生

严冬降临、阳气潜藏、万物潜匿，冬季应节制性生活。如果恣情纵欲，势必导致体内的精气过多外泄，使机体抗病能力低下，至冬末春初时容易引发各种疾病。如《内经》所言“冬不藏精，春必病温”，包涵了严冬节制房事的道理，冬季房事生活的调谐是四季房事生活调谐的关键。

二、房前准备，不可忽略

房事活动开始前需要有适当的准备，注意是否触犯房事禁忌、有无采取必要的避孕措施等，行房前的饮食不可过于油腻和刺激，不可过饱过饥，注意行房卫生。

（一）房事禁忌不可触

1. 天忌

性爱双方不可在自然环境异常变化的情况下行房。两性交会当避开大风、大雾、大寒、雷电霹雳、天地晦冥、日月薄蚀、霓虹地动等特殊自然环境。中医学知识体系里有“天人相应”的整体观念，人与天地是一个整体，自然界的剧烈变化不仅会导致自然环境的改变，也会给人的身体和心理造成很大的影响：一是对正常生物功能的干扰，二是导致精神情绪的改变。所谓“行房天忌”是指在自然界某些异常变化，如日蚀月蚀、雷电暴击、狂风大雨、山崩地裂、奇寒异热之时应禁止房事活动。天地阴阳错乱也会打破人体的阴阳平衡，此时行房即为触犯天忌，不仅影响男女双方的身体健康，此时如果受孕，易致胎儿先天性疾病、畸形甚至流产等诸多不可预测的后果发生。

2. 地忌

尽量选择环境安静、干扰少、面积较小且空气流通、光线明暗适中、卧具干净卫生的房间行房事，不可在空旷山野、神庙佛寺、井灶卫厕、塚墓尸柩等处行房事。所谓“地忌”是指要避免在不良地理环境，如“日月星辰火光之下，神庙佛寺之中，井灶圊厕之侧，塚墓尸柩之傍”下产生房事行为。良好的地理环境不仅能最大程度的使性爱双方的身体处于安逸舒爽的状态，还能使双方的心理尽可能的得到放松，有利于睡眠健康，是房事成功必不可少的条件之一。有利于房事行为的地理环境应该是安静、干扰少、面积较小且空气流通、光线明暗适中、卧具干净卫生的房间。

3. 人忌

所谓“人忌”，是指性爱双方应避免在不良的生理状态下进行房事行为。男女双方初次行房的年龄不能太早，我国的婚姻法规定：男性结婚年龄不能低于 22 岁，女性不能低于 20 岁，婚姻法提倡晚婚少育。人的生理状态受生活习惯、情志变化、疾病情况、体质因素等方面的影响，女性还有胎、产、经、育等特殊生理特点。在某些特定的情况下性爱双方不宜有房事行为，或者根据特殊情况性爱双方有必要适当的调整房事生活，如酒后、病期、经期、孕期、产后、哺乳期谨慎行房，过饥饱食后不宜行房，情绪不佳时夫妻双方需适当提高情调后再行房事，且性爱双方一定要注意行房卫生。

（1）节欲保精，适度而止：节欲保精是预防衰老的一个重要环节，也是优生优育的首要保证。性爱双方不可沉溺房事生活，要把握好房事生活的次数，通常，经常在一起生活的青壮年夫妇行房次数为每周 1~2 次。新婚初期或久别重逢的双方，行房次数可适当增加，但增加的次数以第二天不感到疲劳为度，若第二天出现腰膝酸软、四肢无力、少气懒言、工作效率低下等情况，则应当适当调整房事生活的频率。而对于老年人来讲，房事生活的次数应越少越好。

（2）酒醉伤身，慎莫入房：《素问·上古天真论》云：“以酒为浆，以妄为常，醉以入房，以欲竭其精，以耗散为真，不知持满，不知御神，务快其心，逆于生乐，起居无节，故半百而衰也。”适量饮酒虽然对身体有一定的好处，对性欲的激发也有一定的促进作用，但醉酒、酗酒就不利于身体健康了，酒醉后行房更容易对身体造成诸多危害。《三元延寿参赞书》亦云“大醉入房，气竭肝伤，丈夫则精液衰少，阳萎不起，女子则月事衰微，恶血淹留”，醉酒入房不仅会导致性爱双方房事不和谐，还会导致性欲的失控，易伤肾耗精。现代研究表明，乙醇可损害精子和卵子，导致受精卵质量下降。若妇女醉酒后行房受孕，或妊娠期饮酒，可使胎儿发育不良，严重者发生各种畸形，出生后胎儿发生先天性智力迟钝、呆傻的概率增大，且健康状况不佳，寿命不长。

（3）过饥过饱，勿欲房事：中医认为“胃不和，则卧不安”，过饥过饱时都不利于房事生活的进行。房事生活需要消耗一定的体力，饥饿时，人的体力下降、精力不充沛，此时过性生活往往达不到满意的效果；饱餐后，人的气血集中于胃肠系统，大脑及全身其他器官的血液相对供应不足，此时若行房则有可能导致“血气流溢，渗入大肠”而引起时便清血、腹痛等症状的发生。

（4）七情病伤，宜养慎欲：当人的情志失调、气机不畅、气血紊乱或患病劳伤、正气虚弱、脏腑虚损时，原则上应以调畅情志、调理气机、益气养血、休养身体、补益正气、强筋壮骨为主，宜及时休息调整、养精蓄血，尽快恢复机体阴阳平衡。此时若思性欲行房事，需针对不同的疾病特点、病情程度及身体耐受情况而谨慎再三，在不影响身体恢复及病情好转的情况下严格遵医嘱行房事，切不可一意孤行，而致劳倦过度、耗气伤精，因此时元气未复、正气更损、精虚气弱，轻者旧疾复发，重者甚或丧命。对于患有某些严重性疾病的人群，且医生已嘱咐不能行房事者，不可不听医嘱而带病行房事，否则不仅损害自身健康，甚至会影响伴侣的生活。

（5）经孕产乳，禁节房事：针对妇女特殊的生理特点，在妇女经期、孕期、产期及哺乳期，房事行为的发生要做到节制相适。

经期应严格禁止行房。经期行房会导致痛经、经期延长、月经周期紊乱、宫颈糜烂、慢性输卵管炎、慢性盆腔炎等诸多疾病的发生，严重影响女性身体健康。

孕期妇女的主要精力是蕴育胞宫胎儿，孕期尽量不要行房。孕早期行房易引起流产，孕晚期行房易引起早产或感染，因此孕早期的前三个月和孕晚期的后三个月不可行房。孕中期行房虽易耗散阴精，但此时胎盘基本稳固，胎儿在宫腔内生活基本适应，可在房事养生理论的指导下，偶尔适度行房。

孕妇产后产褥期百日内，恶露未净、百脉空虚、体质虚弱、抵抗力低下，需补养调理才能恢复正气，此时若行房事，易耗气伤阴、正气不足，易致邪气乘虚而入，引起多种疾病。

孕妇产后在哺乳期内，喂养幼儿需要母亲提供大量高营养价值的母乳，乳汁乃母体气血所化，若房劳损伤，气血生化之源不足，则乳汁质量不佳，影响婴儿的正常发育，因此，在哺乳期应尽量节制房事，安和五脏，母子安康。

（6）卫生行房，不洁不欲：注意行房卫生是房事养生保健的又一项重要原则。大量的医学临床资料证明，很多生殖系统疾病是由于房事生活中男女行房不注意卫生而引起的。例如，由于不洁房事而易引起的妇科疾病有月经不调、慢性宫颈炎、细菌性阴道炎、子宫内膜炎等，由于不洁房事而引起的男科疾病有前列腺增生、慢性前列腺炎、尿路感染、阳痿、遗精等。

对于行房卫生的讲究，性爱双方要养成睡前洗涤外阴的习惯。男女同房前需排空大小便，然后用温水清洁阴部，这样不仅可以避免由不洁性交引起的生殖泌尿系统感染，而且还可以借助水液的温热刺激促进外生殖器的局部血液循环，对行房过程中获得完美体验也有所裨益。

（7）谨记避孕，意外伤身：如果行房前没有做好怀孕的心理准备，性爱双方的房事行为前则要做好避孕措施，意外怀孕对女性的身体影响非常严重，会给性爱双方甚至整个家庭带来精神、身体和经济上的负担。

育龄妇女准备怀孕前需要提前服用叶酸片。如果孕前没有做好怀孕准备，体内叶酸不足，叶酸缺乏会导致胎儿神经管畸形的发生，包括无脑畸形儿、脑积水和脊柱裂新生儿等严重缺陷，意外怀孕后再补充叶酸对于阻止胎儿患先天性神经管畸形的发生为时太晚。所以，一般来说，孕前三个月开始补充叶酸才是预防胎儿患先天神经管畸形的医学黄金期，而非计划怀孕的女性在得知怀孕后再行补充等于亡羊补牢，往往已经错过了预防胎儿畸形的最佳时期。

从临床来看，计划怀孕产下来的宝宝往往“质量”更好，而非计划怀孕的胎儿由于先天准备不充分，精子、卵子由于是在不确定是否健康的情况下结合，很可能导致胚胎发育不正常，严重者甚至引起死胎、流产等情况的发生。

从优生优育的角度来看，我们更提倡计划怀孕。尤其是对一些患有急慢性内科疾病的夫妻双方而言，更需要遵医嘱行房事，必须先治好或控制好基础性病情后，再在医生的指导下计划怀孕，夫妻双方基础性疾病的本身及治疗时所使用药物的毒副作用，都可能给精子或卵子带来危害，从而使胚胎存在潜在的先天性缺陷等风险。

（8）房事时间，禁忌黎明：清晨行房事，身体耗费大量的肾精，会导致一天的精力不够充沛、阴阳失衡、疲惫不堪。尤其是在寒冷的季节，房事后机体体力下降，抵御寒冷的能力较差，起床后容易招致病邪。行房的最佳时间通常是在晚上睡觉前，睡前完成了房事后便可以安然入睡，这样不仅可以在睡眠中恢复体力，还有利于睡眠。

（二）性前饮食要讲究

房事生活是以排精为特点的特殊生活形式，房事行为中的性爱双方都要损失阴精和耗伤阳气，此时机体会出于阴阳精气相对亏虚的状态，故性前饮食应以富含高热量、高蛋白、高脂肪的食物为主，同时辅助添加适量维生素、无机盐和各种微量元素。

1. 加强营养，补充精气

可多食些生精食品，如羊肾、海参、墨鱼、鳝鱼、花生、核桃等。还有富含锌、钙、铁等金属元素的食物，如海带、菠菜、紫菜、木耳、虾皮、动物内脏等。因为缺锌会使精子数量减少，导致性功能下降；缺钙则性交后会出现腰酸、腰痛、手足抽动等现象；缺铁则性交后易疲乏、无力、面色苍白等现象。

2. 及时加餐，饮食宜热 性爱双方同房花费的体力和精力都较大，消耗的能量多，及时增添就餐次数十分重要。房事前后需比平时多饮用一餐，但应避免饱食入房，性生活前的饮食温度不能寒凉，应以温热为主。

房事行为对津液的耗伤很严重，性前应注意多补充液体，推荐房事行为前后性爱双方均饮一杯米酒鸡蛋羹。中医认为鸡蛋味甘性平，有养心安神、滋阴润燥、养血息风的作用，且鸡蛋是一种高蛋白食物，包含了人体必需的 8 种氨基酸，卵蛋白和卵球蛋白与人体蛋白质组成十分相近，米酒鸡蛋羹不仅可以为性爱双方提供优质蛋白和能量，还能给性爱双方提供水分，它是性生活前后最完美的餐饮准备之一。

三、掌握技巧，事半功倍

由于受封建思想的禁锢，我国古代有关房事养生的记载并不多，相当一部分内容出现在房中术的书籍中。古人认为房事是一个过程，人们在行房事时应循序渐进，不可急躁仓促。

（一）把握阶段性

在入房前应避免七情过动，交接之际需双方心情平和、情恰意动。为了使双方情绪放松，可以在房事开始时适当播放一些节奏缓慢柔弱的轻音乐，不仅可以缓解紧张，还可以提高双方的性爱情调。

性欲是房事进行的前提，如果夫妻双方中有任何一方没有性欲或性欲低下，房事生活的质量就会受到影响。正如《素女经》所说“男欲接而女不乐，女欲接而男不欲，二心不和，精气不感，加以卒上暴下，爱乐未施。男欲求女，女欲求男，情意合同，俱有悦心”，因此，男女双方在进行房事活动前需要进行一系列的房中准备活动，用以调动双方的欲望，为房事和谐打下良好的基础。

一般来说，女性的欲望较低，相比于男性，女性情感上的回应较慢。《马王堆汉墓帛书合阴阳》把房事分为八个阶段：“一曰接手，二曰伸肘，三曰直踵，四曰侧句，五曰上句，六曰交股，七曰平涌，八曰振动。”

具体指的是：首先男女相互拥抱，通过亲吻、抚摸等方式将另一方的欲望调动起来。一般从四肢的远部开始接触，手掌相近；再由手掌部过渡到手肘部，手肘相交；再由手肘部到肩臂部、腰部、脊背等部位，最后男女双方性交合。《马王堆汉墓帛书合阴阳》对于抚摸的顺序和技巧也有记载：男性首先抚摸女性的手腕，然后沿手臂向上，到达腋窝，再依次抚摸女性的双肩、脖颈、乳房、小腹、阴户等。

（二）把握时机性

1. 把握交接时机

古人认为男女双方在行房事的过程中，把握最佳时机适时交会，不仅可使性生活高度和谐而有益于彼此的身心健康，而且恰当的时机更容易怀胎受孕，有利于优生优育。

为了把握交接的最佳时机，古代书籍中有关房事的著作都对男女动情的生理、心理和情态改变做了详尽的描述。古代医家对男子性高潮的判断，主要从阴茎的勃起、壮大、坚挺、温暖四个方面的程度来加以认识。《天下至道谈》有所谓“三至”之说，而《玄女经》则增加了“玉茎不怒，和气不至”一条，称为“男候四至，乃可致女九气”。各家阐述内容虽稍有出入，但其基本精神大致相仿，即男子在房中如果阴茎尚未勃起，是男女互感的“和气”未至；阴茎勃起而不粗大，为气血尚未充斥阴部基表，所谓“肌气”未至；阴茎粗大而未坚挺持久，是“筋骨之气”未至；阴茎坚挺而不热者，是“神气”尚未贯注其间。唯待阴茎“四至”兼备，则五脏精神气血皆充其力，斯时交会则无损健康。

2. 把握交孕时机

夫妻双方怀孕的最佳年龄《素问・上古天真论》有“女子……四七筋骨肾，发长极，身体盛壮”，“丈夫……四八筋骨隆盛，肌肉满壮”，就是说，女子 28 岁左右，男子 32 岁左右，是人一生中肾气最旺盛的时期，此时男女双方选择交合才是生育的最佳年龄，年龄过早或者过晚生育都不利于下一代的先天成长。

如若夫妻同房是以受孕为目的，则有必要把握好受孕的最佳时机。马王堆出土的《胎产书》中有记载“月事已去，三日中从之，有子，逾期不能成胎”。现代医学认为，最容易受孕的时期为排卵期的前后四天，女子在月经周期规律的情况下，通常从月经来潮的第一天开始算起，第十四日为排卵日，从排卵日前四日到后四日的这段时期为易孕期，性爱双方在此期间交接就有极大的受孕可能。

为了提高受孕率，古代医家还强调夫妻双方须在平时做好养精蓄锐的工夫，男子当“清心寡欲，以养其精”，女子则“平心定气以养其血”，男女双方只有精血充盈其精子和卵子的质量才有所保证。此外，夫妻同房时的交接体位和姿势与受孕也有一定的关系，通常女性在性交时采取胸膝位姿势，或适当抬高臀部，可以防止精液液化后迅速溢出，从而提高胎孕的成功率。

四、性后保健，不可忽视

房事生活十分消耗体力，性兴奋使全身神经高度紧张，兴奋过后各器官的细胞会出现暂时性的疲劳，尤其是眼部器官的疲劳表现得更加明显，会出现眼睛干涩、视物模糊、眼眶胀痛、睛珠转动不灵等症状。因此，行房后一定要注意对眼部肌肉和神经的保护，可闭目卧床休息片刻，切忌在房事生活后有看书、看报等过度用眼的行为，尤其不要看类似于电视、手机、电脑等具有强光性的对视神经有损伤的一类电子屏幕设备。

房事行为过后，夫妻双方的身体都处于相对疲惫状态，而与男性不同的是，女性的性兴奋感有着“来得慢、去得缓”的特点，房事后的女性身体和心理状态应该得到关注。男人房事后容易呼呼大睡，此时女性的性兴奋还没有完全消失，处于性兴奋缓解期的女性很容易被房事后呼呼大睡的男性冷落，被冷落的女性情绪容易低落，这不利于女性性兴奋后身体各器官细胞和神经的放松，长期以往也不利于夫妻间房事生活的和谐。因此，房事行为后夫妻双方还是应该采取一些如拥抱、亲吻、抚摸等亲密接触性动作，或者闭目低声说说悄悄话，这样不仅可以帮助女性逐步地降低兴奋感，还能给性爱双方的心理情绪带来更多满足，给夫妻双方的和谐房事生活画上完美的句号。

性后卫生保健也应该引起重视。性兴奋后，疲惫状态下的性爱双方，此时机体抵抗力下降，如若不注意卫生清洁，更容易导致病邪的侵入。房事后双方的分泌物会大量地附着在男性阴囊和女性会阴等处的外生殖器上，此外皮肤有着潮湿温暖的特征，分泌物如若不及时清理正好是适合细菌生长的温床，极易造成男女双方生殖系统感染。因此，行房后最好在 15 分钟内男女双方都要进行一次外阴的清洗工作，具体方式如下：女性冲洗外阴前，最好小便一次，这样不仅可以起到冲刷外阴的作用，对预防新婚的“蜜月病”也有非常重要的意义。女性小便后先用清水冲洗下身，尤其是冲洗外阴皮肤褶皱处，然后用干净的干毛巾吸干留在皮肤上的水分，保持外生殖器的干燥。女性房事行为后切忌用湿毛巾或含药物的外阴清洗液来擦洗外阴，女性阴部的皮肤非常脆弱稚嫩，擦洗力度不当极易导致外阴皮肤的损伤。另外，女性阴道内有自己的一套酸碱平衡系统，能够对阴道进行自我清洁，含有药物的外阴清洗液容易破坏阴道内的酸碱平衡干扰阴道的自我清洁能力，而外阴部皮肤损伤、阴道酸碱平衡失调都会给细菌的趁虚而入提供有利的条件，容易造成生殖系统感染。

男性会阴部的清洗可使用温水配合刺激性较小的香皂泡沫，将香皂泡沫涂抹在外生殖器上，特别是会阴部和肛门交接的部位是清洗的重点，因为这里皮肤皱褶多、伸缩性大，性生活时的排泄物很容易积累在这部分皮肤处。在涂有香皂泡沫的皮肤处用手掌来回打圈至泡沫成细腻状为佳，再用温水将泡沫冲洗清理干净后，用干毛巾吸干皮肤水分，即可。

如果条件允许，可以在房事行为后夫妻双方用温水进行短时间沐浴，但切忌房事后冲凉。房事后应稍作闭目休息，大概十分钟左右后再用温水沐浴，水温要适中，不可过冷或过烫。时间以 3~5 分钟为宜，不可太长。沐浴的方式最好是淋浴，且沐浴后要注意预防感冒。

房事生活时体内的水分和能量消耗明显，房事行为使性爱双方的身体长时间处于缺水、少能量状态，房事行为后男女双方都需多饮水，补充足够水分后再入睡。

如果房事生活后马上入睡，身体的各个器官都将处于严重缺水状态，使血液黏稠度增加，从而导致身体某些疾病的发生。行房后双方可以喝杯加盐的牛奶、豆浆或开水，以补充耗失的能量，但切忌房事后喝冷饮或刺激性的饮料。

（郭拯妮）

第十三章

浴身养生

第一节　浴身养生涵义

浴身养生，又称为沐浴养生，主要是指通过自然环境中的日光、空气、森林、水、泥沙等物质或人工煎制的中药汤剂作用于肌体，从而达到洁净身心、防病强身、祛病延年的一种养生方法。在现代社会中，浴身是人们日常生活中的基本组成部分，浴身养生的方式种类繁多，主要包括日光浴、空气浴、森林浴、水浴、泥浴、沙浴、药浴等。浴身不仅在预防疾病和病后康复方面起到重要作用，并且对女性的美容养颜、老人的抗衰延年有着积极的作用。

沐浴养生在我国源远流长，自古以来沐浴养生文化深深地渗透于中华传统文化及中医药文化中。据记载，自周朝开始，就流行香汤浴，用中药佩兰煎的药汤加入浴水。伟大爱国诗人屈原在《云中君》里曾记述："浴兰汤兮沐芳。"早在先秦时期便形成了沐浴礼仪，《礼记》中记载："头有创则沐，身有病则浴。"中医文献《内经》中亦载有药浴法"可汤熨，可浴"，"摩之，浴之"。不仅如此，后人对沐浴养生歌颂甚多，宋太宗赵光义《逍遥咏》中曾赞誉药浴"香汤沐浴更斋清，运动形躯四体轻"。宋萧廷之《西江月·默运乾坤否泰》中记述"沐浴要防危险，吹嘘全藉离风"；宋曹勋《法曲遍第一 / 法曲》中记述"真境丹房，随时沐浴，亦向朝夕"清李渔《沐浴》中言"盛暑之月，求乐事于黑甜之外，其惟沐浴乎"。众多诗词记载了从古至今人们对沐浴养生的喜爱，说明沐浴养生对身心健康具有调节和治疗作用。

第二节　浴身养生原则

一、辨证施浴，审因养生

中国人自古以来就重视浴身养生，但是浴身并非越频繁越好，由于天时气候、地域环境的不同，患者个体的性别、年龄、体质、生活习惯等因素的影响，对于浴身有着不同的要求。因此，在浴身时，就必须根据这些因素，具体分析，知常达变，以制订出适宜的浴身方法。沐浴养生中应根据人的体质偏颇，所患疾病的差异，四季时令的差别而选择不同的浴身方法，且沐浴养生中应顺应四时，天人相应，辨证施浴，因异而宜，主要包括因人、因病、因时、因地制宜，方能获得良好的防病治病功效，否则适得其反。

1. 因人施浴

因人施浴是指根据患者的年龄、性别、体质等不同特点，来制订和选用相适宜的浴身方法。个体之间存在较大的心身差异，尤其应以年龄和体质特点的不同而采取不同的浴身养生方法。

婴儿出生，需要先洗浴，去掉身上的污垢。古时，新生儿用药浴养生。徐桓所著《小儿卫生总微论方》中记载用猪胆汁汤给小儿浴身皮肤滑泽，不易患疮癣；金银虎骨丹砂煎汤浴身治疗小儿惊恐；李叶切半斤煎汤浴身，可以解热。小儿腠理和脏腑皆娇嫩，气血未充，易寒易热，唐代孙思邈在《备急千金要方》中言："凡浴小儿，汤极须令冷热调和。"浴水过冷、过热皆易导致小儿脏腑疾病。青壮年体质相对较佳，新陈代谢旺盛，油脂分泌较多，适宜冷水浴、热水浴、矿泉浴、药浴等各种浴身方法。中老年人，其脏腑气血已衰，多患虚证，不宜久浴以免寒入腠理或过伤气血津液而致病。老年人因生理机能衰退，身体综合素质较弱，浴次应恰当，不宜过频，浴身时间宜短不宜长。

2. 因病施浴

失眠、神经衰弱患者宜进行冷水浴，冷水的刺激可促进毛细血管收缩、中枢神经兴奋。此外冷水浴可增强免疫力，预防感冒、支气管炎、肺炎等病。风寒感冒、形寒肢冷、痛经等患者适宜热水浴。原发性高血压、腰肌劳损、良性关节痛、银屑病、脑出血后恢复等患者适宜矿泉浴，现代研究表明，人工矿泉浴对原发性高血压患者的收缩压、舒张压有极显著的降低作用，多次矿泉浴对中风患者血液流变学的全血还原黏度、血浆比黏度及纤维蛋白原有显著降低的作用。

药浴最早主要用于中医外治法，据《诸病源候论》中记载药浴除治疗皮肤疾病如痈疽、冻疮、丹毒外，还运用于妇科、儿科以及临床急症抢救等，《太平圣惠方》记载以药浴治疗眼疾、扭伤骨折、阴疮湿疹等。随着中医临床的不断发展，药浴的临床应用越来越广泛，治疗范围涵盖急症、内、外、妇、儿、骨伤、皮肤、五官等科目数百种疾病。风湿性关节炎、类风湿关节炎、坐骨神经痛、神经衰弱等患者适宜砂浴，早在唐慎微所著《经史证类备用本草》中便记载有："六月河中诸热砂，重风湿顽痹不仁，筋骨挛缩，脚疼冷风掣瘫缓，血脉断绝。取干砂日暴令极热，伏坐其中，冷则更易之，取热彻通汗。"各种类型的关节炎症、骨节疼痛、腰痛、坐骨神经痛、软组织损伤、闭合性骨折、外伤手术瘢痕、肌肉痉挛、组织粘连、血栓性脉管炎，以及外伤肿胀等，采用泥浴治疗具有良好的效果。

日光浴对疾病的治疗历史悠久，唐代孙思邈所著《备急千金要方》曰："凡天和暖无风之时，令母将儿，于日中嬉戏，数见风日，则血盈气刚，肌肉牢密，堪耐风寒，不致疾病。”这对日光浴的防病强健作用，尤其是促进小儿健康成长的意义给予了充分的肯定。现代研究表明，日光浴可防治小儿佝偻病和白癜风。

3. 因时施浴

因时施浴，即根据时令气候的特点，来制订适宜的浴身养生方法。由于四时气候、昼夜黄昏的不同，对人的生理功能、病理变化均有不同的影响，因此浴身时，必须注意到时令气候的特点，应用相宜的浴身方法。此外，不同的浴身方法对四时气候、昼夜黄昏的要求亦不相同。中医认为遵循四季时令、昼夜黄昏的时序规律，调和阴阳，才能达到保健养生的功效。

春夏季节，气候由温渐热，阳气升发，人体腠理疏松开泄，不宜过度使用热水浴、蒸汽浴、高热矿泉浴等温热作用较强的浴身方法，以免开泄太过，耗伤气阴；而秋冬季节，气候由凉变寒，阴盛阳衰，人体腠理致密，阳气内收，此时若非太热之证，当慎用过冷的冷水浴浴身，以防伤阳。暑邪致病有明显的季节性，暑多兼湿，故暑天不可过用水浴、蒸汽浴；秋季气候干燥，外感秋燥，慎用干热蒸汽浴。

冷水浴一般从温热季节循序渐进至寒冷季节，即从夏季开始锻炼直至冬季，坚持不懈才能取得良好的养生效果。且冷水浴适宜于早上，唤醒心身，有助于兴奋中枢神经，使人精力充沛，拥有朝气活力；晚上不宜进行冷水浴，否则将发生失眠。热水浴适宜于一年四季，水温宜适度，夏季天气炎热，汗出较多，每日一次；春秋每周一次；冬季宜十日一次。泥浴择于夏季，每日 16~19 时，但由于现代人工室内泥浴的发展，对于泥浴的时令选择并不苛求。日光浴一年四季皆宜，夏季适宜选择在上午和午后，避免中午炎热的日光；春秋冬季则适宜于上午和中午，即 9~12 时较好。海水浴的时间一般选择在夏末秋初，以 9~11 时和 15~17 时为宜。

4. 因地施浴

因地施浴是指根据不同的地域环境、气候条件及人们的生活习惯之差异，来制订适宜的浴身方法。不同的地域环境中地势高低不同，土质、水质、气候亦有差异，且人们生活与工作环境、生活习惯、生活方式和饮食习惯各不相同，导致其生理活动与病理变化也各有特点，所以在浴身的时候也需注意因地制宜。

西北地区，天寒地燥，人们腠理固密，易感受风寒邪气而致感冒，因此使用热水浴、蒸汽浴、矿泉浴等热系浴身方法发汗以解表为宜。位于西北部的藏民还通过七月的沐浴节用冷水浴的方式，借用清澈洁净、微刺激骨的拉萨河水来提高自身免疫力，希望避免伤风感冒和一些疾病感染，以延年益寿、强健筋骨。

江南及两广一带，温热潮湿，不宜久行水浴以助湿邪或热邪。西南地区地势较高，紫外线较强，不宜进行日光浴，以免增加皮肤癌的发病概率。此外西南地区污染较少，生态环境良好，山间环境静谧，树林葱郁，空气清新，被誉为天然的“氧吧”，是森林浴的较佳选择地。海滨、海岛地区海洋性气候与大陆性气候相比，冷暖变化大为缓和，十分有利于养生保健。沿海地带昼夜有规律变化的海陆风，使海滨、海岛空气洁净，负离子含量高、尘埃及有害化学气体少，是进行空气浴的极佳地带。海滨地区日照充足，又为日光浴提供了良好的场所，同时海水提供了海水浴的条件，平坦的沙滩上还可以进行沙浴养生。

二、浴前浴后，防护养生

浴身前应做好准备工作，浴后做好防护措施。空腹饥饿、饱食腹满、酗酒醉酒、剧烈运动、过劳体虚后皆不适合进行浴身养生。

1. 水浴前后防护养生

冷水浴前应进行适当的活动，待机体发热后施浴，施浴过程中采取循序渐进的方式，切忌直中冷水之中。热水浴前应注意室内温度，且保障通风状况良好，亦可通过饮用糖盐水防止汗出过多而虚脱。蒸汽浴前应用温水将周身清洗干净，擦干后进入浴室。水浴后注意保暖，迅速将身体擦干后穿上衣物，并用吹风机将头发吹干，以免感受风寒。矿泉浴前，应在矿泉所在地先适当休息并适应几天，再开始浴身。入浴前要消除恐惧心理，并排解大小便，且浴前用棉球塞住外耳道，以防浴水进入耳道引起中耳炎。

2. 药浴前后防护养生

使用中药浴时必须请中医师针对病情对证施药，并按照医嘱制作药汤，切勿盲目自行择药。泡浴前必须先淋浴洁身，以保持药池的卫生。浴后应立即用温清水冲洗干净，拭干皮肤，及时穿衣服。

3. 砂浴前后防护养生

户外沙浴行浴前先做几分钟空气浴或日光浴，做好防晒准备，戴好墨镜及草帽，以防太阳辐射对眼睛与头部造成伤害。室内人工沙浴疗法不受环境、气候条件限制，在任何季节均可进行。浴身时间不宜过长，出浴后注意补充水分。

4. 泥浴前后防护养生

泥浴当天应该避免剧烈运动和强烈的日光浴。泥浴前要休息充分，入浴前应该进行必要的体检如测体温、脉搏、血压、体重等。出浴后要注意休息，多喝能够补充糖分和盐分的饮料，进食高蛋白、高热量的食物，如蛋、肉等。

5. 日光浴前后防护养生

每次日光浴前最好先作短时间的空气浴，日光浴后再用凉水擦身。照射中如有恶心、眩晕、烦热等反应，应立即中止，到阴凉处休息，以后再照射时应适当减量。日光浴不善易出现晒伤。光线中的紫外线被认为是皮肤癌的元凶，经常行日光浴会增加皮肤癌的患病概率，因此应注意适度。

6. 海水浴前后防护养生

海水浴养生应选海水温度达 20℃以上，风速在每秒钟 4 米以下的区域。当日气温高于水温 2℃以上时，方可进行。海水浴前均需进行全面体格检查，尤其是首次进行海水浴者应先做海水适应试验，以判断是否对海水过敏。一旦皮肤出现丘疹或风团样改变，并伴有面色苍白、呼吸困难、四肢发凉、脉搏快而弱等过敏性反应者，应立即停止海水浴并给予脱敏治疗。

三、浴身禁忌

空腹饥饿、饱食腹满、酗酒醉酒、剧烈运动、过劳体虚者皆不适宜进行浴身养生。沐浴时水温不可过冷或过热，《备急千金要方》云："（沐浴）不得大热，亦不得大冷，皆生百病。"可见沐浴时不良温度会导致疾病。沐浴时避免冷风侵袭，《彭祖摄生养性论》中记载："勿沐浴而迎冷风。"否则易感风寒，且在沐浴的过程中注意补充机体水分，沐浴后亦须注重保暖，不可受寒。

1. 冷水浴

冷水浴淋浴时忌时间过长，初次冷水浴不宜超过 30 秒，随着锻炼可逐渐延长时间，春夏季节不宜超过 5 分钟，秋冬季节不宜超过 2 分钟，否则将损害健康。严重心脏病、高血压、癫痫、胃炎、风湿病、坐骨神经痛、感冒、肺结核、病毒性肝炎、哮喘，以及急性、亚急性传染病患者皆不宜进行冷水浴，此外婴幼儿，老年人，月经期、痛经女性和孕产期妇女禁用冷水浴。

2. 热水浴

热水浴水温不宜过高，否则外周血管过度扩张，容易导致心、脑、肾脏等重要器官供血不足，尤其对心肌缺血、心力衰竭、肾衰竭的患者不利。此外，水温过高易损坏皮肤表面的皮脂膜，使角质层干燥。患传染病、皮肤损伤和经期妇女不宜盆浴，以免感染或交叉传染，以淋浴或擦浴为宜。

3. 冷热水交替浴

儿童及老年体弱者不宜进行该运动。患有严重高血压、冠心病、风湿病、空洞性肺结核、坐骨神经痛者，经期妇女，孕妇及高热患者不宜行冷热水交替浴。

4. 蒸汽浴

蒸汽浴的注意事项与冷、热水浴大致相同。少年儿童入浴时间不宜过长，以 10 分钟为度；运动员训练及赛前 1~2 天不应做蒸汽浴，而应在运动后进行。

急性炎症、传染病、高血压、重症动脉硬化、糖尿病并发酮症酸中毒、甲状腺功能亢进、慢性酒精中毒、癫痫、肾衰竭、恶性肿瘤等患者及有出血倾向者不宜行蒸汽浴。

5. 矿泉浴

矿泉浴不同于一般沐浴，要有一定的时间、一定的水温、一定的疗程和浴次，通常需在医生指导下进行。一天内入浴次数过多、入浴时间过长、浴温过高或疗程过长都是不适宜的，可能有碍健康，或降低矿泉浴的效果。

行矿泉浴需注意可能出现的矿泉浴反应。矿泉浴初始数日，往往出现全身不适或病情加重的现象，称为矿泉浴反应，分全身和局部两种情况。全身症状可表现为疲劳、失眠、心慌、眩晕、吐泻、癫痫、全身皮疹和上呼吸道感染等；局部反应为患处疼痛、肿胀、活动受限。如反应轻微，可继续治疗，如持续时间较长或症状严重，则应停止沐浴。凡属一切急性发热性疾病、急性传染病、活动性结核病、恶性肿瘤、出血性疾病、严重心肾疾患、高血压、动脉硬化者，以及在经期、孕产期的妇女，均不宜施行矿泉浴。

6. 药浴

泡过药浴以后，在皮肤发红、发热状况没有消退之前，请勿使用任何护肤品和化妆品。有轻度高低血压病史、心脏功能稍差者应在家人陪伴下进行，并注意场地通风，每次浸泡时间不宜太长（3~6 分钟），如在浸泡过程中感到心跳加快或呼吸过于急促，应起身于通风良好处稍事休息，待恢复后可再次浸泡，一般分两到三次浸泡即可。身体虚弱者在浸泡过程中会出现头晕、心跳加快、恶心、全身酸软无力等症状，属于正常现象，随着泡浴对体质的调整此现象会逐渐消失。严重心力衰竭、严重肺功能不全、心肌梗死、冠心病、主动脉瘤、动脉硬化、高血压等患者，有出血倾向者，以及老年人、儿童慎用水温在 39℃以上的药浴，而应以接近体温之药液沐浴，并有家人或医护人员陪护，且沐浴时间不宜过长。妊娠或经期不宜泡药浴，尤其不宜盆浴及坐浴。此外，有严重过敏史、中度以上高低血压病史者，心脏功能不全者、哮喘病患者慎行药浴。

7. 砂浴

患有较严重器质性病变、急性炎症、有出血倾向者，月经期、孕期妇女，儿童、年老体质极度虚弱者，不宜进行砂浴。

8. 泥浴

各种皮肤感染、开放性损伤及患有严重器质性病变者，经、孕产期妇女均不宜进行泥浴。黑泥具有强力吸附性，几乎在 15~20 分钟内就能完成对肌肤的作用，但 20 分钟后会使肌肤发生失水，所以要注意时间。

9. 其他浴身方法禁忌

日照时间不宜过久，每次 15 分钟或遵医嘱，否则反对健康有害，如致皮肤癌。日光浴不宜在沥青马路上进行。浴时注意保护皮肤，可涂油膏，并保护头部和眼睛，如戴草帽及遮阳镜。凡患严重心脏病、高血压、浸润性肺结核、甲状腺功能亢进者及有出血倾向者，不宜进行日光浴。大风、大雾或天气骤变如寒流时，不要勉强锻炼。急性炎症及肾病患者不宜进行空气浴。患重度动脉硬化、高血压、脑血管意外、活动性肺结核、肝硬化、肾炎者及月经期妇女，不宜海水浴。

第三节 浴身养生作用

唐代诗人白居易《新沐浴》有言“夜来新沐浴，肌发舒且柔”，可见浴身具有去除汗油污垢，清洁肌肤，保持汗腺、毛孔通畅，使机体舒适、身心健康的作用。传统医学认为，浴身具有疏风解表、活血通络、散寒止痛、清热燥湿、调和阴阳等功效。现代医学认为，浴身可增强机体免疫力、调节体温、改善血液循环、调节神经和内分泌系统、加速新陈代谢。此外，水浴由于水的物理因素即浮力和压力的共同作用对机体可起到按摩、止痛的作用。

一、冷水浴的作用

毛泽东主席是冷水浴锻炼的积极实践者和倡导者，他一生坚持冷水浴锻炼达 40 年之久，并评价冷水浴说："冷水浴足以练习猛烈与无畏，又足以练习敢为，是一种很好的锻炼方法。"可见冷水浴有锻炼意志力的作用。除此之外，冷水浴的医学作用主要还包括以下几个方面：

1. 扶助正气，调和阴阳

传统医学认为冷水对人体刺激可激发机体正气，提高抵抗外邪能力，促进机体阴阳调和。现代医学认为冷水浴可提高机体免疫力，在冷水浴中伴随深长呼吸，增强呼吸肌的运动，同时促进机体吸入和呼出更多的氧气与二氧化碳，有利于身心健康。同时，机体逐渐适应冷水浴后，在机体遇到气温下降的环境时会产生更好的预防效果，减少疾病的发生。

2. 活血化瘀，祛邪通络

中医认为"寒主收引"，在冷水浴中肌肤毛窍紧闭，血脉收引，使更多的血行于五脏六腑。冷水浴素有"血管体操"之称，可增强血管的弹性，清理血管壁上胆固醇，增强内脏新陈代谢功能。

3. 提神醒脑，缓解疲劳

寒冷的刺激可引起大脑兴奋，通过神经反射增强中枢神经系统功能，从而有效地调节了大脑及中枢神经系统的灵敏度，刺激脑细胞兴奋，减缓脑细胞的衰老和死亡。冷水浴锻炼还可有效促进和改善大脑神经系统的注意力，并分散对忧虑和挫折的注意力，使人从不愉快或痛苦中解放出来。冷水浴养生对神经衰弱、头痛、失眠都有良好防治作用。5℃恒温冷水浴有利于加速肌肉损伤后的修复，减轻延迟性肌肉酸痛，加速机体疲劳的恢复速度，提高机体的合成代谢水平，提高睡眠质量，恢复机体的机能状态。

4. 清洁肌肤，养颜美容

冷水浴不仅能够去除面部汗渍及油垢，起到清洁肌肤的作用，而且收引面部毛孔、血管，紧致肌肤，同时促进皮质分泌，使面部肌肤紧致、光滑、富有弹性。

5. 消食导滞，和胃化积

冷水刺激时五脏六腑功能增强，胃肠蠕动加快，此外，为抵抗外界的寒冷环境，机体会增强换热，为转化足够的热量，需要消化吸收更多的营养物质，从而起到消食导滞，和胃化积的功效。

二、热水浴的作用

1. 疏风散寒，发汗解表

清代汪昂《勿药玄铨》中言“感冒风寒而以热汤澡浴，亦发散之一法”。可见热水浴具有解表散寒的作用。热水浴可通过温热之性，促进机体发汗，正是中医治疗风寒感冒中的汗法。

2. 养血活血，舒筋通络

传统医学认为“血得热则行，得寒则凝”，热水浴具有行气活血的作用。热水的刺激使机体腠理孔窍张开，外周毛细血管扩张，血液流动加快，新陈代谢增强，促进汗液等新陈代谢产物的排出。温热的水还可以舒缓肌肉紧张、痉挛等，具有舒筋通络的作用。

3. 宁心安神，镇静催眠

不同的水温具有不同的功效，热水可促进交感神经兴奋，振奋精神。而温热水浴对机体的刺激相对较小，可降低神经系统兴奋，减缓新陈代谢，减轻心脏负荷，舒缓筋脉，消除疲劳，镇静催眠，起到宁心安神的作用。

4. 清洁肌肤，美容养颜

皮肤上有皮脂腺，经常分泌油脂样物质，与汗液、灰尘混杂在一起，形成污垢。污垢积到一定程度，可堵塞汗腺开口，并促使细菌生长，有时还会引起汗斑、毛囊炎、疖、痈、脓疱疮等皮肤病。用热水沐浴可以清除皮肤上的污垢，使汗腺保持通畅，提高皮肤的代谢功能和抗病能力。清洁的皮肤表面呈酸性反应，能抑制细菌的生长。有人曾做过试验，洗一次热水浴可清除皮肤上数千万甚至上亿个微生物。故热水浴有“消毒的热床”之称。

三、冷热水浴的作用

冷热水澡又被称为“长寿澡”，我国著名的教育学家马寅初就是通过冷热水浴养生保健，从而长命百岁，享年 101 岁。可见冷热交替浴有着养生保健、延年益寿的功效。

冷热交替浴可以提升免疫功能，防止感冒。冷热水交替浴是一种简单而古老的“血管操”，冷热的交替刺激使血管一张一缩，从而增加血管的弹性和对刺激的耐受力，改善机体的血液循环和营养状态，使代谢产物、致痛因子、炎症介质及易沉积于血管壁和内膜上形成粥样硬化斑块的不良成分随血流灌注排出。以交替浴为主的物理治疗对反射性交感神经营养不良有明确治疗作用。适当通过冷热水交替刺激进行身体锻炼，还可提高阴茎血管弹性，促进血液循环。

四、蒸汽浴的作用

蒸汽浴是20世纪末21世纪初期最盛行的一种护理方法，在世界各地都有不同形式和不同名称的蒸汽浴方法，其共同特点就是以水为加热对象，利用其在高温下形成的水蒸汽而对皮肤起到清洁、护理作用的一种方法。

1. 美容养颜，水润肌肤

蒸汽浴面时，可使面部毛囊和皮脂腺口扩张开放，血管扩张，血流加快，加速肌肤内循环，增强面部新陈代谢，利于排泄毛囊口和皮脂腺里的阻塞物，消除黑头粉刺，有效治疗面部痤疮、痱子等皮肤疾病。此外蒸汽可软化角质，去除死皮，使肌肤水嫩。

2. 行气活血，滋阴润燥

置身于蒸腾的湿热空气中，高热度能升发阳气，行气活血、舒筋通络，加快新陈代谢、血液循环，改善呼吸功能和心血管系统功能，且改善血循动态时，尤其能增加冠脉血流，增加心肌乳酸摄取率，即对心脏而言，是一种既能减低前负荷，又能减低后负荷的疗法，故又称减负荷疗法。蒸汽浴时，空气中含有较大的湿度，人处于湿热空气的蒸腾中，腠理、口鼻同时感受，外至肌肤，内及脏腑，都得濡养起到滋阴润燥的作用。

3. 利水消肿，减肥健美

肌肤腠理张开，促进汗液排出，具有利水消肿的功效，使体内多余的水分和有害物被排出，过剩的脂肪被分解和消耗，还有利于表皮细胞的新生，消除皮肤松弛，起到减肥健美的作用。

4. 调和营卫，镇静安神

中医学认为蒸汽浴可发散风邪，纠正营卫失和，调养脏腑，镇静安神。现代医学认为，蒸汽浴对人体的作用因素是高温及空气湿度和冷空气或冷水刺激的双重影响，有利于调节神经系统、消除疲劳和修复损伤组织的作用。

五、矿泉浴的作用

矿泉浴除具有热水浴的养生作用外，不同的矿泉含有不同的矿物质，对人体的养生保健作用也不同。医疗保健的矿泉浴种类较多，主要包括单纯泉、碳酸土类泉、硫酸矿泉等。

碳酸土类泉中阳离子主要是钙离子、镁离子，其中钙离子有增强心血管功能、消炎杀菌、兴奋神经、调节内分泌活动的作用；镁离子具有镇静安神、降低神经兴奋的作用。硫酸钠泉对消化系统具有调节作用，可促进胃肠蠕动，消食导滞，其中钠离子对肌肉收缩具有重要作用。硫磺泉具有杀虫止痒的作用，且其中硫化氢作用于气管、支气管黏膜具有祛痰止咳的效果，并被称之为“祛痰浴水”。明矾泉主要含硫酸铝，具有消炎的作用。

矿泉浴可提高机体免疫力，对疾病起到一定的预防和治疗作用。适宜的矿泉浴疗或饮泉可对心血管系统产生一系列良性影响，降低血总胆固醇和三酰甘油含量促进机体脂类代谢，增加血管弹性，降低外周阻力，改善耗氧指数，降低心肌耗氧量，增加冠状动脉血流量，改善冠心病患者心电图；并具有调节心率和血压，改善全身供血状况的作用。

六、药浴的作用

中药药浴属于传统中医疗法中的外治法之一，它是将水盛于器皿内，浸泡身体的某些部位或全身，利用水温本身对皮肤、经络、穴位的刺激和药物的透皮吸收，达到治疗疾病、养生保健的目的，它不同于一般的洗浴、温泉浴等，而是按照中医辨证施治的原则，根据不同的疾病，加入不同的药物，进行治疗，因药物不经胃肠破坏，直接作用于皮肤，并通过皮肤吸收进入血液。古时之人，以药浴之法而外开毛孔、百窍、腠理，内而通达脏腑、经络、穴位之间，则四肢、肌肤、骨髓、气血、三焦无不相通，较之内服药有疗效快、舒适、无任何毒副作用的优点，也不会增加肝脏负担，因此被医学界誉为“绿色疗法”。药浴时，除水本身的理化作用（主要是温热作用）外，主要是药物对人体的影响。药物水溶液的有效成分，从体表和呼吸道黏膜进入体内，可起到舒通经络、活血化瘀、驱风散寒、清热解毒、祛湿止痒等功效。现代药理研究也证实，药物的气味进入人体后，能提高血液中某些免疫球蛋白的含量，从而达到强身健体、防治疾病的目的。

七、砂浴的作用

海水湿热砂浴可提高老年膝骨关节炎患者血中血质醇水平及 T 淋巴细胞转化率，提高了人体新陈代谢和应激能力，增强了细胞免疫功能，改善组织血液循环和神经末梢营养状况，激活多种体液因子，起到消炎镇痛作用。此外，海水湿热砂浴可使患者全身松弛，心情舒畅，充分受到日光的照射，海水湿砂中含有的大量对人体有益的常量和微量元素，通过压力、湿热、日光照射导入人体也可能起到治疗作用。

八、泥浴的作用

泥浴的保健医疗作用，是淤泥中含有的各种盐类对皮肤起到杀菌、消毒作用。泥内的有机物、胶体物质呈“离子”状透过皮肤进入体内发挥作用；泥土与皮肤摩擦，在日光照射下，有明显温热作用和按摩功效，通过物理作用清理死皮，还可促进血液循环，改善新陈代谢和组织细胞的营养，并能调节神经系统的兴奋性和抑制过程。

九、空气浴的作用

空气浴主要利用空气的温度、湿度、气流及所含化学成分对人体的综合作用。其中温度是主要因素之一。空气浴时，气温通常低于体温，对机体形成寒冷刺激，引起大脑皮层、体温调节中枢、血管运动中枢等发生一系列变化，使皮肤血管收缩，排汗减少，代谢增加，从而提高机体的抗病能力。另外，新鲜空气中含有大量阴离子，能调节中枢神经系统功能，刺激造血功能，促进新陈代谢，增强肺功能和机体免疫力。

十、日光浴的作用

唐代孙思邈《备急千金要方》中记载："凡天和暖无风之时，令母将儿，于日中嬉戏，数见风日，则血盈气刚，肌肉牢密，堪耐风寒，不致疾病。若常藏在帏帐之中，重衣温暖，譬犹阴地草木，不见风日，软脆不堪风寒也。"这对日光浴的防病强健作用，尤其是促进小儿健康成长的意义给予了充分的肯定。至清代，本疗法的应用有了进一步发展，《本草纲目拾遗》中有专节论述本疗法的作用。

射到地面上的太阳光中，含 1% 的中、长波紫外线，40% 的可见光和 59% 的红外线，日光浴实际上是同时做空气浴和上述三种光级的照射治疗。紫外线可杀菌、消炎、止痛、脱敏，促进组织再生，增强机体免疫力等；红外线主要是温热效应，它使皮温升高，血管扩张，代谢增强，还能消炎止痛。可见光由红橙黄绿青蓝紫七种单色光组成，通常所见是其混合成的白光。可见光照射人体时，通过视觉和皮肤感受器，作用于中枢神经，再通过反射调整各组织器官的功能，产生不同作用。例如，红光令人兴奋、绿光使人镇静，柔和的粉光可降血压、紫光和蓝光有抑制作用等。日光浴可以杀菌消毒，休养生息，恢复功能。

十一、森林浴的作用

森林浴可强健身心与培养机体活力，森林中空气清新、氧气量多，并含有多种芳香物，其中 α－派烯类芳香物具有镇静、促进内分泌、改善支气管及肾脏功能的作用。负氧离子通过呼吸进入血液，增加血液胶体蛋白负电荷，与肾小球基膜及血管袢上皮细胞表面阴电荷层的静电屏障产生相斥作用，而减少蛋白质滤过。低浓度臭氧能杀菌、调节神经系统、促进血液循环，使血压下降等。绿色能消除紧张、降低血压、扩张血管，使心跳呼吸减慢。

森林浴对高血压患者血压、血脂具有良好的调控作用，对心脏功能有着明显的改善作用，可有效降低血压、血脂和改善心脏功能。

十二、海水浴的作用

海水浴对机体的作用包括三方面，首先，温度作用是海水浴的基本作用。海水温度与体温的差异越大，对机体的刺激作用越强（机体反应过程同冷水浴）。其次，海水中含多种盐类，可附着于皮肤，刺激神经末梢，使毛细血管轻度充血，对改善皮肤血液循环和代谢过程有良好作用，尚可提高网状内皮系统功能。再有，海水的压力、流动时的冲击力和游泳动作受到的阻力构成海水浴的机械作用，可改善体内血液循环，提高心、肺功能。由于海水浓度高、浮力大，有助于肢体活动，可加速运动功能障碍的恢复。总之，海水的综合效能、碧蓝辽阔的海洋景观、潮润清新的海洋气候、明媚充沛的日光辐射，使海水浴比一般水浴作用更大。

第四节　浴身养生具体方法

一、水浴

水浴是以水为介质，将机体浸渍或淋浴于其中的一种养生方法。根据水温、水质的不同，可将水浴分为冷水浴、热水浴、冷热水交替浴、矿泉浴。

1. 冷水浴

冷水浴是指施浴者将身体置于水温低于 25℃的水中进行擦洗、淋浴、浸泡或冬泳的方法。冷水浴包括冷水洗脸、浴足、擦身、浸浴、冲淋、冬泳等形式。

（1）洗脸：洗浴前先用手摩擦微热后，用干净的毛巾蘸取冷水擦脸擦至 5~10 次后将脸擦干；将面部浸入冷水中，呼气后抬头吸气，再浸入，反复重复 1~2 分钟；后用手掌掌面摩擦面部直至发热发红，且不可过于用力摩擦。还可按摩鼻翼旁 0.5 寸迎香穴及太阳穴。

（2）浴足：将双脚置于冷水中，并用双手对足面和足底进行摩擦，1~2 分钟后将双脚擦干，并用双手摩擦双脚至发热发红。

（3）擦身：用冷水擦身时从头面开始，由外周四肢沿向心方向摩擦，最后擦至背腹部。摩擦时宜先轻后重，至皮肤发热发红。

（4）淋浴：活动关节后，用毛巾蘸取冷水摩擦周身，进行冷水淋浴，或通过水温调节循序渐进，先由温水淋浴逐渐过渡到冷水淋浴，冷水淋浴时间不宜过长，一般为 2~5 分钟，淋浴后用干毛巾将周身迅速擦干后，摩擦肌肤至微红热。

（5）浸浴：浴前活动肢体关节，待身体发热后浸浴，且浸浴时应遵循循序渐进的原则，开始时将水温调至 34~36℃，然后逐渐降低水温，使身体逐步适应，浸浴过程中要不断摩擦、按摩或活动机体。

（6）冬泳：冬泳的外界寒冷刺激相对较强，对机体的身体素质要求较高，不可强行锻炼，冬泳时长宜控制在 10 分钟之内，出水后注意穿衣保暖。

2. 热水浴

热水浴包括温水浴、热水浴、高热浴。温水浴是指水温在 36~38℃，热水浴指水温在 38~42℃，高热浴是指水温在 42℃以上。热水浴是现代日常生活不可或缺的浴身方式之一，浴身方法也不尽相同，除与冷水浴相同的洗脸、浴足、擦身、浸浴等方法外，还包括湿热敷裹。将毛巾浸于热水中，水温以施浴者的耐受力为度，拧干后放置于机体局部，为防止水蒸气蒸发或热度散发，可用保鲜膜、干毛巾盖于湿热毛巾上方。

为防止出汗过多，热水浴前可喝杯糖盐水。浴时精神需放松，入浴时应缓慢，不宜“一下子”把身体全都泡入水中，浴时如感头晕不适，应停止洗浴，并躺在空气新鲜处，同时注意保暖，否则容易出现头晕、恶心、口渴、胸闷、心悸、出汗、四肢无力，甚至晕倒等晕澡现象。

3. 冷热水交替浴

将热水浴和冷水浴联合交替重复使用称为冷热水交替浴，浴法可分为淋浴和浸浴。淋浴是指先用热水冲洗干净后，置身于冷水淋浴中，数分钟后再用热水冲浴，如此往复交替，以热浴结束。浸浴是指分别用两个木桶放置冷水和热水且水温以个人耐受力为度，在热水中浸浴 5~10 分钟后，出浴擦干身体，3~4 分钟后浸入冷水浴中，并不断活动和擦浴，如此交替若干次，以机体舒适为度。

二、蒸汽浴

蒸汽浴是指将水加热成蒸汽后施浴者沐浴于弥漫蒸汽的特殊结构房屋中，或用蒸汽沐浴局部的一种养生方法。蒸汽浴可根据温度和湿度的不同，分为干热蒸汽浴（温度 80~90℃，湿度 20%~40%）和湿热蒸汽浴（温度 40~50℃，湿度 80%~100%）。湿热蒸汽浴又被称作桑拿浴，并被人们誉为“养生健美之宝”。

1. 浴面

首先将面部用清水清洁干净后并用毛巾擦干，其次将适量的白开水倒入盆中，然后将脸趴在盆上，并用浴巾或毛巾将头部与脸盆覆盖起来熏蒸，熏蒸时间以 10~15 分钟为宜。有条件者可使用蒸面仪进行熏蒸。

2. 浴身

施浴者首先将身体清洗干净并擦干后进入蒸汽浴室中，在蒸汽浴室中静坐或静卧 7~15 分钟，全身发热后，走出蒸汽浴室，通过冷空气降温或用冷水冲洗 2~3 分钟，以机体清爽为度。其后将身体擦干后，休息 10 余分钟再次进入蒸汽浴室，如此反复 2~5 次。

蒸汽浴时，应根据个人具体身体状况选定适当的蒸汽温度、湿度和浴身时间。健康人在干热蒸汽浴室内，平均耐受时间约为 17 分钟；而在湿热蒸汽浴室内，浴身时间一次不可超过 19 分钟。

三、矿泉浴

矿泉浴又称为温泉浴，系指以矿泉水为介质而浸浴其中的一种养生方法。矿泉是由地壳深层自然流出或钻孔涌出地表，并含有一定量矿物质的地下水，矿泉浴因成分、压力和温度的不同，而有不同的分类和功效。

温泉是大自然提供给人们健身祛病的宝贵资源，我国人民运用温泉浴养生保健据文献记载已有两千多年的历史。早在《山海经》中就有关于温泉的记载，秦始皇时期在骊山砌石为池并命名为“骊山汤”，汉代张衡的《温泉赋》，北魏的《温泉颂》，唐太宗的《温泉铭》等，都记述了温泉浴的健身保健和防病治病功效。我国温泉资源十分丰富。早在明代，李时珍在《本草纲目》中进行记载和分类的矿泉就多达 600 余处。他将矿泉分为硫黄泉、朱砂泉、雄黄泉、矾石泉、砒石泉等，并分别记述了其作用。现代已发现的矿泉共 3000 余处分布在全国各个省份，为发挥更好的养生保健效果，现已建成温泉疗养院达 500 余所。

（一）矿泉的分类

一般而言，现代矿泉水的分类以六种主要离子（HCO_3^-，SO_4^{2-}，Cl^-，Na^+，Ca^{2+}，Mg^{2+}），三种气体（CO_2，H_2S，Rn）及某些活性元素（如 Fe、I、Br 等），作为基础。根据矿泉温度可分为六类，即：①温度低于 25℃的称之为冷矿泉；②温度在 25~33℃的称为低温矿泉；③温度在 34~36℃的称为不感温或微温矿泉；④温度在 37~38℃的称为温矿泉；⑤温度在 38~42℃的称为热矿泉；⑥温度高于 43℃的称为高热矿泉。按渗透压不同可分为三类，即：①可溶性固体在（1~8）g/L 的为低渗泉；②可溶性固体在（8~10）g/L 的为等渗泉；③可溶性固体在 10g/L 以上的为高渗泉。根据 pH 分为六类，即：① pH<2 的为强酸性泉；② pH 在 2~4 的为酸性泉；③ pH 在 4~6 的为弱酸性泉；④ pH 在 7~7.5 的为中性泉；⑤ pH 在 7.5~8.5 的为弱碱性泉；⑥ pH>8.5 的为碱性泉。

（二）浴身方法

1. 浸浴

浸浴是矿泉浴最常见的浴身养生方法，根据浸浴的部位，可分为半身浸浴和全身浸浴。

（1）半身浸浴系指施浴者在浴盆或浴池里取坐位，裸露上身，且覆盖浴巾以免受冻，半身浸浴具有兴奋神经、强健身体和镇静安神的作用。①兴奋神经性半身浴：浴水温度为 38~39℃，随着身体对水温的适应，可逐渐将水温降低 0.5~1℃。在浴身时结合摩法，不断地用力摩擦皮肤，摩擦时间为 3~5 分钟，浴后擦干皮肤防止感冒。本浴法可兴奋神经，对于健康者和健康状况较好的神经衰弱及抑郁症患者有良好的治疗效果。②强健身体性半身浴：该浴法与兴奋神经性半身浴相似，水温从 38~39℃开始，逐渐降低至 35~36℃，但摩擦皮肤时不可强烈用力。本浴法可强身健体，适用于平素身体较弱或久病初愈处于恢复期的患者。③镇静安神性半身浴：施浴者浸泡在 38~39℃的浴水中，随着治疗次数增加和个体的耐受性增强，可将水温略降 2~3℃，浴身时间 10~15 分钟。本浴法具有镇静安神的作用，适用于神经兴奋性较高的人。

（2）全身浸浴系指施浴者浸泡在浴盆或浴池里取仰卧位，水面不超过双侧乳头连线水平，以免影响呼吸和心脏功能。全身浸浴根据水温不同可分为凉水浸浴、温水浸浴、热水浸浴。①凉水浸浴：水温为 33~36℃，浴身时间以 8~10 分钟为宜。本浴法具有清热解暑、强身健体的作用，常用于健康疗养锻炼。②温水浸浴：水温为 37~38℃，浴身时间一般不超过 30 分钟，以 15~20 分钟为宜。本浴法具有镇静安神、缓解血管痉挛作用，对冠心病、高血压、关节炎等具有良好的保健功效。③热水浸浴：水温为 39~42℃，浴身时间以 5~30 分钟为宜。本浴法可增加速新陈代谢、兴奋神经、扩张血管，并对各种皮肤病和关节炎具有较好的治疗效果。老年人和心血管功能不全者慎用。

2. 直喷浴

本浴法是在专门的直喷设备前进行，施浴者站立在距操纵台 2~3 米处，操作者持直喷水枪，用 1~3 个大气压，将 38~42℃的热水喷射施浴者全身或局部，每次喷浴时间为 3~5 分钟。本浴法多用于治疗腰部疾患。

3. 运动浴

运动浴系指施浴者在大浴池内，做弯腰、行走、下蹲、举臂、抬腿等各种医疗体操动作。每次浴身时间以 20~25 分钟为宜或遵医嘱。本浴法多为康复功能锻炼使用。

四、药浴

中药药浴系指通过中医辨证选药后煎汤，用药汤或含有药汤的浴水洗浴全身或局部的一种养生保健、防病祛病的方法。

药浴的使用在我国已有两千多年历史。据载，自周朝起就流行以佩兰煎汤，即香汤浴来清洁身体、养生保健的做法。宋明时期，民间盛行香汤浴，并形成了专供人们洗芳香浴的“香水行”的习俗，如正月初一用兰香、荆芥头、零陵香、白檀香、木香煎汤即五香汤沐浴，浴后令人精神抖擞、周身馨香；春季时取枸杞子煎汤沐浴，“令人肌肤光泽、不老不病”；夏季时用桂枝、槐枝、桃枝、柳枝、麻枝等五枝汤洗浴，可疏风气、驱瘴毒、滋血脉。清代时期，药浴不仅作为健身保健、延年益寿的一种方法，而且还广泛应用于治疗和康复疾病。

1. 药浴使用方法

药浴使用方法主要包括目浴、面浴、浸浴、足浴、坐浴、熏蒸、烫敷等，且作养生保健用，以浸浴多见。

（1）目浴：是我国传统中医外治法的一种，即用煎煮的药汤淋洗眼睛以治疗各种眼部疾患的一种方法。早在《医林纂要》中就有“扶桑浴目”的记载，即用碗盛水，于饭上蒸透后频频洗目，冷则复温之，具有清热除湿、祛风明目的功效，可治疗风热上扰或时令传染而暴发之目赤肿痛。

（2）面浴：可分为两步即擦面和香汤浴面，香汤浴面为中药浴面之别称。擦面是指将双手搓热后贴于脸部，两手中指分别放于鼻翼两旁 0.5 寸的迎香穴处，并向上推擦，经睛明、攒竹至额发际处，然后两手分开推擦至额角后而下，经耳门穴而返回下面部。擦面后将煎煮的药物用水稀释，将面部浸入药汤中，呼气后抬头吸气，再浸入，反复重复 5~10 分钟，浴后用温热水将面部清洗干净。

（3）浸浴：把煎煮好的药汤用纱布过滤后倒入浴水内，脱衣后进行全身浸浴，每次浸浴时间约为 20 分钟或遵医嘱，每日一次，一剂药可用 2~3 次。

（4）足浴：是中医沐浴疗法中的局部疗法之一。唐宋八大家之一的苏东坡对足浴疗效的评价为“热浴足法，其效初不甚觉，但积累百余日，功用不可量，比之服药，其效百倍”。足浴前先将双足用温热水洗净，然后放入约 37℃的药汤或经水稀释后的药汤中，足浴时水量通常以淹过踝部为宜，其后让浴水逐渐变热至 42℃左右并保持水温。浴足时要时常蹉动双足，时间一般以 40 分钟为宜或遵医嘱。

（5）坐浴：坐浴系指将煎煮的中药汤置于坐浴盆中，施浴者坐在坐浴盆上进行熏洗的一种局部治疗方法。坐浴可以加强腹部和盆腔器官血液循环，中药煎剂等洗液可治疗各种外阴疾病。古今中医在药浴疗法中的验方百试不爽，如《景岳全书》中治疗尿潴留用“皂葱汤”坐浴，《疡科选粹》中治疗痔疮和脱肛用“五倍子汤”坐浴，前列腺炎用“草薢汤”坐浴，阴部湿疹用“苦参汤”坐浴，阴道炎用“银花藤汤”坐浴，子宫颈炎用“仙人掌汤”坐浴，阴痒用“地肤子汤”坐浴，而子宫脱垂则用“银花枯矾升提汤”坐浴。

（6）熏蒸：首先将药物置纱布袋中，然后将布袋放入容器中煎煮，用煎煮时产生的热气熏蒸局部，或用药物蒸汽室作全身浴疗。局部熏蒸时，趁药液温度高、多蒸汽时，先进行熏蒸，当温度降至 37~42℃时，进行浸浴。

（7）烫敷：将药物分别放入两个纱布袋中，上笼屉或蒸锅内蒸透，乘热交替放在局部需要治疗的部位烫贴，可加上按摩，效果更好。每次 20~30 分钟，每日 1~2 次，2~3 周为 1 个疗程。本法多用于治疗与康复。

2. 药浴配方举例

（1）面浴配方：千金洗面药“冬瓜仁半升，黑豆四升，猪胰二具，大猪蹄一具，冬瓜仁、细辛、白术、土瓜根各一两，防风、白蔹、白芷各二两，商陆三两，皂荚五挺入水浴面，可除皯黯悦白”。

（2）洗面光彩方：霜桑叶浓煎收诸之以煮水浴面可祛风润肤，令面光滑如镜；亦有春取桃花，夏摘荷花，秋采芙蓉，冬煎雪水以为香汤，以三花除皱，一水驻容。

（3）香药澡豆方：大豆五升，赤小豆四合，苜蓿五两，零陵香五两，冬瓜仁六分，丁香二两，麝香半两（细研），茅香三两，猪胰五具。（细切），上九味，捣细罗为散，与猪胰相合，捣均匀。用时与少量水相合，洗手部及全身。有香身护肤，润燥作用。

（4）护肤美容方：绿豆、百合、冰片各 10g，滑石、白附子、白芷、白檀香、松香各 30g，研末入汤温浴，可使容颜和体肤白润细腻。

（5）浸浴方：《备急千金要方》中载丁香、沉香、青木香、真珠、玉屑、蜀水花、桃花、钟乳粉、木瓜花、奈花、梨花、红莲花及李花、樱桃花捣碎而入于水，珍珠、玉屑研之千遍，每沐浴时取粉适量，咽喉胳臂以此药洗，百天则容颜如玉，臭气粉滓皆除，持而久之，防疫健体，历久不衰。

（6）《圣济总录》中，有用桂附散煎沸浸洗患处，治外伤疼痛肿胀之症。

（7）食醋熏蒸方：按 3~5mg/ml 计算，取食醋置锅内，加入 2~3 倍的水，加热蒸发，使蒸气弥漫空间，人在室内，每日一次，连续 3~5 天，防治流感有效；亦可将食醋兑水置搪瓷杯内加热，用鼻呼吸其热气，每次 15 分钟，连续 2~3 次，防治感冒效果亦佳。

（8）葱白烫方：葱白 500g，切细，加麝香 2.5g 拌匀，平分 2 份置纱布包内，先以一包置脐上用热烫斗烫之，30 分钟一换，治癃闭。

五、砂浴

砂浴系指将全身或身体局部埋入河砂、海砂或田野之砂等砂中，并将砂作为一种传导温热效应的介质，利用其机械作用按摩，以达健康祛病、保健养生的一种方法。医用砂是不混有小石块、贝壳等杂质的清洁干海砂、河砂或沙漠砂等。

自古以来，我国医籍就对沙浴有所记载。如唐代孙思邈所著《备急千金要方 · 卷三》载治落水死方曾说道：“熬砂覆死人，面上下有砂，但出鼻口耳，砂冷湿即易。”

砂浴的适宜时间为夏季，每天下午至傍晚 16~19 时。浴身养生时，脱衣后将肢体埋入 10~20 厘米厚的砂层中，戴上墨镜，每次浴身时间为 0.5~1.5 小时。

浴身后用清水将身体冲洗干净，并在荫凉处休息 20~30 分钟，一般以 10 天为 1 个疗程。

六、泥浴

泥浴系指施浴者在海泥、湖泥等特制的泥浆里浸泡，或将这些泥类物质直接敷于机体体表，以达到健身祛病目的方法。

传统泥浴利用白土、黄土、灶心土、田泥、井底泥等天然泥土进行浴身养生，而现代医疗泥浴多采用河湖池塘里底部的泥沙即淤泥，其内含丰富矿物质和微量放射性物质。泥浴一般在夏季进行，施浴者脱衣后在泥浆中浸泡，浴身时间不宜过长，以 20~30 分钟为宜，或将泥糊涂于肌表，采取卧位。

七、空气浴

空气浴系指施浴者减少衣物至半裸体甚或裸体，使肌肤与空气直接接触，并利用空气的理化特性，以健身防病的一种方法。

空气浴的方法简单易行，浴时一般除与空气直接接触外，需要与体育锻炼等活动相结合。一般自夏季起至冬季，清晨到公园、水边等空气清新的地方，做一些如慢跑、打拳等简单的体育活动。浴身时间根据身体体温和个体身体素质决定，以不出现寒颤为度。

八、日光浴

日光浴在我国古代又被称为“晒疗”，系指施浴者通过日光对机体的照射以健身保健、治病防病的一种方法。老子在《黄庭经》指出日光的作用“日月之华救老残”，宋代《云笈七签》中载有“采日精法”，嵇康《养生论》也提出了“晞以朝阳”之说。古人在进行浴身养生时并非单纯地晒太阳，而是将晒太阳与呼吸吐纳功法结合起来，以达到有效的浴身养生功效。

日光浴的时间，夏季适宜选择在上午 8~10 时、下午 15~17 时。春季、秋季和冬季一般宜在上午 9~12 时。浴身地点可以选择在海滨、公园、天台、阳台等空气清新的地方。

日光浴的方法通常有两种：一种是施浴者单纯的接受日光照射，另一种是日光照射与体育锻炼等活动相结合。浴时，施浴者尽量少穿衣物，暴露身体和肢体，使更多的皮肤直接接受阳光照射，采取坐位或卧位，为均匀采光，要求施浴者不断变换体位。日照时间不宜过长，以每次 15 分钟为宜或遵医嘱。

九、森林浴

森林浴系指施浴者在树林中尽量少穿衣物，暴露身体和肢体，呼吸林木散发出的物质和新鲜空气，并可结合适当的劳动和锻炼，以达到锻炼养生的一种方法。

森林浴是我国一种古老的自然养生疗法，清代时即有《水边林木养生》这一专著。森林中的松树、柏树、香樟树、橡树等多种树木可散发出芳香性物质，而这些芳香性物质有强大杀菌作用，可杀死空气中的病菌和微生物。一项现代研究表明，在新鲜的白桦树的树叶内注入结核杆菌，几分钟后观察到结核杆菌全部死亡。森林中的空气不仅清新、芳香，而且还富含大量的负离子，高浓度的负离子可促进机体新陈代谢，有力改善心肌营养，增强心肺功能。此外，置身于郁郁葱葱、鸟语花香的森林中，使人身心放松、精神愉悦，有效改善人的身心健康，从而延年益寿。森林浴是结合空气浴、芳香浴于一体的具有综合效应的浴身方法。

森林浴时，尽量裸露四肢机体，可适当结合散步、慢跑、体操等锻炼方式，加速新陈代谢，增强心肺功能，吸收更多的新鲜空气和草木花香，以充分发挥森林浴的浴身效应。

十、海水浴

海水浴系指施浴者在天然海水中浸泡、冲洗或游泳，以健身保健、治病防病的一种浴身方法。

海水浴的时间一般选择在每年的7~9月份，以每天的上午9~11时及下午15~17时为宜；每次浴身时间为20~60分钟。浴前首先要充分活动四肢关节，施浴者浸泡于海水中，或在海水中进行冲洗，或结合运动锻炼在海水中游泳，以微觉疲劳为度，浴后用清水冲洗身体。

如果不能经常到自然的环境中进行海水浴，在家庭中可通过自制“海水浴”进行浴身养生。为过滤掉海盐中的杂质，可将1.5kg左右的海盐放入布袋后封口，再将布袋放入约200L的洗浴水中，然后施浴者进行浸泡浴身。

（郑世晗）

第十四章

方药养生

第一节　方药养生涵义

方药养生是指利用药物或者药物组方来调整机体状态，以达到增进或保持健康、延年益寿的目的。运用这类方药来达到强身健体，防病治病，延缓衰老目的的方法，即是方药养生。千百年来，历代医家不仅发现了许多益寿延年的保健药物，而且也创造出许多行之有效的保健益寿的方剂，拥有丰富的经验，为人类的健康和长寿做出了巨大贡献。

《素问·上古天真论》说："上古之人，其知道者，法于阴阳，和于术数，食饮有节，起居有常，不妄作劳，故能形与神俱，而尽终其天年，度百岁乃去。"以上论述，强调了养生防病的重要性。方药能够增强机体的免疫功能，提高抗病能力，从而达到养生保健的目的。

第二节　方药养生原则

方药养生要根据中医药的基本理论和原则，适当选药，合理组方，用之得当，才能达到强身健体、预防疾病、美意延年的作用。但不能只依靠药物，而缺乏锻炼和规律的生活习惯。方药只是一种辅助的养生保健措施，在实际运用中，应遵循以下原则：

一、审药谨慎，用药有道

补益法是年老体弱和生理功能低下等抗病能力降低的人群最常用的调养方法，体健之人一般不需服用补益药。尤其需要注意的是，养生保健的药物种类繁多，要根据个人情况，补泻得当。服用补药应有针对性，若认为补药百益无害，冒然进补，极易加剧机体的气血阴阳平衡的失调，不但没有成效，反而损害身体健康，所以不可盲目进补，应辨明虚实，虚则有针对性的进补。

二、进补有度，勿偏勿过

进补的目的在于达到阴阳的平衡，宜恰到好处，勿偏勿过。过偏则导致阴阳的再次失衡，使机体又一次遭到损伤。例如，虽属气虚，若一味地大剂量补气而不顾及其他，补之太过，反致气机壅滞不畅，出现胸、腹胀满，升降失调；虽为阴虚，若一味地大剂量养阴而不注意适度，补阴太过，反遏伤阳气，致使阴寒凝重，继而出现阴盛阳衰之候。所以要补宜适度，适可而止，补勿过偏。

三、辨别体质，因人施药

因人施药是根据个人的年龄、性别、体质等不同特点，有针对性地选择方药进行调养保健，每个人的禀赋、年龄、生活、情志等各有差异，决定了不同个体的生理状况、病理特点。因此在用药方面也因人而异。

注重体质，因人施药的养生保健原则体现了中医辨证论治的思想，在实际运用中，要根据个体情况，辨证用药，分清寒热阴阳、脏腑虚实，合理选用相应的方药，才能取得养生保健、防治疾病、益寿延年之效。

四、虚者补之，实者泻之

辨别虚实，虚则补之，审因择药才不致进补出现偏颇，以取得益寿延年之效。

体虚一般有阴虚、阳虚、血虚、气虚等，临床可能单一出现，也可兼证出现，因此在使用补法时，需要综合考虑，补勿过偏，也不可矫枉过正，以免伤害身体。因此，用补益类方药，组方用药必须严格按照君臣佐使等配伍方法，阴阳并举，寒热平调，气血同用。正所谓“善补阳者，必于阴中求阳，则阳得阴助，而生化无穷；善补阴者，必于阳中求阴，则阴得阳生，则泉源不竭”。

方药养生固然是年老体虚、久病体弱者益寿延年、强身健体的方法，以补虚为主亦无可厚非。然而，体盛而本实者、体盛而邪实者也并不少见。只论其虚而不论其实，亦未免失之过偏。恰如徐灵胎所说：“能长年者，必有独盛之处，阳独盛者，当补其阴”，“而阳之太盛者，不独当补阴，并宜清火以保其阴”；“若偶有风、寒、痰、湿等因，尤当急逐其邪”，当下，物质生活丰富，平素过食膏粱厚味，又往往重补而轻泻。导致脂醇充溢，形体过于肥胖，气血痰食壅滞已成其隐患。因此，泻实之法也是方药养生的一个重要原则。

五、扶正祛邪，泻不伤正

年老体虚之人，由于正气不足，无力抵御外邪，因此更易形成正虚邪盛的证候，虚则补之，实则泻之，二者不同又必须兼顾，要仔细考量虚实的轻重。虚重实轻，应以补为主；虚少实多，应以补为主。祛邪的同时又要兼顾正气，要注意攻泻之法的恰当运用。不可因其体盛而过分攻泻，攻泻太过则易导致人体正气亏虚，不但起不到养生保健、益寿延年的作用，反而适得其反。故方药养生中的泻实之法，以不伤正气为原则。肾为先天之本，五脏之伤，穷必及肾。脾胃为气血化生之源，为后天之本。所以历代扶正医家都重视补肾和调补脾胃。

六、用药缓图，不宜骤补

衰老是个复杂而缓慢的过程，由于先天禀赋和后天生活方式的不同而有所差别，任何养生保健方法的成效都不是立竿见影的。方药养生也不例外，不能在短时期内依靠药物达到养生益寿的目的。因此，用药宜缓图其功，不宜急于求成。若不循此法，则欲速不达，非但无益，反而适得其反。这是方药养生运用中应遵循的原则，也是千百年来，历代养生家的经验之谈。

第三节　方药养生作用

一、调和阴阳

阴阳是辨证的总纲，疾病的各种病理变化均可用阴阳失调加以概括，所以，广义上能够纠正病理变化的许多治法，诸如寒热温清、虚实补泻、解表攻里及调和营卫、调理气血等方法，都属于调和阴阳法则的范围。

《素问·生气通天论》中记载："阴平阳秘，精神乃治，阴阳离决，精气乃绝。"阴与阳相互对抗、相互制约和相互排斥，以求其统一，取得阴阳之间的相对的动态平衡，称之为"阴平阳秘"。阴者藏精而起极也，阳者卫外而为固也。真阴要有收敛收藏阴精的作用，并能滋养真阳收敛真阳（阴平）；真阳要有生长生发抵御外邪的作用，并不让真阴外泄而固束真阴（阳秘）。

阳虚不足，则推动、激发、兴奋作用减退，抑制之势增强。阳虚则气化失司，蒸腾无力，以致水谷不化，水温泛滥，或湿浊内生；临床表现则是阳气虚衰，温煦周身功能减退，阴寒相对亢盛，可见畏寒喜暖、形寒肢冷，精神萎靡、倦卧少动、脉象无力，以及下利消谷、小便清长、水肿发作等证。阳盛其临床表现多见壮热恶热、烦躁不安，面红烦渴，便干尿黄，苔黄脉数等实性热性症状。

阴不足，则阴不制阳，导致阳相对亢盛，机能虚性亢奋的虚热内生的病理状态。阴虚则液亏，久则可致血虚精少。阴虚则阳亢，则虚热、虚火内生。阴虚临床表现为阴液不足，失其滋润濡养之功，可见口干舌燥、唇干咽干、皮肤干燥、便干尿少、舌红少苔、盗汗、形体消瘦、脉细数，以及午后潮热、五心烦热或颧红等证。

阴阳失调是疾病发生的根本，方药养生旨在纠正阴阳的偏盛与偏衰，即对阴或阳的一方过盛有余的病证，采用损其有余的方法进行治疗。

二、培护正气

正气是指人体抗邪的能力。正气是中医学中最重要、最基本的概念之一。它是指人体的机能活动（包括脏腑、经络、气血等功能）和抗病、康复能力而言，通常简称为“正”。《内经》中有“正气存内，邪不可干”的论述。人体疾病的发生和发展的根本原因，就在于机体正气的虚衰。正气旺盛，是人体阴阳协调、气血充盈、脏腑经络功能正常、卫外固密的象征。因此，历代医家和养生家都非常重视培护人体正气。

正气最主要的、根本的功能是人体的机能活动，也是抗病能力产生的基础。人体的机能活动以脏腑为场所，而脏腑之中又以五脏为中心，五脏的功能活动产生气血，气血又是脏腑功能活动的物质基础。脏腑的相互联系、脏腑与其它组织器官的联系、气血的运行又以经络为路径。脏腑、经络、气血功能活动既是正气的内容之一，同时，其功能活动又能产生正气。正气旺盛则抗病能力强。任何疾病的发生，都必然是脏腑、气血、经络功能的失调，病程久延，还会导致脏腑、经络、气血的损伤，即正气亏虚，因此，在疾病过程中，邪正斗争的同时，或邪去之后，都存在着正气的自我恢复，从而使机体康复的过程。这种自我修复的机能，即是康复能力，它同样是正气的重要组成部分。抗病能力、康复能力都以脏腑、经络、气血的功能为基础，都与疾病过程有关，但抗病能力与疾病的发生、发展相关，而康复能力则与疾病的痊愈相关。方药养生旨在利用药物增强体质，固护正气以抵御外邪侵犯，避免邪气内生。

三、治未病

早在《内经》就有：“上工治未病，不治已病，此之谓也”。“治”，为治理管理的之意。“治未病”即采取相应的措施，防止疾病的发生和发展。方药养生旨在利用方药调养体质，调理身体阴阳气血等平衡，增强人体抗病能力，以达到预防疾病、降低疾病发生率，加快疾病痊愈速度，痊愈后少复发。中医治未病是中医预防保健的重要理论基础和准则，并成为现代卫生保健的重要组成部分。

第四节　中药养生具体方法

一、补气药

人参　大补元气，生津，补脾益肺，安神益智。用于体虚欲脱，脾虚食少，肢冷脉微，肺虚喘咳，内热消渴，津伤口渴，久病虚羸，惊悸失眠，阳痿宫冷。

现代临床应用于治疗糖尿病、心力衰竭、免疫力低下、肿瘤等。

党参　补脾肺气，补血，生津。用于脾肺虚弱，气血两虚，气短心悸，食少便溏，内热消渴，虚喘咳嗽。

现代临床应用于治疗高血压、高血糖、口腔溃疡、免疫力减退、肿瘤等。

西洋参　清热生津，补气养阴。用于气虚阴亏，内热，咳喘痰血，虚热烦倦，口燥咽干，消渴。

现代临床应用于治疗神经症、心律失常、糖尿病、肿瘤、免疫力低下等。

白术　健脾益气，燥湿利水，止汗，安胎。用于脾虚食少，腹胀泄泻，痰饮眩悸，自汗，水肿，胎动不安。土炒白术健脾，和胃，安胎。

现代临床应用于治疗高血压、糖尿病、心律失常、水肿、泄泻、先兆流产等。

山药　益气养阴，补脾肺肾，固精止带。用于脾虚食少，久泻不止，肺虚喘咳，肾虚遗精，带下，尿频，虚热消渴。麸炒山药补脾健胃。用于脾虚食少，泄泻便溏，白带过多。

现代临床应用于治疗高脂血症、冠心病、糖尿病、肿瘤、类风湿关节炎、硬皮病等。

甘草　补脾益气，祛痰止咳，清热解毒，缓急止痛，调和诸药。用于脾胃虚弱，心悸气短，倦怠乏力，咳嗽痰多，脘腹、四肢挛急疼痛，痈肿疮毒，缓解药物毒性、烈性。

现代临床应用于治疗心律失常、高脂血症、慢性胃炎、咳嗽、疼痛、过敏性疾病、脂肪肝等。

大枣　补中益气，养血安神。用于脾气虚弱，消瘦、便溏，倦怠乏力，心失充养，心阴不足，心神无主，心火浮亢。

现代临床应用于治疗慢性萎缩性胃炎、再生障碍性贫血、白细胞减少症、小儿哮喘、更年期综合征、肿瘤、失眠等。

饴糖　补益中气，润肺止咳，缓急止痛。用于劳倦伤脾，肺燥咳嗽，口渴，吐血，咽痛，便秘，脾胃阳虚，阴寒内盛，呕吐，肝脾失调，里急腹痛，喜温喜按。

现代临床应用于治疗脓性指头炎等。

蜂蜜　补中，止痛，润燥，解毒。用于脾气虚弱，中虚脘腹疼痛，腹痛喜按，虚劳咳嗽，气短乏力，气阴耗伤，肠燥便秘，咽燥痰少，解乌头类药毒。

现代临床应用于治疗神经衰弱、慢性老年性支气管炎、支气管哮喘、口腔炎、关节炎、肿瘤、肠梗阻等。

白扁豆 补脾和中，化湿。用于脾虚湿滞，食少、泄泻或便溏。脾虚湿浊下注之暑湿吐泻白带过多。

现代临床应用于痢疾食物中毒引起的呕吐、急性胃炎等。解酒毒、河豚中毒。

黄芪 健脾补中，升阳举陷，益卫固表，托毒生肌，利尿。用于脾气虚弱，倦怠乏力，气虚津亏，食少便溏，肺气虚弱，咳喘日久，卫表不固，汗出不止。气血亏虚，疮疡难溃难腐，亦或溃久难敛。

现代临床应用于中风后遗症、预防感冒、病毒性心肌炎、小儿哮喘、慢性乙型肝炎、慢性肾炎、慢性哮喘、溃疡等。

太子参 补气健脾，生津润肺。脾肺气阴两虚证。用于热病后气阴两亏，倦怠自汗，饮食减少，口干少津，而不宜温补者。治疗脾气虚弱、胃阴不足所致食少倦怠，口干。本品亦可用于心气与心阴两虚所致心悸不眠，虚热汗多。

现代临床应用于小儿腹泻，抗心力衰竭，预防脑血管病，延缓衰老，增强免疫力等。

刺五加 补肾安神，益气健脾。治疗脾肺气虚，食欲不振，体倦乏力，久咳虚喘者，单用有效；单纯的脾气虚证和肺气虚证亦宜选用。治疗肾中阳气不足，筋骨失于温养而见腰膝酸痛。亦可用于阳痿，小儿行迟及风湿痹证而兼肝肾不足者。心脾不足，健忘、失眠。治心脾两虚，心神失养之失眠、健忘。

现代临床应用于心律失常、改善大脑供血量、咳嗽、调整血压、脑梗死、白细胞减少症、冠心病、糖尿病、高脂血症、神经衰弱等。

绞股蓝 益气健脾，化痰止咳，清热解毒。脾胃气虚，体倦乏力，纳食不佳，脾胃气阴两伤，口渴、咽干、心烦者，气阴两虚，肺中燥热，咳嗽痰黏，肿瘤而有热毒之证。

现代临床应用于肾病综合征患者的高脂血症、血小板减少症、慢性萎缩性胃炎、肿瘤、白细胞减少症等。

红景天 活血化瘀，健脾益气，清肺止咳。脾气虚衰，倦怠乏力，脾虚带下，肺阴不足，咳嗽痰黏，或有咯血者。跌打损伤等瘀血证。

现代临床应用于破伤风、冠心病、慢性肾炎、慢性疲劳综合征、高原红细胞增多症等。

沙棘 健脾消食，止咳祛痰，活血祛瘀。脾气虚弱或脾胃气阴两伤，食少纳差，消化不良，脘胀腹痛，体倦乏力等症。咳嗽、咳痰，胸痹心痛，跌打损伤，妇女月经不调等多种瘀血证。

现代临床应用于心律失常、脑动脉硬化、冠心病、心绞痛、反流性食管炎、急性支气管炎、急慢性肝炎等。

二、补血药

熟地 补血养阴，填精益髓。用于头晕心悸，血虚萎黄，月经不调，崩漏下血，肝肾阴虚，腰膝酸软，骨蒸潮热，耳鸣耳聋，内热消渴，遗精盗汗，须发早白等。

现代临床应用于治疗早衰、须发早白、高血压、高脂血症、糖尿病、不孕不育、月经不调、功能性子宫出血、围绝经期综合征、性功能障碍、各种贫血、慢性肝炎、慢性肾炎等。

何首乌　制何首乌：补肝肾，益精血，强筋骨，乌须发，化浊降脂。生何首乌：解毒，消痈，润肠通便，截疟等。用于血虚萎黄，眩晕耳鸣，须发早白，肢体麻木，腰膝酸软，崩漏带下，疮痈，瘰疬，风疹瘙痒，久疟体虚，肠燥便秘。

现代临床用于治疗高脂血症、高血糖、高血压、动脉粥样硬化、失眠、便秘、贫血、白发、脱发、斑秃、月经不调、免疫力下降、肝功能失常、疟疾、癌症、老年斑、炎症。

龙眼肉　补益心脾，养血安神。用于思虑过度，劳伤心脾，而致失眠健忘，惊悸怔忡，食少体倦，以及脾虚气弱，便血崩漏，气血亏虚等。

现代临床应用治疗失眠、惊悸、眩晕、健忘、男性不育症、冠心病、心绞痛。

阿胶　补血，滋阴，润肺，止血。血虚诸证。而尤以治疗出血而致血虚为佳。出血证：妊娠尿血，阴虚血热吐衄，肺破嗽血，血虚血寒妇人崩漏下血等。肺热阴虚，燥咳痰少，咽喉干燥，痰中带血，燥邪伤肺，干咳无痰，心烦口渴，鼻燥咽干等。热病伤阴之心烦失眠及阴虚风动，手足瘈疭等。

现代临床应用于贫血、咳嗽、白血病、肺癌、乳腺癌、习惯性流产等。

当归　补血调经，活血止痛，润肠通便。用于血虚萎黄，失眠多梦，眩晕心悸，月经不调，痛经闭经，虚寒腹痛，肠燥便秘，跌打损伤，风湿痹痛，痈疽疮疡。

现代临床应用于治疗各种贫血、荨麻疹、风湿性关节炎、神经性皮炎、睡眠障碍、神经性头痛、冠心病、高血压、动脉硬化、月经不调、原发性痛经、子宫腺肌症、子宫肌瘤、习惯性便秘等。

白芍　养血调经，敛阴止汗，平抑肝阳，柔肝止痛。用于肝血亏虚，眩晕心悸，月经不调，崩中漏下，自汗盗汗，胸胁疼痛，四肢挛急，头晕耳鸣，泻痢腹痛。

现代临床应用于治疗胃十二指肠溃疡、肠梗阻、急慢性肠炎、腰腿疼痛、风湿性关节炎、肋间神经痛、神经性头痛、高血压、病毒性肝炎、习惯性便秘、痛经、月经不调等。

楮实子　滋肾，利尿，清肝，明目。腰膝酸软，头晕目昏，虚劳骨蒸。水肿胀满，水液停滞之臌胀、小便不利等。外用捣敷，还可治痈疽金疮。

现代临床应用于慢性肝炎、老年性白内障、男性不育、阳痿、高血脂、免疫力低下、老年痴呆等。

三、补阴药

石斛　养阴清热，益胃生津。用于热病伤津，胃阴不足，食少干呕，口干烦渴，病后虚热不退；肾阴亏虚，目暗不明，筋骨痿软，阴虚火旺，骨蒸劳热等。

现代临床应用于治疗更年期综合征、糖尿病、内障失明、不孕不育、肿瘤、免疫力低下等。

麦冬 养阴润肺，益胃生津，清心除烦。用于胃阴虚之胃脘疼痛、饥不欲食等症；肺阴虚之鼻燥咽干、干咳少痰、喉痹咽痛等症；心阴虚之心烦、失眠多梦、心悸、健忘等症。

现代临床应用于治疗萎缩性胃炎、心绞痛、心功能不全、心律失常、心肌缺血、糖尿病等。

百合 养阴润肺，清心安神。用于治阴虚燥咳、痨嗽咳血、阴虚有热之失眠心悸及百合病心肺阴虚内热证。

现代临床应用于治疗肺炎、支气管炎、抑郁症、肿瘤、糖尿病、免疫调节等。

枸杞子 滋补肝肾，益精明目。用于肝肾阴虚，虚劳精亏，眩晕耳鸣，腰膝酸痛，内热消渴，阳痿遗精，血虚萎黄，目昏不明。

现代临床应用于治疗过早衰老、头发早白、眼科疾病、睡眠障碍、高脂血症、糖尿病、不育不孕、肿瘤、月经不调、慢性肝炎等。

女贞子 滋补肝肾，乌须明目。适用于肝肾阴虚所致的视力减退、目暗不明、须发早白、眩晕耳鸣、失眠多梦、腰膝酸软、遗精等。

现代临床应用于治疗口腔溃疡、冠心病、肿瘤、高血压、酒精性肝损伤，高脂血症并发高尿酸血症、带状疱疹等。

玉竹 生津止渴，养阴润燥。干咳少痰、咳血、声音嘶哑等症，阴虚火炎，咽干，失音，阴虚之体感受风温及冬温咳嗽，咽干痰结等症，燥伤胃阴，口干舌燥，食欲不振。热伤心阴之烦热多汗、惊悸等证。

现代临床应用于风湿性心脏病、冠心病或肺源性心脏病引起的心力衰竭、高脂血症、高血压、萎缩性胃炎、黄褐斑等。

黄精 补气养阴，润肺，健脾，益肾。临床用于脾胃气虚，体倦乏力，胃阴不足，口干食少，肺虚燥咳，劳嗽咳血，精血不足，腰膝酸软，内热消渴，须发早白。

现代临床应用于治疗高血脂、高血糖、糖尿病、慢性肺炎、真菌感染、雀斑、老年斑等。

桑葚 滋阴补血，生津润燥。用于肝肾阴虚证，消渴、津伤口渴及肠燥便秘等证。

现代临床应用于治疗高血压、高血脂、贫血、糖尿病、便秘、失眠、健忘、面部白癜风、月经不调、斑秃等。

黑芝麻 补益肝肾，润肠通便。用于精亏血虚，头晕眼花，耳鸣耳聋，须发早白，病后脱发，肠燥便秘。

现代临床应用于治疗高脂血症、便秘、糖尿病、动脉粥样硬化、免疫力低下等。

北沙参 养阴清肺，益胃生津。阴虚肺燥有热之干咳少痰、咯血或咽干音哑等证。胃阴虚有热之口干多饮、饥不欲食、大便干结、舌苔光剥或舌红少津及胃痛、胃胀、干呕等。

现代临床应用于头痛，咳嗽，哮喘，慢性咽炎，肺癌等。

南沙参 养阴清肺，清胃生津，化痰，补气。肺阴虚证，干咳痰少、咯血或咽干音哑等症。其润肺清肺之力均略逊于北沙参。但对肺燥痰黏，咯痰不利者，因兼有一定的祛痰的作用，可促进排痰；对气阴两伤者，还略能补脾肺之气，可气阴两补。适用于胃阴虚有热之口燥咽干、大便秘结、舌红少津及饥不欲食、呕吐等证。

现代临床应用于咳嗽、哮喘、慢性咽炎、肺癌、抗辐射、免疫力低下等。

天冬 养阴润燥，清肺生津。阴虚肺燥有热之干咳痰少、咯血、咽痛音哑，肾阴亏虚之耳鸣、眩晕、腰膝酸痛及阴虚火旺之内热消渴、骨蒸潮热等证。肾阴亏虚，眩晕耳鸣，腰膝酸痛，阴虚火旺，骨蒸潮热，肺肾阴虚之咳嗽咯血。热病伤津之食欲不振、口渴及肠燥便秘等证。

现代临床应用于咳嗽、肿瘤、乳腺小叶增生及乳腺癌、功能性子宫出血、百日咳、心律失常、病毒性肝炎等。

明党参 润肺化痰，养阴和胃，平肝。肺阴虚证。肺阴虚燥热内盛所致的干咳少痰、痰黏不易咳出，咽干等症。脾胃阴虚证，热病耗伤胃津，或脾阴不足，而见咽干口燥，食少呕恶等。肝阴不足或肝热上攻所至的眩晕、头痛、目赤等证。

现代临床应用于咳嗽、咳喘、高脂血症等。

墨旱莲 滋补肝肾，凉血止血。须发早白、头晕目眩、失眠多梦、腰膝酸软、遗精耳鸣，以及阴虚血热的出血证。

现代临床应用于白喉、肺结核咯血、痢疾、出血、须发早白、脂溢性皮炎、冠心病、肿瘤等。

龟甲 滋阴，潜阳，益肾健骨，养血补心。肝肾阴虚所至的阴虚阳亢、阴虚内热、阴虚风动证。肾虚筋骨痿弱。阴血亏虚之惊悸、失眠、健忘。阴虚血热，冲任不固之崩漏、月经过多。

现代临床应用于慢性肾炎蛋白尿、腰椎肥大症、皮肤瘙痒症、小儿消化不良、精子减少症、不育症、再生障碍性贫血等。

鳖甲 滋阴潜阳，退热除蒸，软坚散结。肝肾阴虚所致阴虚内热、阴虚风动、阴虚阳亢诸证。虚热、骨蒸，癥瘕积聚。

现代临床应用于肝脾肿大、肝硬化、慢性肝炎、肝纤维化、发热、乳腺增生、闭经、子宫肌瘤等。

四、补阳药

鹿茸 补肾阳，益精血，强筋骨，调冲任，托疮毒。肾阳虚衰，精血不足，肾阳虚，精血不足，而见畏寒肢冷、阳痿早泄、宫冷不孕、小便频数、腰膝酸痛、头晕耳鸣、精神疲乏等，肾虚骨弱，腰膝无力或小儿五迟。妇女冲任虚寒，崩漏带下。疮疡久溃不敛，阴疽疮肿内陷不起。

现代临床应用于阳痿、慢性腹泻、遗尿、再生障碍性贫血、更年期综合征、小儿发育不良、老年性骨质疏松等。

肉苁蓉 补肾助阳，润肠通便。肾阳亏虚，精血不足之阳痿早泄、宫冷不孕、腰膝酸痛、痿软无力。肠燥津枯便秘。肾气虚弱，大便不通，小便清长，腰酸背冷等。

现代临床应用于阳痿、不孕，耳鸣耳聋、便秘、糖尿病、老年多尿症，有抗衰老的作用等。

杜仲 补肝肾，强筋骨，安胎。用于补肝肾固冲任安胎，用于胎动不安或习惯堕胎，单用有效。

现代临床应用于治疗高血压、习惯性流产、小儿麻痹后遗症、高脂血症、心血管疾病等。

锁阳 补肾助阳，润肠通便。肾阳亏虚，精血不足之不孕、阳痿、下肢痿软、筋骨无力等。血虚津亏肠燥便秘。治阳弱精虚，阴衰血竭，大肠燥涸，便秘不通，即单用本品煎浓汁加蜜收膏服。

现代临床应用于阳痿、早泄、肾虚便秘、性功能障碍、不孕、不育等。

紫河车 补肾益精，养血益气。阳痿遗精、腰酸、头晕耳鸣。肾阳不足，精血衰少诸证，单用有效，如产后乳汁缺少、面色萎黄消瘦、体倦乏力等，本品尚补益气血，用于气血不足诸证。可单用本品研粉服或用鲜品煮烂食之肺肾两虚之咳喘。

现代临床应用于少儿遗尿症、咳喘、更年期综合征、顽固性胃及十二指肠球部溃疡，能够增强抵抗能力，具有免疫和抗过敏作用。

补骨脂 补肾壮阳，固精缩尿，纳气平喘，温脾止泻。肾虚阳痿、腰膝冷痛，肾虚遗精、尿频、遗尿，脾肾阳虚之五更泄泻，肾不纳气，虚寒喘咳。本品补肾助阳，纳气平喘，多配伍胡桃肉、蜂蜜等，可治虚寒性喘咳。

现代临床应用于子宫出血、银屑病、白癜风、颈椎病、冠心病、乳腺增生、肿瘤、腰痛、更年期综合征等。

益智仁 暖肾固精缩尿，温脾开胃摄唾。下元虚寒遗精、遗尿、小便频数。梦遗、小便频数、脾胃虚寒、腹痛吐泻及口涎自流。脘腹冷痛、呕吐泄利。

现代临床应用于遗尿、尿频、白带过多、慢性胃肠炎、遗精、小儿消化不良等。

淫羊藿 补肾壮阳，祛风除湿。本品用于治疗肾阳虚衰，风湿痹痛，筋骨不利及肢体麻木。

现代临床应用于治疗阳痿、遗精早泄、不孕不育、尿频失禁、半身不遂、更年期高血压等。

巴戟天 补肾助阳，祛风除湿。肾阳虚宫冷不孕、阳痿、小便频数、肾阳虚弱，命门火衰所致阳痿不育、宫冷不孕，月经不调少腹冷痛、风湿腰膝疼痛及肾虚腰膝酸软无力、肾虚骨痿，腰膝酸软、风冷腰胯疼痛、行走不利。

现代临床应用于肾病综合征、特发性水肿、不孕、阳痿、尿频、腹痛等。

仙茅　温肾壮阳，祛寒除湿。肾阳不足，命门火衰之小便频数、阳痿精冷。腰膝冷痛，筋骨痿软无力。此肝肾亏虚，须发早白，目昏目暗，常与枸杞子、车前子、生熟地等同用。

现代临床应用于更年期综合征、早泄、阳痿、性功能障碍、风湿病等。

续断　补益肝肾，疗伤续折，强筋健骨，止血安胎。用于肝肾不足，遗精遗尿，阳痿不举，腰膝酸痛，寒湿痹痛，跌打损伤，血瘀肿痛，筋伤骨折，崩漏经多，胎漏下血，胎动不安。

现代临床应用于治疗风湿性关节炎、退行性关节、骨折、骨质增生、软组织损伤、不孕不育、性功能障碍、功能性子宫出血、先兆流产等。

菟丝子　补肾益精，养肝明目，止泻安胎。肾虚腰痛、阳痿遗精、尿频及阳痿遗精、宫冷不孕、肝肾不足、目暗不明。脾肾阳虚，便溏泄泻。本品能补肾益脾止泻，用于肾虚胎动不安。本品亦可治肾虚消渴。

现代临床应用于阳痿、便秘、腰痛、不育、遗尿、糖尿病、视物昏花等。

沙苑子　补肾固精，养肝明目。肾虚腰痛、阳痿遗精、遗尿、尿频、白带过多、头昏目花、目暗不明。常以本品养肝肾明目，与枸杞子、菟丝子、菊花等同用。

现代临床应用于小儿遗尿症、阳痿、早泄、男性不育症等。

蛤蚧　补肺益肾，纳气平喘，助阳益精。肺虚咳嗽、虚劳喘咳、肾虚作喘。肾虚阳痿。本品质润不燥，补肾助阳兼能益精养血，有固本培元之功。可单用浸酒服即效；或与益智仁、巴戟天、补骨脂等同用。

现代临床应用于老年性慢性喘息性支气管炎、宫颈糜烂、男性不育症等。

核桃仁　补肾温肺，润肠通便。肾阳虚衰，腰痛脚弱，小便频数。头晕耳鸣，肾亏腰酸，尿有余沥，肺肾不足之虚寒喘咳及肺虚久咳、气喘、肠燥便秘。

现代临床应用于尿路结石、便秘、咳嗽、咳喘、皮炎、湿疹、耳道疖肿等。

冬虫夏草　补肾益肺，止血化痰。用于肾虚精亏，阳痿遗精，腰膝酸痛，久咳虚喘，劳嗽痰血，病后体虚，自汗畏寒。

现代临床应用于治疗支气管炎、支气管哮喘、病毒性肝炎、高脂血症、脂肪肝、慢性肾炎、肾衰竭、血小板减少性紫癜、慢性贫血等。

芦巴　温肾助阳，散寒止痛。寒疝腹痛，腹胁胀痛。足膝冷痛，寒湿脚气。阳虚气化不行，寒湿下注，足膝冷痛，寒湿脚气，阳痿滑泄，精冷囊湿，肾阳不足、命门火衰之阳痿不用，滑泄精冷，头晕目眩等症。

现代临床应用于糖尿病、高原反应、关节炎、阳痿、遗精、腹痛等。

韭菜子　温补肝肾，壮阳固精。用治肾阳虚衰，下元虚冷之阳痿不举，遗精遗尿，肾阳不足，带脉失约，白带白淫、肝肾不足、腰膝痿软等肾虚滑脱诸证。

现代临床应用于阳痿、早泄、遗精、白带异常、不育等。

阳起石　温肾壮阳。男子阳痿遗精，女子崩中漏下，宫冷不孕，以及腰膝冷痛等症。精滑不禁、便溏足冷、精清精冷无子、子宫虚寒不孕。

现代临床应用于阳痿、不孕、遗精、月经不调等。

紫石英　温肾助阳，镇心安神，温肺平喘。元阳衰惫，血海虚寒，宫冷不孕，崩漏带下诸证。心悸怔忡，虚烦失眠，肺寒气逆，痰多咳喘，肺气不足，短气喘乏等。

现代临床应用于慢性支气管炎、心律失常、不孕、月经不调、白带异常等。

海狗肾　暖肾壮阳，益精补髓。肾阳亏虚，腰膝痿弱，精寒不育，阳痿不举，尿频便溏，腹中冷痛，精少不育，肾阳衰微，下元久冷，虚寒攻冲，心腹冷痛。

现代临床应用于阳痿、遗精、早泄及性欲减退等

海马　补肾壮阳，调气活血。肾阳亏虚，阳痿不举，肾关不固，遗精遗尿、夜尿频繁、肾阳不足，摄纳无权之虚喘，气滞血瘀，聚而成形之癥瘕积聚，气血凝滞，荣卫不和，经络阻塞，肌肉腐溃之疮疡肿毒，恶疮发背。

现代临床应用于阳痿有、男性不育、咳喘、尿频、神经衰弱、跌打损伤等。

蛤蟆油　补肾益精，养阴润肺。病后、产后，伤血耗气，虚弱羸瘦，神衰盗汗。每单用即效；肺肾阴伤，劳嗽咯血。

现代临床应用于增强机体免疫机能及应激能力、神经衰弱、有抗疲劳及抗衰老、顽固性剥苔等。

羊红膻　温肾助阳，活血化瘀，温肺散寒，养心安神。肾阳不足，命门火衰，阳痿精冷，精少不育、心阳不振，心脉痹阻之胸痹心痛症，心气不足，心悸怔忡，虚烦不眠，气短乏力，胸闷痞塞，寒饮咳嗽。

现代临床应用于感冒、咳嗽、阳痿、早泄、失眠、心律失常、冠心病等。

（李丽红）

下篇·应用

第十五章

不同时令的养生

时令养生，又称为顺时养生，是在中医天人相应理论指导下，依照自然界四时节气的变化规律和特点来调整人体，从而达到健康长寿的养生方法。时令养生是中医养生理论的重要内容。《周易·系辞》中说“变通莫大乎四时”，四时阴阳变化，即春生、夏长、秋收、冬藏，直接影响万物的荣枯生死。人与自然界是一个统一的整体，人的健康长寿应该“法于阴阳”，顺应四时变化的规律，即“智者之养生也，必顺四时而适寒暑”（《灵枢·本神》），只有这样才能保身长全，延年益寿，否则就会生病或夭折。时令养生是古人“天人合一”观念的重要体现，也是中医养生学的一大特色。

我国大部地区一年四季气候寒热变化明显，春、夏、秋、冬交替变换，四时气候变化时刻影响着人们健康。《素问·宝命全形论》曰：“人以天地之气生，四时之法成。”这说明人体有着适应四时气候变化的生理特点，如脉象的春弦、夏洪、秋毛、冬石，暑热腠理开而易汗出，冬寒则腠理闭而无汗等。如果人体不能对自然气候变化做出适应性调节，或者由于气候骤变，超过了人体适应范围，就会产生各种不舒服，甚至还会导致疾病的发生。故《灵枢·本神》指出：“智者之养生也，必顺四时而适寒暑，和喜怒而安居处，节阴阳而调刚柔，如是则僻邪不至，长生久视。”

第一节　春三月养生

一、春三月节气特点

春三月，即从立春到立夏前，包括立春、雨水、惊蛰、春分、清明、谷雨六个节气，此时阳长阴消，白昼转长，气候渐暖，是自然界推陈出新、生命萌发的季节。

立春，时间为 2 月 4 日前后，是一年二十四节气中的第一个节气，“立”即开始之意，标志着春天的来临，此时人们按照旧历习俗准备“迎春”过节。立春时天地间阴消阳长，自然界阳气生发，气候由此开始转暖，冰雪不断消融，气温开始逐渐升高；到了雨水，春风化雨，植物开始萌苏；到了惊蛰，蛰藏的动物开始出来活动，莺飞草长，一片欣欣向荣；到了春分，人们逐渐减掉冬衣，外出劳作，农家转入春耕播种，正如《素问·四气调神大论》说“春三月，此谓发陈。天地俱生，万物以荣”，又有诗云“东风带雨逐西风，大地阳和暖气生。万物苏萌山水醒，农家岁首又谋耕”。

春季阳气初升，天气乍暖还寒，气候变化较大，经常会出现“倒春寒”现象，雨雪交替不时出现，早晚温差较大。春分过后，白天时间延长，变为昼长而夜短，日照时间不断增加，河水上涨，雨水也逐渐增多，植物受滋润开始萌芽生长。春季多风，空气湿度较小，整体气候偏于干燥。

二、春三月养生原则

春为四季之首，一年之计在于春。春季气候由寒转暖，人体生理机能与新陈代谢也开始活跃。中医在顺应四时自然变化进行调养时，尤为重视春季养生，主张“夜卧早起，广步于庭，被发缓形，以使志生，生而勿杀，予而勿夺，赏而勿罚，此春气之应，养生之道也”（《素问·四气调神大论》）。

1. 春季养生

春季是阳气生发之时，天地俱生，万物复荣，人与自然之气相通应，随着气候改变，人体气血也逐渐转旺，脏腑气化功能增强，新陈代谢加快。所以，春季养生在起居劳作、饮食调养、情志调节、运动锻炼、防病保健等方面，都必须顺应春天阳气生发、万物萌生的特点，不违背天地生发之道，晚睡早起，避风防寒，减酸增辛，外出劳作，增加运动，形神舒展，情志畅达，时刻着眼于一个“生”字。

春三月，顺应自然界寒热变化，总以生发阳气为原则，对人体进行调养，努力做到“生而勿杀，予而勿夺，赏而勿罚”，即对于顺应春养生发之气而充满生机的情志与机能活动，应让其勃勃生长而不要摧残它，要给予它生长的条件而不要耽误了春天养生发之气的大好时光，要满怀喜悦地去欣赏它而不要压抑挫伤它。这样做是顺应春阳生发之气而养“生”气的规律。如若生发不及，郁结在内，气机不畅，情志不遂，就会产生病变，如“逆春气，少阳不生，肝气内变”（《素问·四气调神大论》）。

2. 春季养肝

春属木，与人体内肝气相通应，春当养肝。春天自然界阳气生发，人体阳气也随之而生发。人体阳气生发由肝胆所主，二者表里相通，肝主疏泄，喜条达而恶抑郁，只有肝气正常升发，才能保持人体旺盛的生命机能与内在的平衡，才能适应春天自然界生机勃发的变化。春季养肝得法，可为一整年的健康体魄奠定基础。

春三月为肝木当令之时，肝藏血，主疏泄，调节人体气机和情志活动，促进脾胃消化和气血正常运行。肝主筋，其华在爪，开窍于目，与胆相表里。春天阳气生发，肝气最旺，一旦生发太过，容易导致肝阳上亢、肝火上炎，出现口苦咽干、头晕头痛、目赤耳鸣、心烦易怒、胁痛呕逆等病症。肝气升发疏泄不及，亦或是肝气郁结，可损伤肝脏，也就会造成疾病。除此之外，肝还与人的精神情志活动密切相关。春季阳气生发而情绪波动也较为明显，此时养肝对于情绪调节具有很大帮助，否则“逆之则伤肝，夏为寒变，奉长者少”（《素问 · 四气调神大论》）。

3. 春捂养阳

春季阴气消而未衰，阳气生而未盛。冬春过渡时期气候变化较大，天气乍暖还寒，雨雪交替的情况时有出现。此时人体气血应春气之生发，逐渐向外散布，肌表腠理开始变得疏松，但抗寒能力相对较差，加之春季多风，人体容易为风寒邪气所侵袭，所以民间素有“春捂秋冻”之说，《内经》中也说“圣人春夏养阳，秋冬养阴”。

此时人们的衣食起居，必须注意和阳保暖，避免风寒，就似保护初生的幼芽，使生发的阳气不致受到伤害，并得以逐渐强盛，以更好地适应即将到来的夏季炎热气候。如果阳气当生不生，不能顺利涵养充盛，入夏之后，阳气不够盛大，人体容易为寒邪所伤，发生病变。

总之，春三月养生，当顺应《内经》春季养生、养肝、养阳之意，谨慎以和之，既要顺应肝脏升发、条达之意，又须防其升发太过，变生他疾。

三、春三月养生方法

1. 起居劳作，养阳保暖

《素问 · 四气调神大论》指出春三月“夜卧早起，广步于庭，被发缓形，以使志生”，要求人们生活起居及作息劳动以顺应阳气生发、养阳保暖为原则。随着天亮时间的提前，人们应早点起床，穿着宽松舒适的衣服，披散开头发，缓缓活动身体，漫步于小院庭间，让精神得到调摄，胸怀意志得以舒发，使得气血顺畅，心情愉悦，生机焕发。由于春天阳气生而未盛，入夜即感寒凉，所以晚上不适宜安排较多活动，应该入夜即睡，以避风寒。

初春之际，气候变化较大，极易出现乍暖乍寒的情况，在衣着方面总体要求依照“春捂养阳”的原则，去寒就温养护人体阳气以避风寒，宽松舒适不妨碍阳气的升散。《寿亲养老新书》中说：“春季天气渐暖，服宜渐减，不可顿减，使人受寒。”民间谚语也有“二月休把棉衣撇，三月还有桃花雪”之说，即便是阳春三月，桃花盛开，天气可能还会冷到下雪的程度，加之人体腠理开始变得疏松，对风寒之邪的抵抗能力有所减弱，所以，春天气候稍暖时，不宜立即去掉棉衣。特别是妇女、儿童及年老体弱者，减脱冬装尤宜审慎，不可骤减，晚上睡眠时，被褥也不要立刻换薄。此外，唐代大医家孙思邈在《备急千金要方》中还曾提出春三月，衣着宜“下厚上薄”，既养阳又收阴。《老老恒言》亦云：“春冻未泮，下体宁过于暖，上体无妨略减，所以养阳之生气。”体寒体弱之人还要注意腹部、肩背、四肢关节的保暖。

春季气候温暖，人们经常会感觉到精神不振，昏昏欲睡，出现“春困”的现象，这是由于季节变化而导致的一种生理现象。由于春季天气变暖，血管、毛孔扩张，供应皮肤的血流相对增加，使得供应脑部的血液相对减少，从而造成春困。改善这种情况的方法，一是要保证充足的睡眠，增加午睡，以缓解“春困”；二是要积极参加体育锻炼活动，改善血液循环，提高机体组织供氧量，缓解疲劳。

2. 饮食调养，少酸多甘

春季阳气生发，肝气与之相应，宜食辛甘发散之品，以利阳气生发，帮助肝气疏泄，不宜食酸收之味。正如《素问・藏气法时论》说：“肝主春……肝苦急，急食甘以缓之……肝欲散，急食辛以散之，用辛补之，酸泄之。”春季木旺，肝气疏泄太过则容易克伐脾土，影响脾胃正常的消化吸收功能，多食甘味既调补中焦脾胃，又可缓和肝气过旺，防止疏泄太过，故《摄生消息论》说：“当春之时，食味宜减酸增甘，以养脾气。”酸味入肝，且具收敛之性，有碍于人体阳气的生发和肝气的疏泄，所以要尽量减少食用。

一般说来，春三月饮食宜遵循养生、养肝、养阳的原则，适当食用辛温升散的食物，如葱、姜、豆豉、香菜、韭菜、香椿等，借食物辛温发散之性，以助春阳。但也不宜多进大辛大热之物，如附子、人参、羊肉、干姜、白酒等，以免助热生火。春天阳气生发，天气渐暖，人体代谢相对增加，脏腑气血运行加快，脾胃为后天之本，气血生化之源，因此春季饮食应注意养护脾胃，多食麦芽、小米、莲子、扁豆、山药等，以改善和促进脾胃消化吸收功能，满足春季人体代谢增加的需求。生冷黏腻之物，则应少食，以免伤害脾胃。

绿色养肝，春天宜多吃绿色蔬菜，如荠菜、菠菜、芹菜及其他绿色野菜等。民间尚有“春食芽”、“春食花”之说，植物嫩芽及花苞应天地生发之气，因而多具有疏肝养肝、益气健脾的作用，如蒜苗、香椿、春笋、豆芽、韭菜、槐花、黄花菜等。此外，因多数人有冬季进补的习惯，经过一冬的蛰居斗室，且食温补之品较多，人体内多有积热，饮食宜避免过于辛辣温热。春季气候由寒转暖，干燥多风，哮喘及皮肤过敏等宿疾易在春季复发，患有此类疾病的人群，饮食上应注意忌食辛辣、鱼虾、海鲜、牛羊肉等发物。

3. 调畅肝气，精神和缓

中医养生以调神为第一要义，神明则形安。春三月养生贵在调畅情志，保持心情舒畅，以应春季“生”的特性。春天万物生发，体内阳气经过一冬的潜藏，在春生时节得以发泄，使情志气机无抑郁之患。春时养肝调情志，当顺应肝主疏泄、在志为怒、喜条达而恶抑郁的生理特点，努力做到心气平和、乐观开朗、身心愉悦，同时又防止肝气过旺、疏泄太过、怒火伤肝。如果情志抑郁或愤怒太过，会伤及肝气，进而导致肝病。《灵枢・本神》云：“肝气虚则恐、实则怒。”

故春季养生调情志，既要学会自我调控情绪、力戒暴怒、及时宣泄，又要避免情志忧郁，防止肝气郁结。天气晴好时，三五成群，邀约外出，踏青赏花，登山戏水，使心与自然相通，陶冶情操，愉悦身心，使神情志与自然相适应，充满生机活力，以利春阳生发。同时对自然万物要心存爱心，要“生而勿杀，予而勿夺，赏而不罚”（《素问 · 四气调神大论》），不违背春三月养“生”之意。遇事有不愉快时，要适时宣泄，可以通过自我暗示或深呼吸来缓解不良情绪，或者通过户外踏青郊游、大声呼喊及唱歌来疏解烦闷，表达自己的喜怒哀乐，切不可将不良情绪憋闷于胸中，或怒不可遏，这样会导致人体的气机郁结或逆乱，甚至伤气动血，损害肝脏及人体健康。

元代《寿亲养老新书》里载有人生十乐，即“读书义理、学法帖字、澄心静坐、益友清谈、小酌半醺、浇花种竹、听琴玩鹤、焚香煎茶、登城观山、寓意弈棋”，值得借鉴学习，对于春天情志调节、顺养肝气、健康身心也大有益处。

4. 运动锻炼，形神舒展

经过寒冷的冬季，人体活动减少，精气闭藏，脏腑气化功能都有不同程度的下降。《素问 · 四时刺逆从论》曰：“春者，天气始开，地气始泄，冻解冰释，水行经通，故人气在脉。”入春后，随着阳气生发，人体气血外达，组织代谢活动逐渐增强，顺应春季“养生”、“养阳”的原则，此时应该加强运动锻炼。适量的运动有助于人体吐故纳新，调和气血，充养脏腑，加快血液循环及新陈代谢，从而增强人体免疫功能。

春季运动锻炼，可根据自己的身体状况，选择合适的运动方式，如散步、游泳、打球、慢跑、踏青、打太极拳、练养生气功等。运动形式不拘，重点在于要与自然相融，移情易性，修养身心，使春气升发有序，阳气增长有路，符合“春夏养阳”的要求。活动地点选择空气清新之处，如公园、河畔、广场、树林、山坡、田野等场地开阔、植被较多之处。年老体弱行动不便之人，选择气候温暖无风、春光明媚的时间，在自家庭院或者公园进行散步慢走、呼吸吐纳、凭栏远眺、太极气功等，以畅生气。

春季运动要适度，注意劳逸结合，不宜活动太过剧烈，导致大量汗出。出汗过多致使津液大量丢失，会损伤人体阳气，有碍春天阳气生发，中医亦有“久行伤筋，久视伤血，欲竭其精”之训。春季运动要注意锻炼卫生，如用鼻呼吸，有加温与湿润空气作用，可避免咽干、咽痛等；及时增减衣服，预防感冒，如运动之后及时更换衣物，忌穿湿衣，以免吹风受冷。春季切忌独居、默坐，而生郁结之气，妨碍春阳的舒发。

5. 避风远寒，防病保健

春三月阳气生发，也是“万物萌动，百病始发”的季节。由于天气转暖，温热毒邪开始活动，致病微生物包括细菌、病毒等，也随之大量生长繁殖。再加上春天的气候变化较大，骤寒骤暖，预防不及，往往致使人出现各种不适。因此，春季防病保健，特别是交节之时，应格外注意。

春季人体最易为温热毒邪所侵袭，导致各种春温时疫。现代医学所说的流感、上呼吸道感染、肺炎、麻疹、腮腺炎等传染病，以及过敏性鼻炎、咽炎、哮喘等疾病，也多于春季高发流行。近些年的大范围流行传染病，如非典、甲型 H1N1 流感、禽流感等，多是发生于春季，尤其在人群密集、人员流动大、空气浑浊的公共场所容易感染发病。因此做好预防工作十分必要，如经常开窗通风，保持空气流通；减少公共场合及人群密集处的停留聚集；讲究个人卫生，保证充足睡眠；加强运动锻炼，提高机体的防御能力；出现发热等不适症状，及时就医等。

第二节　夏三月养生

一、夏三月节气特点

夏三月，即从立夏到立秋前，包括立夏、小满、芒种、夏至、小暑、大暑六个节气，此时阳气达到最盛，白昼时间最长，气候炎热，万物成实，是自然界最为繁盛的季节。

立夏，时间为 5 月 6 日前后，是夏季的第一个节气，标志着春天的结束，夏日时节的正式开始。有“斗指东南，维为立夏，万物至此皆长大，故名立夏也”之说。古人在此时还要举行“迎夏”仪式。到了夏至，天地间阳气盛极，温度明显升高，烈日炎炎，酷暑难耐，雷雨增多，万物生长处于旺盛时期。正如《素问・四气调神大论》所说“夏三月，此谓蕃秀，天地气交，万物华实”，又有诗云“骄阳渐近暑徘徊，一夜生阴夏九来。知了不知耕种苦，坐闲枝上唱开怀”。

一年之中，夏三月阳气最盛，温度为一年中最高，气候炎热，日晒强烈，尤其是夏至前后，日照时间最长。夏至以后很多地区开始进入雨季，雷雨骤来疾去，降雨范围小，人们称之“夏雨隔田坎”，且容易形成水涝灾害。长夏梅雨时节，气压较低，阴雨连绵，天气闷热，空气湿度大，植物受雨水滋润生长最为旺盛。万物在迅速孕育之中，以待秋之收获。

二、夏三月养生原则

夏为阳盛之极，天地气交，万物繁盛，人亦应之。夏季人体阳气旺盛，新陈代谢最为活跃，体内气血畅达。因此，夏三月养生，主张“夜卧早起，无厌于日，使志勿怒，使华英成秀，使气得泄，若所爱在外，此夏气之应，养长之道也”（《素问・四气调神大论》）。

1. 夏季养长

夏季是阳气最为旺盛之时，天地之气相交，气候炎热多雨，万物因而长极；人与自然之气相通应，气血运行，脏腑气化均较为旺盛。所以，夏季养生在起居劳作、饮食调养、情志调节、运动锻炼、防病保健等方面，都必须顺应夏天阳气长极、万物繁茂的特点，不违背天地阳长之道，晚睡早起，不厌日光，活动身体，愉悦情志，注意养护阳气，时刻着眼于一个“长”字。

夏三月，万物滋长，茂盛华美，谓之“蕃秀”，皆处在一种奋发的状态。万物在这个时节都应该顺应这种变化，充分生长使其更加成熟，所有的进程都应该向外进发而不能退缩。夏季养生总以保护长养之气为原则，努力做到“使华英成秀，使气得泄，若所爱在外”，即使人之精神奋发以成其秀美，使气机宣畅得以自由疏泄，如所爱的事物在外面吸引你一样，意气舒展外向。这是顺应夏季万物生长茂盛的特点，保护长养之气的方法。如果违背此原则，就会损伤心阳，出现病变，如“逆夏气，则太阳不长，心气内洞”(《素问·四气调神大论》)。

2. 夏季养心

夏属火，与人体内心气相通应，夏应养心。夏季人体顺应自然界之气，阳气最为旺盛。心者，君主之官，属火，为五脏六腑之大主。人体阳气长养，由心所主，只有心火长旺，才能保持人体脏腑气化功能的旺盛，维持正常的生命活动所需，进而才能适应夏天自然界万物奋发生长的状态。

夏三月为心火当令之时，心为火脏，为阳中之阳，位于胸中，在膈膜之上。心为神之居、血之主、脉之宗，为五脏六腑之大主，起着主宰一切生命活动的作用。心主血脉，在液为汗，是人体的重要器官，更像是人体的太阳。夏季养生，养心为要。既要保护心阳长养，精神振作奋发，努力学习工作，积极参加户外活动，又当注意避免心火过旺。由于天气炎热，心火较旺，人也经常感到闷热、烦躁不安、情绪紧张，容易发脾气，甚至出现心烦目赤、口舌生疮、便干溲黄等“上火”症状。古代养生家嵇康说“夏季炎热，更宜调息静心，常如冰雪在心”。此外，夏季暑热之邪也最易伤心耗气，致使神气涣散，破坏人体的生理机能。

3. 夏季养阳

《素问·四气调神大论》中说：“夫四时阴阳者，万物之根本也。所以圣人春夏养阳，秋冬养阴，以从其根，故与万物沉浮于生长之门。”意思是告诉人们，四时阴阳变化，是天地万物生长之根本。春夏养阳，秋冬养阴，是顺从天地四时变化的根本，也是养生之道的关键。夏季养阳，即顺应自然界阳盛之气，养护人体阳气。夏季是人体新陈代谢最为旺盛的时期，此时体内阳气外发，气血活跃于机体表面，腠理毛孔打开，使汗液排出，调节体温，以适应外界炎热的天气。夏季阳气充盛，更有利于秋冬季节阳气的敛降潜藏。

夏季天热，体内阳气向外走，毛孔开泄，人体易为风寒所袭；阴气伏于内，贪凉饮冷，也最容易损伤人体阳气，从而出现感冒发热、头身疼痛、腹痛腹泻等不适。此外，夏季雨水过多，脾的湿邪较重，湿为阴邪，易伤阳气，因此夏季的衣食起居，更应注意保养人体阳气。《内经》说“阳气者若天与日，失其所则折寿而不彰”，阳气受损，会导致人体产生很多的疾病。人们常说的“冬病夏治”，即是利用夏季阳气的旺盛，因势利导，培护阳气，治疗人体因感受寒邪导致的疾病。

总之，夏三月养生，当顺应《内经》夏季养长、养心、养阳之意，谨慎以和之，既要顺应阳气长旺之意，又须防止心阳化火，变生他疾。

三、夏三月养生方法

1. 起居劳作，避暑防寒

《素问·四气调神大论》提出夏三月“夜卧早起，无厌于日”。要求人们生活起居以顺应自然变化、长养阳气为原则，天亮即起，以顺应阳气的充盛，稍稍晚睡以适应阴气的不足，不要厌恶太阳，多到室外参加一些活动。此时人体脏腑功能最为活跃，户外活动多了起来，这样才能使机体的阳气充盛，气机得以宣畅疏泄，情绪向外表达，呈现出对外界事物有浓厚的兴趣，以适应夏长之气。

暑热之邪，最易伤津耗气，损伤人体阳气。夏季昼长而夜短，气候炎热，温度较高，人体排汗较多，高温还会影响人的情绪，使中枢神经系统反应减缓，加上大量汗出使体液及盐分丢失，从而出现肌肉乏力、精神萎靡、食少纳差、高热烦渴，甚至会出现中暑昏迷。由于天气闷热，汗出不畅，体内积热，交感神经兴奋，使人容易心烦易怒、情绪焦躁、头晕失眠、入睡困难。所谓“苦夏无病三分虚”，正是此时人们生理状态的反映。因此，夏三月的起居作息，要注意避暑降温，尽量保持心境宁静。

夏季天热，气血向外走，阳气外散，不能及时有效地顾护人体，加之毛孔开泄，此时过度贪凉，很容易为风寒之邪所侵，损伤人体阳气。因此夏季的衣食起居，要注意保养人体阳气，不要太过贪凉。吹空调不宜时间过长，穿衣不要过分暴露，注意保护人体腹部、肩背、腰膝关节等重要部位，以免受凉引起腹痛腹泻、关节疼痛、痛经等，女性尤其注意不要穿露脐装、露背装。睡着之后也要注意保暖防寒，所谓“虚邪贼风，避之有时”。《内经》中说“阳气者若天与日，失其所则折寿而不彰”，即阳气受损，会导致很多疾病，如感冒头痛、腹痛泄泻、咳嗽气喘、关节疼痛等。

夏天日照时间较长，人的睡眠时间相对缩短，加之天气闷热、心情烦躁，往往会出现入睡困难，睡眠质量不佳，所以中午最好午睡一下，有利大脑放松，帮助体力恢复。《内经》曰“阳气尽则卧，阴气尽则寐”，即午觉养阳气，子觉养阴血，中午是人体阳气最盛的时候，此时睡眠，有调节阴阳平衡的作用，使得神清气爽，精力充沛。午时是心经当令，所以每天午睡还可以达到养心之目的，更有利于下午的工作学习。

2. 饮食调养，辛凉甘淡

夏三月，暑热当令，气候炎热，心火容易亢盛。《摄生消息论》提出“夏三月属火，主于长养。心气火旺，味属苦。火能克金，金属肺，肺主辛，当夏饮食之味，以减苦增辛以养肺”，意思是说夏季应适当减少苦味，以平心火，尤其是尽量减少摄入苦寒之品，以免损伤阳气；适量增加辛味来宣养肺气，如生姜之类。生姜具有助中焦阳气、温中化湿和胃之功效，符合夏季“养长养阳”之旨，所以民间有“冬吃萝卜夏吃姜”之说。

夏季天热，心火亦容易亢盛，饮食上还应多食性味甘凉，能清心消暑之物，如黄瓜、绿豆、赤小豆、西瓜、芹菜、冬瓜、莴苣之类。天气炎热，人体汗出较多，汗为心之液，出汗过多会导致心气不足，心阴亏虚，可以选择多食一些酸味收敛养阴之品，如番茄、酸梅、杏子、五味子等，收敛益气，同时还可以生津止渴，如《素问 · 藏气法时论》所说：“心主夏，心苦缓，急食酸以收之。”此外，中医认为，红色入心，夏天多吃红色食物，可以起到补益心气的作用，如番茄、胡萝卜、赤小豆、花生、红枣等。

夏季人体阳气散布于体表，中焦脾胃相对不足，加之梅雨季节，湿气最盛，过于贪凉饮冷，容易损伤阳气，引起肠胃不适，出现腹痛泄泻，故而《摄生消息论》中说“夏季心旺肾衰，虽大热不宜吃冷淘、冰雪蜜水、凉粉、冷粥，饱腹受寒，必起霍乱”。冷饮啤酒、西瓜冰棍等均不宜多吃，老人、儿童及脾胃虚弱者更不能贪食。夏季解热防暑多喝热茶，不仅解渴，还能够促进排汗散热；或者提前准备一些温开水、绿豆汤等。此外，由于天气炎热，人的情绪容易急躁，也宜多食绿色蔬菜。

夏季人体“阳气在外，伏阴于内”，中焦脾胃相对不足，且长夏湿气重，湿邪困脾，容易出现胸闷纳差、腹胀腹泻、倦怠乏力等症状。因此夏季养生，饮食主张宜尽量清淡，少吃肉类、油炸及辛辣油腻的食物，多吃时令蔬菜水果，也可适当选择具有辛香气味的食物，以开胃助消化，增强脾胃的纳运功能，如茴香、香菜、茼蒿等。此外，夏季温度较高，湿度偏大，细菌极易繁殖，食物容易腐败变质，胃肠道疾病高发，因此要讲究饮食卫生，谨防“病从口入”。

3. 情志调节，勿忘心安

夏季与心相通应，心属火，所以在炎炎夏日，要重视心神的调养。夏季万物繁盛，一片欣欣向荣，此时人们应该打开心胸，精神饱满，奋发向上，如同含苞待放的花朵需要阳光那样，对外界事物充满浓厚的兴趣，建立广泛的兴趣爱好，积极参加各种活动，培养乐观外向的性格，使气机得到宣泄畅达，使心神得养，顺应夏季长养的需要。正如《素问 · 四气调神大论》中说“使志无怒，使华英成秀，使气得泄，若所爱在外”。

心主神明，主司人的一切精神意识思维活动，七情皆从心而发。《灵枢 · 口问》云：“悲哀愁忧则心动，心动则五脏六腑皆摇。”心在情志病中起着主导作用，七情太过首先伤及心神，故夏季养心重在调摄情志变化。心在志为喜，喜乐是人体对外界刺激的良性反应，有利于血脉畅通，如“喜则气和志达，营卫通利”（《素问 · 举痛论》）。但七情皆有度，不能表现太过，喜乐过度，会可导致心气涣散，心神不能内藏，而出现精神不能集中，甚至狂乱的症状。夏季热扰心神，易致人心情急躁不安，心烦易怒，而情志的焦躁愤怒，又易致心火内生。故而要特别注意平和心态，戒骄戒躁。

嵇康的《养生论》说，夏季“更宜调息静心，常如冰雪在心，炎热亦于吾心少减，不可以热为热，更生热矣”。现代研究发现，夏季高温炎热，引起人体内肾上腺激素分泌增加，导致大脑兴奋性过高，可出现情绪紧张、容易发怒、焦躁不安等。夏季养心调情志，要努力培养自己豁达的胸襟，做到心静平和，遇事不乱，使志无怒，不以物喜，不以己悲，悠然自得。

4. 运动锻炼，适度流汗

《吕氏春秋》有云：“流水不腐，户枢不蠹，形气亦然，形不动则精不流，精不流则气郁。”适度运动有助于人体气血运行，增强体质，祛病延年。暑邪夹湿，耗气伤阴，阻滞人体气机，人多表现为体虚乏力、倦怠嗜卧，即人们所常说的“夏打盹”。为顺应夏季阳盛、养阳养长的原则，缓解暑湿所产生的疲劳感，夏季应该坚持运动锻炼，促进人体阳气的长养运行，宣畅气机，通利血脉，不仅能增强身体素质，提高抵抗力，还能促进汗液排出，缓解暑热。

夏季气候炎热，人体汗出较多，长时间处于高温环境下可能引起中暑。所以室外运动及体育锻炼，宜选择清晨或傍晚气候凉爽时进行，避开烈日高温，并注意加强防护，根据自身体质选择合适的锻炼方法，如散步、慢跑、打太极、跳广场舞、做广播体操等，不可过度疲劳。汗为心之液，过度运动，出汗过多，不但达不到养生健身的目的，反而会出现神疲乏力、精神不振等气阴耗伤的表现。患有心脏病、高血压等慢性病的患者，尤其注意不能锻炼过度。

夏季运动时衣服宜轻薄宽松、透气吸汗、穿脱方便。活动后容易大量出汗，这时候应该注意及时补充人体水分及盐分，不能过度贪用冷饮、冷水冲澡，或者直接进入空调冷风处。骤热骤冷，人体不适，很容易导致伤风感冒、胃肠功能紊乱。汗出当风，毛孔闭塞，热气郁闭于体内，也会影响皮肤正常排泄功能，出现皮肤问题。

5. 解暑驱寒，防病保健

夏季最要预防暑热伤人。夏季酷热，高温多雨，是一年中湿气最盛的时候。暑湿之气伤人，很容易出现胃肠不适、食欲不振、脘腹疼痛、恶心呕吐、四肢沉重、恶寒发热、怠惰嗜卧、舌苔厚腻等症状。预防暑湿，宜少吃油腻厚味，减轻脾胃负担；少食冰冻冷饮，保护脾胃阳气。进入夏季后，也可常服芳香化浊、健脾除湿、清解暑热之方药。如果出现头昏口渴、全身乏力、大量汗出、胸闷心悸、脸色干红或苍白、注意力涣散、动作不协调、体温升高等症状，是为中暑的表现。应立即停止活动，并将患者移至通风处休息，解开患者衣服，给患者喝些淡盐水或绿豆汤，也可服用十滴水、藿香正气水等中药。预防中暑关键在于避免长时间在烈日下暴晒及高温作业，及时补充人体水分。

夏季贪凉损伤阳气。现在人们的生活水平提高，防暑降温条件改善，风扇、空调、冷饮成为居家必备。但夏日高温汗出较多，毛孔开泄，加之阳气外散，不能及时有效的顾护人体，易致风寒湿邪侵袭。若过分贪凉，损伤人体阳气，极易引起感冒头痛、颈椎病、手足麻木、半身不遂、面瘫、空调病等。夏季贪凉亦是养生大忌。《理虚元鉴》云“夏防暑热，又防因暑取凉”，《外台秘要》也说“夏不欲穷凉，亦不欲雾露星月下卧”。

此外，夏季还要做好防晒。现代研究发现，过度的日晒不仅会损伤人体皮肤，还会增加患白内障、皮肤病、淋巴癌的概率。故应避免长时间地暴露在阳光下，户外活动要做好遮阳防护，外出时打遮阳伞、戴帽子、不穿暴露衣服，做好皮肤防晒护理，及时补充人体水分。

第三节 秋三月养生

一、秋三月节气特点

秋三月，即从立秋到立冬前，包括立秋、处暑、白露、秋分、寒露、霜降六个节气，此时阳消阴长，黑夜转长，气候渐冷，是万物成熟收获的季节。

立秋，时间为 8 月 8 日前后，是秋天的第一个节气。秋，禾谷熟也，暑去凉来，标志着秋季的正式开始。自然界的阳气渐渐收敛，阴气逐渐增长，梧桐开始落叶，因此有“落叶知秋”之语。至秋分之时，“阴阳相半也，故昼夜均而寒暑平”，气候由热转凉，渐见霜露。《素问 · 四气调神大论》云：“秋三月，此谓容平。天气以急，地气以明。”又有诗云“暑退秋澄气转凉，日光夜色两均长。银棉金稻千重秀，丹桂小菊万里香”。

秋季暑热消退，阴气渐生，天高气爽，月明风清，气温逐渐下降，植物果实成熟，进入收获时节。秋分过后，白昼时间缩短，变为昼短而夜长，雨水也逐渐减少，天气开始变得干燥。一场秋雨一场寒，随着温度下降，许多植物的叶子渐渐变色枯萎，只留下枝干准备过冬。由于昼夜温差大，白天蒸腾的水汽会在夜间遇冷凝结，为露为霜。

二、秋三月养生原则

秋三月阴气渐盛，气候由热转凉，阳气也开始收敛，人体生理功能、新陈代谢逐渐减慢，只有顺应秋季阳收阴长的特点，才能更好地保证人体健康与活力。因此，秋季养生主张“早卧早起，与鸡俱兴，使志安宁，以缓秋刑，收敛神气，使秋气平，无外其志，使肺气清，此秋气之应，养收之道也”（《素问 · 四气调神大论》）。

1. 秋季养收

《管子》云：“秋者阴气始下，万物收。”秋季自然界阳气渐渐收敛，阴气逐渐增长，万物成熟收获，树叶干枯飘落。人与自然相应，随着气候由热转凉，人体气血也逐渐收敛，新陈代谢转慢，人体阳气也随之由“长”到“收”发生变化，阴阳变化向阳消阴长过渡。所以，秋季养生在起居劳作、饮食调养、情志调节、运动锻炼、防病保健等诸多方面，都要顺应阳气收敛的特点，早睡早起，与鸡俱兴，收敛神气，减少劳作，时刻注意保存人体阳气，以养“收”为原则。

秋三月，顺应自然寒热变化，总以收敛阳气为原则，对人体进行调养，做到“使志安宁，以缓秋刑，收敛神气，使秋气平，无外其志，使肺气清”，即秋天要让自己的神志安宁，以缓解秋天收敛肃杀之气对人体的影响；要收敛神气，以适应容平之气；要精神内敛，不向外分散心志，以保持肺气清肃的功能。这适应秋气收敛的特点。违背了这个原则就容易损伤肺气，导致肺气不能正常敛降，从而发生病变，如“逆秋气，则太阴不收，肺气焦满”（《素问·四气调神大论》）。

2. 秋季养肺

秋属金，与人体内肺气相通应，肺旺于秋，秋天肺的气血充沛，功能较为旺盛。此时自然界阳气收敛，人体阳气也随之而敛藏。肺主气而司呼吸，主宣发肃降，朝百脉，主治节，协助心君调节全身气血运行，应秋收之气，敛降一身之阳气。只有阳气在秋季的正常收敛，才能在入冬之后有所闭藏，使人体气血运行与脏腑气化适应自然界气候之变化，维持正常的生命活动所需，以应对冬季之寒冷。所以秋季养生，重在养肺。

秋三月为肺金当令之时，肺在体合皮，其华在毛，在窍为鼻，且肺叶娇嫩，不耐寒热，易受邪侵，故又称娇脏。加之，秋天阳气渐消，气候转冷，寒热变化较大，肺脏易为风寒之邪所侵犯，出现咳嗽咳痰、胸闷气喘、鼻塞恶寒等症。燥为秋季之主气，燥邪易耗伤人体的津液，且“燥易伤肺”。燥胜则干，燥邪犯肺，使津液受损，肺失宣肃，多表现为干咳少痰、口干舌燥、咽痒目涩、口唇燥裂、皮肤粗糙、大便干结等，甚至影响全身气机及水液代谢。所以，秋令时节应注意润养肺脏，防止风寒、秋燥等邪气伤肺，使肺得润养，宣肃有条，呼吸平和，全身气机顺畅。

3. 秋冻养阴

秋三月阳消阴长，阴气生而未盛，阳气减而未衰。此时，气温开始逐渐降低，人体阳气应寒而敛，为冬季精气贮藏创造条件。天气未寒之时，不要忙于添衣，以免妨碍阳气的收敛。夏季人体肌表处于疏泄状态，入秋之后渐渐致密，出汗也随之减少，适当经受一些冷空气的刺激，不但有利于肌表致密，更加可以促进阳气的敛藏，提高人体抵抗力，增强机体适应寒冷气候的能力。所以，秋天宜“冻”。

秋季自然界阳气收敛，阴气渐长，果实成熟，叶子凋落，顺应节气变化。此时要注意保养人体阴精，使精气内聚，以润养五脏，凡有损失阴精的情况皆应避免。秋季燥气当令，燥邪之气容易侵犯人体，燥易伤肺，损伤人体津液。如果不注意润养阴液，就会出现各种秋燥病症，所以，秋天又当养阴。

总之，秋三月养生，当顺应《内经》秋季养收、养肺、养阴之意，谨慎以和之，既要顺应阳气内收、肺气敛降之意，又须防止秋燥等邪气侵犯，耗阴伤肺。

三、秋三月养生方法

1. 起居劳作，秋捂应寒

《素问·四气调神大论》说："秋三月，早卧早起，与鸡俱兴。"秋季，自然界的阳气由春夏季节的生发疏泄，逐渐转向收敛潜藏，白天温热，而早晨和夜间明显感觉寒凉，人们作息时间也要做出相应调整。入夜早睡以顺应精气的收藏，可以避免秋天晚上寒气伤肺，以养收、养阴；天亮即起床，闻鸡起舞，像鸡的作息时间一样，可以使肺气得以舒展，防止收敛太过，同时顺应早晨阳气的舒长，以免出现秋乏。

初秋阴气渐盛而阳气未消，暑热未尽，凉风时至，阴阳更替，天气寒热多变，即使在同一地区也会有"一天有四季，十里不同天"的情况，昼夜温差明显加大，寒凉之气易伤肺卫，发生感冒、咳嗽等疾病。所以民间有"白露身不露，寒露脚不露"的说法，即随着节气推进，天冷气温下降，逐渐增添衣物，年老体弱，素有慢性疾病的人群尤应注意。

秋季是从夏暑转入冬寒的过渡季节，俗话说"春捂秋冻，不生杂病"，虽然天气逐渐转凉，但衣被要逐渐添加。一下子着衣太多，皮肤毛孔当闭未闭，反而容易受寒，减弱了机体对寒冷的适应能力。现代研究也表明，适当寒冷刺激可以提高中枢神经系统的兴奋性，增加人体血液循环，提高组织能量供应，使人体抵抗力增加，机体的耐寒能力增强。适度的秋冻，既顺应了秋天阳气内收、阴精潜藏的养生需要，也为冬季精气封存贮藏做好充分准备。

但"秋冻"也要掌握好度，不同的人群要区别对待，年老体弱者，肾阳虚衰，不能耐受寒冷，宜及时增添衣物，防寒保暖。有心脏病、哮喘、慢性肺部疾病的患者由于抵抗力下降，且感受风寒极易诱发疾病或导致病情加重。因此对老年人和部分慢性病患者，要及时采取保暖措施，先节气而行，防患于未然。即使是健康人群，衣被的添加与否，也应根据天气的变化，以及个人的体质状况来决定，以自己感觉不寒为准，还应注意人体重要部位的保暖防寒，如腹部、肩膀、腰背部、四肢关节等。

2. 饮食调养，润肺为先

肺与秋季相应，与秋气相通。秋季饮食调养，重在养肺，肺气宜收宜敛，宜润宜补，以适应自然界气候之"秋收"、"秋燥"。《素问·藏气法时论》说："肺主秋……肺欲收，急食酸以收之，用酸补之，辛泻之。"酸味敛肺补肺，生津润燥，于秋季养肺正是最为合适。辛味发散开泄，与秋气收敛相违背，有碍于人体阳气敛降，影响阴精的收藏，故应少食。秋时肺金当令，肺金太旺则克伐肝木，故《金匮要略》又有"秋不食肺"之说。

秋三月，为燥气当令之时，气压升高，天气少雨而干。燥易伤肺，耗伤人体的阴津，出现感冒咳嗽、口渴咽痛、皮肤干痒、大便秘结等不适，有哮喘等慢性肺病患者，常因此诱发或加重，故而饮食调养应以养阴润肺为原则。尽可能少食葱、蒜、辣椒、韭菜等辛味之品，少吃辛辣煎炸热性食物。《饮膳正要》说“秋气燥，宜食麻以润其燥，禁寒饮”，可适当食用如芝麻、蜂蜜等柔润食物。中医还认为，白色入肺，秋季多吃白色食物，可以达到润肺养阴的效果，如白菜、白萝卜、百合、冬瓜、山药、莲子、银耳、豆腐、茭白等。

秋季大量瓜果上市，应季果蔬最为养人，俗话亦有“秋吃果”之说。秋燥伤肺伤津，秋季水果、蔬菜性质多偏于凉润，有生津润燥、清肺通便之功，且因其含有大量的水分，还能补充人体的津液。但瓜果虽美，食用也应有节制，特别是素体脾胃阳虚、胃肠消化功能较弱者，多食会损伤阳气，影响脾胃消化功能，引起腹痛泄泻、恶心呕吐等肠胃不适。此外，龙眼、葡萄、荔枝、芒果、核桃等属于温性水果，多食易引起“上火”，应注意适量。

由于夏季天热出汗，人体气阴受损，加上睡眠时间缩短，脾胃功能相对减弱，人体元气消耗过多，入秋之后，元气尚未得到及时恢复，故而容易产生疲惫感，即为“秋乏”。夏季天热心烦，饮食没有胃口，饮食清淡，两三个月下来，体重大都有所减轻，即“苦夏无病瘦三分”。待到入秋，胃口大开，食欲增加，人们习惯性的饮食饭量多加一些，适当添加各种肉类，增加营养以补偿夏天的消耗，帮助元气恢复，称之为“贴秋膘”。民间还有“秋冬进补，来年打虎”之说，都具有一定的养生道理。

3. 情志调节，勿过伤感

秋之气，萧条肃杀，内应于肺。肺在志为忧，悲忧伤肺。肺气虚，则机体对外界不良刺激耐受性下降，又容易产生悲忧情结。所以秋季情志调节，以戒悲（忧）养肺为要。

秋高气爽，气候宜人，本应精神舒爽，情志畅达。但因阳气收敛，日照减少，气温渐降，花草枯萎，树木凋零，人与自然相应，多有“自古逢秋悲寂寥”之说。因感秋气萧条肃杀，常常引起内心的悲怆凄凉、垂慕之感，产生忧郁情绪。尤其是一些年纪偏大、情志敏感、肺气虚弱者对秋天气候变化更加敏感，如《养老奉亲书》中说“秋时凄风惨雨，老人多动伤感，若颜色不乐，便须多方诱说，使役其心神，则忘其秋思”。

对此，《素问·四气调神大论》指出秋三月要“使志安宁，以缓秋刑，收敛神气，使秋气平，无外其志，使肺气清”，说明秋季情志调养，要保持内心平静安宁，减缓秋季萧条肃杀之气对人精神的不良影响；收敛神气，以适应秋天容平之气；精神内敛，不向外分散心志，以保持肺气清肃的功能。即使遇到伤感的事，也应主动予以排解，只有这样才能顺应秋气，保持情志稳定及人体健康。对中老年人来说，应领悟阴阳消长之理，明白秋气肃杀、冬气潜藏是以备来年阳气之生发活跃。养成不以物喜、不为己悲、豁达开朗的性格，可以三五结伴去山间野外，登高远眺，饱览大自然秋色烂漫、红叶似火等胜景，可使人心旷神怡，一切忧郁、惆怅顿然若失，情绪自然愉悦和谐。

4. 运动锻炼，强肺适寒

秋三月，气候清爽，冷暖合宜，适合开展各种体育锻炼，增强身体的抵抗力，更有保肺强身的作用。可根据个人具体情况选择不同的锻炼项目，如慢跑、秋游、爬山等，或者习练太极拳、五禽戏、八段锦等中国传统武术气功等。注意锻炼人体肺气，提高肺脏的通气功能，增加对寒冷变化的耐受。而随着天气渐冷，可适当增加运动量，到严冬来临时体质会有明显的改善。

秋季运动锻炼也应该注意“秋冻”的原则，适度的耐寒锻炼，可以增强机体适应寒冷气候的能力，提高对秋季感冒、上呼吸道感染等疾病的抵抗力。由于早晚温差大，中午日晒仍较强烈，秋季锻炼宜在天气较好的清晨进行，尽量选择空气质量清新、环境安静优美之所，尤以晨间林荫道旁锻炼为宜。秋季温度变化大，空气干燥，注意运动衣物的灵活增减，及时补充人体水分，保持黏膜正常分泌、呼吸道湿润、皮肤润泽。

5. 缓解秋燥，防病保健

秋季气温变化较大，人体受寒冷刺激调节不及，抵抗力下降，因而肠道、呼吸道疾病高发，且容易出现疾病流行。所以应特别留意天气变化，及时合理增减衣物，加强运动锻炼。注意饮食卫生，水果入口前洗净，不喝生水，不吃腐败变质和被污染的食物。做好环境卫生清扫，及时消灭蚊蝇。在疾病流行期间，避免外出，减少聚会等公共活动。可以服用板蓝根、金银花等中药汤剂，以起到一定的防治效果。

注意预防秋燥。秋天气候干燥，人体皮肤、黏膜等因缺水而抵抗力下降，再加上外界温度变化较大，一旦人体适应不及，就容易为外界邪气所伤，或燥邪寒邪合而伤人，或燥邪温邪合而伤人。其都以肺燥津伤为主要表现，常见有口鼻干燥、咽干口渴、皮肤干痒、大便秘结，或伴有恶寒发热、咳嗽少痰、胸闷喘息等症状。预防秋燥除适当多食一些清润多汁的蔬菜水果外，还可以服用滋阴润肺、益气化痰的中药，如沙参、百合、西洋参、杏仁、川贝等，对缓解秋燥也多有良效。

第四节　冬三月养生

一、冬三月节气特点

冬三月，即从立冬至立春前，包括立冬、小雪、大雪、冬至、小寒、大寒六个节气，此时阴寒最盛，白昼最短，万物闭藏，是一年中气候最寒冷的季节。

立冬，时间为 11 月 7 日前后，是冬季的第一个节气，标志着冬天的正式开始。有“冬，终也，万物收藏也，水始冰，地始冻”之说，农作物收割后也要收藏。在此时人们准备过冬。到了冬至，天地间阴气盛极，阳气闭藏，气温最为寒冷，北风凛冽，草木凋零，虫鸟伏藏。正如《素问·四气调神大论》说“冬三月，此为闭藏。水冰地坼，勿扰乎阳”，又有诗云：“西北风袭百草衰，几番寒起一阳来。白天最是时光短，却见金梅竞艳开”。

一年之中，冬三月阴寒最盛，温度下降到最低，天地一片寒冷，日光暖而不炙，尤其到冬至节气，日照时间最短，黑夜时间达到最长。冬至过后河水结冰，土地冻结，寒风凛冽，积雪不融，万籁俱寂，一片冰封闭藏之象，时有飓风暴雪，极度严寒天气出现。人们居于房屋之内抵抗严寒，外出活动大为减少，花草树木尽皆凋零，鸟兽虫鱼沉寂少动，或用冬眠状态养精蓄锐，为来春的生机勃发暗做准备。

二、冬三月养生原则

冬为阴极之至，冰天雪地，万物闭藏，人亦应之。冬季人体阳气闭藏，新陈代谢相对缓慢，气血蓄藏于内。因此，冬季养生主张“早卧晚起，必待日光，使志若伏若匿，若有私意，若已有得，去寒就温，无泄皮肤，使气亟夺。此冬气之应，养藏之道也”（《素问·四气调神大论》）。

1. 冬季养藏

冬季是阴寒最盛之时，阳气潜藏，天地冰雪一片，气候最为寒冷，万物因而藏闭不出；人与自然之气相通应，故而阳气闭藏，气血蓄藏于内。所以，冬季养生在起居劳作、饮食调养、情志调节、运动锻炼、防病保健等方面，都必须顺应冬天阳气沉潜、万物闭藏的特点，不违背天地阳藏之道，晚睡晚起，必待日光，深居简出，去寒就温，时刻着眼于一个“藏”字。

冬三月，草木凋零，水寒冰冻，大地龟裂，万物潜藏。此时应顺应自然寒热变化，总以闭藏精气为原则，对人体进行调养，努力做到“使志若伏若匿，若有私意，若已有得，去寒就温，无泄皮肤，使气亟夺”，即要让自己的神志藏伏于内，像有秘密不能对外泄露，像得到了喜爱的东西不能随便给人看一样；要远离寒冷，待在相对温暖的地方；不能让皮肤毛孔打开，使阳气被夺走流失。这是与冬气相适应，保持人体精气闭藏的原则。此时人体应养精蓄锐、休养生息，以利来年阳气生发。一旦违背了着这个原则，阳气失于闭藏，精气外泄，就会伤及肾气，产生疾病，如“逆冬气，则少阴不藏，肾气独沉”（《素问·四气调神大论》）。

2. 冬季补肾

肾，五行属水，主藏精，为封藏之本，与自然界冬气相通应，冬季养生之根本就在于养肾。《素问·六节藏象论》曰：“肾者，主蛰，封藏之本，精之处也；其华在发，其充在骨，为阴中之少阴，通于冬气。”肾藏精，主水，主纳气，主生长发育和生殖，为一身阴阳之根本。只有肾气闭藏，肾中精气充足，才能维持机体旺盛的生命机能，适应自然界阴阳寒暑的变化。冬季补肾，可为一年的健康体魄奠定基础。

冬三月为肾水当令之季，肾藏精气，为封藏之本，内寄元阴元阳，为一身阴阳之根本。肾主骨、生髓、通于脑，其华在发，开窍于耳及二阴，在志为恐，与膀胱相表里。冬季养生，以肾为本，重在调补肾气，养精蓄锐。肾中阴阳是人体活动的物质基础和基本动力。人体衰老，甚至寿命长短在很大程度上取决于肾中精气的充盛与否，故而《内经》指出"精者，生之本也"。肾中精气不足，封藏失司就会出现畏寒肢冷、脱发白发、腰膝酸软、牙齿动摇、耳聋耳鸣、夜尿频多、遗精早泄、早衰等症状，甚至影响来年春季阳气生发，变生它疾。肾气应于冬，顺应自然界万物闭藏的特点。冬季正是补肾固肾，养精蓄锐的最佳时期。

3. 冬季养阴

《素问·四气调神大论》说"四时阴阳者，万物之始终也，死生之本也。逆之则灾害生，从之则苛疾不起，是谓得道"，说明四时阴阳变化直接影响万物的生死荣枯，如果人们能够顺应四时变化，就能保身长全，延年益寿，否则就会生病或夭折。所以有"圣人春夏养阳，秋冬养阴，以从其根"之说，春夏养阳，秋冬养阴，是顺时养生的关键所在。冬季养阴，即顺应自然界万物阴盛阳藏，养护人体阴精。

冬气寒冷，阴寒盛极，腠理肌表致密，阳热之气内敛，阴盛于外而虚于内，加之秋冬进补，进食辛辣温热之品，致使人体阳热之气积于内，故而应时时注意保全阴分，以免助阳化火。《伤寒论·辨脉法》中说"十一月之时，阳气在里，胃中烦热，以阴气内弱，不能胜热"，此时若不注重阴血的培育，就会造成阴阳平衡失调，阴虚则阳亢，而发生疾病。

总之，冬三月养生，当顺应《内经》冬季养藏、养肾、养阴之意，谨慎以和之，既要顺应阳气潜藏、肾精内蓄之意，又须防止冬季过补，内热伤阴。

三、冬三月养生方法

1. 起居调养，去寒就温

《素问·四气调神大论》指出冬三月"水冰地坼，无扰乎阳，早卧晚起，必待日光"，要求人们生活起居应顺应自然变化，以去寒就温、闭藏精气为原则。早晨晚些时候起床，一定要等到天亮之后太阳升起，才可以起床外出活动。入夜之后，天气更加寒冷，宜早早卧床休息，不要扰动和消耗人体阳气。保证充足的睡眠时间，以利阳气潜藏，阴精积蓄。冬季宜减少外出活动安排，一切活动尽量以"无扰乎阳"和"必待日光"为准则，才能适应冬季气之潜藏。

冬季穿衣要做到防寒保暖，厚薄适中。天气寒冷，衣着过少或过薄，感受风寒，损伤阳气，容易感冒。衣被过多过厚，则皮肤腠理开泄，汗出则阳气随之外泄，不得潜藏，风寒之邪也易于侵袭。《保生要录》指出："冬月棉衣莫令甚厚，寒则频添重数，如此则令人不骤寒骤热也。"所谓寒从脚下起，冬季寒冷，体内阳气收敛，血液循环变慢，脚部供血不足，最易受寒，所以足部的保暖显得尤为重要。可以每晚睡觉前用热水泡脚，以驱散寒气，促进气血运行。其他还要注意腹部、后背、四肢关节的防寒保暖。

寒为冬季之主气，由于气候寒冷，防寒保温不够，人体非常容易感受寒邪而为病。寒为阴邪，最易损伤人体阳气。人体各脏腑活动，皆有赖于阳气推动，故张介宾《类经附翼》言“天之大宝，只此一丸红日；人之大宝，只此一息真阳”。人为寒气所伤，阳气受损，机体失于温煦，血脉循环不畅，经络筋脉挛急，继而产生各种病变。研究表明，人体的许多疾病都与受寒有关，如上呼吸道感染、流行性感冒、心血管病的诱发加重、胃肠功能紊乱、风湿性关节炎等。

此外冬季人们多居于室内取暖，经常是门窗紧闭，时间一长，致使冬季室内空气污染，因此冬季应经常开窗通气，以保持空气清新；多晒日光，以养护人体阳气；勤晒被褥，以防潮杀菌。现代医学认为，阳光中的紫外线不仅能杀死细菌等病原微生物，还能促进机体对钙、磷等微量元素的吸收，有助于骨骼的发育，同时也能提高机体的免疫力。

2. 饮食调养，养阴补肾

冬三月，外界气候寒冷，人体为维持体温正常，对能量的需求较高，消化吸收功能相对较强。此时是人体进补的最佳时机。冬季养“藏”，人体精气收敛，此时进补也有利于营养物质的吸收贮藏。所以，冬季饮食应当遵循“养阴补肾”的原则，饮食不宜生冷，宜多食用滋阴和阳、补益肾中精气，且热量较高的膳食，如谷类、肉类、坚果等。

相对于其他季节，冬季脾胃运化更为旺盛，吸收消化能力也较强，民间素有“今年冬令进补，明年三春打虎”的说法。因此，冬季饮食可适当增加高蛋白、高营养、补益力强的食物，如鸡肉、牛肉、羊肉等动物类食品。但是冬季进补也要因人而异，掌握一定的原则。错误进补，非但无益，还可能引起或加重疾病。对于素体阳虚之人，可进补温热之品，如人参、羊肉、鸡肉、海参等。但湿热体质或阴虚火旺者食温热之品容易上火，是为不宜。而素体阴亏者，宜进食养阴滋补之品，如鸭肉、阿胶、鳖肉、银耳等，使阴阳协调平衡。

冬季为肾气当令，肾中阴阳是一身活动的基本动力和物质基础，人体衰老也与肾中精气亏虚密切相关。故而冬季养生重在补肾，补益肾中精气阴阳，以养精蓄锐。中医认为，黑色入肾，冬天宜多吃黑色食物，可以达到补益肾精的作用，如黑豆、黑芝麻、黑米、桑葚、黑木耳等。肉蛋海鲜等血肉有情之品，多能够大补精血、滋阴助阳、补益肝肾，也是冬季进补必不可少的食物，如牛肉、羊肉、狗肉、猪骨、鸡肉、虾、黄鳝、甲鱼、海参等。其他如核桃、松子、枸杞、山药等也有较好的补肾作用。

对于身体患有疾病的人群，冬季进补尤要谨慎，需遵守医嘱择取食物。如高血脂、冠心病、动脉硬化患者，应该控制肉类、奶制品等高脂肪食物的摄入。痛风患者不宜食用海鲜等高嘌呤补品。此外，冬季饮食还要避免生冷，如冷饮、生冷瓜果等，易损伤人体阳气。冬季宜热食，但仍要不忘养阴，燥热之物不可过食，以免阳气内伏郁而化热。

3. 情志调节，静心藏神

冬三月阴盛阳藏，自然界草木凋零，万物伏藏，人体的代谢运化也处于相对缓慢的水平，因此，冬季养生也应以“藏”为原则。为了保证人体阳气伏藏，不受干扰，要求精神安静，神藏于内，正如《素问 · 四气调神大论》所说“使志若伏若匿，若有私意，若已有得”，要将自己的神志藏伏于内，像有秘密不能对外泄露，如同获得了珍宝那样感到满足。如此，则“无扰乎阳”，养精蓄锐，准备来年春天的阳气萌生。

冬季万物肃杀，阳气潜伏，除要保持精神安静，神藏于内外，还要学会及时地调摄不良的情绪，让自己的内心充满乐观，防止因气候寒冷变化刺激导致的情感失调。精神上的乐观平静，才能维持良好的身体状态，抵御疾病的侵害，如《内经》所说“静则神藏，躁则消亡”，“精神内守，病安从来”。此外冬季要注意防止季节性情绪低落。冬季草木凋零，昼短而夜长，室外活动减少，容易使人的身心处于低落的状态。尤其是年老体弱、常年卧床的患者，应给予他们更多的关爱。

4. 运动锻炼，舒缓适人

“冬练三九，夏练三伏”。冬季天气虽然寒冷，但仍要根据自身的情况，坚持小幅度的体育锻炼。俗话说：“冬天动一动，少闹一场病，冬天懒一懒，多喝药一碗。”足以说明冬季运动的重要性。且实践证明，长期坚持冬季锻炼的人，在气候剧烈变化时，患流感、上呼吸道感染、肺炎等疾病的概率明显减少。

唐代大医家孙思邈在《备急千金要方》中提到：“人不可作劳汗出，发泄阳气，有损于人也。”所以冬季锻炼，应选择强度较低、动作舒缓的有氧运动，如散步、做体操、做经络操、练养生气功等。同时应注意循序渐进，运动不宜过量，以微微有汗便可，不宜汗出过多，以免耗散人体阳气，违背冬季养藏之原则。户外锻炼要避开大风、大寒、大雪、大雾天气，锻炼前应做好准备活动，开始锻炼时衣服要多穿些，待身体暖和时再脱去厚衣服，运动后要及时更换衣服。户外活动时不能衣着过于单薄，最好戴帽子和手套。户外逗留不宜过久，要注意预防感冒和冻伤。年老体弱、孕妇儿童等人群，运动宜以室内为佳。

对于老年人，尤其是患有心脏病、高血压、呼吸道疾病的患者，早晨锻炼并不是最佳的时机。因晨起气温较低，而寒性收引血管收缩，寒性凝滞气血运行不畅，使疾病复发或加重。可以选择午后或者傍晚，天气较暖和时进行活动锻炼。

5. 防病保健，进补强身

冬季气候寒冷，不时还会遇到冰雪严寒等极端天气，人体非常容易受寒冷刺激而出现疾病或诱发宿疾。如高血压、冠心病、心肌缺血、脑血管病、支气管哮喘、慢性支气管炎、风湿痹症等，多由防寒保温不当，触冒寒凉而诱发加重。因此冬季防寒护阳，至关重要。尤其是冠心病等心脑血管疾病，在冬季寒冷时节最为高发，预防其发病的关键因素就是消除诱因，如避寒就温，防止感冒；静心藏神，谨防激动；减少活动，避免过劳等，可以减少心脑血管疾病发作。

冬季是进补强身的最佳时机，进补方法有食补和药补之分。根据补品性质分为滋补、清补和平补。冬季进补应当按照“养藏、养阴、补肾”的原则进行，只有根据年龄、性别、体质等具体情况分别对待，有针对性施补，方能取得最佳效果。应该了解适不适合进补，属于何种体质。一般而言，年轻人以养阴清火为主，中年人以调补脾胃为主，老年人以补益肾气为主。但具体到个人，又有寒热虚实等不同，要认真分析，最好在医生指导下进行。这样，才能有的放矢，不犯虚虚实实之戒。

（王　伟）

第十六章

不同人群的养生

花有百样红，人与人不同。大千世界，芸芸众生，却没有二个完全相同的人。人类本身存在着巨大的个体差异，这种差异不仅在不同人种、不同民族间存在。不同的个体也因其不同的心理和生理特点，存在着显著差别。在养生实践中注重个体差异，遵循“因人制宜”的中医养生基本原则，根据年龄、性别、职业等不同特点，有针对性地选择相应的养生保健方法，可以达到较好的养生效果。

第一节　年龄施养

一、少儿施养

少儿是指从出生到 12 岁这段时期。少儿的养生，包括了自出生至学龄期的一系列养生保健措施。

（一）少儿的身心特点

小儿无论是形体还是各种生理功能都与成人有显著差异。在生理上，既有生机蓬勃、发育迅速的一面，又有脏腑娇嫩、形气未充的一面。年龄越小，生长发育的速度就越快。小儿的机体，在形态结构、生理功能方面，不断地、迅速地向着成熟、完善的方面发展。可谓从出生到满月天天变模样，从满月到周岁月月变模样。但同时因其发育尚未成熟，抗病力低下，又容易发病，且一旦发病，病情发展迅速。小儿的心理发育也不够完善，其精神怯弱，容易受到惊吓而致病；情志不稳，可塑性大，易于接受各方面的影响和教育。针对少儿的生理、心理特点，不失时机地采取科学的保健措施，是促进少儿健康成长的重要保证。

（二）少儿的分期养生应用

1. 新生儿期

新生儿期是指自胎儿出生开始至 28 天之前这段时期。小儿离开母体，所处的内外环境发生了翻天覆地的变化，其对外界的适应能力尚未完善，因此需要家长悉心养护。

（1）保持卫生，预防感染：新生儿所处居室需保持空气新鲜，在室温适宜的前提下，应做到经常通风换气。新生儿所处环境应以安静舒适为度，适当减少室内看护人数，避免患者进入新生儿卧室。父母及家人在接触新生儿前应仔细洗手；给孩子洗澡时，应注意脖子、腋窝、大腿根部、肘弯、膝弯等部位的清洁及干燥；平时注意保持宝宝皮肤清洁；大便后及时清洗臀部。在脐带未脱落前，应用碘伏原液消毒脐部 3 次（早、中、晚各 1 次），然后用消毒纱布覆盖固定，保持局部干燥和清洁。脐带脱落后则不需再用纱布覆盖，但仍然要保持局部干燥和清洁。

（2）按需哺乳，合理喂养：母乳是新生儿最理想的天然食品，应坚持母乳喂养小儿。一般情况下母亲生产后半小时即可开始喂奶，这样不仅可以为孩子提供初乳的充足营养，同时还能促进母乳的分泌，降低新生儿受感染的风险。若母乳不足，可以用糖水或配方奶粉来作为补充。喂养孩子时，可以定时喂养，一般情况下，3 小时喂奶一次；或者按照孩子需求，随时喂养。

（3）寒温适宜，保持体温：新生儿居室的温度应以适宜为度，尽量保持在 23~26℃，昼夜温差不宜过大。要根据天气变化及时增减衣服，以孩子的手足温暖而不出汗为度。新生儿的体温应保持在 36.5~37.3℃为宜。保暖的要点是头部要凉，背部、足部要保持温暖。新生儿穿衣切忌过厚过热，应在保证体温的前提下尽量少穿。

2. 婴幼儿期

婴幼儿期指从满月到 3 周岁以前的一段时期，是孩子出生后生长发育最迅速的时期。此期的养护要点当为合理喂养、谨慎用药、预防接种和定期体检。

（1）合理喂养，搭配辅食：一般 6 个月以内的婴儿最好选择纯母乳喂养，母乳可以为孩子提供充足的能量和营养元素。母乳喂养的婴儿成人后，往往血压不高，胆固醇正常，患超重、肥胖症和 2 型糖尿病的概率较低。同时，母乳喂养还有益于母亲的健康。它可降低母亲日后罹患卵巢癌和乳腺癌的风险。6 个月后，母乳即满足不了婴儿对能量和营养元素的需要，这时必须补充喂养。补充喂养时应持续频繁地按需哺乳直到婴儿 2 岁；同时添加少量食物。添加辅食时，应遵循从稀到稠、从少到多、从谷物蔬菜到水果肉类的原则，开始以稀米汤、菜水为主，之后逐渐添加浓米糊、菜泥、肉泥、鱼泥、蛋黄、软饭、烂面条等，到 11~12 月龄时大多数婴儿可以逐渐转化为以固体食物为主的辅食。

（2）谨慎用药，杜绝滥补：婴幼儿发育较快，患病也多轻浅易愈。一般喂养不当损伤脾胃的，调理脾胃即可；寒热不适感受外邪的，轻去邪气即可。能用艾灸、外洗、推拿等中医外治疗法治疗的不需用药。必须用药的也宜轻宜缓，不可为求速效而妄用猛药。另外不要盲目添加维生素及各类微量元素，不能因为生长缓慢就补钙，厌食就补锌。多数正常喂养的孩子并不缺乏维生素或者其他微量元素，如果经检查确实缺乏者也可先调整饮食结构，不要擅自添加维生素及各类微量元素。

（3）预防接种，提高免疫：预防接种是预防各种传染病发生的最有效手段之一。婴幼儿免疫力低下，对于多种传染病都有很强的易感性。为了确保婴幼儿的健康成长，必须按照中华人民共和国国家卫生和计划生育委员会的《全国计划免疫工作条例》规定的相关免疫程序，为 1 周岁以内的婴儿完成各种疫苗的基础免疫接种，以增强婴儿对传染病的免疫力。

（4）定期体检，指导养育：定期体检，可以系统地了解婴幼儿的身体与智力的发育情况，能早期发现婴儿生长发育过程中存在的问题，及时找到引起疾病的原因，达到无病防病、有病早治、预防复发的效果。一般情况下，1 周岁以内的健康婴幼儿应 2 个月体检一次，1~3 周岁的幼儿应半年体检一次。体检医生会根据体检结果有针对性地给家长宣传科学育儿知识，指导父母改进养护、教育方法，从而促进幼儿健康茁壮成长。但应注意的是对于早产儿、出生时低体重儿、患有慢性疾病的幼儿应酌情增加检查次数。

3. 儿童期

儿童期是泛指 3 岁到 12 岁这个阶段，孩子的身体和心理不断向成熟的方向发展，适当加强早期教育，培养良好的性格与习惯，对于孩子的未来发展有重要的意义。

（1）早期教育，激发智力：儿童期是人生智力发展的关键期，抓紧早期教育，能够提高学习效果。根据孩子在不同年龄阶段的身心特点，进行适应性的教育，可以促进孩子智力的迅速发展。一般在 3 周岁以前，家长应尽量引导孩子说话，用规范的语言培养孩子亲近文字的兴趣，可以有意让孩子注意日常用品上印着的文字，并教孩子文字的读音。带孩子出门散步时可以让其留意周围碰到的文字和数字。当孩子学会新字时，可以让其从书中找出这个字，从而培养其对文字的兴趣。3~4 周岁时应注意培养其逻辑思维和注意力，多给孩子念图画书和说话，重视家庭对孩子注意力的影响。家长无论是教孩子收拾、放置物件，或是使用各种劳动工具，都要提出具体的要求，并且给予具体的指导，使孩子做事有始有终，做出结果。根据孩子喜好游戏的特点，家长可以通过与孩子一起游戏来提高其注意力。4~5 周岁时要着重培养孩子阅读和表达能力，树立孩子数字和方位的概念，应鼓励孩子自己看书。与孩子讲话中应注意谈到里面、上面、正面、后面、旁边、以前和以后、大小及太近、太远等概念。同时注意适当培养孩子的创造力。在 5~6 周岁，应注意在日常生活中锻炼能力，让孩子多接触和使用不同的工具。给孩子提供一些在日常生活环境中处理分类、分组、配对、数数和排列的机会，如摆桌子、数排队的人数、把袜子分类、把织物配对等。进入小学后，家长应注意关爱孩子学习成长，积极配合老师共同完成对孩子的教育。

（2）培养习惯，健康生活：著名哲学家培根说过“习惯是一种顽强而巨大的力量，它可以主宰人的一生”。好的生活习惯对于孩子的未来成长意义重大。对于儿童期的孩子，我们应注意培养其饭前便后洗手，早晚刷牙，每晚洗脚、洗袜子，不随意席地而坐，常换衣服常洗澡，不随地吐痰，不乱扔垃圾，随手整理好用具和衣物的良好卫生习惯。培养其使用礼貌用语，双手接物，礼貌待客，不乱翻别人的东西，公共场所注意安静的礼貌习惯。培养其定时定量，细嚼慢咽，吃饭时不说话、不出声，爱惜粮食，不挑食、不偏食，不吃不卫生食品的饮食习惯。还要培养其遵守交通规则，不玩火，不逞能，遵守公共秩序，不急追猛跑，右行礼让，不做危险动作，离家离校要向家长或老师打招呼的良好安全习惯。

（3）培养性格，完善人格："播下一种行动，你将收获一种习惯；播下一种习惯，你将收获一种性格；播下一种性格，你将收获一种命运"。良好的性格对于人的一生都会产生深远的影响。家长应该从小培养孩子快乐活泼的性格。通过鼓励孩子积极表达（讲故事见闻、猜谜语、说绕口令）、培养孩子劳动（做手工、饲养小动物、种花种草）、做游戏、多运动等都可以培养孩子快乐活泼的性格。应注意培养孩子独立自主的性格，通过引导孩子在日常生活中自己洗脸、穿衣、吃饭，主动与长辈交流等可以培养其独立性。注意培养孩子专注投入的性格，平时要培养儿童坚持完成作业、一次只干一件事情、专心干好一件事情的习惯可以培养其专注性。另外，勤劳善良的性格也是必不可少的，从小会劳动的人以劳动为乐，也会关心人。大人回到家，孩子帮大人拿拖鞋，大人的鼓励"宝宝真乖、真能干"是对其最好的肯定。从小关心家人和周围的人，将来一定是个道德高尚的人。

（4）体格锻炼，促进成长：适当的体格锻炼对于孩子的茁壮成长也是必不可少的。要鼓励孩子多进行户外活动，充分与自然接触，多晒太阳，多呼吸新鲜空气。适龄儿童，每天应至少保证 2~3 小时的户外活动。要让孩子积极参加体育锻炼，这样可以增强孩子机体的抗病能力。应选择做体操、游泳、玩游戏、短跑、练武术、跳绳和打球等运动，不宜进行过多的力量练习。

需要注意的是对于先天不足、体质较弱的孩子，还应抓紧发育时期的饮食调摄，多补充热量和优质蛋白，通过培补后天以补其先天不足。

二、青少年施养

青少年是指 12 岁至 24 岁这一阶段，统称青春期，又可分为青春发育期和青年期。从 12 岁至 18 岁为青春发育期，从 18 岁至 24 岁为青年期。

（一）青少年时期的身心特点

青少年期是一个生理和心理急剧发展变化的时期，是人一生中最不稳定的时期，充满了各种意外发生的可能，同时又是对未来最为憧憬的时期。青少年时期由于激素水平的改变，身高迅速增高，第二性征出现，带来外形的改变。性冲动的初步产生及由月经和遗精引起的不安情绪都会给青少年带来巨大的影响。青少年往往会根据这些变化，重新评估自己的整体形象。同时生理上的改变也会带来心理的迷惑和骚动，青少年易受外界的诱惑和他人的影响，往往情绪波动较大。开心时，精神饱满、积极主动；失落时，消极抵触、沉默寡言。不过，随着年龄的增长，到青年时期，身心日趋成熟，这些问题也会慢慢得到解决。青少年时期是人身体发育、生殖系统成熟的关键时期，是人生心理、智力发育从震荡到稳定的重要阶段。在这个时期，关注青少年的思想品德教育，鼓励青少年进行体育锻炼，遵循科学的身心发展规律，可以为青少年一生的身心健康筑下良好的基础。

（二）青少年的养生指导

1. 合理引导，健康心理

青少年处于心理过渡期，表现为幼稚与成熟、独立与依赖相交错的复杂心理特点，具有非常强的可塑性。他们积极主动、性格开朗，却又好高骛远、做事缺乏持续性，具有典型的“三分钟热度的特点”。他们对周围的事物有一定的认知判断能力，但往往会受到情绪的影响，导致出现偏激、不能明辨是非的情况。他们处于半独立状态，具有很强的独立意识，比较抵触父母对自己的过多干涉，却又缺乏社会经验，极易受外界环境的影响，往往容易误入歧途。青少年需要独立性、安全感、友谊交往、爱、自尊、成就感、解决问题的经验，需要有人指导，需要思考时间，需要有生活目标以适应培养健康人格或健康心理的要求。家长应以说服教育为主，说服教育的前提是“以身作则”，给青少年以积极的影响。同时还要兼顾他们的自尊心与独立倾向。与他们多沟通，关心他们的学习和工作，鼓励引导他们充实业余生活。

2. 独立人格，培养品质

家长遇事要多与青少年商量解决，积极采纳他们的正确意见，逐步满足他们要求独立的愿望，与其共同营造一个平等交流的环境，要及时了解青少年的生活工作环境、人际交往情况、心理状态，对于他们遇到的问题提出可行的指导意见。教导他们谨慎择友，多与善人结交。引导他们多阅读，鼓励他们积极参加集体活动，培养其集体主义思想，使其逐渐树立正确的世界观和人生观。使他们有远大的理想与追求，集中精力长知识、长身体，在实际工作中锻炼坚强的意志和毅力，以求德智体美全面发展。另外，家长还可以有意识、有针对性地提出问题与他们讨论，通过交流帮助他们明辨是非，激发他们的学习兴趣，培养他们健康的人格、良好的个性与习惯。对于他们出现的问题，不能采取简单粗暴、命令的方式来直接解决，仍要讲究方式方法。

3. 科学教育，认知发育

性发育的逐渐成熟是贯穿于青春期的一个重要特征。青少年时期，性意识萌发，性冲动开始产生，会出现困惑紧张、好奇羞涩的心理，加之情绪不稳定，自制力不足，容易受到外界不良现象的影响，滋生不健康的性心理。男青年需注意不能染上手淫的坏习惯，如果染上一定要积极主动戒除；女青年要注意经期卫生，注意自我保护，避免早食禁果，要做好防护避免意外怀孕。青少年平时多参加文体活动，将主要精力投入到学习及锻炼身体中，要避免接触可能引起性行为的视频、音频、杂志等，避免早恋。家长要适当地对其进行性教育（主要包括友情、爱情及婚育的关系，计生知识，性病预防等知识），以破除神秘感。

4. 均衡饮食，加强营养

青少年处在生长发育的重要时期，新陈代谢十分旺盛，一定要注意均衡饮食，全面摄入营养，加强蛋白质、钙质和热量的补充。同时要避免暴饮暴食、盲目节食及挑食偏食，少吃或不吃零食。男青年尤要注意不能饥饱无常、饮食过量，女青年也不能为了刻意保持身材而过度节食。一般而言，青少年必须要吃早餐，营养的早餐是上午高效学习工作的重要保证。早餐可以吃一个馒头或面包，一个鸡蛋，少量瘦肉，一杯牛奶和适量蔬菜，以满足对热量和钙质的补充。午餐要保证肉、蛋、鱼、豆制品、主食和蔬菜的摄入，以满足青春发育期对蛋白质的需要。晚餐要荤素搭配合理，以素为主，不能过多吃肉，以免加重胃肠负担。注意保证水果的摄入，一般在午饭后和晚饭后可适当取食水果，以满足对微量元素和维生素的供给。对于体质较差的青少年，更应抓紧利用生长发育时期，合理搭配饮食，以帮助改善体质，防病强身。

5. 良好习惯，注意卫生

良好的生活习惯将会使青少年终身受益。青少年要养成良好的卫生习惯，勤刷牙，常漱口，按时洗澡。注意科学合理地安排作息时间，保证高效完成工作学习的同时，增加户外活动，培养多元的兴趣爱好；早睡早起，保证充足睡眠；注意用眼卫生，减少使用手机和电脑的时长，以保护视力。变声期不能过度用嗓，以免造成声带损伤。不沾染烟酒恶习，以免影响身体发育。穿衣宜宽松、大方，避免紧、短、漏、透，以免引起月经不调、乳房发育不良、睾丸发育不良、会阴潮湿、湿疹等健康问题。

6. 积极锻炼，增强体魄

青少年时期养成坚持锻炼的习惯不仅可以促进心、肺、肌肉、骨骼发育，提高身体素质，还会对一生的身体健康产生积极影响。选择运动项目时要注意兼顾耐力、力量、敏捷、协调等素质的培养，可选择将长跑、骑自行车、游泳、打篮球、踢足球、短跑、跳远、打乒乓球、打羽毛球等几项运动相互搭配。一般而言，游泳、打篮球、踢足球等运动综合耐力、协调、力量等素质的锻炼，比较适宜。青少年安排体育锻炼时，要因时、因地、因人制宜，根据个人体质及季节、气候特点选择运动时间、频次和强度。一般而言，早晨起床之后和傍晚晚饭之后是比较合适的锻炼时段，每次锻炼时间以半小时到 1 小时为宜，一周 3~5 次比较合理。注意不能空腹或饱食后锻炼，锻炼时要注意安全。

三、中年施养

中年是指从 36 岁到 60 岁这段时期。这个时期为人身体的“多事之秋”，生命活动开始从极盛转衰。

（一）中年时期的身心特点

《内经·灵枢》中记载，人在 30 岁五脏六腑的功能达到巅峰，经络通畅，喜欢行走活动；到 40 岁时，脏腑功能由极盛开始转衰，皮肤开始松弛，头发开始变白，喜欢坐而不喜欢活动；到 50 岁时，开始出现饮食减退，视物昏花，机体功能进一步衰退。这在一些现代研究中也得到了证实。有研究发现人类的身体机能在 30 岁以后会逐年退化 1%，40 岁之后，各种慢性病开始逐渐出现。一般而言，人到中年，情绪稳定、心理成熟，受外界因素的影响较小。但因为要承担巨大的社会责任和家庭责任，中年人往往又会伴随着无形的心理压力。随着脏腑生理功能的逐渐衰退，再加之对于这种生理衰退缺乏认知和理解，许多人常常会出现不同程度的“疑病”倾向。巨大的心理压力、不规律的起居饮食、过度的思虑操劳和不加节制的性生活是很多慢性病发病的重要起因，也是导致早衰的重要因素。因此中年的养生保健至关重要，正如著名养生家张介宾在《景岳全书·中兴论》中强调“故人于中年左右，当大为修理一番，则再振根基，尚余强半”，说明人在中年时进行养生保健对于防止早衰、预防慢性病、保持旺盛精力、提高生活质量都具有重要的作用，长期坚持良好的生活习惯还可以延年益寿。

（二）中年人的养生指导

1. 平心静气，淡泊名利

中年养生的第一要务为“养神”，养神重在养“心”，中医认为“心”为五脏六腑之大主，心神需要静养。平心静气、淡泊名利、保持沟通、认真工作、认真生活都可以使内心平静、心神得养。中年人易追名逐利、斗气斗力，经常处在抑郁、焦虑、紧张等不良情绪状态之中，因此容易得高血压、冠心病、失眠等疾病。中年人应保持乐观积极的心态，不要因为追求名利而患得患失，要知足常乐。在工作之余，可通过欣赏音乐、练字作画、出门踏青、与子女谈心、静坐反思等方式来舒缓紧张情绪，使大脑得到休息，保持积极向上、平和淡然的心理状态。总体来说，就是既要为幸福生活努力奋斗，又要平和心态，时常为心灵放假。

2. 劳逸结合，张弛有度

中年人是承上启下的一代，年富力强，常常在工作岗位上被委以重任，承担着指导年轻人、养育子女、赡养老人、安排家庭生活等多重任务。中年人社会交往生活频繁，烟酒肉食摄入过量，容易出现“超负荷运转”，应防止过度劳累，避免积劳成疾。要科学合理地安排工作生活，对于纷繁复杂的工作，要分清主次缓急，逐步完成。在工作之余要学会忙里偷闲，善于利用琐碎时间来运动放松，做颈椎操、上下楼走楼梯、室内踱步等都是不错的选择。在上下班时可选用走路、骑自行车等健康出行方式。在工作后可选择泡热水澡、推拿按摩、唱歌、看电影等方式来舒缓身心。晚上良好的睡眠质量是第二天正常工作生活的必要保证，中年人应保证至少 6 小时的夜间睡眠时间，尽量避免长时间的熬夜工作。

3. 节制房事，保精减欲

人到中年，工作繁忙，体力与精力日渐减退，常常会出现体倦乏力、腰膝酸软、头晕耳鸣、尿后余沥等“肾虚”表现。如果房事过于频繁，身体过度消耗就会导致上述症状的进一步加重，因此中年人应该节制房事，应根据个人的身体状况，适当减少行房次数，以达到保精护肾的目的。也可参考古人经验，30 岁者，1 周 1 次；40 岁者，半月 1 次；50 岁者，20 天 1 次。如果能坚持如此，可以达到益寿延年、强壮身体的作用。

4. 均衡饮食，慎食肥甘

脾胃为“后天之本”、“气血生化之源”。中年人随着年龄的增长，脾胃功能日渐减退，如果饮食不加节制，就容易出现各种问题，因此，在养生时应该注意对脾胃功能的养护。可通过减肥甘、食温软、适进补等几个方面入手。具体而言，中年人饮食应注意避免五味偏嗜，以低盐、低脂、低嘌呤饮食为主；注意饮食搭配，多补充优质蛋白（鸡蛋、牛奶、瘦肉等），多补充维生素与纤维素（时蔬水果等），注意补钙（黑芝麻、虾皮等）；同时应控制摄入的总热量，避免肥胖。如果做到这些，可以降低糖尿病、高血压、冠心病、痛风等疾病的发生概率。为了防止早衰，增强体质，也可适当药补。可选择用山药、牛肉、大枣等调补脾胃，用核桃、桂圆、黑芝麻等益精补肾，用枸杞子、菊花等平肝明目。

5. 坚持锻炼，保持精力

人过中年，身体机能减退，各种慢性病的发病率显著升高，必须要适当锻炼增强体质。体育锻炼是一种增强体质的积极、有效手段，有利于增强心肺功能，改善人体呼吸、血液循环、消化等功能状况，减低罹患心脏病、高血压、糖尿病等疾病的机会；同时又可以消除脑力疲劳、缓解抑郁状态使身心愉悦。中年人可根据个人的身体状况适当选择慢跑、游泳、打乒乓球、打羽毛球等有氧运动，或者选择太极拳、八段锦、五禽戏等传统强身项目，每周应保持至少 3 次，每次不少于 30 分钟的运动。

四、老年施养

老年是指 60 岁以后的这段时期。这个时期人体“精耗血衰，血气凝泣”，生命活动开始衰退。

（一）老年时期的身心特点

老年人的脏腑功能和肢体功能逐渐衰弱，机体调控能力大不如前，冠心病、糖尿病、高血压、骨关节炎等疾病大量发生。退休之后社会角色发生改变，社会地位出现落差，逐渐地带来了老年人心理上的变化，他们易产生敏感多疑、孤独忧虑、烦躁失落等不良心理状态。若遇到不良因素的刺激，很难适应和完成自我调控，进而导致急性病发作或加重慢性病的病情，并且一般不能痊愈。因此，老年人的摄生保健必须注意这些身心特点，这对于预防疾病的发生、保持精力、提高生活质量都具有重要的意义，长期坚持养生保健还可以达到延年益寿的目的。

（二）老年人的养生指导

1. 畅达精神，知足谦和

《寿世保元·延年良箴》说："积善有功，常存阴德，可以延年"，又说"谦和辞让，敬人持己，可以延年"。这提示我们，人生步入老年阶段应"知足常乐、与人为善、宽以待人"，对于各种矛盾要冷静客观地处理，避免出现过度欢喜、悲伤、恐惧等情绪。尽量保持家庭和睦、居住环境和谐，保持乐观的心态，有助于气血的运行，有益于身心健康。适当学习也是延缓衰老的重要手段。老年人可根据自己的身体情况，选择音乐、舞蹈、戏曲、乐器、书法、绘画、手工、棋牌、健身、太极、钓鱼、保健、电脑知识来学习充电，在"自我完善"的积极乐观心态中丰富自己的生活。老年人常常体弱多病，一定要树立战胜疾病的信心，积极主动配合治疗，以便迅速获得康复。同时还要注意定期体检，及早发现疾病征兆，提早预防治疗。

2. 起居调摄，劳逸有度

老年人的生活安排要满足自身的生理特点，要科学合理，要既能保证有序规律又不至于节奏过快、过于紧张，这是老年人养生中的重要因素。老年人气血相对不足，皮肤腠理疏松，容易感受外邪，更应该注意生活起居的调摄。老年人的居住环境应该以卫生舒适、阳光充足、干湿适宜、出入方便、空气流通为好。老年人还应根据气候变化适当地增减衣物，夏天衣着不宜过于暴露，冬日衣着不宜过于紧束，衣物以棉麻材质为好，同时注意腰、背、腿、脚等部位的保暖。养成良好的卫生习惯，常洗面、浴足、沐浴，注意口腔卫生，养成定时排便的习惯，保证二便的顺畅。同时注意劳逸结合，适当从事一些力所能及的脑力或体力劳动。

3. 饮食审慎，合理用药

老年人真气逐渐耗竭，五脏功能减退，全靠饮食来补充气血。因此饮食一定要审慎，不能过度摄入寒凉冷饮、辛辣油腻的食品，避免损伤气血、影响健康；应该调摄饮食，保证丰富的营养，这样才符合老年人的生理特点。老年人饮食应该保证来源多样、温热熟软、宜少、宜缓、宜清淡。具体而言，老年人应选择多种食材，肉、面、谷、蔬应该适当搭配，保证营养的全面丰富，以补益气血、延年益寿。老年人由于其独有的生理特点，钙流失比较严重，因此在均衡饮食的同时，应注意钙的摄入。奶制品与豆制品是很好的钙来源，菠菜、虾皮、黑芝麻中钙含量也很高。老年人还可以常用一些莲子、百合、板栗、山药、核桃等补气益精食品来作为药膳辅食，以提高免疫力。饮食温热熟软是指老年人饮食应不冷不热，多食软烂食物，少食黏硬、要过度咀嚼的食物。粥为老年人最适合的食品，可生津益胃、帮助消化，故老年人应多食粥。宜少是指老年人每餐不宜过饱，以“八分饱”为度。所谓八分饱即是自己感觉吃好了，再吃也能吃进去的程度。宜缓是指老年人进食速度不应太快，要细嚼慢咽，避免呛噎。宜清淡是指老年人在保证营养摄入的前提下，应选择低盐低脂饮食。

老年人由于身体机能退化，在用药时，不同于中青年。一般而言，老年人用药除遵循辨证论治的原则之外，还需注意注重脾肾，兼调五脏。用药量宜小，宜平和，宜多用补法、少用泻法，要针对不同体质分别对待，以平衡阴阳为要。同时根据四季的变化规律，要有选择的用药。用药时以丸散膏丹为主，少用大剂汤药，可选择药食两用之品，补漏纠偏，坚持如此可收延年益寿之功。

4. 适度锻炼，舒筋通络

年老之人，气血运行减缓，容易出现瘀滞。运动可以促进血液的运行，延缓衰老，产生持续的良性心理刺激，使人精神振奋，这对于老年人孤独失落、多疑抑郁、烦躁易怒的情绪具有良好的调节作用。老年人运动时应把握个体差异，掌握适时适度、从小量开始、坚持不懈的原则，在选择运动之前先咨询医生，充分评估身体状况。选择恰当的运动，要掌握好运动的时间、强度、幅度等。按照一般情况来说，老年人运动量宜小不宜大，应尽量选择动作幅度小而节律性强的运动。适合老年人的运动项目有练太极拳、练五禽戏、练气功、练八段锦、慢跑、散步、游泳、打乒乓球、打门球、做老年体操等。锻炼时要根据个人情况灵活掌握，切忌争强好胜，以免产生剧烈的情绪波动。运动频次以一天 1 次到 2 次为宜，早晨选择在日出之后，傍晚选择在太阳落山之前，注意锻炼之前半小时适当补充食物。如果遇到不良的气候条件，一定要暂停锻炼，待天气晴朗时再恢复正常。经过一段时间的锻炼后可以适当小结一下，看看锻炼前后睡眠、二便、食欲、心率、心律的变化情况，如果发现异常要及时处理。

第二节　性别施养

一、男性施养

（一）男性的身心特点

男性由于解剖及生理特点的差异，与女性有显著不同。《内经》对于男性的生理特点有具体描述，《素问 · 上古天真论》说："丈夫八岁，肾气实，发长齿更；二八肾气盛，天癸至，精气溢泻，阴阳和，故能有子；三八肾气平均，筋骨劲强，故真牙生而长极；四八筋骨隆盛，肌肉满壮；五八肾气衰，发坠齿槁；六八阳气衰竭于上，面焦，发鬓颁白；七八肝气衰，筋不能动，天癸竭，精少，肾脏衰，形体皆极；八八则齿发去。肾者主水，受五脏六腑之精而藏之，故五脏盛，乃能泄；今五脏皆衰，筋骨解堕，天癸尽矣。故发鬓白，身体重，行步不正而无子耳。"一般而言男性以禀受父母之阳为主，以精为主要的物质基础，具有声音洪亮、身材魁梧、勇敢果敢、喜动恶静等特点，在社会生活、家庭生活及工作学习中进取心很强，表现出非常强的自尊心及好胜心。但是男性独特的排精功能及过度承担社会家庭责任易消耗肾精。因此男性生理上易于精亏，日常生活中存在做事粗糙、对事情的细节不能充分把握、自控能力较差、容易出现剧烈情绪波动等问题。

（二）男性的养生指导

1. 培护阳气，节欲保精

男性的生长发育依赖阳气的推动，阳气的多寡与男性的健康息息相关。随着年龄的增长，工作生活的日益繁忙，男性的阳气会大量消耗，因而在平时生活中要处处培护阳气，不能随意克伐。在气候寒冷时要注意防寒保暖，及时添加衣物；在天气炎热时也不能过度贪凉饮冷。平时可以选择多晒太阳、多泡脚来增加阳气。晒太阳一般选可择上午 10 点左右，以背对阳光最好，时间以 1 小时为宜。泡脚既可以保暖，又可以促进全身的气血循环，一般选择晚上 21 点左右比较合适。节欲保精对于男性健康也具有重要的意义。适度的房事生活是人体平衡阴阳、绵延子嗣的生理需求。不可断然禁欲，亦不可纵欲无度。节制房事首先要做到房事生活不过早。"少之时，血气未定，戒之在色"，年少者气血旺盛易动情，应克制情欲贪念，否则会引起精亏、髓竭、早衰等诸多证。《养生四要》曰"当此血气盛，加以少艾之慕，欲动情胜，交接无度，譬如园中之花，早发必先萎也，况禀受怯弱者乎"，提示少年人更要节欲保精，不能过早开始性生活。其次是欲不可纵。此项是最关键的因素。因"交接多则伤筋，施泄多则伤精"、"肝主筋，阴之阳也，筋伤则阳虚而痿；肾主精，阴中之阴也，精伤则阴虚而易举；阴阳俱虚，则时举时痿，精液自出"，筋伤精亏则杂病丛生，万劫不复。因此欲不可纵，务必要节制。

2. 戒烟限酒，调神减压

吸烟对男性的危害巨大，有相关研究发现经常吸烟会导致血栓的产生，诱发各类心脏病。有研究发现，吸烟男性心脏发病的概率能够达到不吸烟者的五倍。吸烟还会引致多种脑部疾病，增加脑部血管出血、梗死的风险，易引起智力衰退及中风。而且吸烟是导致阳痿的最主要原因，会影响精子活力，使畸形精子增多，导致男性不育症的发生。此外吸烟对呼吸系统、消化系统、骨骼及口腔也有损害，容易导致慢性咽炎，诱发口腔癌、喉癌、慢性阻塞性肺气肿、肺癌、胃及十二指肠溃疡、骨质疏松、脂肪肝、肝癌、结肠癌等数十种疾病。二手烟对身边的非吸烟人群也会带来健康危害。广大男性应该充分认识到吸烟的巨大危害，尽早戒烟，中断这种不良影响。

酒可以通血脉、御寒气、行药势，帮助人们缓解疲劳、行气活血、御寒壮胆，适量饮用对于强壮身体大有益处。现代研究发现，长期保持每日摄入少量至适量酒精，不仅能够降低类风湿关节炎的发病率及患病风险，提高患者生活质量，而且对其他风湿病如骨关节炎等也具有治疗作用。但是过量饮用也有许多危害，长期大量饮酒会引起肝脏伤害，造成脂肪肝和酒精肝，日久还会诱发肝硬化、肝癌；会导致前列腺过度充血，诱发前列腺炎；破坏精子膜结构，诱发精子畸形，影响生殖功能；可使大脑皮层萎缩，大脑功能障碍。饮酒还会导致情绪暴躁，引发与他人的矛盾，因此男性饮酒一定要把握少量原则，不能酗酒，要避免酒后行房。

男性生活压力较大，要学会调神减压，以维持身心的健康状态。平时注意提升个人的道德修养，减少情绪波动，养心安神使精气不泄，如《养生四要·卷之二》曰"慎动者，吾儒谓之主敬，老氏谓之抱一，佛氏谓之观自在，总是独慎功夫"。心宜安静，神宜安定，心神皆安则妄念不起，才不会受到七情的影响，产生《内经》所说的"喜伤心，恐胜喜，恐伤肾，思胜恐，思伤脾"的结果。

3. 适当食补，合理药补

先天之气来源于肾，后天之气来源于脾胃。肾精的充盛有赖于脾胃化生的精微物质的补充，饮食可生化阳气，生精补精。男性在保证荤素合理、膳食平衡的前提下，可以适当多摄入一些粳米、小米、黄米、大麦、山药、大枣等补气食品，羊肉、韭菜、虾仁、猪腰、大葱、生姜、大蒜等补阳食品，海参、牡蛎、核桃、黑芝麻、花生等补精食品，以帮助阳气精血的补充。烹饪时粥是很好的选择，其容易消化吸收，便于化生气血。可选择栗子羊肉粥、山药粳米粥、小米红枣粥等来适当食用。药物补益也被历代养生家所提倡，补益肾阳药在男性的保健中具有重要的地位。仙茅、肉苁蓉、肉桂、淫羊藿、鹿茸、菟丝子、核桃仁、韭菜子、海狗肾、海马等都是常见的补阳药，可以适当选用。气能升阳、助阳，男性也可以适当选用人参、黄芪、白术、炙甘草、山药等补气药。精为男性之本，熟地、龟板胶、鹿角胶、紫河车等补髓生精药物也当按需选用。此外，金匮肾气丸、补中益气丸、五子衍宗丸等中成药，疗效确切，服用方便，也可以根据不同情况选择使用。需要注意的是，补阳药会导致性欲亢进，不能长期使用。在日常生活中，还需节欲保精，不能迷信药物，避免过度施泄。

二、女性施养

（一）女性的身心特点

中医学把人体的结构分为脏腑、经络和气血津液三大部分，男女基本一致。但是女性有独有的脏器——胞宫，有独特的经、带、胎、产等生理特点。一般认为，这些特殊生理特点的产生，主要与气血、经络、脏腑及天癸作用于胞宫有关。胞宫是月经产生和胎儿孕育的器官，气血是月经来潮、孕育胎儿和妇人哺乳的物质基础。气血的生化依赖于脏腑功能的正常，气血的运行依赖于经络的通畅。天癸的产生可以促进生长、发育和生殖功能。女性养生要重点关注肝、脾、肾三脏及冲、任、督、带四脉在妇女生理上的重要作用。同时女性又具有情感丰富、不能自制的心理特点。精气阴血常常耗伤，容易导致患病及过早衰老。正如药王孙思邈所言“妇人之别有方者，以其始妊生产崩伤之异故也”，“女人嗜欲多于丈夫，感病倍于男子，加以慈恋爱憎嫉妒忧恚……所以为病根深，疗之难瘥”。因此关注女性的心理健康状况也是十分必要的。女性作为家庭的纽带，她们的健康不仅关乎自身，还关系到下一代孕育与健康成长。根据其特殊的生理特点，女性应重点关注月经期、妊娠期、产褥期、哺乳期及更年期的养生保健。

（二）女性的分期养生应用

1. 月经期保健

月经是女性性成熟后出现的周期性子宫出血的正常生理现象，是女性具备孕产能力的重要标志。一般而言，女性在经期不会有什么特殊症状，如果偶尔出现乏力、小腹或腰骶部坠胀不适，在经期过后又恢复正常的也属于正常现象。

（1）寒温适宜，讲究卫生：妇女日常生活应有规律，避免劳累过度，尤其是经期要防寒避湿。现代研究表明，妇女经期受寒冷刺激，会使盆腔内的血管过分收缩，从而引起月经过少甚至闭经。妇女在经期要注意切勿贪凉阴冷、涉水冒雨、坐卧潮湿之地、衣着单薄暴露，不能游泳和洗冷水浴。同时也要避免在高温环境中长时间劳动，如果稍不注意就会出现月经不调、痛经等问题。在月经期，人体正气相对不足，再加上血室打开，外邪容易侵袭人体。因此一定要讲究卫生，要注意及时更换卫生巾，勤洗勤换内衣内裤。内裤洗后尽量置于阳光下暴晒，以便灭菌杀毒。经期洗澡时应该避免盆浴，尽量选择淋浴。经期应尽量避免经阴道妇科检查，如确属必要，则应注意卫生消毒。

（2）合理饮食，适度活动：妇人经期，经血外泄，血海空虚，常常会出现乳房胀痛、小腹胀满、食欲减退等情况，此时应该更加注意饮食。要避免因饮食过凉而导致经血排出不畅，导致痛经甚至闭经，或饮食过热而导致血热妄行而加重出血。尽量不吃酸冷油腻、辛辣香燥的食品。经期总体以静养为主，但也应适度地活动，因为适当地活动有利于经血的正常排出，可以缓解经期的诸多不适。但需注意应该避免长时间劳动、剧烈运动及重体力劳动，因为过度劳动会耗血动血，导致经期延长、经量变多，甚至淋漓不尽。

（3）调畅情志，避免房事：情志因素对于女性月经具有较大的影响。一般而言妇人经期，经血外泄，阴血亏虚，肝失濡养，致使疏泄功能异常，容易产生烦躁不安、抑郁紧张的情绪，出现乳房胀痛、胸胁不适等症状。因此女性在月经前后应该注意调整情绪，保持心情平和，以免出现七情过度而引起五脏失衡、气血运行紊乱，导致月经不调、闭经甚至崩漏的产生。另外月经期间，血室打开，易感染邪毒。因此需要避免在经期进行性生活，否则容易引起月经不调、外阴瘙痒、白带异常，甚至导致子宫肌瘤、宫颈糜烂、宫颈癌等疾病。女性务必要引起重视，戒之、慎之。

2. 妊娠期保健

妊娠期是指从母亲受孕到胎儿分娩的这段时期。这个时期，母亲的月经停止，阴血汇聚胞宫而养胎。孕妇在妊娠期的脏腑气血功能状态、情志变化情况不仅关系到自己的健康，也直接影响胎儿的生长发育，在妊娠期进行适当的养生保健对于保证孕妇和胎儿的身心健康都具有重要的意义。根据明代养生大家万全的观点，“妇人受胎之后，所当戒者，曰房事，曰饮食，曰七情，曰起居，曰禁忌，曰医药。须预先调养，不可少犯，以致伤胎难产，且子多疾，悔之无及”，说明，孕妇不仅在日常起居、情绪控制方面需要注意，在饮食及药物服用方面也有禁忌。如果不注意这些方面就会导致胎儿发育缓慢，甚至流产。容易导致孕期多病，导致新生儿先天性疾病的发生。

（1）调畅情志，避免恼怒：女性在怀孕之后体内的激素水平会出现明显的变化。再加上对未来生活不确定性的担忧及由此带来的莫名压力、孕期的疲劳、睡眠质量不佳及分娩前后产生的疼痛等因素，会导致生理上出现许多不适反应。孕期的女性比平时更容易产生焦虑、烦躁的不良情绪。但值得注意的是胎儿的孕育需要一个和谐健康的环境。孕妇应保持轻松愉快的心理状态，这样才有利于胎儿的健康发育。孕妇家人应该在孕妇怀孕期间尽量保证其轻松舒适的居住环境，并维持和谐的家庭关系。孕妇本人也应该适当地调整自己的心理预期，不要过度地苛求自己和家人。如果遇到心情不畅或者精神焦虑的状态，要通过适当的方式将其发泄出来。如通过同朋友聊天倾诉或者写日记、发微博、看电视、出门旅游散心、踏青郊游等都是较好的选择。另外适当地做一些全身关节放松运动也是非常不错的舒缓方式。可以做从头到脚的肌肉放松运动，具体步骤就是从头皮肌肉开始，到面部肌肉，继而到胸部、腹部肌肉，再到腰部、臀部肌肉，最后到四肢肌肉。做先紧张后放松、再紧张再放松的循环周期运动。一般可重复两到三个周期，最终达到放松全身肌肉的目的，进而使身心处在一种平和的状态。

（2）平心静气，适施胎教：在怀孕期间进行适当的胎教活动，对于胎儿的智力发育及健康成长具有十分重要的意义。胎教是指孕妇在怀孕到生产的过程中，对于胎儿的潜移默化的影响。为了保证胎教的质量，孕妇应加强个人的思想道德品德修养，平和心态，尽量处在一个舒适愉快的环境中，这样可以给胎儿带来非常良好的影响。具体而言，孕妇在日常生活中应当平心静气，尽量保持与周围人的和谐人际关系。可以通过读书、读报、放音乐等活动来对胎儿进行听力感官的训练。也可适当接触美学、音乐、舞蹈、美术、书法方面的内容，以保证胎教形式的多样。要尽量多接触美好的事物，如清新的空气、美丽的风景等，以期为胎儿带来积极的影响。同时要避免不良的刺激，如色情、暴力、血腥的场景。可以经常进行肚皮的抚摸，以期给予胎儿更大的安全感。

（3）顺应四时，调适寒温：《素问・移精变气论》云“失四时之从，逆寒暑之宜，贼风数至，虚邪朝夕，内至五脏骨髓，外伤空窍肌肤，所以小病必甚，大病必死”，强调了不顺应四时对于人体的危害。保护人体正气就要顺应四时气候的变化。孕妇养胎时气血聚于胞宫，这会导致人体肺卫之气不足，卫外功能减退。如果稍不谨慎，就容易感受外邪而发病，进而导致胎儿发育减缓，甚至停滞。所以，孕妇在怀孕期间一定要根据外界的气候及温度的变化，及时的增添衣物，做到避风、避寒、避暑。同时由于孕妇体质多热，也要注意穿衣不能过厚过暖，以免体表温度过高、腠理打开而导致外邪的入侵。另外还需要强调的是孕妇在怀孕之后需远离各种辐射设备，如电脑、手机、电视、微波炉、电磁炉、电热毯、高压输电线路、变压器、广播电视发射台塔、卫星接收设备、高频加热设备、焊接设备、干燥设备、医疗设备、理疗设备等，以避免胎儿畸形的产生。

（4）调节饮食，谨慎用药：胎儿的正常发育，有赖于母亲气血的滋养，调节孕妇的饮食对于胎儿孕育具有非常重要的基础作用。孕妇的饮食应该清淡而有营养，新鲜而容易消化。建议少量多餐，每次七八分饱。并根据怀孕早期、中期、后期的生理特点，在保证营养摄入的前提下，有所侧重。在妊娠早期，胎儿的发育较为缓慢，再加上部分孕妇会出现妊娠反应产生孕吐，所以饮食不宜过多。可根据自己的口味，适当选择一些酸而微辣的开胃食品。同时注意新鲜瓜果的摄入，避免辛辣油腻食物的刺激，以免加重妊娠反应。在妊娠的中期，胎儿生长发育迅速，需要大量营养的供给。此时孕妇应该适当摄入高蛋白及含钙丰富的食品，平时应该多吃瘦肉，豆类，谷物、鱼类等含蛋白质丰富的食品，多食蛋黄、牛奶、棒骨、虾皮、菠菜等富含钙质的产品以保证婴儿生长发育中必需微量元素的摄入。孕后期胎儿的生长发育更为迅速，所需的营养物质也更多。这个时候孕妇要进一步加强营养，尤其要增加优质蛋白的摄入。尽量选择动物蛋白和植物蛋白两种来源，避免因单一来源导致营养成分的缺失。同时由于妊娠晚期孕妇的水液代谢速度减缓，要注意避免过量摄入食盐，以免引起下肢的水肿。孕妇还当戒烟、禁酒，少食辣椒、花椒等辛辣刺激之品，少食虾蟹及其他海鲜等易致过敏的食物，少喝浓茶，少饮浓咖啡。避免因为饮食偏嗜导致胎儿出现先天性疾病，避免造成流产、早产及新生儿智力低下发育迟缓等问题。孕妇无病，不要滥用补药，以免引起胎儿过大，生病时则应该及时就医。要遵医嘱服药，切勿擅自服药，以免因药物的毒副作用导致胎儿畸形。

（5）谨戒房事，适当活动：古人在妇人怀孕之后，一般主张其与丈夫分房而睡，避免房事活动。妊娠的早期和产前的三个月进行性生活，具有很多危害。如果在妊娠早期房事不洁容易导致流产、出血，或宫腔感染。而在孕后期房事无度则会出现早产、难产甚至早夭的现象。现在研究也证明，在产前的一个月进行频繁的性生活对于胎儿的智力发展水平及感染的发生率都有影响。孕妇应该保证充足的睡眠，一般每天不能少于 8 小时。最好在午饭之后再进行一个小时的午休，睡姿以左侧卧位为佳。在妊娠早期由于妊娠反应的存在，尽量以静卧休养为主，也可以适当地进行一些一般的家务劳动，但要避免负重，避免过劳。在妊娠的中后期，胎儿生长发育比较稳定，可进行适当的轻度体育活动和劳动，也可进行适当的户外活动，这样有利于饮食物的消化吸收并可改善睡眠。但是应该避免跑步、游泳、打网球等较剧烈的运动。

（6）穿衣宽松，讲究卫生：孕妇的居室应该经常打扫，经常开窗透气，保证空气清新及环境的干净卫生。在冬天的时候应该注意保暖，避免低温引起感冒。在夏天的时候应该注意防暑降温，补充水分。夏天不宜长久待在空调房间，室温不能过高，也不能过低，尽量保持在一个稳定的水平之上。孕妇穿衣要宽松，尤其不能过多地束缚胸部和腰部，以免气血运行不畅而导致胎儿发育不良。穿鞋以柔软舒适为度，鞋底宜厚不宜薄，尽量避免穿高跟鞋。孕妇应经常用温水洗浴，勤换衣裤，保持身体的洁净。孕中后期要勤洗乳头，保持清洁，防止内陷，以免影响哺乳。平时尽量选择淋浴，避免坐浴。要保持口腔卫生，饭后勤刷牙，以避免口腔及牙周疾病的产生。

3. 产褥期保健

产褥期是指生产之后，6~8 周的这段时期。妇人生产之后，气血处于亏虚的状态，一般还多夹有瘀血。进行适当的产褥期调补对于女性恢复气血、恢复健康、保证正常的哺乳具有非常重要的意义。

（1）静养为主，适当活动：妇人在产后进行充分的休息对于生理功能的恢复具有重要意义。产妇的居住环境一定要清洁卫生，安静舒适。室内要温暖舒适，保证空气流通。冬天要注意防寒，夏天要注意防暑。需要特别注意，产后 24 小时之内需要卧床休息，以缓解分娩时产生的疼痛和疲劳。要避免过早操劳，以免引起出血。要保证充足的睡眠时间，同时注意体位的变化，避免长期的仰卧，以防引起子宫的后移。但是卧床休息也不是严格的静卧也需适当活动。顺产产妇在产后 6 个小时即可坐起，次日可以下床行走。产后的早期活动既可以促进子宫复原和恶露的排出、促进膀胱功能的恢复，还可以加强胃肠功能、减少静脉血栓的形成、促进盆底肌肉和韧带紧张度的恢复。剖宫产的产妇，产后 24 小时也应适当活动，以促进肠道蠕动，保证二便及时通畅；尽早恢复饮食，以帮助乳汁分泌。

（2）温凉得宜，谨避外邪：常言道“产前一盆火，产后一盆冰”。妇人产后正气亏虚，极易受到外界邪气的侵袭，因此需要注意温凉得宜，谨避外邪。新产妇哺乳、休息都需要良好的环境，居室尽量要干净整洁、采光充足。要经常开窗换气保证空气清新，注意调节温度，避免过凉过热。夏天休息时，空调或风扇不能直吹产妇，要预防感冒。通风时可选择将产妇与婴儿先转移到其他房间，待通风完毕、室温稳定再回到原居室。也可遵循养生大家张景岳的观点，其在《景岳全书·妇人规》中说“产妇产室，当使温凉得宜，若产在春夏，宜避阳邪，风是也。产在秋冬，宜避阴邪，寒是也。故于盛夏之时，亦不可冲风取凉，以犯外邪；又不宜热甚，致令产妇头痛面赤……若冬末春初，余寒尚盛，产室不可无火，务令下体和暖，衣被亦当温厚，庶不为寒气所侵。……产后胎元既落，气血俱去，乘虚感邪，此时极易，故不可不慎”，为我们提供了很好的参考。

（3）调畅情志，预防抑郁：有的产妇由于分娩前心理准备不足、产后疲劳、睡眠不足、夫妻关系不和谐、家庭支持缺失、婴儿性别和健康状况等原因的影响容易产生情绪低落、焦虑、自责等不良精神状态，这对于产妇的健康及婴儿的养育会产生巨大的影响。产妇及家人应该充分认识这种情绪状态的巨大危害，并选择适当的方式干预。家人应多关爱产妇。产妇生产过程中身体消耗较大，非常需要丈夫及其他家人的关怀照料，其产后行动不便多需丈夫协助。夫妻应和睦相处，共同学习育儿知识。丈夫应多陪伴妻子。产妇也应充分做好角色转换，重视育儿和身体恢复可能带来的困难，多为自己加油鼓劲。另外，多与朋友进行沟通交流也是不错的调整方法。

4. 哺乳期保健

哺乳期是产后产妇用自己的乳汁喂养婴儿的时期，就是开始哺乳到停止哺乳的这段时间，一般长达 10 个月至 1 年。此期妇女处在身体机能逐渐恢复的阶段，同时还需要哺乳婴儿，非常关键，所以务必要做好养生保健工作。

（1）调畅情志，合理饮食：产妇情志抑郁、饮食失衡会引起乳汁的异常分泌，乳母务必要保持心情舒畅，合理饮食。产妇要学会控制情绪，遇到不开心的事情，也不能马上发火。生气时可以向家人和朋友倾诉，充分沟通，把心中怒火发泄出去，使情绪逐渐恢复正常。新爸爸应该增加对妻子的理解与关心，充分了解新妈妈带宝宝的辛苦，尽量多分担照顾宝宝的工作。新妈妈也应尽快适应产后生活，顺利完成角色转换，迅速摆脱不良情绪。产妇对于饮食物的消化吸收决定了乳汁的质量。产妇应该加强营养，提高食欲，多喝一些滋补汤水，如鸡汤、鱼汤、猪蹄黄豆汤等，以保证乳汁的正常分泌。同时注意，要尽量少吃油腻过甜的食品、寒凉生冷的食品，不能滥用补药，少用海鲜、姜、蒜、辣椒、酒、咖啡，不能吸烟。如果乳汁分泌不足或乳房红肿疼痛，必须要及时就医诊治，不能擅自服药，以避免药物经全身血液循环进入乳汁，导致胎儿的中毒。

（2）起居有时，哺乳卫生：规律的饮食、充足的睡眠，以及良好的情绪状态是产妇恢复身心健康、保证乳汁正常分泌的必要条件。产妇在哺乳期应该起居有时，尽量保持规律的生活节奏。带婴儿在户外晒太阳时自己也应该适当活动。要善于合理平衡工作与哺乳的相互关系，既保证按时按需哺乳，又保证正常完成工作。但需注意工作强度不宜过大，以免影响身体恢复。另外产妇还需要注意哺乳卫生，产后应尽早开始哺乳，一般产后半小时即可开奶。在第一次喂奶前注意清洗乳头，消除死皮和积垢。哺乳时要注意哺乳姿势。哺乳时婴儿身体转向母亲，紧贴母亲身体，下颌接触乳房，做到三贴一对（胸贴胸、腹贴腹、下颌贴乳房、鼻尖对乳头）。此外，还需注意婴儿含接姿势：婴儿嘴张大，下唇外翻，面颊鼓起呈圆形，含接乳头及大部分乳晕。婴儿吸吮动作缓慢而有力。吸吮暂停时，能看到吞咽动作和听到吞咽的声音。每当婴儿口角蠕动、睡眠不安甚至啼哭时，或母亲觉得乳房胀满不适的时候，应抱起婴儿喂养。要按需哺乳，不应硬性规定时间和次数。一般哺乳初期，有可能会出现蒸乳反应，乳房胀硬疼痛，此时可用热毛巾热敷，以促进乳络通畅。如果哺乳完毕之后，尚有余乳，可以用吸奶器或手将剩余乳汁挤出，以避免乳汁瘀积引起泌乳不畅甚至乳痈。一旦形成乳痈，需要及时就医治疗。

5. 更年期保健

女性在 45 岁左右开始进入更年期，更年期是女性生理功能由成熟到衰退的一个重要时期，也是生殖机能从旺盛到衰减直至丧失的一个重要时期。中医认为更年期女性多为肝肾亏虚、冲任不足之体，一般容易出现肝肾亏虚之头晕目眩、视物昏花、头痛耳鸣、烦躁易怒、心烦失眠等症状，也会出现阴虚内热导致的五心烦热、潮热盗汗、月经紊乱等症状。现代医学称这种情况为更年期综合征。更年期的种种症状给中老年女性带来了或多或少的身心不适。为了减轻和避免更年期综合征的出现，更年期女性进行适当的养生保健就十分必要了。

（1）稳定情绪，调理饮食：更年期前后的女性应该充分认识更年期可能会带来的生理和心理变化，要正确认识这种变化，消除因此而可能带来的紧张、焦虑等心理情绪，避免因为不良情绪刺激而致病。更年期女性要保持平和乐观的心态。多与周围人沟通交流，遇事停一下，等一下，三思而后行。不能过度的焦虑和烦躁，应继续发挥自己的兴趣爱好，通过移情易性来转移注意力。要尽量保持乐观开朗的情绪，维持融洽和谐的人际关系。除了稳定情绪之外，更年期女性进行适当的饮食调理也是十分必要的。更年期女性大多为肝肾亏虚、气血不足的体质，故饮食调理应该以补益气血、调补肝肾为主。平时注意适当地多食用鸡蛋、牛奶、黑芝麻、黑木耳、瘦肉等补益肝肾之品。尽量少饮浓茶、烈酒、浓咖啡，少吃辣椒、花椒等辛辣之品，以免助火伤阴，导致阴虚火旺的症状进一步加重。也可以多吃富含维生素 B_1 的食品来调节自主神经功能，常用食品有小米、燕麦、玉米、菌类等。更年期也是女性高血压、高血脂，以及糖尿病的高发时期，所以此期女性也应注意低糖、低脂、低盐饮食。另外，更年期女性在闭经之后，由于体内激素水平的变化，导致钙流失速度加快，因此适当地补钙是十分必要的。豆浆、牛奶、虾皮、鱼肉等都是优质活性钙的主要来源。适当地补充雌激素对于预防疾病、减缓衰老也有一定的作用，常用食品有豆腐、豆干、豆浆、花椰菜等。

（2）适当锻炼，定期体检：更年期女性在保证充足睡眠的前提下，也应该适当运动。在晨起和傍晚可以选择一些户外运动，如打太极拳、练八段锦、练五禽戏、长距离散步、慢跑、游泳、打乒乓球、打羽毛球等。通过运动可以舒缓身心的疲劳、改善体质，进而调节生活状态、规律生活、改善睡眠。运动还可以避免体重的过度增长，预防肥胖。由于更年期女性在绝经前后多月经紊乱，而该时期同时也是妇科肿瘤的高发年龄段，因此应该加强重视，定期体检。如果遇到月经过多、淋漓不尽，绝经后后阴道出血，白带异常等情况都需及时进行相关妇科检查，以明确病因并做对症处理。也可以选择做一些早期的癌症筛查，达到早发现、早治疗的目的。一般而言，每隔半年至一年做一次体检是比较合适的周期。更年期女性由于体质偏颇比较明显，适当地用药纠正也是非常必要的。可根据不同的体质，遵医嘱选择适当的药物进补，如肝肾亏虚常选六味地黄丸，气血不足、冲任失调常选用乌鸡白凤丸、坤宝丸，肝脾不和、脾胃虚弱常选用逍遥丸、参苓白术丸等。

第三节　职业施养

一、脑力工作者的施养

脑力工作者是指从事思维工作活动的人群，主要为从事科技、教育、卫生、文化、管理等的工作者。脑力工作者经常伏案工作，缺少运动，经常思虑过度。因此脑力工作者常常具有肝郁气滞、气血亏虚的表现，容易出现食欲不振、腹胀、头晕目眩、失眠多梦、体重增加、情志抑郁等情况，是高血压、脂肪肝、冠心病，以及颈肩腰腿痛等疾病的高发人群。进行适当的养生保健，对于脑力工作者的身心健康具有积极意义。

1. 工作节奏，张弛有度

脑力工作者一般需要连续工作。长期用脑，精神长期处在紧张状态，久而久之就会影响身心健康。因此应该合理地安排工作内容及时间。理清工作的先后次序，做到劳逸结合、张弛有度，保证合理的工作节奏。在进行长时间的工作之后要选择适当的方式休息。一般连续工作 1~2 个小时，就应该休息 10~20 分钟。可选择变换工作内容，如改写作、思考为阅读、朗读、看图像、看视频等。也可以选择听音乐来缓解紧张情绪，可选择轻音乐、钢琴曲、萨克斯曲等。当然进行适当的室内活动也是非常不错的选择。脑力工作者可以做室内散步、浇花扫地、广播体操、深蹲起等来活动筋骨、放松肌肉，或玩魔方、打手游等来灵活左右手关节，以平衡左脑右脑功能，以便达到最佳的工作状态。脑力工作者，对于电脑的依赖程度较高，长时间地用电脑容易导致脊柱的疲劳。因此在工作一段时间后，应起身离开电脑，到窗口极目远眺，做一到两遍眼保健操，饮用开水，适当做一些肢体伸展运动，深呼吸几次，以便缓解疲劳。

2. 起居有常，生活规律

经常加班熬夜甚至通宵达旦的工作，饮食不节制、不规律是许多脑力劳动者的通病，长此以往容易影响脑力工作者的身心健康，导致其出现烦躁易怒、精神萎靡、注意力分散及食欲不振等问题。为了改善这些情况，脑力工作者必须要养成良好的生活习惯。平时不吸烟、少喝酒，夜间尽量保证充足的睡眠，这样可以提高工作效率。为保证睡眠质量，脑力工作者应尽量在午夜之前睡觉，睡前不能饮用浓茶、浓咖啡，以免神经过于兴奋而影响休息。脑力工作者一般运动量较小，且喜食肥甘厚腻之品，容易出现肥胖病、糖尿病、冠心病等疾病。为了保证健康，预防慢性病的产生及发展，脑力工作者应该注意控制热量的摄入，少食油炸、肥腻、辛辣食品，如动植物奶油、冰激凌、动物内脏、肥肉等。在饮食均衡、保证充足营养的基础上，也可适当地多摄入一些补肾健脑食品，如核桃、杏仁、黑芝麻、大枣、枸杞、花生、大豆、牛奶、蛋黄等。另外还可多食用一些补血明目食品，如动物内脏、菠菜、胡萝卜、番茄、南瓜、决明子、菊花等。

3. 动静结合，适度运动

流水不腐，户枢不蠹。过于安逸缺少运动，容易导致气血运行不畅。脏腑组织不能得到气血的充分濡养就会出现各种各样问题。脑力工作者，由于工作性质，决定了其工作多静少动的特点，故应该在工作之余适当地加强运动锻炼，多进行一些力所能及的体力劳动，以保证气血运行通畅，维护机体的正常功能，常采用的运动方式有局部按摩、全身运动等。局部按摩包括梳头、叩齿、揉按太阳、点按风池等。经常按摩可以达到提神醒脑、聪耳开窍的效果。也可以适当做一些眼部舒缓放松运动，具体步骤是先将双手捂热，相互摩擦，之后闭眼，将双手掌置于双目之上，持续二三十秒，之后点按眼周攒竹、四白、太阳、承泣、鱼腰等穴位，可以起到缓解疲劳、保护视力的作用。另外跑步、快走、游泳、打乒乓球、打羽毛球等全身运动，也可以适当选择。注意每周应进行 3~5 次运动，每次运动时间不能少于半小时。运动之前注意选择合适的运动装备，做好肌肉拉伸。

二、体力劳动者的施养

体力劳动者是以体力劳动为主的一类劳动者。他们因为工作强度大，平时消耗能量较多，体内代谢较为旺盛。不同的工种，由于其不同的工作特点，常常会导致身体固定部位的过度使用，容易引起肌肉劳损。《内经》中有“五劳七伤”之说。五劳即久视伤血，久卧伤气，久坐伤肉，久立伤骨，久行伤筋。七伤是指大饱伤脾，大怒气逆伤肝，强力举重、久坐湿地伤肾，形寒饮冷伤肺，形劳意损伤神，风雨寒暑伤形，恐惧不节伤志。体力工作者常因伤骨、伤筋而影响正常生活，因此在平时的工作和生活中需要劳逸结合，预防各种职业损伤，根据不同劳动条件和劳动环境，合理地安排饮食起居。根据不同的工种特点选择因地、因人制宜的养生保健方法来进行养生调护。

1. 饮食调理，按需补充

体力劳动者每天都要消耗大量的能量，必须从食物中补充充分的营养，以维持正常的生理功能。应根据不同工作消耗营养的特点来选择相应的食物，如从事高温作业的工作者应该及时的补充含钠及富含维生素C、维生素B的食物及饮料，如糖盐水、绿豆汤、银花百合茶、绿茶、维生素功能饮料、苹果、鸭梨、西瓜等。经常在低温环境下工作的劳动者则应增加脂肪和其他高热量食物的摄入，可适当地多食用牛羊肉、火锅、烧烤、巧克力，多食用葱、姜、蒜、韭菜等温热的蔬菜。少量饮用一些白酒也是不错的选择，可以达到温阳活血通络的作用。经常在阴暗避光环境中工作的劳动者则应该适当多食用生姜、花椒、辣椒等辛温食品，加强维生素D的摄入，注意补充钙质，以免诱发风湿关节疾病。

2. 劳逸结合，重视锻炼

体力工作者，由于其工作时间长、强度大，一定要注意进行适时的工间休息。长时间站立的工人应选择拍腿、慢跑、做瑜伽等运动来缓解腿脚麻木，预防静脉曲张的产生。在生产线上工作的工人则应该适当地做舒展运动，可选择扩胸运动、转腰旋颈运动，以防止肌肉的过度疲劳。在噪声、强光及化工场所工作的工人，则应该在工间休息时离开工作场所，到厂房外呼吸新鲜空气，在工作时做好劳动防护，衣着宽松。由于体力工作者经常进行重复性的工作，其固定部位的肌肉和组织常常连续发力，其他部位的肌肉组织则处于相对静止状态，全身的肌肉不能得到均衡地发展，因此体力工作者也需进行适当的体育锻炼，以便达到活动全身肌肉、改善身体平衡的作用。长时间从事强体力劳动的工作者，可以适当进行一些有氧运动，来改善身体氧供。如慢跑、游泳、骑自行车、做瑜伽等都是不错的选择。坚持锻炼可以使肌肉得到充分地放松和休息。有的体力劳动对技术要求较高，如司机、厨师、修理工、纺织工及连续流水线工人，其工作既费力又耗神。这部分劳动者可以选用太极拳、五禽戏、八段锦等传统养生功法来习练，久而久之可以达到调神养身的效果。

3. 定期体检，适当用脑

有的体力工作者因为工作的需要，常需处在特殊的工作环境之中，日积月累容易产生职业疾病。因此除一般的常规体检之外，还需进行职业相关的体检，如长期在高音噪声环境中工作的工人，应当定期测试听力，如有异常，应立即处理；从事放射工作的劳动者则需3个月到半年检查一下皮肤、血液和神经系统的情况，监测肝肾功能及血常规、尿常规以便随时了解健康状况。

人体的功能都存在用进废退的特点，体力工作者也要适当地进行一些脑力劳动，以达到均衡发展，在工间休息或下班之后根据自己的兴趣爱好选择适当的脑力活动。比如可以通过学习绘画、书法、烹饪、园艺等来进行脑力锻炼。可以通过与他人下棋、打扑克、打麻将来舒缓情绪，也可以有选择地加强注意力、记忆力的锻炼。下班之后可以读书、看报、浏览新闻。

（王海洋）

第十七章

不同部位的养生

第一节　脏腑保养

一、心的保养法

心，我们常常将其看作“君主之官”、“生之本”，为阴中之阳脏，体阳而性阴。心为神明之主，主宰人的情志、思维等活动。《灵枢》云：“所以任物者谓之心。”在我们体内一刻不停跳动的心脏，是我们的生命基本活动的基础与关键。中医认为，心主血脉，主神志。现代社会中，冠心病、高血压及各类情志病的发生率逐年上升，于是心的保养，成为了养生中很关键的一个要点。

1. 心主血脉

心主血脉，主要是依靠心气的推动，心阴和心阳的协调，包括了心主血及心主脉两方面。血液充盈，能携带足够的氧气，三酰甘油等含量正常，脉道通畅，收缩规律，这样才能构成一个健康的血液循环系统。我们在心主血脉的养生中，大体围绕两方面进行：一是可以增强心脏的代谢功能，二是能保证血管的通利。

（1）主动预防：建立未病先防的概念，从生活、饮食、起居等各方面均有意识地进行保健及养护。

（2）戒除不良嗜好：戒烟、戒高浓度酒精。吸烟不仅仅可以引起肺部疾病，而且也是引起心脏疾病的重要危险因素。心脏疾病与吸烟之间存在明确的用量－反应关系。而高浓度酒精可刺激血管收缩，甚至引发出血；低浓度酒精则可以促进人体大量制造溶解血栓的物质，有助于预防心血管疾病的发生。

（3）合理饮食：饮食方面注意要清淡，低盐低脂低胆固醇，多摄入含有纤维素的饮食。《素问·五藏生成》有言：“心之合脉也……多食咸，则脉凝泣而变色。”现代研究也发现，摄入过多食盐会使血压升高、体内钠水潴留增加，在某种程度上也增加了心脏的负担。而摄入较多的含有纤维素的蔬菜与水果时，蔬菜与水果中的纤维素能与胆固醇代谢产物结合，促使其尽快排出体外，增加胆固醇的消耗，减缓动脉粥样硬化的形成。切忌暴饮暴食，以避免短时间迅速增加心脏负担，引起心绞痛、心肌梗死等症状。

（4）积极控制慢性病、基础病：经研究发现，高血压、高脂血症、高尿酸血症等代谢紊乱及内分泌紊乱的疾病，与心血管疾病发生均有明显关系。在医生指导下积极用药控制基础病及代谢水平，也是减轻心脏负担的必要手段。

（5）适当运动：生命在于运动，适当的锻炼、合适的频率及强度可以帮助我们控制体重，以减轻心脏的负担，并且可以提高我们体内新陈代谢的速度，使体内的垃圾能更快地排出。具体的运动项目则应该根据自身的年龄及身体状况进行选择。老年人不推荐太过剧烈的运动，而应该选择如太极拳、气功等慢而又能有效增强心肌功能的运动。

（6）起居有时：研究发现，每天坚持 30 分钟的午睡，能使冠心病等心脏疾患的发生率降低 20%，在睡眠时，应当选择右侧卧位，枕头高低适度。《医心书》中就提到："行做鹅王步，睡作狮子眠。"这里的狮子眠就是右侧卧位，而与之相反的左侧卧位则容易压迫心脏，妨碍心脏的扩张与收缩。枕头高度则一般选择相当于自己的一拳半为适合的高度，这样心脏血液的回流就会更加顺畅。

2. 心主神志

《素问》中就强调："心者，君主之官，神明出焉……故主明而下安，以此养生则寿，主不明则十二官危，使道闭塞而不通，形乃大伤，以此养生则殃。"心为神明之脏，能接受外界的事物变化并对应做出反馈，进行一系列的心理、思想活动。而这些复杂的心理活动，都是在心神的主导下，经过人体共同产生的。所以养心就是让十二官各司其职，稳定运行的重要方法。

（1）心态平和：《内经》云："恬淡虚无，真气从之；精神内守，病安从来。"《达摩洗髓易筋经》提到："是以养生莫先于养心，养心莫妙于素定。平素能守，此心不失其正，则静焉，不至沉于昏，动焉，不至邻于茫。"如果能尽量保持平和少欲、清心宁静的心态，才能不受各种欲望、情绪的干扰。而七情过极都会有损心神，干扰我们对外界的看法，使我们不能专心地对外界的事物做出正确的反馈。所以在生活中，应该尽量保持清醒的头脑，才能在面对大是大非及大的突发事件的时候，正确地做出选择，避免损伤心神。

（2）心胸开阔：《大学》曰"富润身，德润心，心广体胖"，这里的胖不是指肥胖，而是指心中安详开阔。《遵生八笺》中提到："养得心中无一物，其大浩然无涯。有欲则邪得而入之，无欲则邪无自而入。且无欲所行自简，又觉心中宽平快乐，静中有无限妙理。"可见，心胸宽阔，能使邪气无从所入，则健康自有。

（3）心情愉悦：《内经》中提到："以恬愉为务，以自得为功。"在生活中难免会有情绪低落的时候，但是这个时候应该选择对生活报之以微笑，而不是愁眉苦脸消极抱怨。心在志为喜，开心愉悦有利于心主血脉的功能，《素问》云："喜则气和志达，营卫通利。"《遵生八笺》中提到："得岁月，延岁月，得欢悦，且欢悦。"心情愉悦的人能散发正能量，做事时更加顺利，反过来促进欢悦的情绪用以养心。但是同时，这并不是要求强颜欢笑，而是要从心里明白，当遇到不顺利的事的时候，可以先想办法去克服和解决，如果实在无法解决，可以想到极端，最坏也不过就是这个结果，多想无益。很多时候，塞翁失马，焉知非福。

二、肺的保养法

肺脏，是气体交换的场所，在日常生活中，不断地吸入清气，排出浊气，实现人与外界环境的交换，维持生命活动。《素问・举痛论》曰："百病生于气也……悲则心系急，肺布叶举，而上焦不通，荣卫不散，热气在中，故气消矣。"因此，肺脏的保健是至关重要的。

1. 肺主气、司呼吸

《素问》曰："诸气者，皆属于肺。"气是维持基本生命体征不可或缺的元素。"人之生，气之聚也，聚则为生，散则为死"。肺主气司呼吸，并不仅仅指肺主呼吸之气，也主一身之气。肺主呼吸之气时纳入的清气，是肺主一身之气的物质基础，两者的共同基础则是肺的呼吸功能。现代医学研究表明，肺活量与人的寿命是有相关性的，肺活量的大小也可以衡量一个人的健康状况。

（1）避免不良刺激：随着工业化的发展，生活中常常充斥着各种各样的不良气体。汽车排放的尾气，工厂作业未经过滤的有害气体，植被破坏所导致的一年比一年严重的雾霾情况，以及生活中无处不在的二手烟等，这些都属于不良气体。所以，可以通过带可过滤的口罩来洁净呼吸；也可以选择经常到山林中、或郊外踏青，呼吸新鲜空气，野外的空气中可吸入颗粒较少，负离子含量高，对肺脏保健是极有益的。

（2）调整呼吸：随着年龄的增加，肺脏呼吸功能不足，就难以为身体组织器官供氧。大脑的需氧占到全身需氧的 25%，如果供氧不足，大脑代谢减慢，就会加速大脑的老化，影响人的寿命。而呼吸操就是一个增加肺活量，锻炼肺部功能，提高肺的呼吸能力的行之有效的方法。孙思邈曾说过："善摄养者，须知调气方焉，调气方疗万病大患，百日生须眉。"孙思邈之高寿可以证明吐纳调气的养生效果。

2. 肺主行水

肺主行水，是指肺通过其宣发肃降的功能调整全身的水液分布。一方面水液通过肺的宣发作用上布于皮肤筋肉之上，濡养皮毛腠理；另一方面通过肃降作用将水液输布于脏腑骨骼之间，濡润脏腑，并将其代谢的废液通过尿液排出体外。

（1）运动健身：适当的体育运动不仅能帮助加快身体的新陈代谢，也有利于延缓肺组织的老化。但是锻炼身体要遵照"形劳而不倦"的方式去运动，持之以恒，才有很好的效果。

（2）防寒保暖：春冬等天气变化的时候，人们常常会因为感受风邪而出现感冒等一系列外感症状。所以要注意随天气及时增减衣服，“虚贼邪风，避之有时”。汗出时更要注意不能马上减去衣物，这时候毛孔腠理是打开的，风邪更易通过卫气的保护侵袭人体。

（3）清淡饮食：在日常的饮食中，要注意避开特别辛辣的食物，这些食物常常会刺激机体的炎症因子的表达，使人们出现咽喉痛、咳嗽等一系列症状。这些症状长期出现则易发展为慢性咽炎等慢性肺部疾病。《喉科心法》云：“能清淡寡欲，药始有验，否则难免反复。”日常生活中可以适量地摄入一些补肺气的食物药物，比如用西洋参、党参等泡水饮用。

3. 肺朝百脉，主治节

肺朝百脉，主治节是指全身的血液都要通过百脉留经肺，经过肺的呼吸进行血液中携带的氧气的交换，肺气推动血液将携带清气的血液输布置全身，也可以理解为现代医学的体循环与肺循环的关系。

若要充分地发挥肺朝百脉、主治节的作用，则要注意分季节的调补肺功能。春季养肺要注意补益肺气，提高机体的抗病能力。除了上面提到的食疗外，容易外感的人群还可以适当服用玉屏风散增强肺卫的能力，以提高机体的抵抗力。夏季则可适当的摄入生姜、萝卜等辛散的食物，助肺气的宣发作用，有利于暑湿的排除。秋季要注意润肺，因为肺喜润恶燥，而秋天是一年中最干燥的时候，这时可以选择梨、柚子、枇杷、西瓜等多汁的水果，它们都有一定的润肺作用。平素将百合、银耳等煮粥作为早餐，有很好的润肺生津的作用。冬天则要注意避免受寒，冬季食疗重在养阳气以散寒邪。饮食上可多吃羊肉、牛肉、鸡肉及龙眼肉等。

三、脾的保养法

脾为后天之本。人体进食的食物，都要通过脾胃的转化，将其变为水谷精微及津液以濡养全身四肢肌肉。张仲景就曾说过：“四季脾旺不受邪”及“阳明居中主土，万物所归，无所复传”。薛己有“人以脾胃为本……人得土以养百骸，身失土以枯四肢”的言论。现代社会饮食失节，食物污染也较为严重，脾胃的保健刻不容缓。

1. 脾主运化

脾主运化，包括了食物的运化及水液代谢的运化。脾气帮助胃肠将饮食分解成精微和糟粕两方面，将谷精吸收，并运输到全身各处。同时脾气上输枢转，水液布散全身，以滋养濡润。多余的水液则输注于肺肾，经汗液及尿液排出。

（1）饮食节制：现代社会，特别是年轻一代，由于压力及工作原因，常常在外用餐，而餐馆中经常重油重盐重味精。人们不忌生冷，常常食用冰淇淋、饮料、牛奶等过于寒凉之品，伤脾阳致使运化无力，这对于脾胃的调护是非常不利的。张景岳云“凡失饥伤饱，损及脾胃，多令人胸膈痞闷，不能消化，饮食少思，口中无味，或嗳气吞酸，神体困倦，此皆脾气受伤，中虚而然”，这就是亚健康。在饮食方面，应当就要尽量避免生冷油腻食物，定时定量吃饭。

（2）注意保暖：脾胃喜燥恶湿，过于寒冷潮湿的环境，会容易导致脾胃失调，发生泄泻、呕吐等一系列的胃肠道反应。在这种情况下首先是要注意保暖，避免腹部受凉，其次如果泄泻呕吐不止，可以使用藿香正气水外涂于腹部芳香燥湿，也可以内服以加强其效果。

2. 脾主统血

脾主统血，是指脾气具有统摄血液在脉中正常运行而不致溢于脉外导致出血。脾为气血生化之源，脾气充足，血自归经；脾气虚弱，则气不摄血，血逸脉外。

（1）避免忧虑：张景岳曾说：“夫人孰无思？而苦思难释，则劳伤至此，此养生者所当戒也。然思本伤脾，而忧亦伤脾。”《外科证治全书·面尘》认为黄褐斑乃“忧思抑郁，血弱不化”而成。脾主思，在日常生活中过多的忧虑则会损伤脾气，导致血弱郁结，从而出现面部色斑、食之不下等症状。

（2）适度工作：在现代高压快节奏的生活中，要注意工作时间和强度的安排。过度的劳累不仅不会提高我们工作的效率，还会伤及脾气，而脾弱则气血生化乏源，四肢无力，倦怠欲眠等亚健康症状就会找上门。

四、肝的保养法

肝脏在《素问》中被称之为“将军之官，谋虑出焉”。肝属木，喜条达而恶抑郁，被称为“刚脏”。肝体阴而用阳，既能藏血，又能疏通调畅气机，使气机通而不滞，散而不郁。“肝主生发”，这里的生发就是生机。《知病必辨》云：“人之五脏，惟肝易动而难静。其他脏有病，不过自病，亦或延及别脏，乃病久而生克失常所致。惟肝一病，即延及他脏。”养肝是养生不可或缺的部分。

1. 肝主疏泄

肝主疏泄是指肝通过调理气机，将气血津液合理地分配至全身。血液的运化、津液的输布、脾胃的运转、胆汁的排泄、男女排精排卵及情绪的调控，都依赖于肝主疏泄这一生理功能。在生活中，更应该重视肝的疏泄，顺肝之性以养肝。《知病必辨》曰：“肝为将军之官，如象棋之车，任其纵横，无敢挡之者。”情志不遂、嗔怒不息、操持过度、谋虑太过时，肝的条达受阻，气血运行逆乱，于是出现夜卧不稳，少寐多梦，胸胁疼痛，乳房胀痛，食之不下。甚至出现耳聋耳鸣，视物不清，男女生育困难，中风等问题。现代研究表明，当人体长期处于紧张、焦虑、忧虑、暴怒等恶性心理状态下，肝病患者的病情容易反复甚至恶化。所以生活中应该遵循“是以志闲而少欲，心安而不惧，形劳而不倦，气从以顺，各从其欲，皆得所愿”的生活方式。

2. 肝主藏血

肝主藏血，肝中储藏的血液不仅可以涵养肝气，使肝主疏泄的生理功能得到发挥；也可以调节机体血量，濡养肝脏、双目及筋脉。女子月经期准时来潮也有赖于肝主藏血的功能，肝藏血失职则易引起各种出血，《血证论》中就提到："肝属木，木气冲和条达，不致郁遏，则血脉得畅。"所以肝主条达及肝的藏血功能是相辅相成的。

（1）饮食起居有节：多喝水，喝水能促进消化腺和胰腺液体的分泌，加快代谢，以减少代谢产物对于肝脏的损害。可以摄入一些清热解毒同时又养肝护肝的绿色蔬菜，比如苦瓜、青菜、西瓜等这类食物。而 23 点以后尽快睡觉，因为这时候肝脏代谢开始放缓进入休息状态，按时的睡眠和休息能使肝脏更好地排毒代谢。

（2）戒酒：对于肝脏代谢是重大的负担，所有的酒精都要通过肝脏中的乙醇脱氢酶、乙醛脱氢酶等进行代谢。如果长期大量的饮酒，使肝脏功能处于一个供不应求的状态，积累的废的代谢产物就容易停留在肝脏中，引起各类肝脏疾病，如酒精肝、肝硬化等。

（3）预防传染性肝炎：生活中要尽量避免一些容易获得传染性肝炎的生活方式，比如吸毒、输注不明血液、不良冶游史等。外邪无从犯体，则健康自延。

五、肾的保养法

肾脏被称为"先天之本"，"主蛰，封藏之本，精之处也"。肾精分阴阳，可以资助、促进、协调全身脏腑阴阳，故肾又被称为"五脏阴阳之本"。如肾脏功减退，则后天之精化生乏不足，脏腑形体官窍失养。不仅会出现遗精早泄等问题，小孩和青年人生长发育也会受到影响。现代医学表明：肾是人体内不可或缺的重要代谢器官，这些无不说明了肾的保健在延缓衰老方面是极其重要的。

1. 肾主藏精

肾主藏精，这里的精不仅仅是狭义上的生殖之精，更是泛指人体之内的血、津液、骨髓，以及水谷精微等一切精微和作用十分重要的物质。《素问》有言："夫精者，身之本也。"因此肾主藏精是维持健康的重要一环。

（1）饮食保健：从中医五色五行的角度来说，肾对应的就是黑色，那么多吃一些黑的食物，对肾来说就是最好的饮食保养。比如黑米、黑芝麻、黑豆可以早上用来熬补肾粥。黑木耳排毒护肾，桑葚滋补肾阴。蔬菜水果中有补肾作用的亦繁多，如韭菜、大葱、荠菜、葡萄、樱桃、核桃等。尤其枸杞子，被称为不老子，也是补肾益肾的一味重要的中药，在日常泡水的时候就可以加一把，对于延缓衰老补肾护肾有很好的效果。

（2）强肾小运动：有一些运动在日常生活中，可以经常做一些强肾的动作以护肾强肾。比如摩耳功（摩耳轮、拎耳屏、扫外耳、拔双耳、按耳窝、养摩全耳）、揉按丹田（丹田位于脐下 1.5 寸）、金鸡独立、叩齿功、提肛功、打坐功等，这些都是简便易做的养护肾脏的小运动。

2. 肾主水液

水液的输布与排泄是一个复杂的生理过程，与肺、脾、肾、胃、大肠、小肠、三焦、膀胱等脏腑都有关系。肾是水液代谢的主司，促进和调节了脾肺之气运化输布水液的功能，各脏腑之气参加水液代谢的基础就是肾阴肾阳的协调平衡。所以肾对于水液输布的重要性不言而喻。

（1）小便通畅：在现代社会，年轻人工作压力大，节奏快，很多年轻人为了不上厕所憋尿、甚至不喝水。然而这些对于身体的代谢都是极为不利的。很多的新陈代谢所形成的身体不需要的废物，都要经由小便排除，小便是从肾中生成的，长时间憋尿不仅仅会引起尿路、膀胱的炎症，尿潴留，还容易形成结石，甚至加重心脑血管的负担，有时甚至引发晕厥等状况。所以应该适度饮水，不要憋尿，才能避免上述情况的发生，更好地养肾护肾。

（2）预防感染：很多时候人们在精神压力较大、受凉之后很容易出现尿频、尿急、尿痛等尿道感染的症状，这些感染如果不及时得到控制，有上行感染肾盂的风险，甚至出现肾炎等情况。所以在日常生活中出现这些症状要及时就医，及时控制感染，大量饮水，稀释尿液，使尿道中失衡的菌群可以被冲刷带走，重建尿道微生态。

3. 肾主纳气

肾主纳气，是指肾具有摄纳肺吸入清气，保持吸气深度，防止呼吸过于表浅的作用，《类证治裁》曰：“肺为气之主，肾为气之根。肺主出气，肾主纳气。阴阳相交，呼吸乃和。”在生活中可以通过调整呼吸方法做到加强肾纳气的作用。总的有以下几种联系呼吸的方法：

（1）腹式呼吸法：两手置于肚脐之下，慢慢吸气，然后迅速将其呼出。

（2）吸缩呼吸法：先尽力将肺中剩余气体呼出，然后放松肌肉，接着尽力吸气，吸气时将腹部用力回收，之后再慢慢将空气呼出，呼出时腹部肌肉自然放松。注意吸气时不要用嘴吸气，而是将舌尖顶于上颚齿后再进行吸气。

（3）回春式呼吸法：吸气，同时腹部用力回收，肛门尽力向上收提，然后再缓慢吐气，慢慢放松腹部及肛周的肌肉，反复呼吸 2~3 分钟为一轮，一天内可多次进行。

第二节　头面保养

一、头部保养

头部为“清净之府”，《灵枢》有言“十二经脉，三百六十五络，其血气皆上于面而走空窍”，五脏六腑精气、清阳之气皆上输于头部。头部的保健包括头部和头发的保健。如果人感受外邪，或者体内气血阴阳不和，人们不仅会出现头晕、头痛、嗜睡、疲劳等，也会反映在头发上出现头发早白、干枯甚至脱落。头部的保健包括了头部及头发两个方面。

1. 头部的保健

头部保健一般以按摩为主，头部的按摩不仅有日常养生的作用，还有防病治病的作用。当我们身体某个部位出现不适，只需要采用适当的手法按摩头部穴位，不适的症状常常可以很快缓解。按摩还可以改善脑部的血液循环，有利于大脑皮质功能的调节，对益智健脑、增强记忆均有很好的效果。

（1）头要常拍：梳头不用木梳，而是用十个指头从前额像后脑按压梳理，反复 30 次，然后两手从前向后轻轻拍打头部 15 次。注意操作之前要先剪去指甲。这个方法能预防脱发，缓解头痛，增强记忆力。

（2）头要常摆：整个头部，先从左到右再从右到左反复缓慢摆动，再上下点头，注意控制频率，切忌突然剧烈摆头，这是预防颈椎病的好方法。

（3）头部穴位按摩：找到百会、印堂、太阳穴、风池等头部穴位，每个穴位每天可按摩 10 次左右，对预防疾病有很好的效果。

2. 头发的保健

《内经》提到：“发为血之余。”头发是人健康与否的阴晴表，医生可以通过观察一个人头发来判断这个人的身体情况。如果体内气血阴阳失衡，头发就会表现的干枯暗淡，反过来，失去营养的头发也会从我们体内吸收营养物质，形成恶性循环。

（1）发要常梳：《清异录》曰：“服饵导引之余，有二事乃养生大要，梳头、洗脚是也。”《圣济总录》中提到：“梳欲得多，多则去风，多过一千，少不下数百。”梳头发不仅仅能按摩头皮，促进头发的生长，也是调理气血、疏风明目的方法。但是梳头不能盲目追求数量和力道，而应该选择圆而钝的宽齿，以防梳破头皮。梳头时应该从前向后梳，从前额发际线开始的地方一直梳至颈后发际线。每天大约 10 分钟，力度均匀，这样才有保健养生的作用。

（2）洗护有道：每个人的发质是不一样的，人们应该根据自己的发质来选择洗发的频率和洗发水。一般来说，干性头发可以 5~7 天一洗，洗后可以用橄榄油涂抹在发梢部位防止头发分叉。中性头发 3~4 天。油性发质最好每天洗头，因为油脂分泌过剩很容易引起脂溢性脱发反而不利于我们的头发养护。洗头时水温应选择 37~38℃，太低容易感受风寒邪气引起头痛，太高则烫伤头发。此外，尽量不要使用物理或化学的方法染发烫发，以防对头发造成不良影响。

（3）饮食合理：发为血之余，其生长润泽均依赖于肾中精气的充养，日常可以适当选择上文提到的进食补肾养血的食物，这些同时也有利于头发的生长。《内经》有言：“多食苦，则皮槁而毛拔……多食甘，则骨痛而发落。”所以应当 注意饮食忌过苦过甜过油腻，以防头发枯槁脱落。

二、面部保养

《格致余论》云："诸阳聚于头，则面为阳中之阳。"面部是一个人整体形象中最容易被观察和注意到的。"望而知之谓之神"，在中医里面，望诊一直都是很重要的部分，而面部的望诊又在其中占很大的比例，一个人的面色、眼神、舌色、耳形等皆能反映人体的身体状况。

1. 面部皮肤的保健

皮肤，是人体对抗外邪的第一道防线，如果皮肤不好，卫外不固，容易感受外邪。或内部气血失调，则表现为痤疮、青春痘等不同的皮肤损害，影响个人形象与美观。

（1）面要常搓：将双手手心合拢对搓至微微发热，再将双手手心贴向面部，由上而下搓 30 次，由鼻子向脸两周搓 30 次。注意手法不宜太重。这样常常搓脸可以加快脸部的血液循环，防止面部色斑及皱纹。

（2）适当清洁：每个人面部皮肤肤质有所差异，日常清洁应该因人制宜，选择合适自己的清洁方式。比如皮肤润滑、光泽、细腻、丰满、毛孔细、色浅、对外界刺激敏感性较低的中性皮肤，每天洁面 2 次，水温一般在 30~36℃不刺激皮肤为宜，这样能使毛孔处于自然舒张状态，便于洗净，洗面材料应选择较温和的中性洗面奶。皮肤容易油垢，特别是鼻子、下巴周围的 T 字区部分，毛孔比较粗大，容易长痤疮，这类皮肤则属于油性皮肤，油性皮肤护理重点应该放在去油上。每天洁面 3 次，过多则会破坏皮肤水油平衡，水温以 36~38℃为宜，略微扩张毛孔便于清除深层污垢。洁面材料选用去油脂较强的洗面奶或硫磺皂；皮脂分泌较多的"T"区部位应先清洗。干燥皮肤则皮肤弹性较差，容易出现小细纹、皮肤脱屑等。这类皮肤养护以保湿为主，水温选择 25~30℃，不可过热，以免加重面部干燥，应选用含脂量高的中性洗面奶。过敏性皮肤则容易出现皮肤红疹及瘙痒，洗面时重点避开刺激性较大的洗护用品，如含有酒精的洗面产品。

（3）洗后护理：洗脸后应当要注意保湿，以防皱纹色斑的提早出现，可选择一些成分较为单一的保湿产品，在洁面后涂于面部，双手轻轻拍打按摩以促进吸收。按摩方向则应顺皮肤纹理进行，一般从上到下，从中间向两侧。从额头开始，从眉中向上、向外上、向外按摩。眼周由内向外，向上提拉，鼻部由上向下，两侧脸颊由内向外，最后在口周作环形按摩。手法不宜过重，以免损伤皮肤，每次 5~10 分钟，每天早晚各一次。

2. 眼部保健

《灵枢》有言："五脏六腑之精气，皆上注于目而为之精，精之窠为眼，骨之精为瞳子，筋之精为黑眼，血之精为络，其窠气之精为白眼，肌肉之约束，裹撷筋骨血气之精而与脉并为系，上属于脑，后出于项中。”眼睛是心灵之窗，只有保护好眼睛，才能更好地去观察这个世界。

（1）闲时动眼：眼睛要多动，才会目光有神，并且对预防各种近视及白内障、青光眼有很好的效果。平时劳累后休息时，可以闭上双眼，眼球从右向左，从左向右，各旋转 10 次；然后睁开眼睛，依次向左、向右、向上、向下、向左上角、向右上角、向左下角、向右下角看，反复 10 次左右。向窗外的青山远眺，多看绿色植物，都有利于我们视力保健，但是注意适可而止，过犹不及，每天 3~5 次，每次 10 分钟即可。

（2）眼保健操：眼保健操按压穴位简单易寻，普及范围较广，是在中医经络穴位及按摩原理基础上，结合医疗体育学方法创立的。通过按摩点触眼周穴位，疏通气血经络，增加眼部循环。有客观实验证据证明眼保健操对于预防近视甚至治疗假性近视有效果。

（3）闭目养神：《养生四要》指出：“目者，神之舍也，目宜常瞑，瞑则不昏。”历代医家几千年来均强调养目要目不能久视，应该合理有度。在工作生活闲暇之余，闭目 5~10 分钟不仅能放松双眼，降低眼压，也能平静内心，更好地去投入工作生活。

3. 鼻部保健

《医方大成论》云：“夫鼻者，肺之侯。职欲常和，和则吸引香臭。若七情内郁，六淫外伤，饮食劳役，致鼻气不得宜调，清道壅塞。”鼻子是呼吸道的大门，是人体一天之中最常与外界发生交换和联系的通道，是病毒和细菌进入人体的第一道防线。保护鼻子，是增强机体抵抗力的最基础的要求。

（1）浴以冷水：从夏天开始，每天坚持用冷水擦洗鼻子，可以锻炼其抗寒能力，增强对外界的抵抗力。

（2）揉按鼻子：《动功按摩秘诀》中提到：“诸鼻症，造成多摩鼻两旁并鼻下为妙。”鼻子的揉按可将双手大拇指及大鱼际置于鼻子两侧，由上至下，由轻到重按摩鼻子两侧 24 次。食指微微弯曲，由上至下刮擦鼻梁 10 次，按摩鼻尖 10 次。每天多次进行，注意力度，不要擦破皮肤。

（3）忌挖鼻孔：挖鼻孔是一个相当不好的习惯，鼻子是具有自我清洁功能的，鼻内的皮肤和鼻毛，是组成鼻子呼吸防线的重要成员。长期挖鼻孔会破坏鼻内的黏膜环境，降低鼻子对于细菌的抵抗能力。如果鼻子瘙痒不适，可以用棉签蘸适量凡士林涂抹于鼻内，以滋润止痒。

（4）防寒保暖：有过敏性鼻炎、慢性鼻炎的人群，在天气变化、降温的时候，应当适时地佩戴口罩，防止冷空气刺激鼻内黏膜和环境。

（5）气功健鼻：首先将两手拇指擦热，揩擦鼻头 36 次，然后二目注视鼻端，默数呼吸次数 3~5 分钟；晚上睡觉前，俯卧于床上，暂去枕头，两膝部弯曲使两足心向上，用鼻深吸清气 4 次，呼气 4 次，最后恢复正常呼吸。

4. 耳朵保健

《杂病源流犀烛》中说："肺主气，一身之气贯于耳。"《灵枢》曰："肾气通于耳，肾和则耳能闻五音矣"，此外还有"耳有宗脉之所聚"的说法。所以，耳朵不仅仅是肺气或者肾气的代表，也能反映全身健康的情况。当今社会噪音污染愈加严重，这对耳朵的健康更是极为不利的，而耳病的治疗，不是迁延难愈，就是需要手术，所以，耳朵疾病应该以预防为主。

（1）张弛有度：在生活中耳朵能让我们能感受到鸟鸣，听到风响，享受到美妙的音乐。但与此同时，也要注意让耳朵适当的放松，长时间大音量的戴耳机听音乐更是相当不可取的行为，这会损伤耳朵的鼓膜，时间长了甚至导致听力下降。所以在注意放松耳朵的基础上，可以适当地佩戴隔音耳塞等以减少噪音对于耳朵的伤害。

（2）按摩健耳：①鸣天鼓：双手手掌紧贴双耳耳轮，掌心将耳盖严，五个手指放置于脑后，食指、中指、无名指分别叩击头后枕骨部位 24 次，然后双手掌连续开合 10 次，"咚咚"鸣响，如击鼓声。②扫外耳：将五指自然放松，置于耳郭之后，由后向前轻轻拨动，此时可闻及"嚓嚓"声。每天几轮，每轮 20 次。③拔双耳：两手食指分别轻轻插入两侧耳孔之中，反复 3 次旋转 180° 后迅速抽出食指，一般拔 5 次左右。④捏耳垂：用拇指、食指捏住耳垂反复揉搓，并轻轻向下拉耳朵各 36 次。⑤摩耳郭：双手五指并拢，用掌心贴住双耳耳郭，轻轻摩擦耳郭正反两面各 10 余次。⑥弹双耳：用双手中指轻轻弹双耳 10 次左右。

（3）慎用耳毒性药物：有的药物对于听力是有损伤的，最常见的就是各类抗生素，如链霉素、庆大霉素、新霉素、卡那霉素、托布霉素、万古霉素、多黏霉素等。还有柳酸盐类药、氯霉素、奎宁、氯奎等。使用这些药物应当严格遵医嘱执行，勿擅自购买及使用这类药品。

5. 牙齿保健

牙齿保健按摩可以改善嘴唇周围及口腔血液循环，不仅仅对牙齿有好处，更能强壮颞颌关节和咀嚼肌，养肾填精。

（1）定期清洁口腔：每天两次清洁口腔，刷牙时要注意与牙缝垂直，每次刷牙时间不应少于 3 分钟，每 3 个月及时更换一次牙刷。

（2）齿要常叩：牙齿上下轻轻叩击 50 下，每天可以做 2 次或 3 次。叩齿后将口腔内的唾液咽下。古人有"金津玉液"的说法，吞咽口水还能滋阴强肾，调脾和胃。

（3）两腮活动：咬紧牙关，使两侧腮部肌肉向外突出，坚持 30 秒后松开。每天反复 2 次或 3 次。

第三节 颈肩保养

一、颈部保养

在脊柱中，颈椎是上托头部下联躯干部，众多神经血管通过的关键部位。颈椎属于脊柱中体积最小，活动度和灵活度最大的关节，承担了每天不断抬头低头、扭转颈部所带来的压力。当长时间维持一个姿势，颈部压力过于集中于一个或者几个椎体的时候，就会增加颈椎的疲劳程度，引起颈椎的劳损，加速颈椎的退行性改变，颈椎由原本稍向前突出的生理曲度，变直甚至是反张弯曲，导致压迫血管神经，引起吞咽困难、血压增高、双手肢端麻木、女性乳房疼痛、视力下降甚至猝倒、排尿障碍、下肢瘫痪等严重后果。所以颈椎的保养也是脊柱保养中最为重要的一个部分。

1. 日常养护

颈椎病在还没有出现症状及生理病理改变的时候，就应该对其的保养进行注意，在日常生活中主要注意以下这些方面：

（1）伏案时间：现代年轻人长期伏案、面对电脑工作，长时间的姿势固化对颈椎是有很大的压迫的。应当每工作 1 小时左右起身活动 5~10 分钟，或者自己按摩颈部肌肉，以防颈部肌肉长时间固定而出现劳损。

（2）枕头高度：枕头的高度对于颈椎的养护是很重要的，每人平均每天有 7~9 小时是在床上度过的，如果枕头的高度不适合人体颈部的生理曲度，那么很容易出现颈椎病。一般来说枕头的选择以每个人自己的一拳为适宜高度，常常为 8~10cm，最高不要超过 15cm，枕头中央最好稍稍凹陷，能更加贴合我们颈部的生理曲度；宽度也不要过宽，与肩膀同宽即可。注意睡觉时颈部不要悬空，这样对悬空的颈椎也是一种损伤，应该连肩背部一起垫。

（3）运动适量：应该避免突然地回头，颈部过于拉伸或屈曲，而应该适量运动。每天头部向前、后、左、右轻点，每次反复 15 圈左右，再由前向左、向后、向右轻轻旋转头部，每次反复 15 圈，每天 3 次。

（4）注意保暖：在冬季，如果不及时做好颈部保暖，风寒之邪乘虚而入，痹阻经络之内，容易导致不通则痛，所以冬天应及时佩戴围巾等饰品。

2. 急性颈椎病

在现在的工作环境下，长时间保持单一姿势进行工作、阅读、看电视的人均容易患上急性颈椎病，那么患急性颈椎病时应该注意：首先，应该保持比较愉悦的心情，以免心理作用反过来影响和加重病情。在 48 小时之内用毛巾包裹小冰块冰敷疼痛肿胀的部位，以缓解急性颈椎病的疼痛；48 小时以后可以使用加热后温度适当的热毛巾敷于颈部，加速血液的流通，尽快缓解病情。并配合适当的颈部肌肉的放松揉按，可以用双手手掌交替进行，将一手四指放于颈部对侧，大小鱼际置于颈部另一侧肌肉上，自上向下轻轻按捏，每次 2 分钟左右。按摩后自己从前向后耸肩放松 10 次左右。

3. 慢性颈椎病

中老年人由于钙质的流失，长时间的不正确的姿势，更容易患上慢性颈椎病，导致血液升高、头晕头痛、手指麻木。所以在患病之后，我们应该注意：

（1）适当补钙：每天晚上服用钙片或是钙片配合硫酸氨基葡萄糖可以很好地缓解慢性颈椎病的疼痛，延缓钙质流失，阻止颈椎进一步退行性改变。也可以适当进食牛奶、鸡蛋等含钙较多的食物。

（2）适当按摩：用拇指或手掌小指指侧按压、揉捏颈部肌肉，力度以不加重疼痛而又有明显舒缓感觉为度，时间大约 20 分钟，每天 1 次或 2 次。

（3）仰头望天：上身保持直立，两手自然下垂，头部缓缓抬起，仰望天空，尽可能向后仰视，双眼盯住一个目标，保持 15 秒左右。每轮可反复 10 次。

二、肩部保养

大部分 20~50 岁的人群，都或多或少的出现过肩部的疼痛，一般来说肩部的疼痛是由于剧烈的运动之后或者是肩部血液不流畅引起的“不通则痛”及“不荣则痛”。还有的随着年龄的增加，出现一抬胳膊就有痛感，到后来甚至发生活动受限的肩周炎。而肩部的疼痛及活动受限，对日常工作生活影响是很大的。所以肩部保养要从日常开始。

1. 日常养护

（1）适当运动：在日常生活中，可以选择每周 2 次或 3 次羽毛球运动，每次时间为 30~60 分钟，具体的运动时间应该视运动强度决定。这项运动不仅仅能锻炼身体，也能保证肩部活动度，防止肩周炎的发生。

（2）保持正确姿势：生活中尽量保持正确的姿势进行工作，并且每隔 1 小时左右改变姿势放松活动。

（3）减轻负担：尽量不要拉、提、背太过于沉重的东西以防肩部肌肉的劳损。如果实在不能避免，在负重之后适当按摩肩部肌肉，点压肩周穴位。

（4）肩部按摩：双手交叉于胸前，左手置于右肩部，右手置于左肩部向下按压 20 次，再交替拍击 20 次，力度、频率均匀，对于预防肩周炎很有效果。

2. 急性肩周炎

在过度劳累及使用不正确姿势工作生活之后，有时会发生急性肩部肌肉的疼痛，这个时候首先用三角巾固定疼痛侧的手臂，尽量减少肩部的负担。在坐下的时候将坐垫、靠垫支撑手臂。急性疼痛当天用冰块或冷却喷雾剂降温帮助消除关节炎症。第 2~3 天则可以试着洗热水澡观察肩部情况，如果疼痛剧烈不止就再次使用冷敷，如果疼痛无明显增加甚至缓解，则选择热毛巾促进血液循环。需要注意的是在热敷过程中一旦出现肩关节的疼痛加重都要尽快停止改为冰敷。

3. 慢性肩周炎

长期不良的站姿、坐姿，长时间的伏案工作的人群，最容易使肩部疲劳蓄积，引起慢性肩周炎的发生。如果发生了慢性肩周炎，能通过每天做体操来使肩部的肌肉得到拉伸和放松，暂时不用冷敷，这时候并不是关节炎症引起的疼痛。同时也避免长时间的热水冲洗肩部关节，以避免刺激疼痛部位。要注意肩部的保暖。疼痛缓解后可选择热敷促进血液循环。外出时注意尽量减轻肩部的负担。可以进行一些肩周的放松和按摩，以很好地缓解肩周关节的疼痛。

第四节　胸背保养

一、胸部保养

1. 保暖为重

胸部是心肺之所在。感受外来寒气之后容易诱发上呼吸道感染，甚至诱发心绞痛等心脏病。《老老恒言 · 衣》说："夏虽极热时，必着葛布短半臂，以护其胸。"胸前有心中之阳气，阳气为生之根本，所以对于胸部的养护，首先要以保暖为重。

2. 胸部按摩

早晨及夜间睡眠之前，右手放置于胸前，顺时针按揉 20 圈，逆时针按揉 20 圈。有利于心血管及呼吸系统的保健。女性也可以先用手掌置于双侧锁骨下向下推乳房根部，再由下向上推动乳房，每次按摩 20~30 次。再用右手手掌从中间向腋前线推挤乳房，至腋前线反向用力将乳房向内推搓，反复 20~30 次，左侧同法。这个方法能更好地塑造胸部形状及轮廓，疏通乳房周围淋巴结。

二、背部保养

1. 背要常暖

足太阳膀胱经与督脉均是沿背部脊椎旁侧分布，督脉为"阳经之海"，统摄一身之阳，《摄生消息论 · 春季摄生消息论》说："不可令背寒，寒即伤肺，令鼻塞咳嗽。"背部受寒可导致腰酸背疼，肌肉抽搐，甚至下肢关节及内脏等部位不适。所以保护背部阳气不受外邪侵袭是养生保健最容易也是最重要的一步。

2. 背部运动

背部的运动不仅仅包括日常的运动，还包括搓背、撞背、捶背、捏脊等自己就能做的运动，以促进背部血液循环，提升背部阳气。具体做法如下：

（1）搓背：每天清晨洗澡时用温热毛巾搭于后背，双手分别抓住毛巾两端，上下擦搓背部，每次 2 分钟，然后换一边再次擦搓 2 分钟。注意用力均匀，以舒适为度，不要擦破背部皮肤。

（2）撞背：在明确没有背部椎体滑脱之后，才能开始撞背这项运动。撞背时双足自然分开与肩同宽，背靠墙壁，与墙壁之间距离大致在一前臂的长度，身体自然向后仰，注意脖子稍向前倾，用力均匀适度，借撞击墙壁的反作用力站直，每天 100 次左右。

（3）捶背：捶背最好请他人进行，捶背时力度均匀，以不疼痛而有舒适感为度。捶背时沿脊柱两侧旁开的肌肉由上向下锤击，再由下向上。每次捶背 5 分钟左右为宜。

（4）捏脊：俯卧于床上，背部不着衣裳。另一人将拇指与食指自然分开，拇指伸直，食指屈曲，将拇指内侧于屈曲的食指前端内侧置于脊柱两侧，将脊柱中间的皮肤向上捏起，自上而下，动作均匀连续直至骶尾部。一般每天进行一次，7 次为一个疗程，休息 3~5 天后，再进行第二个疗程。成人捏脊经络敏感性不如小孩，所以要长期坚持捏脊才会取得理想的效果。

第五节　腰腹保养

一、腰部保养

腰部是承受我们人体上半身躯干重量的主要关节，连接我们的躯干部及双下肢。传统说法中有“以腰为轴”的说法。体重偏重、负担重物及老年的退行性改变均会引起腰部肌肉群的酸痛及肌肉肌膜的炎症。疲劳的长期蓄积，则会引起腰椎的慢性病变，影响生活质量。

1. 日常养护

腰椎的日常养护，要注意以下几个方面：

（1）腰部运动：很多传统健身术如五禽戏、易筋经、八段锦、太极拳等，皆以活动腰部为主。通过松胯、转腰、俯仰等活动，达到强腰健体作用。

（2）控制体重：过重的体重或体重在短时间之内增加 3 千克以上，则会增加腰椎的负重能力，加速腰椎退行性改变。

（3）正确姿势：在洗澡、起床、外出时保持适当的姿势，必要时可以使用缠胶带辅助肌肉的运动方式。

（4）床垫软硬适中：腰椎的养护最重要的就是不要睡过于软的床垫，过于软的床垫会使脊柱大幅度的弯曲，增加腰部的负担。

2. 急性腰痛

急性的腰痛常常是由于突然的抱起或搬运重物引起的。急性腰痛的时候应该注意不要直接按摩疼痛的腰部，此时的按摩反而会增加痛感。疼痛时应该采用冰敷患处的方法缓解疼痛，选择侧卧、抱住膝盖或者抱着坐垫、弯腰坐下的姿势减轻腰部的负担。第 2~3 天可适度地扭转腰部，了解腰部的疼痛部位和疼痛性质，明确腰部神经、脊柱及椎间盘是否有异常。如果疼痛剧烈难忍则应该及时就医。疼痛稍微减轻就可以采用热敷和按摩的方式促进血液循环。利用运动绷带和护腰固定腰部，缓解腰部紧张感，但坐下时应注意摘下护腰。运动时要注意不要再次受伤造成腰部的二次损伤。1 周后可以开始锻炼腰腹部肌肉，提高身体的沉重能力和耐力。并且适当采用按压穴位、热敷及骨盆矫正法矫正不良姿势，减轻腰部负担。

3. 慢性腰痛

长期的不良姿势、年龄大的增长及不良的生活习惯都可能引起慢性的腰痛。我们在出现慢性腰痛的时候首先应该排除内脏疾病或骨折等原因引起的腰痛。然后在明确是由于腰椎退行性改变或腰肌长期劳损引起的疼痛的基础上，注意选择合适的而不是太过于柔软的床上用具。疼痛感觉剧烈时，要注意不要刺激患处，可以使用热敷的方法促进血液循环，外出时注意腰围的使用减少腰部的重量。注意腰痛时不是完全不能运动，而在症状轻微的时候及时选择合适的运动改善脊柱的神经症状，从根本上解决问题。注意腹肌运动和伸展运动的进行，每天 5~10 次即可。

二、腹部保养

腹部是人体中下焦脏腑的聚汇之处，是经络循行汇集之处。人体的营养物质的供给，均依靠腹内的五脏六腑协调进行。自古以来就有“腹为万病之机，治疗万病全在治疗腹部”的说法。腹部的保健，主要是放在了腹部的保暖及腹部按摩两方面。

1. 腹部常暖

《老老恒言 · 安寝》说：“腰为五脏之总，故腹本喜暖，老人下元虚弱，更宜加意暖之。”腹内有多个脏腑器官，而腹中有肚脐，虚贼邪风容易通过肚脐搅乱体内阴阳气血平衡，引起泄泻、呕吐等一系列消化道症状，以及尿频、尿急等尿路感染症状。所以腹部保暖是十分重要的。尤其女性的经期更要注意腹部的保暖，外出时可以使用暖手宝及热帖使腹部温暖。

2. 腹部按摩

《内经》有言：“腹部按揉，养生一诀。”唐代名医孙思邈也曾经写道：“腹宜常摩，可祛百病。”腹部的按摩十分简单，每天睡前或睡醒后，排空小便，仰卧于床上，双腿屈曲，双手手掌叠起，置于肚脐之上。先顺时针方向揉按 50 次，再逆时针方向揉按 50 次，力度和频率要均匀，一般时间不得少于 5 分钟。按揉时腹部出现温热感，饥饿感或者肠鸣音均为正常反应。特别需要注意的是急腹症及腹部恶性肿瘤的患者不宜揉按腹部，以防刺激炎症或引起出血。腹部的按摩一方面通过促进血液和淋巴液循环改善局部的营养状况；另一方面能缓解腹部肌肉的紧张程度，促进有毒及代谢废物的排出。

第六节　四肢部位保养

四肢，是人类生产生活时最常用到的身体部分。吃穿行走都离不开四肢的协调与帮助。而人的生命力的强弱，也与四肢密切相关。《内经》曰“夫四末阴阳之会者，此气之大络也”，说明手足是阴阳气血联合的重要部位。四肢羸弱，则行动不便，日久萎靡，生命力受到影响；四肢健全，行动迅速，是生命力旺盛的体现，反过来更能帮助维持旺盛的生命力。所以，四肢的保养同样是非常必要的。

一、上肢和手的保养

从古至今，人类用自己的双手改变创造了这个世界上各种各样的东西。每只手是由 54 块手骨、几十个关节、肌肉、韧带和丰富的毛细血管组成的。正是因为有了这些生理基础，人类的双手才能如此灵活，完成其他身体部位完成不了的精细的工作。手部有六条经络分布，手三阳直接将手与大脑头面联系起来，手三阴将手与内脏器官联系起来。双手的敏感，是全身各脏腑、组织之间沟通无障碍的结果。如果体内气血阴阳失去平衡，就会反应在双手之上。所以，双手及上肢的保养是非常必要的。并且，适当的按摩双手可以通过相应的经络作用于相应的内脏器官上，提高身体的抵抗能力及健康水平。

1. 手部卫生

人们每天需要用双手完成大部分的工作生活中所需要的活动，如果说哪一个身体部分是接触其他物体最多的，那应该毫无疑问就是手。但是同时，手部的健康是非常重要的，每天上厕所、打键盘、搬东西、和其他人握手、打喷嚏等，都需要用到双手，为了防止病从口入，最重要的就是需要勤洗手，饭前便后洗手。但是如果洗手时不使用洗手液或者肥皂，那么手上的细菌一般来说只能冲洗掉 2%。所以配合洗手液洗手是十分重要的。清洁的洗手是在日常生活中预防肠道传染病的关键一步。标准洗手步骤：①将洗手液倒入手心中。双手掌心相对，五指并拢，相互揉搓 15 次。②左手手心置于右手手背之上，五指自然分开交叉，沿指缝互相揉搓 15 次，反过来再揉搓 15 次。③双手相对，五指分开，沿指缝揉搓 15 次。④左手握成拳，将指背放置于右手掌心之中，揉搓指背 15 次，反之亦然。⑤左手大拇指与其余四指分开，右手握住左手大拇指旋转 15 次，反之亦然。⑥将左手五指指间并拢置于右手掌心处揉搓 15 次，反之亦然。

2. 上肢以动为养

经常适量适度的运动上肢，对于上肢就是最好的保健。运动的方法则应当注意适度、适量。

（1）拍击手掌：先将双手向上方垂直伸展，然后用力拍击手掌，拍击时尽量贴合手掌及手指，以刺激更多的手部穴位。接下来把双臂水平伸直，再次拍击。每天100次左右。拍击手掌能提神醒脑，开发潜力。

（2）手指节奏操：双手拇指同时依次对另一手的食指、中指、无名指及小指，再按上面次序反过来进行对指运动。边做边数数。手指的节奏操可以提高大脑的记忆及思考能力。

（3）双手互勾：上半身直立，一只手向上抬起并尽量向后背屈曲，另一只手从肩下向肩上屈曲，双手在背后勾握，深呼吸，维持10秒，松开后双手改变方向再次进行，每天3~5次。

（4）拇指旋转操：双手拇指翘起，其余四指放松并拢，拇指开始沿顺时针方向画大圈，再反过来按逆时针方向画大圈。手指旋转能提神补虚，增强呼吸及消化系统的抵抗能力。

（5）多次握拳：握拳、放开，放开时双手五指尽量分开，可重复多次进行。

（6）抖动双手：双手自然下垂于身体两侧，然后微微抖动双手，直到双手完全放松。

3. 按摩保健

经常揉按双手能改善双手血液循环，通过双手与全身各脏腑器官的经络效应，能一定程度上防止动脉硬化、止咳宣肺、调理肠胃、降低血压血脂等。例如，常常按摩大小鱼际就能宣肺止咳、健脾和胃、降低血脂，促进胃肠的蠕动及消化；揉擦手背能使脊柱功能得到改善，凝心安神，降低血压；揉按五指指间可加速四肢血液循环，使四肢更加灵活等。按摩虎口合谷能调气和血，清热镇痛。所以手部的按摩是强身健体简单易行的一步。

4. 手部护理

双手的皮肤下有着大量的神经和血管，在洗手之后如果涂擦一些护手霜或者是凡士林可以更好地维持手部肌肤的水分。在进行洗碗、洗衣服等要接触刺激性液体或长时间浸泡水中的工作的时候，最好的保护双手的方式就是带上橡胶手套再去进行。

二、下肢和足的保养

常言道“人老腿先老”，在人体中，腿是承担了身体全部重量的部分，而且还需要完成走、跑、跳等一系列更加加重我们双腿重量负担的活动。而双腿的保养如果进行的不到位，人们在行走时感受到疼痛或是双腿的活动受限，那么对于日常工作和生活就会增加不便，人们与这个世界的联系甚至会减弱。《内经》中有言：“阳气起于足五趾之表，阴气起于足五趾之里。”足部是阴阳交汇的地方，所以，养好双腿百病消。

1. 下肢宜勤动

运动能使双下肢的骨骼组织间的有机物相对增多，增强骨质的硬度和弹性。同时使毛细血管扩张，让下肢的肌肉能获得更充分的滋养。双下肢的活动度和能力不仅仅能反映人体的身体状态，较好的下肢活动度也能反过来减缓心脏的压力，从一定程度上延缓衰老的速度。

（1）爬楼梯锻炼：爬楼梯时，我们需要我们腰背部和下肢的肌肉关节一起活动起来，这些肌肉关节的功能和强度都能得到锻炼。但是同时需要注意的一点，双膝关节疼痛明显的膝骨关节退行性改变的中老年同志，反而要尽量地减少爬坡上坎，这时候的锻炼虽然可以使我们的肌肉得到运动，但是对于我们膝关节的磨损反而会增加，加重关节疼痛。

（2）步行：每天步行 1 小时，长期坚持步行对于锻炼腿部肌肉有相当好的效果，而且对于关节的损伤比爬楼梯要小很多。

（3）太极拳：太极拳中有一些弓步、马步等姿势，对于下肢骨关节和肌肉的功能锻炼是十分有好处的。

（4）游泳：游泳时，由于水的压力和阻力，想要前进就得用到下肢肌肉的力量，而且对于下肢关节磨损是很小的，是一项很好的运动。但是要注意水温和游泳时间，有心脏病的人不建议去冷水中游泳，有诱发心脏病的风险，老人游泳前应该先征得医生的建议再进行运动。

（5）甩腿：有的老年人或者臀部肌肉劳损的人群在行走之后肌肉的疼痛等都会加剧，但这并不意味着这些人不能运动。相反应该有适量的运动来维持肌肉和骨骼的功能。甩腿就是一个很好的锻炼方式。可以在扶墙站稳之后，一只腿伸直站立，另一只脚向前向后甩动，20 次为 1 轮，左右交替进行。每天 2~3 轮。

（6）蹬腿：如果是站立困难的人群，还能用坐着蹬腿的方式锻炼腿部肌肉和骨骼。平坐于椅子上，一脚缓缓抬起，在接近伸直时用脚跟向外蹬出，再缓缓放下。20 次为 1 轮，左右交替进行。每天 2~3 轮。

2. 足膝宜保暖

腿部是三条足阴经和三条足阳经循行的地方，通过经络与全身的脏腑器官构成和谐的整体，膝为筋之府，膝关节下分部着大量的穴位，经气容易被激发。有一句话说的很准确“诸病从寒起，寒从脚下生”，双腿受寒不仅仅会使下肢关节挛急疼痛，还会增加呼吸系统、循环系统等压力，造成上呼吸道感染、哮喘、心绞痛等疾病。所以双下肢的保暖是最容易做到的，也是最关键的。

3. 腿足常按摩

腿部按摩，是帮助激发腿部经气，养腿养生的一个常用方法。专业的按摩手法包括了推、滚、揉、摩、按、抖、捏、拿、捻、拍、摇、拨等十多种按摩手法，按摩时候的力度、手法都有要求。而养腿操则是在睡前进行的简便有效的腿部按摩方法，能改善腿部循环血供，缓解下肢疼痛麻木等症状。

（1）干搓脚：大腿自然伸直或下垂，双手抱住一直大腿，一手置于大腿内侧，一手置于大腿外侧，掌心从腿根处向脚踝处推动，到脚踝后反方向运动至大腿根部。上述动作每天做 20 遍左右，大腿内侧有足太阴脾经、足少阴肾经和足厥阴肝经的循行路线，外侧是足少阳胆经的循行路线，每天推拿按摩这两个位置，可以增加腿部血液和淋巴液的循环，增加下肢肌肉关节营养，防止下肢静脉曲张和肌肉萎缩。

（2）揉腿肚：两手掌心相对，置于小腿腿肚之上，旋转揉搓小腿腿肚约 2 分钟。换一只腿继续上述动作。可多次进行。这个动作能缓解肌肉酸胀不适，改善血流供应，对下肢麻木人群也有较好的效果。

（3）转膝盖：人垂直坐于座位上，双下肢自然下垂，双手掌心扶住双腿膝关节髌骨处，顺时针方向旋转 20~30 圈，逆时针旋转 20~30 圈，注意力度适中均匀。这个动作能缓解膝关节疼痛，活血通络。

（4）擦脚心：每晚睡前将手心搓热之后，将左手手心与右足足底心相互贴合，摩擦足心 100 次，反之亦然。这个方法有沟通心肾、宁心静气的作用，能帮助我们更快更好地进入睡眠状态。

4. 足宜勤泡洗

《琐碎录 · 杂说》中有这样的一句话“足是人之底，一夜一次洗”，说明很久以前先辈们就已经意识到泡脚的重要性。“春天洗脚，升阳固脱；夏天洗脚，暑湿可祛；秋天洗脚，肺润肠濡；冬天洗脚，丹田温灼”。泡脚不仅仅能放松舒缓一天工作生活的疲惫，更能平衡腿部的阴阳之气，促进肾脏排毒功能，调节神经兴奋水平，活血化瘀，对于腿部的疼痛有很好的抗炎镇痛的作用，是延缓身体衰老的好方法。对于很多有高血压、高血脂、糖尿病、冠心病等慢性疾病及下肢静脉曲张、腹泻等疾病均有很好的缓解作用。但是也要注意，泡脚时间并不是越长越好，否则容易由于大量出汗导致水分丢失，出现头晕甚至晕厥。一般以 30 分钟左右为宜。泡脚时刚开始水温不应过高，水深一般稍稍浸过脚趾即可，水温在 40℃左右，等双脚稍稍适应以后再慢慢添加热水，使热水浸过至少双足足踝部，水温一般在 60℃左右。泡脚后要注意保暖，避免风寒湿邪从打开的毛孔趁虚而入。泡脚时间不应选在饭前或饭后半小时，而应该放在临睡前半小时左右。这样的泡脚才是延年益寿的正确方法。

5. 三里要常灸

足三里，是位于小腿前外侧，外膝眼下三寸，胫骨前脊外一横指的一个非常重要的养生保健穴位。华佗曾说这个穴位是“主五劳羸瘦，七伤虚乏，胸中瘀血，乳痈”的一个穴位。而艾灸，是激发经络之气，增强机体的抗病与应变能力，防止疾病的发生的一种的方法。艾灸足三里，是非常简便易行，效果突出的腿部保健方法，《针灸真髓》曰：“三里养先后天之气，灸三里可使元气不衰，故称长寿之灸。”可以每个月艾灸 8~10 次足三里，能调理脾胃、生化气血、补肾益气、清热安神，以达到延年益寿的目的。方法非常简单，首先，坐位，双膝自然向下屈曲，用手的虎口部位围住膝盖，食指放于膝下胫骨前缘 ，四指并拢，当中指尖着处即是足三里。将艾条点燃之后，停在与足三里距离约 3cm 的地方进行熏烤，以自我感觉舒适为度，如果太烫就适当拉远艾条与穴位之间的距离。每次灸 10~15 分钟，看到足三里局部皮肤微微泛红即可，每 3 天 1 次，10 次为一个疗程。在施灸之前应该保持室内空气的流通，并且注意不要太过心急熏烤时间过长或距离过近以免灼伤皮肤。当施灸完成后需彻底将艾条熄灭以防艾条复燃情况的发生。当被施灸者出现头晕、恶心、心慌、出汗、面色苍白等症状时，应该及时停止施灸，将被施灸者扶至通风处，予少许温开水或热茶。

（段　荔）

参考文献

陈云波，2015. 大学生健康教育读本 [M]. 合肥：合肥工业大学出版社 .
初杰，崔撼难，2010. 中药速记速认口袋书 [M]. 沈阳：辽宁科学技术出版社 .
代金刚，2017. 中医导引养生学 [M]. 北京：人民卫生出版社 .
高丽娜，2009. 方剂学 [M]. 太原：山西科学技术出版社 .
高学敏，2004. 临床中药学 [M]. 石家庄：河北科学技术出版社 .
郭海英，2009. 中医养生学 [M]. 北京：中国中医药出版社 .
郭向东，2006. 中草药应用大全 [M]. 北京：中国民艺出版社 .
郭新彪，2002. 环境医学概论 [M]. 北京：北京医科大学出版社 .
李广文，1996. 实用中医妇科 [M]. 石家庄：河北科学技术出版社 .
刘开军，2007. 居室环境卫生指南 [M]. 北京：军事医学科学出版社 .
刘昭纯，2009. 中医康复学 [M]. 北京：中国中医药出版社 .
马烈光，2012. 中医养生学（第 9 版）[M]. 北京：中国中医药出版社 .
马烈光，2016. 中医养生学 [M]. 北京：中国中医药出版社 .
孟景春，1992. 中医养生康复学概论 [M]. 上海：上海科学技术出版社 .
王光，2006. 民族传统体育养生 [M]. 上海：上海大学出版社 .
王小未，2004. 传统养生（一）[M]. 北京：学苑音像出版社 .
王旭东，2004. 中医养生康复学 [M]. 北京：中国医药科技出版社 .
王言匀，1997. 中华独特疗法大成 [M]. 石家庄：河北科学技术出版社 .
魏睦新，王霞，2009. 中药调剂技术 [M]. 北京：科学技术文献出版社 .
翁维健，2008. 中医饮食营养学 [M]. 上海：上海人民出版社 .
徐文锋，2004. 男性养生保健指南 [M]. 北京：人民军医出版社 .
严锴，2007. 高血压饮食与防治 [M]. 北京：华龄出版社 .
阎萍，2006. 中药调剂技术 [M]. 北京：化学工业出版社 .
杨玉辉，2001. 中华养生学 [M]. 重庆：重庆出版社 .
余茂基，2008. 孕前孕产保健全书 [M]. 沈阳：辽宁科学技术出版社 .
张仲景，2013. 伤寒论 [M]. 北京：中国医药科技出版社 .
钟国伟，2012. 中药与方剂学基础 [M]. 西安：第四军医大学出版社 .